Cardioesporte

Cardiologia do Exercício e do Esporte
Prevenção Cardiovascular, Diagnóstico
e Condutas Práticas

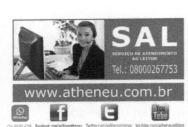

Cardioesporte

Cardiologia do Exercício e do Esporte
Prevenção Cardiovascular, Diagnóstico
e Condutas Práticas

Editor
Nabil Ghorayeb

Coeditores
Thiago Ghorayeb Garcia
Ricardo Contesini Francisco
Dalmo Antonio Ribeiro Moreira
Daniel Jogaib Daher (*in memoriam*)

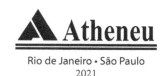

Rio de Janeiro • São Paulo
2021

EDITORA ATHENEU

São Paulo	—	*Rua Avanhandava, 126 - 8º andar*
		Tel.: (11) 2858-8750
		E-mail: atheneu@atheneu.com.br
Rio de Janeiro	—	*Rua Bambina, 74*
		Tel.: (21) 3094-1295
		E-mail: atheneu@atheneu.com.br

CAPA: Equipe Atheneu
PRODUÇÃO EDITORIAL: MKX Editorial

CIP-BRASIL. CATALOGAÇÃO NA PUBLICAÇÃO
SINDICATO NACIONAL DOS EDITORES DE LIVROS, RJ

C258

    Cardioesporte : cardiologia do exercício e do esporte – prevenção cardiovascular, diagnóstico e condutas práticas / editor Nabil Ghorayeb ; coeditores Thiago Ghorayeb Garcia ... [et al.]. - 1. ed. - Rio de Janeiro : Atheneu, 2021.
    488 p. : il. ; 24 cm.

    Inclui bibliografia e índice
    ISBN 978-65-5586-214-0

    1. Cardiologia. 2. Esportes - Aspectos fisiológicos. 3. Coração - Doenças. I. Ghorayeb, Nabil. II. Garcia, Thiago Ghorayeb.

21-70539

CDD: 616.12
CDU: 612.17:796

Camila Donis Hartmann - Bibliotecária - CRB-7/6472
20/04/2021   20/04/2021

GHORAYEB, N.; GARCIA, T.G.; FRANCISCO, R.C.; MOREIRA, D.A.R.; DAHER, D.J.
Cardioesporte: Cardiologia do Exercício e do Esporte – Prevenção Cardiovascular, Diagnóstico e Condutas Práticas

© Direitos reservados à EDITORA ATHENEU – Rio de Janeiro, São Paulo, 2021.

Editor

Nabil Ghorayeb

Especialista em Cardiologia pela Sociedade Brasileira de Cardiologia e Associação Médica Brasileira (SBC-AMB) e em Medicina do Esporte pela Sociedade Brasileira de Medicina do Exercício e do Esporte (SBMEE). Doutor em Medicina na Área de Cardiologia pela Faculdade de Medicina da Universidade de São Paulo (FMUSP). Chefe da CardioEsporte do Instituto Dante Pazzanese de Cardiologia (IDPC) da Secretaria de Estado da Saúde. Professor da Pós-Graduação em Cardiologia IDPC-USP e da Medicina do Esporte na Universidade Federal de São Paulo (Unifesp) e do Instituto de Assistência Médica ao Servidor Público Estadual de São Paulo (IAMSPE). Coordenador da Clínica de Medicina do Esporte e Exercício do Hospital do Coração (HCor) da Associação Beneficente Síria. Editor da Diretriz em Cardiologia do Esporte da SBC e da SBMEE 2013 e da sua atualização em 2019. Prêmio Jabuti de Literatura em Ciências e Saúde de 2000, pelo livro *O Exercício*. *Fellow* da European Society of Cardiology (ESC) e da Sociedad Argentina de Cardiología (SAC). Colunista do *site* euatleta.com do Globo Esporte e da Rádio Band AM/FM.

Coeditores

Thiago Ghorayeb Garcia

Especialista em Cardiologia pela Sociedade Brasileira de Cardiologia e Associação Médica Brasileira (SBC-AMB). Pós-Graduação em Medicina Esportiva pelo Centro de Medicina da Atividade Física e do Esporte da Universidade Federal de São Paulo (CEMAFE/Unifesp). Médico da Seção de Cardiologia do Esporte do Instituto Dante Pazzanese de Cardiologia (IDPC). Médico da Clínica de Medicina do Esporte e Exercício do Hospital do Coração (HCor) da Associação Beneficente Síria.

Ricardo Contesini Francisco

Especialista em Cardiologia pela Sociedade Brasileira de Cardiologia e Associação Médica Brasileira (SBC-AMB). Pós-Graduado em Medicina Esportiva pelo Centro de Medicina da Atividade Física e do Esporte da Universidade Federal de São Paulo (CEMAFE/Unifesp). Médico da Seção de Cardiologia do Esporte do Instituto Dante Pazzanese de Cardiologia (IDPC). Coordenador do Programa CarioFit do Hospital Samaritano. Médico da Clínica de Medicina do Esporte e Exercício do Hospital do Coração (HCor) da Associação Beneficente Síria. Sócio e Coordenador da Cardiologia do Esporte do Instituto Reaction.

Dalmo Antonio Ribeiro Moreira

Chefe da Seção Médica de Eletrofisiologia e Arritmias Cardíacas do Instituto Dante Pazzanese de Cardiologia (IDPC). Doutor em Ciências pela Faculdade de Medicina da Universidade de São Paulo (FMUSP). Professor Pleno de Pós-Graduação em Cardiologia na Unidade IDPC da Universidade de São Paulo (IDPC-USP).

Daniel Jogaib Daher (*in memoriam*)

Especialista em Cardiologia pela Sociedade Brasileira de Cardiologia e Associação Médica Brasileira (SBC-AMB). Especialista em Medicina do Esporte pela SBME-AMB. Habilitação em Ergometria pelo Departamento de Ergometria, Exercício, Cardiologia Nuclear e Reabilitação Cardiovascular da SBC-AMB (DERC-SBC-AMB). Editor da *Revista Brasileira de Medicina do Esporte. Fellow* da European Society os Cardiology.

Colaboradores

Adriana Bertolami
Médica da Seção de Dislipidemias e Diabetes e Coordenadora do Laboratório do Sono do Instituto Dante Pazzanese de Cardiologia (IDPC).

Akash K. Prakasan
Especialista em Cirurgia Vascular pelo Programa de Residência Médica do Ministério da Educação e Cultura (MEC). Médico Assistente da Seção de Cirurgia Vascular do Instituto Dante Pazzanese de Cardiologia (IDPC).

Aline dos Santos Borgo Perazzio
Médica Hematologista pela Universidade Federal de São Paulo (Unifesp). Doutorado em Hematologia e Hemoterapia pela Unifesp. Assessora Médica para Hematologia no Grupo Fleury.

Álvaro Avezum
Médico. Doutor. *Fellow* da Europeran Society of Cardiology (ESC) e do American College of Cardiology (ACC). Diretor do Centro International de Pesquisa do Hospital Alemão Oswaldo Cruz. Professor Livre-Docente do Departamento de Cardiopneumologia da Universidade de São Paulo (USP). Pesquisador Associado do Internacional do Population Health Research Institute (PHRI), McMaster University, Hamilton, Canadá. Professor Pleno do Programa de Pós-Graduação da Universidade de São Paulo-Instituto Dante Pazzaneze de Cardiologia (USP-IDPC). Vice-Presidente do Departamento de Espiritualidade e Medicina Cardiovascular (DEMCA) da Sociedade Brasileira de Cardiologia (SBC). World Heart Federation At Large Board Member.

Ana Cristina de Souza Murta
Médica da Seção de Miocardiopatias do Instituto Dante Pazzanese de Cardiologia (IDPC). Título de Especialista em Cardiologia da Sociedade Brasileira de Cardiologia (SBC).

Ana Gabriela Caldas
Cardiologista pelo Hospital do Coração (HCor). Título de Especialista em Cardiologia pela Sociedade Brasileira de Cardiologia (SBC). Especialização em Cardiogeriatria pelo Instituto Dante Pazzanese de Cardiologia (IDPC).

André Chuster de Souza
Residência em Cardiologia pelo Instituto Dante Pazzanese de Cardiologia (IDPC). Mestre em Ciências da Saúde pela Faculdade de Ciências Médicas de Minas Gerais (FCMMG). Cardiologista da Rede Mater Dei de Saúde. Coordenador do Pronto-Socorro Cardiológico do Hospital Mater Dei – Unidade Contorno, Belo Horizonte-MG.

André Arpad Falud
Chefe da Seção de Dislipidemias e Diabetes do Instituto Dante Pazzanese de Cardiologia (IDPC).

André Luis Lacerda Bachi
Graduado em Ciências Biológicas pela Universidade Metodista de São Paulo (Metodista). Mestrado e Doutorado em Ciências da Saúde pela Universidade Federal de São Paulo (Unifesp).

Andrei Skromov Albuquerque
Médico Radiologista Cardiovascular. Subespecialização em Radiologia Cardiovascular pelo Hospital do Coração (HCor). Médico do Grupo de Radiologia Cardiovascular do Grupo Fleury. Coordenador do Setor de Radiologia Cardiovascular do Centro de Diagnóstico por Imagem do Hospital Alemão Oswaldo Cruz.

Angela Rubia Cavalcanti Neves Fuchs
Doutora em Ciências pela Universidade Federal de São Pauo (Unifesp). Chefe da Seção Médica de Condicionamento Físico do Instituto Dante Pazzanese de Cardiologia (IDPC). Especialista em Cardiologia pela Sociedade Brasileira de Cardiologia (SBC).

Angelo Amato Vincenzo de Paola
Professor Titular e Chefe do Setor de Arritmias e Eletrofisiologia da Disciplina de Cardiologia da Escola Paulista de Medicina da Universidade Federal de São Paulo (EPM/Unifesp).

Antonio Carlos Avanza Júnior
Médico pela Universidade Federal do Espírito Santo (UFES). Residência em Clínica Médica pela UFES. Residência em Cardiologia pelo Instituto Nacional de Cardiologia (INC), Laranjeiras-RJ. Mestre em Fisiologia Cardiovascular pela UFES. Doutor em Cardiologia pela Faculdade de Medicina Universidade de São Paulo (FMUSP). *Fellow* da European Society of Cardiology (ESC). Presidente do Grupo de Estudo de Cardiologia do Esporte do Departamento de Ergometria, Exercício, Cardiologia Nuclear e Reabilitação Cardiovascular da Sociedade Brasileira de Cardiologia (DERC/SBC) – Biênio 2018/2019. Professor Titular da Disciplina de Emergências Clínicas da Universidade Vila Velha (UVV).

Antonio Sergio Tebexreni

Especialista em Cardiologia pela Sociedade Brasileira de Cardiologia (SBC). Doutor em Ciências pela Universidade Federal de São Paulo (Unifesp). Habilitação em Cardiologia Pediátrica pela SBC e Sociedade Brasileira de Pediatria (SBP). Habilitação em Ergometria e Reabilitação pelo Departamento de Ergometria, Exercício, Cardiologia Nuclear e Reabilitação Cardiovascular da SBC (DERC/SBC). Habilitação Hemodinâmica e Cardiologia Intervencionista pela Associação Médica Brasileira (AMB) e SBC. Especialização em Medicina Esportiva pela Escola Paulista de Medicina da Unifesp (EPM/Unifesp). Assistente Sênior do Setor de Métodos Gráficos e Supervisor do Serviço de Ergoespirometria do Fleury Medicina e Saúde, São Paulo-SP.

Antonio Tito Paladino Filho

Doutor em Cardiologia pela Universidade de São Paulo (USP). Especialista em Ressonância Cardiovascular pelo Alleghenny General Hospital, Pensilvânia-EUA. Especialista em Angiotomografia Cardiovascular, Ecocardiografia e Cardiologia pelo Instituto Dante Pazzanese de Cardiologia (IDPC). Especialista em Ecocardiografia pela Sociedade Brasileira de Cardiologia (SBC). Título de Especialista pela SBC. Diretor e Instrutor de Suporte Avançado de Vida em Cardiologia (ACLS – Advanced Cardiovascular Life Support) pela American Heart Association (AHA). Instrutor do Suporte Avançado em Insuficiência Cardíaca (SAVIC) pela SBC. Médico Assistente Horizontal do Pronto-Socorro Adulto do Instituto Dante Pazzanese de Cardiologia (IDPC). Médico Ecocardiografista para a DASA/ALTA Excelência Diagnóstica. Médico Voluntário do Setor de Ecocardiografia do IDPC.

Ari Timerman

Doutor em Cardiologia pela Faculdade de Medicina da Universidade de São Paulo (FMUSP). *Fellow* da European Society of Cardiology (ESC). Diretor da Divisão Clínica do Instituto Dante Pazzanese de Cardiologia (IDPC).

Bruno Bassaneze

Cardiologia Geral e Cardiologia do Esporte pelo Instituto Dante Pazzanese de Cardiologia (IDPC). Mestrado em Medicina Cardiovascular pelo IDPC. Bacharel em Esporte pela Escola de Educação Física e Esporte da Universidade de São Paulo (EEFE-USP).

Bruno Pereira Valdigem

Cardiologista e Eletrofisiologista do Instituto Dante Pazzanese (IDPC), Rede D´Or São Luiz e Hospital Israelita Albert Einstein (HIAE). Doutorado pela Universidade Federal de São Paulo (Unifesp). Membro do Board Editorial do Medscape em língua portuguesa.

Carlos Alberto Cordeiro Hossri
Especialista em Cardiologia pela Sociedade Brasileira de Cardiologia (SBC). Especialista em Medicina do Exercício e Esporte pela Sociedade Brasileira de Medicina do Exercício e do Esporte (SBMEE). Habilitação em Ergometria e Reabilitação pelo Departamento de Ergometria, Exercício, Cardiologia Nuclear e Reabilitação Cardiovascular da Sociedade Brasileira de Cardiologia (DERC/SBC). Doutor em Ciências pela Universidade de São Paulo (USP). Responsável pelo Setor de Reabilitação Cardiopulmonar do Hospital do Coração (HCOr). Diretor Médico do Setor de Ergometria e Ergoespirometria do HCor. Supervisor do Setor de Provas Funcionais do Instituto Dante Pazzanese de Cardiologia (IDPC). Professor do Curso de Pós-Graduação em Medicina Esportiva do HZM – Instituto de Ensino e Pesquisa.

Carlos Alberto Cyrillo Sellera
Especialista em Cardiologia pela Sociedade Brasileira de Cardiologia e Associação Médica Brasileira (SBC/AMB). Chefe do Serviço de Cardiologia da Santa Casa de Misericórdia de Santos-SP. Titular da Disciplina de Cardiologia da Faculdade de Medicina da Universidade Metropolitana de Santos (UNIMES). Mestrado pela Universidade Federal de São Paulo (Unifesp). Responsável pela Residência em Cardiologia para a Comissão de Residência Médica do Ministério da Educação (COREME-MEC) e Estágio em Cardiologia da Santa Casa de Santos para a SBC.

Claudio A. Baptista
Especialista em Cardiologia pela Associação Médica Brasileira (AMB). Especialista em Medicina do Esporte pela Universidade Federal de São Paulo (Unifesp). Membro da Federação Internacional de Medicina do Esporte (FIMS – Fédération Internationale de Médécine du Sport). Ex-Presidente da Sociedade Paulista de Medicina Desportiva/ Associação Paulista de Medicina (SPAMDE/APM).

Cléa Simone Sabino de Souza Colombo
Graduação em Medicina e Residência em Cardiologia pela Universidade Estadual de Campinas (Unicamp). Especialista em Cardiologia, Ergometria e Reabilitação pela Sociedade Brasileira de Cardiologia (SBC). Especialista em Ergometria e Reabilitação pelo Departamento de Ergometria, Exercício, Cardiologia Nuclear e Reabilitação Cardiovascular da Sociedade Brasileira de Cardiologia (DERC/SBC). Pós-Graduada em Medicina Esportiva pelo Centro de Medicina da Atividade Física e do Esporte da Universidade Federal de São Paulo (CEMAFE-Unifesp). Especialista em Medicina Esportiva pela Sociedade Brasileira de Medicina do Exercício e do Esporte (SBMEE). Editora do DERC-News (2016-2018). Mestre em Cardiologia do Esporte pela St. George's University of London, Reino Unido.

Daniel Pellegrino dos Santos
Especialista em Cardiologia pela Sociedade Brasileira de Cardiologia (SBC). Especialista em Medicina Esportiva pela Sociedade Brasileira de Medicina do Exercício e do Esporte (SBMEE).

Diandro Marinho Mota

Graduação em Medicina pela Faculdade de Medicina da Universidade Federal do Pará (UFPA). Residência Médica em Clínica Médica pelo Conjunto Hospitalar do Mandaqui, São Paulo. Residência Médica em Cardiologia e Ecocardiografia pelo Instituto Dante Pazzanese de Cardiologia (IDPC). Título de Especialista em Clínica Médica pela Sociedade Brasileira de Clínica Médica (SBCM). Título de Especialista em Cardiologia pela Sociedade Brasileira de Cardiologia (SBC). Certificado de Atuação em Ecocardiografia pelo Departamento de Imagem Cardiovascular da SBC. Doutorando em Ciências Médicas pelo Programa de Pós-Graduação da Universidade de São Paulo-IDPC (USP-IDPC).

Diego Leite de Barros

Educador Físico e Especialista em Fisiologia do Exercício pela Universidade Federal de São Paulo (Unifesp). Fisiologista do Hospital do Coração (HCor) – Sport Check Up. Diretor Geral da DLB Assessoria Esportiva.

Dorival Julio Della Togna

Chefe da Seção de Endocardite. Responsável pela Enfermaria de Valvopatias do Instituto Dante Pazzanese de Cardiologia (IDPC). Doutor em Ciências pela Universidade de São Paulo (USP)/Tecnologia e Intervenção em Cardiologia.

Edileide de Barros Correia

Chefe da Seção de Miocardiopatias do Instituto Dante Pazzanese de Cardiologia (IDPC). Título de Especialista em Cardiologia da Sociedade Brasileira de Cardiologia (SBC).

Eduardo Jaccoud

Médico da Seção Médica de Valvopatias do Instituto Dante Pazzanese de Cardiologia (IDPC). Especialista em Cardiologia pela Sociedade Brasileira de Cardiologia (SBC).

Fábio Henrique Rossi

Doutor em Ciências Médicas pela Faculdade de Medicina da Universidade de São Paulo (FMUSP). Pós-Doutorado pelo Programa de Pós-Graduação da Universidade de São Paulo-Instituto Dante Pazzanese de Cardiologia (USP-IDPC). Especialista em Cirurgia Vascular e Endovascular pelo Programa de Residência Médica do Ministério da Educação e Cultura e pela Sociedade Brasileira de Cirurgia Vascular e Endovascular. Médico-Assistente da Seção de Cirurgia Vascular do IDPC.

Fabio Mastrocola

Especialista em Cardiologia pela Sociedade Brasileira de Cardiologia (SBC) e pelo Instituto do Coração do Hospital das Clínicas da Faculdade de Medicina da Universidade de São Paulo (InCor-HCFMUSP). Especialista em Clínica Médica pela Sociedade Brasileira de Clínica Médica (SBCM). Chefe do Serviço de Cardiologia Clínica do Hospital Universitário Onofre Lopes da Universidade Federal do Rio Grande do Norte (HUOL-UFRN). Especialista em Medicina Intensiva pela Associação Brasileira de Medicina de Emergência (ABRAMEDE).

Fabio R. da S. Baptista
Especialista em Cardiologia e Medicina do Esporte pela Associação Médica Brasileira (AMB).

Fabio Silva Baptista Junior
Acadêmico de Medicina da Faculdade de Medicina de Jundiaí (FMJ).

Fausto Feres
Diretor do Instituto Dante Pazzanese de Cardiologia (IDPC). Diretor do Serviço de Cardiologia Invasiva do IDPC.

Felicio Aragão Savioli
Medicina Intensiva pela Santa Casa de São Paulo (SCSP). Título de Especialista em Medicina Intensiva pela Associação de Medicina Intensiva Brasileira (AMIB). Médico Intensivista ao Centro de Terapia Intensiva (CTI) do Hospital Lefort e do Hospital Alemão Oswaldo Cruz.

Felicio Savioli Neto
Médico Chefe da Seção de Cardiogeriatria do Instituto Dante Pazzanese (IDPC). Doutor em Ciências pela Faculdade de Medicina da Universidade de São Paulo (FMUSP).

Fernanda Peres Mastrocola
Residência Médica em Ginecologia e Obstetrícia pela Universidade de São Paulo (USP). Especialista em Ginecologia e Obstetrícia pela Federação Brasileira de Ginecologia e Obstetrícia (FEBRASGO). Área de Atuação em Reprodução Humana pela FEBRASGO. Especialista em Infertilidade pelo Centro de Reprodução Humana Mario Covas do Hospital das Clínicas da Faculdade de Medicina da USP (HCFMUSP).

Filippo Aragão Savioli
Mestre e Doutorando pela Universidade Federal de São Paulo (Unifesp). Título de Especialista em Cardiologia pela Sociedade Brasileira de Cardiologia (SBC). Especialização em Cardiologia do Exercício pela Universidade Federal de São Paulo (Unifesp).

Guilherme Benfatti Olivato
Médico Intensivista do Hospital Israelita Albert Einstein (HIAE).

Haydée Barbosa Mastrocola
Médica Especialista em Ginecologia e Obstetrícia pela Federação Brasileira de Ginecologia e Obstetrícia (FEBRASGO). Médica Colaboradora do Serviço de Patologia do Trato Genital Inferior (PTGI) do Hospital das Clínicas da Faculdade de Medicina da Universidade de São Paulo (HCFMUSP). Médica Preceptora da Residência Médica em Ginecologia do Hospital Ipiranga, São Paulo. Pós-Graduação em Gestão Hospitalar e Sistemas de Saúde da Fundação Getulio Vargas de São Paulo (FGV-SP).

Hélio Penna Guimarães

Emergencista e Intensivista. Médico do Departamento de Pacientes Graves do Hospital Israelita Albert Einstein (HIAE). Presidente da Associação Brasileira de Medicina de Emergência (ABRAMEDE) – Biênio 2020-2021. Doutor em Ciências pela Universidade de São Paulo (USP). Coordenador-Médico do Instituto de Ensino do Hospital do Coração (HCor). Professor Afiliado do Departamento de Medicina da Escola Paulista de Medicina da Universidade Federal de São Paulo (EPM/Unifesp). Médico da Unidade de Terapia Intensiva (UTI) da EPM/Unifesp e da UTI do Instituto de Infectologia Emilio Ribas (IIER).

Ibraim Masciarelli Francisco Pinto

Diretor do Serviço de Métodos Complementares do Instituto Dante Pazzanese de Cardiologia (IDPC). Médico Master do Grupo Fleury. *Fellow* do American College of Cardiology (ACC). *Fellow* do European Society of Cardiology (ESC).

José Carlos Pachón Mateos

Diretor do Serviço de Eletrofisiologia, Marca-Passo e Arritmias do Hospital do Coração (HCor). Doutor e Pós-Doutor em Medicina pelo Programa de Pós-Graduação da Universidade de São Paulo-Instituto Dante Pazzanese de Cardiologia (USP-IDPC). Professor Titular da Disciplina Arritmias e Marca-Passo da Programa de Pós-Graduação da USP-IDPC. Especialista pelo International Board Heart Rhythm Examiners (IBHRE) Certified Cardiac Device. Especialista em Cardiologia pela Sociedade Brasileira de Cardiologia (SBC). Especialista em Eletrofisiologia Invasiva e Arritmias pela Sociedade Brasileira de Arritmias Cardíacas (Sobrac). Especialista em Estimulação Cardíaca Artificial pelo Departamento de Estimulação Cardíaca Artificial da Sociedade Brasileira de Cirurgia Cardiovascular (DECA-SBCCV).

Juán Carlos Pachón Mateos

Doutor em Medicina pelo Programa de Pós-Graduação da Universidade de São Paulo-Instituto Dante Pazzanese de Cardiologia (USP-IDPC). Médico do Serviço de Eletrocardiografia do IDPC. Médico Coordenador do Serviço de Holter do Hospital do Coração (HCor). Médico do Serviço de Eletrofisiologia, Marca-Passo e Arritmias do HCor.

Juliana de Melo Batista dos Santos

Graduada em Educação Física. Doutorado em Ciências da Saúde pela Universidade Federal de São Paulo (Unifesp). Pós-Doutoranda em Ciência do Movimento Humano e Reabilitação pela Unifesp.

Karen Cunha Pachón

Médica Especialista em Clínica Médica pela Escola Paulista de Medicina da Universidade Federal de São Paulo (EPM/Unifesp). Especialista em Medicina do Exercício e do Esporte pela Unifesp e pela Sociedade Brasileira de Medicina do Exercício e do Esporte (SBMEE). Médica Diretora da Clínica de Medicina do Esporte do Semap Arritmias Dr. Pachón.

Laura Del Papa Angeles
Médica do Corpo Clínico do Hospital do Coração (HCor) e Rede D'Or. Médica do Setor de Hipertensão Arterial do Instituto Dante Pazzanese de Cardiologia (IDPC). Pós--Graduada em Medicina Esportiva pelo Centro de Medicina da Atividade Física e do Esporte da Universidade Federal de São Paulo (CEMAFE/Unifesp).

Liane Hülle Catani
Cardiologista Pediátrica e Médica do Exercício e Esporte. Médica do Ambulatório de Medicina Esportiva em Crianças e Adolescentes da Universidade Federal de São Paulo (Unifesp). Programa de Atividades Físicas e Esportes em Crianças e Adolescentes com Cardiopatias Congênitas no Hospital Infantil Sabará.

Lorena Christine Araújo de Albuquerque
Especialista em Cardiologia pela Sociedade Brasileira de Cardiologia e Associação Médica Brasileira (SBC/AMB). Habilitação em Ergometria pelo Departamento de Ergometria, Exercício, Cardiologia Nuclear e Reabilitação Cardiovascular da Sociedade Brasileira de Cardiologia (DERC/SBC). *Fellow* em Cardiologia do Esporte do Instituto Dante Pazzanese de Cardiologia (IDPC). Pós-Graduação em Eletrocardiologia e Estresse pelo Instituto do Coração do Hospital das Clínicas da Faculdade de Medicina da Universidade de São Paulo (InCor-HCFMUSP). Pós-Graduação em Ambulatório Geral de Cardiologia Clínica pelo InCor-HCFMUSP.

Louis Nakayama Ohe
Coordenador do Pronto-Socorro do Instituto Dante Pazzanese de Cardiologia (IDPC). Título de Especialista em Clínica Médica pela Sociedade Brasileira de Clínica Médica (SBCM). Título de Especialista em Cardiologia pela Sociedade Brasileira de Cardiologia (SBC).

Luciano Aguiar Filho
Título de Cardiologista pela Sociedade Brasileira de Cardiologia (SBC). Médico da Seção de Ressonância Magnética e Tomografia Computadorizada (RM/TC) Cardiovascular do Instituto Dante Pazzanese de Cardiologia (IDPC).

Luis Fernando Leite de Barros
Médico do Esporte pela Sociedade Brasileira de Medicina do Exercício e do Esporte (SBMEE). Fisiologista do Futebol Profissional do Santos Futebol Clube.

Luiz Eduardo Mastrocolla
Coordenador Médico do Programa de Residência em Cardiologia Clínica do Hospital do Coração (HCor). Doutor em Ciências pela Faculdade de Medicina da Universidade de São Paulo (FMUSP), Área de Concentração: Cardiologia. Diretor do Serviço de Medicina Nuclear do HCor. Membro do Conselho Deliberativo do Departamento de Ergometria, Exercício, Cardiologia Nuclear e Reabilitação Cardiovascular da Sociedade Brasileira de Cardiologia (DERC/SBC).

Marcelo Chiara Bertolami
Mestre e Doutor em Saúde Pública pela Faculdade de Saúde Pública da Universidade de São Paulo (FSP-USP). Coordenador da Comissão Coordenadora do Programa de Pós-Graduação de Doutorado do Instituto Dante Pazzanese de Cardiologia (IDPC).

Marcelo Takayama Garrofoli
Graduado em Ciências do Esporte e Especialista em Fisiologia do Exercício. Fisiologista e Coordenador da Preparação Física das Categorias de Base do Santos Futebol Clube.

Márcio Gonçalves de Sousa
Assistente da Seção de Hipertensão Arterial e Nefrologia do Instituto Dante Pazzanese de Cardiologia (IDPC). Mestre em Clínica Médica pela Universidade Estadual de Campinas (Unicamp). Doutor em Cardiologia pelo Instituto do Coração do Hospital das Clínicas da Faculdade de Medicina da Universidade de São Paulo (InCor-HCFMUSP). *Fellow* da European Society of Hypertension (ESH). *Research Fellow* da University of California San Francisco (UCSF), Estados Unidos.

Marcos Pinto Perillo Filho
Cardiologista pelo Instituto de Cardiologia do Distrito Federal (ICDF). *Fellow* em Cardiologia do Esporte pelo Instituto Dante Pazzanese de Cardiologia (IDPC). Pós-Graduado em Medicina da Família pela Universidade de Brasília (UnB).

Maria Aparecida de Almeida e Silva
Médica Cardiologista Pediátrica Responsável pelo Ambulatório de Cardiopatias Congênitas do Instituto Dante Pazzanese de Cardiologia (IDPC). Responsável pela Ambulatório de Primeiro Atendimento do IDPC.

Maria de Lourdes Lopes Ferrari Chauffaille
Médica Hematologista, Mestra, Doutora e Livre-Docente em Hematologia pela Universidade Federal de São Paulo (Unifesp). Assessora Médica para Hematologia no Grupo Fleury.

Mateus Freitas Teixeira
Coordenador Médico do Fit Center. Membro do Comitê de Medicina Desportiva da Associação Médica Fluminense (AMF). Diretor da Sociedade de Medicina do Exercício e Esporte do Rio de Janeiro (SMEERJ). Cardiologista do Club de Regatas Vasco da Gama.

Mauro Vaisberg
Professor Coordenador do Curso de Imunologia do Exercício da Disciplina de Imunologia da Universidade Federal de São Paulo (Unifesp). Professor Orientador de Pós-Graduação no Departamento de Otorrinolaringologia e Cirurgia de Cabeça e Pescoço da Unifesp. Doutor em Reabilitação e Mestre em Imunologia pela Unifesp.

Mohamed Hassan Saleh

Doutor em Cardiologia pela Universidade de São Paulo (USP). Residência em Clínica Médica no Hospital Ipiranga. Residência em Cardiologia pelo Instituto Dante Pazzanese de Cardiologia (IDPC). Residência em Ecocardiografia pelo IDPC. Título de Especialista em Ecocardiografia pela Sociedade Brasileira de Cardiologia (SBC). Título de Especialista pela SBC. Médico-Assistente do Setor de Ecocardiografia e Doppler Vascular do IDPC.

Nilo Mitsuru Izukawa

Doutor em Medicina pela Faculdade de Medicina da Universidade de São Paulo (FMUSP). Especialista em Cirurgia Vascular e Endovascular pelo Ministério da Educação e Cultura (MEC) e pela Sociedade Brasileira de Cirurgia Vascular e Endovascular (SBCVE). Médico Responsável pela Seção de Cirurgia Vascular do Instituto Dante Pazzanese de Cardiologia (IDPC).

Pablo Luiz Baptistão

Médico Ortopedista e Traumatologista pelo Hospital do Coração (HCor). Pós-Graduação em Medicina Esportiva pela Universidade Federal de São Paulo (Unifesp). Médico do Esporte de Alto Rendimento no Serviço Social da Indústria de São Paulo (SESI-SP). Especialização em Cirurgia do Quadril e Joelho pelo Instituto de Ortopedia e Traumatologia do Hospital das Clínicas da Faculdade de Medicina da Universidade de São Paulo (IOT-HCFMUSP).

Paola Emanuela Poggio Smanio

Médica Especialista em Cardiologia e Medicina Nuclear. Doutorado pela Universidade Federal de São Paulo (Unifesp). Chefe da Seção de Medicina Nuclear do Instituto Dante Pazzanese de Cardiologia (IDPC). Gestora Médica do Centro Diagnóstico do Grupo Fleury.

Ricardo Stein

Professor Adjunto de Clínica Médica da Universidade Federal do Rio Grande do Sul (UFRGS). Pós-Doutor em Cardiologia do Exercício e do Esporte pela Stanford University, Estados Unidos. Pós-Doutor em Genética Cardiovascular pela Universidade da Coruña, Espanha. Coordenador do Grupo de Pesquisa de Cardiologia do Exercício do Hospital de Clínicas de Porto Alegre (HCPA).

Rodrigo Otávio Bougleux Alô

Título de Especialista em Cardiologia pela Sociedade Brasileira de Cardiologia e Associação Médica Brasileira (SBC/AMB). Habilitação em Ergonomia pelo Departamento de Ergometria, Exercício, Cardiologia Nuclear e Reabilitação Cardiovascular da Sociedade Brasileira de Cardiologia (DERC/SBC). Formação Complementar em Cardiogeriatria pelo Instituto Dante Pazzanese de Cardiologia (IDPC). Aperfeiçoamento em Medicina Interna pela Universidade Federal do Rio de Janeiro (UFRJ). Médico Voluntário da Seção de Cardiologia do Esporte do IDPC. Revisor da Revista da Sociedade Brasileira de Medicina do Exercício e do Esporte (SBMEE). Instrutor Médico do Suporte Avançado de Vida em Cardiologia pela American Heart Association (AHA).

Romeu Sergio Meneghelo
Doutor em Cardiologia pela Universidade de São Paulo (USP). Diretor da Divisão de Diagnóstico e Terapêutica do Instituto Dante Pazzanese de Cardiologia (IDPC). Coordenador do Setor de Métodos Gráficos do Hospital Israelita Albert Einstein (HIAE).

Rosane Cardoso Ferreira Alves
Especialista em Cardiologia pela Sociedade Brasileira de Cardiologia (SBC). *Fellow* do Instituto Dante Pazzanese de Cardiologia (IDPC) na Cardiologia do Esporte.

Sergio Timerman
Doutor em Cardiologia pela Universidade de São Paulo (USP). Diretor do Centro de Parada Cardíaca e Ciências da Ressuscitação do Instituto do Coração do Hospital das Clínicas da Faculdade de Medicina da USP (InCor-HCFMUSP). *Fellow* da American Heart Association (AHA), American College of Cardiology (ACC), European Research Council (ERC), European Society of Cardiology (ESC) e do American College of Physicians (ACP).

Susimeire Buglia
Especialista em Cardiologia pela Sociedade Brasileira de Cardiologia (SBC). Doutora em Ciências pela Universidade de São Paulo (USP). Supervisora do Setor de Provas Funcionais do Instituto Dante Pazzanese de Cardiologia (IDPC). Médica Supervisora do Serviço de Ergometria do Hospital do Coração (HCor).

Thiago Ghorayeb Garcia
Especialista em Cardiologia pela Sociedade Brasileira de Cardiologia e Associação Médica Brasileira (SBC/AMB). Pós-Graduação em Medicina Esportiva pelo Centro de Medicina da Atividade Física e do Esporte da Universidade Federal de São Paulo (CEMAFE/Unifesp). Médico da Seção de Cardiologia do Esporte do Instituto Dante Pazzanese de Cardiologia (IDPC).

Tiago Costa Bignoto
Médico Cardiologista e Ecocardiografista. Doutor pela Universidade de São Paulo (USP).

Tiago Senra Garcia
Doutor em Ciências pela Faculdade de Medicina da Universidade de São Paulo (FMUSP). Médico da Seção de Ressonância Magnética e Tomografia Computadorizada (RM/TC) Cardiovascular do Instituto Dante Pazzanese de Cardiologia (IDPC).

Vera Marcia Gimenes
Doutora em Medicina pela Universidade Estadual Paulista (Unesp) de Botucatu-SP. Responsável pelo Serviço de Ecocardiografia do Hospital do Coração (HCor).

Dedicatórias

À minha querida mãe, Minerva, nonagenária e sempre alerta com filhos, netos e bisnetos.

A Miriam, minha amada esposa, verdadeira companheira de todos os momentos, preocupada para que tudo dê certo, buscando a nossa felicidade.

Aos meus queridos filhos, Carolina, Camilo, Cintia e Julia, a caçula, abençoado aditivo que me renovou, são minha razão de vida e de luta.

À minha netinha, Catarina, cheia de graça e de alegria.

Quero sempre agradecer a Deus, que nesses meus 50 anos de formado ainda me permitiu completar a tríade de livros sobre Exercício e Cardiologia do Esporte.

Nabil Ghorayeb

Dedico este livro à minha esposa, Marília, ao meu filho, Douglas e à minha mãe, Martha, pelo suporte contínuo na minha vida diária.

Dalmo Antonio Ribeiro Moreira

Aos meus mestres, especialmente o Dr. Nabil Ghorayeb, exemplo de médico e cardiologista.

Aos meus pais, Airton e Vânia, e à minha irmã, Vanessa, sempre ao meu lado e fontes de caráter, dedicação e inspiração.

À minha filha, Giovanna, que fez tudo fazer sentido.

Ricardo Contesini Francisco

Aos meus pais, Oswaldo e Laila, exemplos de caráter e dignidade, responsáveis pelos princípios inabaláveis que norteiam minha vida.

À minha esposa, Fernanda, com amor, carinho e gratidão pelo seu apoio incondicional, incentivo e compreensão em todos os aspectos da minha vida, sempre ao meu lado iluminando minhas decisões.

Ao meu filho, Matheus, fonte de inspiração e motivação para seguir em frente. Faz com que tudo valha a pena.

Thiago Ghorayeb Garcia

Prefácio

Nas últimas décadas, tem-se verificado uma conscientização crescente no sentido da promoção do exercício físico rotineiro programado, como um dos meios eficientes de reduzir o risco imposto pelas doenças cardiovasculares. Além disso, a atividade física vigorosa, daqueles que optam pelos esportes competitivos, tem sido marca dos tempos atuais.

Se, por um lado, o combate ao sedentarismo, que caracteriza o estilo de vida de muitos do século XXI, é uma preocupação das prescrições médicas, por outro, há a natural busca da prevenção dos eventuais efeitos deletérios da complexa inter-relação entre a doença cardiovascular e a atividade física intensa, relação incompletamente entendida, mas crescentemente relevante na prática clínica de hoje. Essa preocupação se estende até os limites, onde se encontram aqueles com doença cardiovascular oculta, herdada ou adquirida, e susceptíveis, durante o exercício de alta intensidade, a desfechos cardiovasculares adversos, incluindo o mais temido deles: a morte súbita!

Nesse sentido, a iniciativa do Professor Nabil Ghorayeb de idealizar a presente obra, voltada às Condutas Práticas no âmbito da Cardiologia do Esporte e do Exercício, é mais do que oportuna.

O Professor Ghorayeb é liderança reconhecida, nacional e internacionalmente, nesse campo do saber, sendo ativo participante das Sociedades Médicas voltadas à Medicina do Esporte, tendo sido Presidente do Departamento de Ergometria, Exercício, Esporte e Reabilitação Cardiovascular da Sociedade Brasileira de Cardiologia. Seu mestre, Professor Michel Batlouni – pioneiro em nosso meio nessa área – menciona, no Prefácio de Tratado anterior, que: "...a criação da Seção de Cardioesporte do Instituto Dante Pazzanese de Cardiologia, sob a chefia de Nabil Ghorayeb, ensejou extraordinário impulso ao tema", permitindo a publicação, já em 1999, do livro "O Exercício", que reflete as atividades e o entendimento sobre o assunto até então. Foi contribuição de tal importância que mereceu o Prêmio Jabuti 2000, na área de Ciências Naturais e de Saúde, conferido pela Câmara Brasileira do Livro.

O Professor Ghorayeb teve três dos seus colaboradores – Dr. Daniel Jogaib Daher, Dr. Ricardo Contesini Francisco e Dr. Thiago Ghorayeb Garcia – como coeditores da presente obra. São igualmente especialistas no assunto e compartilham com o editor das atividades assistenciais do dia a dia e das tomadas de decisão, muitas vezes tão complexas e difíceis, que o campo oferece.

Este livro – inovativo em sua concepção e formato – objetiva auxiliar a prática clínica de médicos, cardiologistas e especialistas em atividades esportivas, entre outros. Muito abrangente, em seus 36 capítulos, aborda a ampla gama de aspectos relacionados ao exercício físico e ao desempenho de esportes de cardiopatas ou não, que praticam ou desejam iniciar atividades físicas e esportivas.

É uma obra necessária e será, certamente, de grande valia para a promoção da saúde e do bem-estar social de nossa população, devendo contribuir para que o Cardioesporte se consolide como uma especialidade em nosso meio.

Outono de 2021

Amanda G. M. R. Sousa
Professora Livre-Docente da Universidade de São Paulo
Coordenadora da Pós-Graduação do Instituto Dante
Pazzanese de Cardiologia

Apresentação

Ao completar 50 anos de formado pela querida e inesquecível Faculdade Medicina de Sorocaba da Pontifícia Universidade Católica de São Paulo (PUC-SP), tenho o orgulho de finalizar neste ano de 2021 mais um livro e, por coincidência, formando uma verdadeira trilogia sobre o Exercício Físico e Cardiologia Aplicada ao Esporte. Iniciada pela obra contemplada com o Prêmio Jabuti em Ciências e Saúde de 2000, *O Exercício*, editado em parceria com o biomédico fisiologista Professor Doutor Turíbio L. de Barros, em 2004, foi seguido pelo *Tratado em Cardiologia do Esporte e do Exercício*, editado com o Doutor Giuseppe S. Dioguardi, em 2007, e completando o trio este: *Cardioesporte – Cardiologia do Exercício e do Esporte: Prevenção Cardiovascular, Diagnóstico e Condutas Práticas*, todos pela Editora Atheneu.

Nos anos 1970/80, avaliamos alguns atletas com suspeita de cardiopatia, trazidos por seus ortopedistas. Por compreensível desinformação da área esportiva, tivemos muita dificuldade para tomar decisões para a prática do esporte.

Os três primeiros casos foram significativos: volante de 27 anos, grande fumante, teve dores precordiais durante uma partida oficial e diagnosticado com infarto agudo do miocárdio; goleiro de outro grande time desmaiou em um jogo e teve diagnosticada insuficiência aórtica grave; e o terceiro, ala de basquete de clube paulista e da seleção bicampeã mundial, preocupado mas assintomático com a importante bradicardia sinusal de 33 batimentos por minuto.

A partir disso, decidimos nos aprofundar nessa área da Medicina com fisiologistas e médicos do esporte, até que, usando contatos pessoais com o dirigente de futebol do E.C. Corinthians Paulista, o deputado estadual Adilson Monteiro Alves, foi elaborada uma Lei Estadual em 1991 criando o primeiro Ambulatório de Cardiologia específico para atletas e esportistas no mundo, a *Seção Médica de Cardiologia do Esporte – Cardioesporte* do Instituto Dante Pazzanese de Cardiologia da Secretaria de Saúde do Estado de São Paulo.

Com a orientação clínica, científica e apoio político na Sociedade Brasileira de Cardiologia (SBC), do nosso eterno patrono, o querido Professor Michel Batlouni, conseguimos criar o Grupo de Estudos em Cardiologia do Esporte na SBC, coletando assinaturas dos cardiologistas nos hospitais e congressos de Cardiologia para alcançar a quantidade regulamentada. Vemos com muita alegria estar consolidado esse Grupo de Estudos, com total credibilidade e de grande importância na Cardiologia e na Medicina do Esporte brasileiras.

Editamos duas Diretrizes em Cardiologia do Esporte para a Sociedade Brasileira de Cardiologia e Sociedade Brasileira de Medicina do Esporte e do Exercício, fonte de consultas para milhares de colegas e até mesmo de juízes, nas arengas judiciais relacionadas à prática esportiva.

Este livro consolida o tema, tendo como foco principal alicerçar a prática médica da Cardiologia do Esporte e do Exercício com qualidade, discorrendo sobre as características peculiares do aparelho cardiovascular do atleta e dos benefícios e problemas da atividade física regular, combatendo o sedentarismo e prevenindo os potenciais riscos cardiológicos no esporte.

Discutimos, neste livro, os exames complementares para diagnóstico do *Coração de Atleta* que, muitas vezes, são confundidos com cardiopatias, levando o médico a recomendar o abandono parcial e até definitivo das atividades esportivas, amadoras ou profissionais, e podendo causar distúrbios psicológicos e inconformismo pela inelegibilidade para o esporte. As polêmicas adaptações fisiológicas estão bem esclarecidas nos capítulos específicos, o que facilita o trabalho dos colegas nas avaliações médicas. Os recentes estudos genéticos das doenças mais perigosas para os atletas abrem esperança para a prevenção e, quem sabe, novos tratamentos futuros.

Os caros e qualificados coeditores, Dalmo Antonio Ribeiro Moreira, Ricardo Contesini Francisco e Thiago Ghorayeb Garcia são cardiologistas experientes e apaixonados pelo que fazem na Cardiologia do Esporte.

Convidado para ser coeditor, Daniel Jogaib Daher (*in memoriam*) é um nome que sempre será lembrado, o eficiente parceiro, cardiologista do esporte da primeira hora, que sempre nos ajudou a engrandecer essa nova área da Cardiologia, amigo de todas as horas, conciliador de alto astral e, principalmente, um didata como poucos, que teve uma legião de seguidores de suas aulas e seus escritos. Dr. Daniel, o jovem que nos deixou subitamente em outubro de 2019. Sua falta dificilmente será compensada. A ele deixo meu muito obrigado! Querido compadre...

Agradecemos à tradicional Editora Atheneu, que sempre nos acompanhou, publicando os nossos livros.

Nabil Ghorayeb

Sumário

Prefácio, XXIII
Amanda G. M. R. Sousa

1. Atestado Médico para Atividades Físicas de Lazer e Esporte, 1
Nabil Ghorayeb

2. Avaliação Pré-Participação em Esportes e Lazer, 5
Daniel Jogaib Daher (*in memoriam*)
Pablo Luiz Baptistão
Rodrigo Otávio Bougleux Alô
Thiago Ghorayeb Garcia
Nabil Ghorayeb

3. Prevenção Cardiovascular pelo Exercício Físico, 21
André Chuster de Souza
Diandro Marinho Mota
Álvaro Avezum

4. Bases Fisiológicas para o Desempenho Esportivo, 29
Luís Fernando Leite de Barros
Diego Leite de Barros
Marcelo Takayama Garrofoli

5. Efeitos Cardiovasculares dos Exercícios Físicos de Alta Intensidade, 39
Thiago Ghorayeb Garcia
Bruno Bassaneze
Rosane Cardoso Ferreira Alves
Nicolle Farias de Queiroz

6. Anemias nos Atletas, 53
Maria de Lourdes Lopes Ferrari Chauffaille
Aline dos Santos Borgo Perazzio

7. Imunologia do Exercício, 65
Mauro Vaisberg
André Luis Lacerda Bachi
Juliana de Melo Batista dos Santos

8. Coração de Atleta, 73
Antonio Carlos Avanza Júnior
Daniel Jogaib Daher (*in memoriam*)
Nabil Ghorayeb

9. Adaptações Cardiovasculares na Criança e no Adolescente, 83
Liane Hülle Catani
Carlos Alberto Cyrillo Sellera
Nabil Ghorayeb

10. A Mulher Atleta e Suas Diferenças, 91
Cléa Simone Sabino de Souza Colombo
Paola Emanuela Poggio Smanio

11. Atividade Física Habitual e Esportiva na Gestação, 101
Luiz Eduardo Mastrocolla
Haydée Barbosa Mastrocola
Fernanda Peres Mastrocola
Fabio Mastrocola

12. Prevenção Cardiovascular e suas Adaptações no Atleta Veterano, 123
Filippo Aragão Savioli
Ana Gabriela Caldas
Felicio Aragão Savioli
Felicio Savioli Neto

13. ECG do Atleta, 133
Cléa Simone Sabino de Souza Colombo
Dalmo Antônio Ribeiro Moreira
Nabil Ghorayeb

14. O Teste Ergométrico e o Teste Cardiopulmonar de Exercício no Atleta: Particularidades e Protocolos, 145
Carlos Alberto Cordeiro Hossri
Susimeire Buglia
Antonio Sergio Tebexreni

15. Ecocardiograma do Atleta - Particularidades, 153
Mohamed Hassan Saleh
Vera Marcia Gimenes
Antonio Tito Paladino Filho

16. Síncope e Tilt-test em Atletas, 167
Dalmo Antonio Ribeiro Moreira
Ricardo Garbe Habib

17. Estudo Eletrofisiológico e Intervenção no Atleta, 197
Bruno Pereira Valdigem
Angelo Amato Vincenzo de Paola

18. Dispositivos Eletrônicos Implantáveis e a Prática Esportiva, 205
Karen Cunha Pachón
José Carlos Pachón Mateos
Juán Carlos Pachón Mateos
Nabil Ghorayeb

19. Quando a Medicina Nuclear Está Indicada no Atleta, 223
Paola Emanuela Poggio Smanio

20. Ressonância Magnética e Angiotomografia do Atleta, 231
Ibraim Masciarelli Francisco Pinto
Tiago Senra Garcia
Luciano Aguiar Filho
Andrei Skromov Albuquerque

21. Cardiomiopatias no Atleta, 249
Ana Cristina de Souza Murta
Edileide de Barros Correia
Nabil Ghorayeb

22. Síndromes Elétricas Primárias em Atletas, 269
Dalmo Antonio Ribeiro Moreira

23. Arritmias Cardíacas em Atletas, 287
Dalmo Antonio Ribeiro Moreira
Nabil Ghorayeb

24. Fibrilação Atrial no Atleta, 313
Bruno Pereira Valdigem
Ricardo Contesini Francisco
Dalmo Antonio Ribeiro Moreira

25. Aneurisma de Aorta e Atividades Físicas, 319
Nilo Mitsuru Izukawa
Fábio Henrique Rossi
Akash K. Prakasan

26. Valvopatia no Atleta, 325
Tiago Costa Bignoto
Dorival Julio Della Togna
Eduardo Jaccoud

27. Coronariopatias Não Ateroscleróticas, 335
Fausto Feres
Diandro Marinho Mota
Louis Nakayama Ohe

28. Cardiopatias Congênitas, 343
Maria Aparecida de Almeida e Silva
Nadja Arraes de Alencar Carneiro de França

29. Diabete: Exercícios e Esportes, 363
Daniel Pellegrino dos Santos
Lorena Christine Araújo de Albuquerque
Nabil Ghorayeb

30. Dislipidemias e Exercício Físico, 375
Adriana Bertolami
André Arpad Falud
Marcelo Chiara Bertolami

31. Hipertensão Arterial e Esportes, 383
Márcio Gonçalves de Sousa
Laura Del Papa Angeles

32. Síndrome do Excesso de Treinamento, 389
Fabio R. da S. Baptista
Claudio A. Baptista
Fabio Silva Baptista Junior

33. Reabilitação Cardíaca em Atletas com Doença Arterial Coronária, 397
Carlos Alberto Cordeiro Hossri
Angela Rubia Cavalcanti Neves Fuchs
Romeu Sergio Meneghelo

34. Morte Súbita no Esporte – Condutas, 409
Guilherme Benfatti Olivato
Hélio Penna Guimarães
Ari Timerman
Sérgio Timerman
Nabil Ghorayeb

35. A importância da Genética na Cardiologia do Esporte, 427
Ricardo Stein

36. COVID-19, 431

Ricardo Contesini Francisco
Marcos Pinto Perillo Filho
Bruno Bassaneze
Rodrigo Otávio Bougleux Alô
Mateus Freitas Teixeira
Cléa Simone Sabino de Souza
  Colombo
Lorena Christine Araújo de
  Albuquerque
Thiago Gorayeb Garcia
Nabil Ghorayeb

Índice Remissivo, 443

Capítulo 1

Atestado Médico para Atividades Físicas de Lazer e Esporte

• Nabil Ghorayeb

Um atestado médico é um documento de fé pública, parte integrante do atendimento, portanto, é *direito* do paciente solicitá-lo. Tem como função básica confirmar a veracidade de um ato médico realizado. A responsabilidade pela emissão do atestado médico é de profissional ativo, devidamente habilitado e inscrito no Conselho Regional de Medicina (CRM). O documento deve ser confeccionado em receituário próprio, sem rasuras e legível (pode-se digitá-lo em computador), de objetivo ético, prático, devendo ser entendido corretamente pelo paciente e pela pessoa e/ou instituição para a qual o documento se destina.

Quem determina a finalidade de um atestado é o paciente (ou seu representante legal), indicando ser para prática de atividade física e/ou esportiva.

Uma razoável quantidade de erros éticos é encontrada na elaboração do atestado médico para a prática de atividades físicas e esportivas, por exemplo, *"o cliente (colocar o nome do cliente) está apto à prática de exercícios em geral"*, sem definir claramente qual atividade ele pode exercer e quais limitações eventualmente tem.

Nós, médicos, há muito desvalorizamos inconscientemente ou mesmo de má-fé o documento atestado médico, como também uma imensa parcela da população não dá nenhum valor a ele, considerando-o sem importância, de valor questionável e conteúdo totalmente falso.

Por resolução do Conselho Federal Medicina (CFM) há muito o carimbo não é obrigatório! Apenas é necessária identificação legível do nome e número do registro do médico. "Instrumento de uso pessoal, o carimbo tem a finalidade de simplificar o trabalho do médico em sua identificação obrigatória, por conter nome e número de CRM. Apesar da praticidade, seu uso não é obrigatório, desde que haja, no documento expedido pelo médico, a possibilidade de identificá-lo como emissor. Assim, é perfeitamente substituível por simples assinatura e grafia do número de

CRM, conforme esclarece a Resolução CFM nº 1.851/2008, em seu Art. 1º, item IV. Há, ainda, quem defenda que o carimbo não possa ser exigido por ninguém: parecer do Cremesp de nº 23.875/00 lembra o quanto é descabida a obrigatoriedade, até porque qualquer pessoa pode mandar fazer um carimbo de médico com CRM falso.

"Portanto, carimbo não dá ao documento nenhuma prova de autenticidade. O que se exige é que os documentos médicos tenham a assinatura do médico, seu nome e número de CRM legíveis, podendo isto ser feito de próprio punho ou através de carimbo."[1]

É cada vez comum que médicos de qualquer especialidade recebam pedidos para fornecer atestados destinados à prática de atividades físicas de *fitness*, exercícios de alta intensidade em academias (lutas marciais, *crossfit*, HITT, *spinning* e outras) como as esportivas em clubes, campeonato de ligas e federações esportivas. Tais práticas, mesmo não sendo competitivas, evidentemente que, pela intensidade, podem ter riscos cardíacos eventuais, e por isso, como consta na Diretriz em Cardiologia do Esporte e do Exercício da SBC e SBME, necessitam de avaliação médica pré-participação competente.[2]

Quando procurado para atestar condição de saúde no esporte, o ideal é que o médico reflita sobre o seu real conhecimento a respeito das atividades físicas e/ou esportivas escolhidas, principalmente os eventuais riscos presentes nessas práticas. Na dúvida (para evitar ações de imperícia), a atitude ética é a de esclarecer o seu desconhecimento daquela modalidade esportiva e orientar o cliente para procurar outro colega em condições de fazê-lo.

O Código de Ética Médica não impede que médicos não especialistas realizem atendimentos para os quais se sintam capacitados. Isso significa que tal avaliação não é restrita a especialista em medicina do esporte ou cardiologista do esporte, mas, sim, vinculada ao nível de informações e conhecimentos dos quais o profissional dispõe. Ao fornecer atestado para atividades e/ou práticas esportivas é fundamental conhecer o esporte que será praticado e que a pessoa não é portadora de doenças de risco nessa determinada prática.

No atendimento inicial devemos conhecer os objetivos do paciente: prática de atividades físicas leves, moderadas ou intensas, com intenção de lazer ou de competições, não esquecendo das condições ambientais em que determinada competição irá ocorrer. Do atestado devem constar as limitações clínicas identificadas; qual o tipo de exercício adequado; se a atividade só é permitida com supervisão médica (por exemplo, a reabilitação cardiovascular); e se o paciente está proibido de praticar certos exercícios.

Ao contrário do que se vê, não se deve colocar o tempo de validade do atestado, sempre esclarecendo ao paciente que atestados apontam probabilidades, não certezas. O recomendado no documento é indicar que aquelas condições são as da consulta, e assim a pessoa não apresenta contraindicações para a atividade física pretendida naquele momento. As informações fornecidas de modo incompleto e inconclusivo, sugerindo que o preenchimento do documento foi feito por mera "camaradagem" e em locais inadequados (fora do consultório), são antiéticas.

O Código de Ética Médica, em seu Art. 80, proíbe o médico de "expedir documento médico sem ter praticado ato profissional que o justifique, que seja tendencioso ou que não corresponda à verdade". Já o Art. 302 do Código Penal Brasileiro prevê pena de detenção de um mês a um ano ao médico que emitir atestado médico falso.

As Academias e os Atestados

A exigência dos atestados em academias paulistas foi regulamentada pela Lei estadual 10.848/01, que, entre outros pontos, exigia que seus clientes apresentassem atestados médicos recentes e específicos para a prática esportiva para a qual desejavam se inscrever: um paciente considerado apto para praticar caminhada em esteira, por exemplo, pode não o ser para fazer *crossfit* ou *spinning* ou lutas. A lei determinava também que todas as academias mantivessem cadastro atualizado com as informações médicas dos alunos. Nos últimos tempos, porém, surgiram modificações da lei, abolindo o atestado e introduzindo no seu lugar o PAR-Q (Questionário de Prontidão para Atividade Física), que foi criado apenas para corridas de rua, na província de Columbia, no Canadá, há mais de 25 anos, portanto desatualizado e usado incorretamente pelas academias de ginástica em todo o Brasil.

Pelo Código de Defesa do Consumidor, porém, as responsabilidades por uma morte ou lesão em academia ou durante exercícios recairão sobre o responsável da academia, sobre quem orienta os exercícios, e ouvido o médico que forneceu o atestado.

As recomendações éticas para preparar um atestado médico devem seguir as normas de redação e dos artigos do Código de Ética Médica (vários artigos do capítulo X), do Código Penal (artigo 302) e do Código de Defesa do Consumidor (artigos 6 e 14).

Conclusão

- O atestado é um documento de fé pública de um ato médico.
- Nunca se deve atestar sem examinar, mesmo parentes e amigos!
- O atestado reflete o resultado de uma consulta e dos exames complementares.
- É direito do paciente solicitá-lo, não podendo ser cobrado à parte.
- O atestado não deve ter validade futura. O médico não pode se responsabilizar por algo futuro em que ele não interfere.
- Só deve conter o CID se o paciente autorizar por escrito.

Modelo de Receituário[1]

Receituário Médico

Atesto que a avaliação médica de _____,
RG _____, não identificou no momento doença
ativa, não havendo, portanto, restrição para _____
_____.

Rua do Consultório, número – Bairro – Cidade – UF
CEP – Telefone

Referências Bibliográficas

1. Oselka G, Grimberg M, Ghorayeb N, et al. Atestado médico – prática e ética. S. Paulo: Conselho Regional de Medicina do Estado de São Paulo, 2013.
2. Ghorayeb N, Costa RV, Daher DJ, Oliveira FJ, Oliveira MAB, et al. Diretriz em Cardiologia do Esporte e do Exercício da Sociedade Brasileira de Cardiologia e da Sociedade Brasileira de Medicina do Esporte e do Exercício. Arq Bras Cardiol 2013; 100 (Sup 2): 1-41.
3. Ghorayeb N, Stein R, Daher DJ, Silveira AD, Ritt LEF, Santos DFP, et al. Atualização da Diretriz em Cardiologia do Esporte e do Exercício da Sociedade Brasileira de Cardiologia e da Sociedade Brasileira de Medicina do Esporte - 2019. Arq Bras Cardiol. 2019; 112(3):326-68.

Capítulo 2

Avaliação Pré-Participação em Esportes e Lazer

- Daniel Jogaib Daher (*in memoriam*) • Pablo Luiz Baptistão
- Rodrigo Otávio Bougleux Alô • Thiago Ghorayeb Garcia • Nabil Ghorayeb

Cardiologia

Introdução

Devemos entender como avaliação pré-participação (APP) para atividades físico--esportivas a análise médica sistematizada, abrangendo atletas e esportistas antes de sua liberação para treinamento físico e competição e periodicamente com a sua manutenção. Seu intuito primordial é identificar doenças cardiovasculares (DCV) incompatíveis com a realização de atividades físicas que visam rendimento.[1]

O principal objetivo desta avaliação é a prevenção de eventos cardiovasculares e da morte súbita (MS) por meio do afastamento temporário (e eventualmente definitivo) das atividades físicas ou do tratamento de condições potencialmente fatais desencadeadas pelo exercício físico. Tanto a American Heart Association (AHA) como a Sociedade Europeia de Cardiologia (ESC) e a Sociedade Brasileira de Medicina do Esporte são concordantes em recomendar a APP para todos os atletas profissionais.[2,3] A APP também é indicada para esportistas não profissionais que realizam atividades em moderada a alta intensidade, bem como naqueles em que alguma condição patológica já é conhecida ou suspeitada.[1]

O custo-efetividade da APP ainda hoje gera controvérsias. Em razão da baixa prevalência das condições capazes de desencadear MS durante atividades esportivas e à grande população de praticantes existentes no mundo, muito se tem debatido sobre qual seria o modelo de avaliação com melhor custo-benefício. Enquanto algumas sociedades defendem a simples aplicação de um questionário e exame físico, acreditando que o custo financeiro e psicológico atrelado a resultados falso-positivos na realização de exames complementares não justificaria os possíveis benefícios, outras reforçam a utilização de métodos diagnósticos complementares, pois sua realização se mostrou capaz de modificar a ocorrência de MS entre os atletas.[3,4] Apesar de não dispormos de trabalhos randomizados comparando os dois modelos de avaliação, concordamos, assim como as Sociedades Brasileiras de Cardiologia e de Medicina do Esporte, que a APP deva ser associada a métodos complementares no caso de atletas profissionais, considerando ser plenamente justificada essa indicação na tentativa de garantir a integridade do atleta e levando em conta todo o custo envolvido na sua formação. Outro aspecto polêmico refere-se à APP em crianças, sobre a qual, até o momento, não existe consenso quanto aos protocolos a serem seguidos.[5,7]

Pelas diferenças relacionadas à fisiologia, à epidemiologia e a aspectos clínicos, existem variações entre as avaliações propostas para esportistas, atletas profissionais, atletas com necessidades especiais e para crianças e adolescentes. Uma zona de interseção entre eles sempre existirá, quando considerados vários aspectos do exercício, como intensidade, frequência, volume de treinamento etc. O bom senso da prática médica, a experiência individual do médico avaliador e o conhecimento das evidências científicas serão fundamentais na escolha do caminho a trilhar para a realização da APP caso a caso.[1]

Definições

Existem muitas discussões em relação aos conceitos que relacionam atletas a esportistas. Novamente, cabe lembrar que uma "zona cinza" entre esses indivíduos sempre existirá, na dependência de fatores individuais, dedicação aos treinamentos, objetivos perseguidos, modalidades, entre outros. As definições propostas a seguir procuram diferenciar alguns aspectos das atividades desenvolvidas, não pretendendo absolutamente ser estanque.

• Esportista

Existem inúmeras definições do que seria um esportista, desde as mais simplificadas até as que levam em consideração aspectos da fisiologia do exercício e são bem mais complexas. Optamos pela seguinte: "Caracterizado por indivíduos adultos que praticam atividades físicas e esportivas de maneira regular, de moderada a alta intensidade, competindo eventualmente, porém sem vínculo profissional com o esporte".[1]

• Atleta

Aqui entendemos que o profissionalismo é o balizador da definição. Mesmo assim, são muitas as maneiras de conceituar. Por exemplo: "é aquele que faz do esporte seu meio de sustento, auferindo além dos louros da glória esportiva lucro financeiro através de sua atividade".[8] Outra definição seria "indivíduos que estão competindo sistematicamente, com vínculo profissional com o esporte por meio de clubes e/ou patrocinadores de qualquer natureza".[1]

Anamnese e exame clínico

Existe consenso de que todo candidato à prática de exercícios ou esportes em nível de intensidade moderado a elevado seja submetido a exame médico que permita a detecção de fatores de risco, sinais e sintomas sugestivos de DCV, doenças pulmonares, metabólicas ou do aparelho locomotor.[2,9,10]

AVALIAÇÃO PRÉ-PARTICIPAÇÃO EM ESPORTES E LAZER

A anamnese deve conter alguns diferenciais, notadamente privilegiando sintomas relacionados ao exercício e à história de doenças familiares ou eventos cardiovasculares relacionados à prática de esporte. A aplicação sistemática de questionários, aliados a perguntas direcionadas aplicadas por um médico com experiência em avaliar atletas/ esportistas, representa uma ferramenta de grande valor na suspeição (Tabela 2.1).

TABELA 2.1 – Particularidades que devem fazer parte da história pessoal e familiar de atletas

Algum médico já disse que você possui algum problema de coração?	Na sua família existem casos de morte súbita ou de cardiopatia?
Dor ou desconforto precordial ao esforço ou em repouso	Você sente dores no peito quando pratica atividade física? No último mês, você sentiu dores no peito quando praticou atividade física?
Pré-síncope ou síncope, principalmente se relacionada ao esforço	Você apresenta desequilíbrio devido a tonteiras e/ou perda da consciência? Na sua família existem casos de cardiopatia, morte súbita prematura antes dos 50 anos ou arritmias cardíacas?
Arritmias	Observa palpitações (falhas ou disparadas do coração)
Patologias já diagnosticadas	História pregressa de sopro cardíaco História pregressa de hipertensão arterial História pregressa de doença metabólica Uso de substâncias para aumento de rendimento/uso de qualquer medicação Proveniente de zona endêmica para doença de Chagas
Você possui algum problema ósseo ou articular que poderia ser piorado pela atividade física?	Você toma atualmente algum tipo de medicamento? Questionar diretamente anti-hipertensivos, AINEs, anabolizantes, drogas ilícitas, consumo de bebidas alcoólicas
Existe alguma outra razão pela qual você não deve realizar atividade física?	Presença de familiares com doenças genéticas; cardiomiopatia hipertrófica, cardiomiopatia dilatada, canalopatias, arritmias, síndrome de Marfan

Importante atentar para os casos de MS ou cardiopatias congênitas na família; história familiar para anemia falciforme ou outras hemoglobinopatias; procedência de áreas endêmicas para doença de Chagas ou regiões nas quais haja maior prevalência de doenças congênitas, como descendentes de imigrantes da região do Vêneto, na Itália, onde há notável prevalência de casos de miocardiopatia arritmogênica do ventrículo direito.[3,11,12] Especial atenção deve existir na obtenção de informações que possam levar ao esclarecimento do uso de drogas lícitas ou ilícitas. Essas, além de poderem ser consideradas dopantes, mesmo que involuntariamente, também podem ser prejudiciais à saúde ou ser a causa de morte súbita.[12,13]

Com relação aos sintomas, extrema atenção deve ser dada a palpitações, síncope, dor precordial ou desconforto torácico, dispneia aos esforços, tontura/lipotimia, astenia ou qualquer outro sintoma desencadeado pelo exercício. É necessário sensibilidade para saber avaliar se os sintomas citados são indicativos de algum estado patológico ou meramente a consequência de um treino mais intenso ou uma competição. Quanto à síncope no atleta, ela demanda uma investigação detalhada, pois, até prova em contrário, deve ser encarada como um episódio de MS abortado espontaneamente.[13]

Merece destaque ao exame físico algumas condições clínicas:

- Anemia;
- Alterações posturais;
- Focos infecciosos (p.ex., dentários, amigdalianos, pele);
- Doenças sistêmicas ou infecciosas graves;
- Asma brônquica, obesidade, *diabetes mellitus*;
- Hipertensão arterial sistêmica;
- Alterações da ausculta pulmonar e cardiovascular; e
- Situações especiais como a gravidez.

Devemos caracterizar também o grau de eventual encurtamento musculotendino-so, principalmente de alguns grupos musculares: isquiotibiais, quadríceps, iliopsoas, panturrilhas, adutores da coxa, trato iliotibial, musculatura do dorso e ombros, pois a sua devida orientação terapêutica pode auxiliar na prevenção e no tratamento de lesões musculares, melhorando o desempenho desportivo.

Privilegia-se a procura de sinais característicos e relacionados com a possibili-dade de uma doença cardiovascular como: a presença de sopro cardíaco, terceira ou quarta bulhas, estalidos valvares, alterações na palpação dos pulsos de membros superiores e inferiores, características físicas de síndrome de Marfan, além da aferição adequada da pressão arterial (nos dois braços na primeira avaliação).[14,15]

Exames complementares (não cardiovasculares)

Dentre os exames laboratoriais de rotina visando à saúde, destacamos: hemogra-ma completo, glicemia de jejum, ureia e creatinina, lipidograma completo, ácido úrico, hepatograma (TGO, TGP, gama-GT, bilirrubinas, TAP/INR), sorologias para hepatites e DST, exame de urina, exame parasitológico de fezes.

Para a prática de exercícios ou competições em altitudes superiores a 2.000 m, é importante a realização de eletroforese de hemoglobina, para descartar a possibilida-de de hemoglobinopatias (p.ex., anemia falciforme).

Em nosso meio, principalmente naqueles com epidemiologia compatível, a soro-logia para doença de Chagas está recomendada (IA).[4,5] A telerradiografia de tórax em PA (posteroanterior) e perfil esquerdo deve ser solicitada de rotina, pelo baixo custo e por fornecer informações relevantes sobre doenças cardiovasculares, doenças pulmo-nares e doenças do arcabouço torácico.

Exames complementares cardiovasculares

• Eletrocardiograma

Introdução

A prática regular e intensa de exercício físico pode provocar alterações cardíacas fisiológicas em níveis estrutural, funcional e elétrico. Mais de 80% dos atletas envolvidos em alta competição apresentam achados no ECG que refletem adaptações cardíacas induzidas pelo exercício, resultado do aumento do tónus vagal, de alterações do siste-ma de condução e do remodelamento das cavidades cardíacas. O ECG é um método complementar simples, de fácil realização e baixo custo. Os esforços atualmente são direcionados para a uniformização da interpretação do ECG no atleta, por meio da definição de critérios que permitam a distinção de cardiopatias do coração de atleta. É hoje consensual que a taxa de falso-positivos associados ao ECG do atleta depende dos critérios utilizados na sua interpretação e do conhecimento que temos das variantes da normalidade. Nesse sentido, esses novos critérios (Figura 2.1) representam um esforço importante de "refinar" a análise e interpretação do ECG, tornando-o mais específico, sem perda de sensibilidade, constituindo assim uma ferramenta útil e de fácil aplicação.

Variações na prevalência desses critérios incidem com relação ao gênero (maiores no masculino), idade (doenças genéticas/congênitas nos jovens e doença coronária nos másters), etnia (atletas negros apresentam mais SVE e alterações de repolarização), diferentes níveis de formação (mais frequentes nos atletas que nos esportistas) e modalidade esportiva (predomínio do componente dinâmico). Erros na diferenciação entre o fisiológico e o patológico podem ter graves consequências, sobretudo nos profissionais, nos quais sua desqualificação gera importantes transtornos psicológicos e prejuízos financeiros. Muitos atletas podem ser erroneamente desqualificados de competições ou submetidos a exames desnecessários, elevando sobremaneira os custos da avaliação.[1] Por outro lado, sinais de doenças cardiovasculares potencialmente

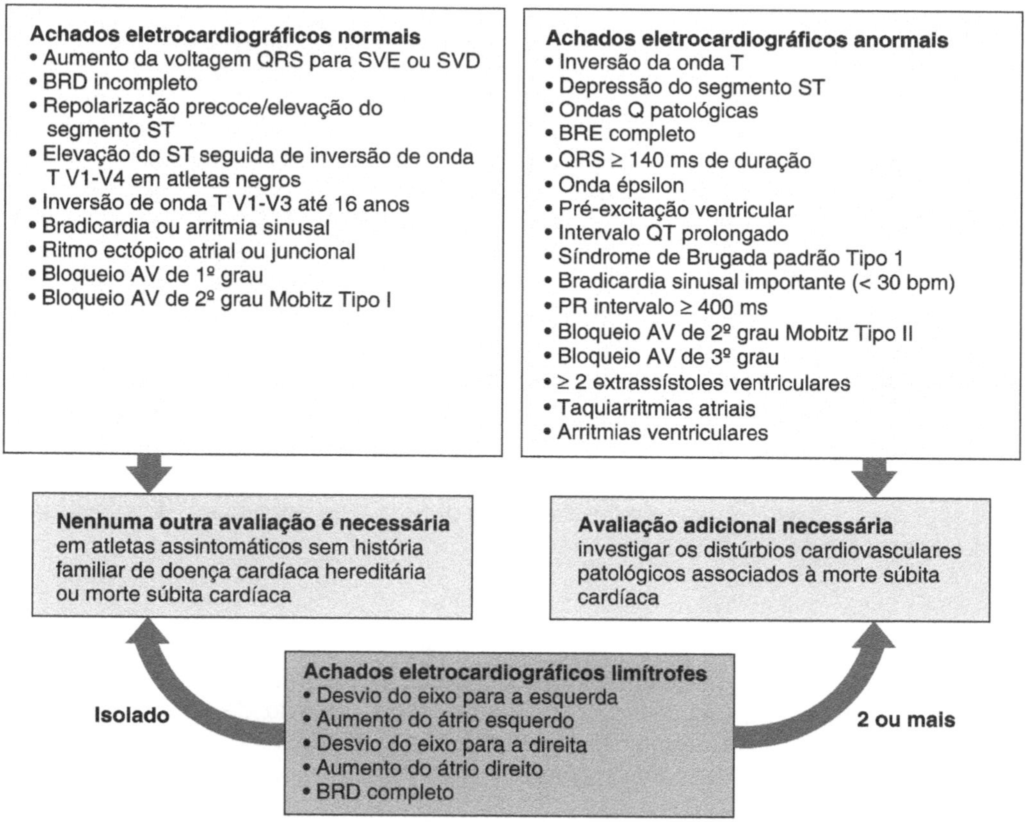

Achados eletrocardiográficos normais
- Aumento da voltagem QRS para SVE ou SVD
- BRD incompleto
- Repolarização precoce/elevação do segmento ST
- Elevação do ST seguida de inversão de onda T V1-V4 em atletas negros
- Inversão de onda T V1-V3 até 16 anos
- Bradicardia ou arritmia sinusal
- Ritmo ectópico atrial ou juncional
- Bloqueio AV de 1º grau
- Bloqueio AV de 2º grau Mobitz Tipo I

Achados eletrocardiográficos anormais
- Inversão da onda T
- Depressão do segmento ST
- Ondas Q patológicas
- BRE completo
- QRS ≥ 140 ms de duração
- Onda épsilon
- Pré-excitação ventricular
- Intervalo QT prolongado
- Síndrome de Brugada padrão Tipo 1
- Bradicardia sinusal importante (< 30 bpm)
- PR intervalo ≥ 400 ms
- Bloqueio AV de 2º grau Mobitz Tipo II
- Bloqueio AV de 3º grau
- ≥ 2 extrassístoles ventriculares
- Taquiarritmias atriais
- Arritmias ventriculares

Nenhuma outra avaliação é necessária em atletas assintomáticos sem história familiar de doença cardíaca hereditária ou morte súbita cardíaca

Avaliação adicional necessária investigar os distúrbios cardiovasculares patológicos associados à morte súbita cardíaca

Isolado

Achados eletrocardiográficos limítrofes
- Desvio do eixo para a esquerda
- Aumento do átrio esquerdo
- Desvio do eixo para a direita
- Aumento do átrio direito
- BRD completo

2 ou mais

Figura 2.1 – Padrão para interpretação do ECG em atletas. (Adaptado de Sharma S, Drezner JA, Baggish A, Papadakis M, Wilson MG, Prutkin JM, et al. Eur Heart J. 2018 Apr 21;39(16):1466-1480.)

fatais podem, às vezes, ser interpretados como variantes do normal, elevando sobremaneira o risco de morte súbita durante a prática esportiva. As alterações no ECG do atleta podem ser divididas em três grupos: comuns (frequentemente relacionadas com o treinamento esportivo); duvidosas (não frequentemente associadas ao treinamento intenso, porém sem características definitivamente patológicas); e pouco frequentes (sugestivas de cardiopatias).

Método

O ECG convencional de 12 derivações deve ser realizado com o indivíduo em posição supina, registrado em velocidade de 25 mm/s e obtido com no mínimo 24 horas após a última atividade esportiva. Repouso prévio de ao menos 5 minutos é mandatório.[16,17]

Análise

O exame deverá ser avaliado por profissional médico, cardiologista e com experiência na área desportiva, para que alterações fisiológicas do coração de atleta não sejam confundidas com eventuais cardiopatias.

Alterações consideradas fisiológicas

Atletas desenvolvem alterações eletrocardiográficas resultantes de adaptações fisiológicas decorrentes do aumento do tônus vagal, como bradicardia e arritmia sinusal (encontradas entre 13-69% dos atletas), bloqueio atrioventricular de primeiro grau (35%), repolarização precoce (50-80%) e atraso final de condução pelo ramo direito (50%). O exercício vigoroso também promove remodelamento ventricular esquerdo, demonstrado por critérios de voltagem (ou seja, com base apenas em medidas de amplitude do QRS) para hipertrofia fisiológica do ventrículo. Essas alterações podem ser encontradas em até 80% dos atletas de alta *performance*. Achados sugestivos de sobrecarga ventricular esquerda com a presença concomitante de ondas Q patológicas, desvio de eixo elétrico, sobrecarga atrial e alterações da repolarização devem ser considerados patológicos. Esses achados devem ser coerentes com o gênero, a idade, a raça, o adequado nível de formação, informação e tipo de esporte.[18,19]

Outras alterações menos comuns que podem ser encontradas em atletas, relacionadas a vagotonia, são as pausas sinusais < 3 s (principalmente durante o sono), o bloqueio atrioventricular (BAV) de 2º grau do tipo I (Wenckebach). Esses são achados que respondem ao esforço, à administração de drogas e que diminuem de intensidade ou desaparecem com o descondicionamento.

Alterações consideradas não fisiológicas

As alterações consideradas fisiológicas devem ser claramente diferenciadas de padrões sugestivos de cardiopatias, reconhecidos por alterações na repolarização (exceto repolarização precoce), ondas Q patológicas, desvio de eixo elétrico, bloqueios de ramo direito ou esquerdo, pré-excitação ventricular, intervalo QT longo ou curto e alterações sugestivas de Brugada.

Achados que são raros (5%) podem ser a expressão inicial ou já instalada de cardiomiopatias, heranças genéticas ou canalopatias que elevam em até quase três vezes o risco de morte súbita.[20]

Alterações devidas à adaptação cardíaca aos esforços não devem causar preocupação excessiva nos atletas jovens, que são assim elegíveis para participação em esportes competitivos. Devem prosseguir na investigação os atletas com sinais sugestivos de cardiopatias ao ECG (Grupo 2), aqueles que se apresentam sintomáticos, com anormalidades ao exame físico e/ou história familiar positiva. A Figura 2.1 resume os achados nos ECG de esportistas e atletas, classificados de acordo com sua relação com aspectos fisiológicos ou patológicos por um painel de especialistas.[21-24]

A partir da identificação de achados limítrofes ou anormais, uma continuidade na investigação visando diagnosticar condições associadas com morte súbita nos atletas está recomendada. Os achados de pelo menos uma situação considerada anormal ou duas consideradas limítrofes embasam essa decisão.

• Teste de exercício

Diante dos achados limítrofes ou anormais referidos acima, por vezes necessitamos ampliar a pesquisa diagnóstica, no intuito de minimizar os riscos de eventos cardiovasculares que podem culminar em MS em treinamentos ou competições, que causam grande impacto na sociedade. O Teste de Exercício (TE), é uma ferramenta de baixo custo, boa reprodutibilidade, útil no diagnóstico da DCV e na avaliação prognóstica, da resposta terapêutica, da tolerância ao esforço e da sintomatologia sugestiva de arritmia esforço induzida.[1] O TE também oferece informações utilizadas na prescrição de treinamento e acompanhamento desses atletas (aplicações estas não contempladas no escopo deste capítulo). Visamos no TE a avaliação das respostas clínica, hemodinâmica, autonômica, eletrocardiográfica e eventualmente ventilatória ao exercício (teste de exercício cardiopulmonar), possibilitando assim detectar isquemia miocárdica, reconhecer arritmias cardíacas, alterações ventilatórias e distúrbios hemodinâmicos induzidos pelo esforço, além de avaliarmos a capacidade funcional e a condição aeróbica.[25]

Como demonstrado por Corrado et al., atletas adolescentes e adultos jovens apresentam um risco relativo 2,8 vezes maior de morte súbita cardíaca quando comparados a não atletas da mesma idade e gênero.[26] Consequentemente, na associação de uma alteração cardíaca não diagnosticada e exercício físico, este pode servir de "gatilho" para o desenvolvimento de um evento cardiovascular, muitas vezes fatal. Sabemos que atividade física por si só não acarreta aumento da mortalidade. Essas justificativas apontam para a importância da complementação diagnóstica quando alterações na anamnese, no exame físico e/ou no ECG são evidenciadas.

Caso o TE tenha por finalidade o diagnóstico, as medicações com ação cronotrópica negativa (betabloqueadores e bloqueadores dos canais de cálcio) devem ser suspensas. No entanto, quando ele tiver o intuito de avaliação terapêutica e prescrição de exercício, tais fármacos deverão ser mantidos.

A resposta pressórica é um importante preditor de risco para o desenvolvimento de DCV e de risco aumentado para a ocorrência de eventos CV durante o exercício. Aqueles que apresentam um comportamento hiper-reativo da PA durante o esforço (PAS $\geq$ 220 mmHg e/ou aumento adicional da PAD de no mínimo 15 mmHg em relação ao repouso) deverão ter em seu treinamento a PA acompanhada com maior frequência. Entretanto, estudos evidenciaram que justamente o treinamento aeróbico supervisionado normalizou os chamados *hiper-reatores* pressóricos.[27]

MacDougall et al. avaliaram indivíduos saudáveis que em treinamento intenso de força apresentaram aumentos sistólicos de até 320 mmHg e diastólicos de 250 mmHg, risco este para rompimento de aneurismas cerebrais.[28]

Estudos consagrados como de Gibbons et al., com indivíduos assintomáticos, saudáveis (sem DCV), evidenciaram que um TE anormal é um forte preditor de eventos naqueles com fatores de risco, a despeito de serem assintomáticos, não sendo tão significativo nos indivíduos sem fatores de risco.[29] Já um estudo francês em 2016, numa população treinada com idade > 35 anos, identificou que os TE não devem ser sistematicamente implementados, devendo ser direcionados para os indivíduos com pelo menos dois fatores de risco CV com custo-efetividade aceitável.[30]

O TE é imprescindível em atletas abaixo de 35 anos, quando as principais causas de MS são por doenças congênitas como cardiomiopatia hipertrófica (CMPH), displasia arritmogênica do ventrículo direito (DAVD). Origem anômala de coronárias, canalopatias, entre outras, para avaliação diagnóstica, avaliação funcional e, principalmente, para avaliação prognóstica. Já na população de atletas com mais de 35 anos a DAC é a principal causa de MS, tendo o TE papel fundamental, com indicação pela diretriz da AHA nos homens > 40 anos com 1 ou mais FR, nas mulheres > 50 anos com 1 ou mais FR e para todos os atletas > 65 anos. Como orientado pela ESC, a indicação do TE justifica-se para os atletas > 35 anos sintomáticos ou para aqueles assintomáticos com risco CV alto. O Comitê Olímpico Internacional orienta que todos acima dos 35 anos devam submeter-se ao TE.[31,32]

Na III Diretrizes da SBC sobre Teste Ergométrico, a indicação para indivíduos assintomáticos ou atletas se dá para aqueles com história familiar para DAC ou MSC, indivíduos classificados como de alto risco para DAC e nos indivíduos com HF de DAC que necessitam ser submetidos a cirurgia não cardíaca de risco intermediário/alto.[25]

Na Diretriz em Cardiologia do Esporte e do Exercício da SBC e SBMEE a indicação da realização do TE é para atletas que referem dor ou desconforto torácico, início de cansaço ou dispneia de causa indefinida, palpitação, identificação de arritmia previamente existente, pré-síncope ou síncope relacionadas a exercício ou elevação da pressão arterial em repouso, com ou sem comprometimento em órgão-alvo, e também para aqueles que iniciarão programa de atividade física de alta intensidade, esporte e competição (porém essa com menor grau de recomendação).[1]

• Ecocardiograma

Exame de grande valia quando são identificadas alterações nos exames iniciais da APP, como nos casos em que a história clínica e familiar, o exame físico e/ou o ECG ou outros exames complementares são suspeitos ou sugestivos de cardiomiopatia e de cardiopatias congênitas. Sua realização nesses casos tem como objetivo a prevenção de eventos CV e MS.

Sua indicação fundamenta-se na possibilidade de diagnosticar as principais doenças que podem causar MS em atletas (CMPH, DAVD, miocardites, doenças valvares e outras) e diferenciá-las das alterações fisiológicas adaptativas do coração de atleta.

O desafio continua sendo a diferenciação das extremas adaptações fisiológicas de algumas doenças do miocárdio em seus estágios iniciais. Ferramentas de imagem têm sido aprimoradas para melhor avaliar a anatomia e quantificar o desempenho cardíaco. No entanto ainda se faz necessário maior conhecimento sobre a fisiopatologia das adaptações extremas ao treinamento físico, visando identificar possíveis danos irreversíveis e indivíduos sob risco de MS.[33]

• Demais exames complementares

Os demais exames diagnósticos usados comumente na clínica cardiológica serão igualmente indicados para os atletas mediante seus sinais e sintomas, queixas específicas e alterações nos exames referidos anteriormente. Individualizando o atendimento, os atletas podem ser submetidos a telerradiografia do tórax, assim como holter, looper, estudo eletrofisiológico, MAPA, tomografia das artérias coronárias, ressonância cardíaca e cinecoronariografia. A indicação desses métodos deve se basear nos achados dos exames já citados e na experiência do médico assistente.

Ortopedia

Introdução

A avaliação pré-participação esportiva (APPE) caracteriza-se como a avaliação e identificação prévia de limitações, congênitas ou adquiridas, que comprometam o rendimento e a participação segura do paciente em atividades físicas. As APPEs são importantes para a identificação de doenças cardiovasculares, metabólicas, pulmonares e do sistema musculoesquelético, que podem ser agravadas pela atividade física.

Dentre as limitações funcionais avaliadas pela APPE, aquelas relacionadas ao sistema musculoesquelético representam maior predisposição às lesões esportivas.[34] As lesões osteomusculares são as mais comuns entre os atletas[34] e estão relacionadas com sua capacidade de gerar, dissipar e transferir a energia exigida pelo esporte. Desta forma, a anamnese detalhada e um rigoroso exame físico ortopédico[35,36] do aparelho locomotor são importantes para identificar o potencial individual da lesão relacionada ao exercício físico. As características comumente observadas e avaliadas na APPE incluem os desvios posturais, as fases da marcha, a flexibilidade e a força muscular.[34] No entanto, dependendo da anamnese, do exame físico apurado e de eventual queixa clínica do paciente, devem ser realizados testes ortopédicos específicos e exames complementares direcionados.

As lesões ortopédicas mais comumente observadas na prática esportiva incluem lesões musculares (contusões, lacerações e estiramentos), fraturas por estresse e sobrecarga óssea, tendinopatias, lesões cartilaginosas e meniscoligamentares.[37-41] As lesões musculares estão entre as mais frequentes da traumatologia esportiva, representando 10 a 55% de todas as lesões no esporte, sendo que as contusões e lacerações musculares ocorrem com maior frequência nos esportes de contato, enquanto os estiramentos musculares ocorrem principalmente nos esportes individuais e com grande exigência da potência muscular.[37] As fraturas por estresse ocorrem devido ao acúmulo de esforços cíclicos e repetitivos sobre as estruturas ósseas e diferem das outras fraturas por não ocorrerem após eventos traumáticos agudos, representando cerca de 20% de todas as lesões esportivas e aproximadamente 4,7% a 15,6% das lesões entre corredores.[38] As tendinopatias, devido ao desarranjo estrutural das fibras de colágeno dos tendões, são comuns em microtraumatismos pelo uso excessivo das estruturas tendinosas (*overuse*). As lesões cartilaginosas, meniscais e ligamentares variam desde pequenas alterações estruturais (microtraumatismos de repetição) até lesões estruturais mais graves após traumas de maior energia.[39-41]

Desenvolvimento

A APPE tem como foco principal a avaliação do aparelho locomotor, que se caracteriza pela combinação dos sistemas esquelético, articular e muscular, responsáveis pela sustentação, proteção e movimentação corporal. Doenças que envolvem o aparelho locomotor podem gerar graves consequências e assim comprometer o desempenho físico e a qualidade de vida.

Para uma completa avaliação do aparelho locomotor são observados alterações de volume, rubores, aumento de temperatura local, crepitações, atrofias, retrações de partes moles, desalinhamentos articulares, deformidades angulares e rotacionais, pontos hipersensíveis, fístulas e nódulos em diferentes regiões do corpo. Complementando, são importantes as avaliações de força muscular, reflexos superficiais e profundos, comprimento e circunferência dos membros, amplitude, estabilidade e mobilidade articular, marcha e áreas com distúrbios sensitivos.

A seguir, serão detalhadas as características citadas acima comumente observadas nas APPEs.

• Desvios posturais

A postura pode ser definida como estado de equilíbrio anatômico e funcional dos músculos e ossos, com capacidade para proteger as demais estruturas do corpo humano de traumatismos, tanto na posição em pé, sentado ou deitado.

A má postura impõe esforços adicionais, causando desequilíbrios corporais que atingem os membros superiores e inferiores, além da coluna vertebral. Os desvios posturais podem ser adquiridos pela adoção de maus hábitos posturais, refletindo maior tensão sobre as estruturas de suporte. Tal acometimento tem grande importância na infância e na adolescência, período em que ocorrem as alterações e transformações corporais, que, associadas à má postura corporal, resultam em diferentes graus de desvios posturais com difícil tratamento na idade adulta, podendo interferir na prática esportiva e na qualidade de vida do paciente.

A importância de uma postura adequada na prática esportiva pode ser verificada pelo elevado número de estudos que observam padrões posturais de atletas em diferentes modalidades.[42-45]

Segundo Ribeiro (2003), o início precoce em esportes competitivos pode causar alterações no alinhamento postural dos atletas.[42] O treinamento intenso e repetitivo dos esportes coletivos de quadra, como o basquetebol, o futsal e o voleibol, por exemplo, pode levar a um desequilíbrio entre a musculatura agonista e antagonista com consequente hipertrofia muscular e diminuição da flexibilidade, favorecendo a instalação de alterações no alinhamento postural.[42]

Segundo estudo desenvolvido com 194 crianças praticantes de atividades esportivas com idade entre 10 e 12 anos, a atividade física influenciou a ocorrência de alterações posturais, como deformidades em coluna vertebral e alterações articulares, principalmente em joelhos e ombros.[43]

As deformidades posturais em idades precoces levam ao aparecimento de curvas posturais compensatórias na coluna vertebral visando a manutenção do equilíbrio corporal. Tais alterações determinam traumas crônicos sobre as articulações e estruturas associadas, favorecendo ou agravando os quadros álgicos na coluna vertebral.[46] Lembramos que o desequilíbrio postural decorrente da repetição de movimentos e de sobrecarga de treinamento exigidos pelo esporte e os erros na técnica de execução desses movimentos podem aumentar as possibilidades de lesões locais ou à distância.

Entre as lesões osteomusculares mais frequentes relacionadas com má postura, citamos as hérnias de disco, lesões osteocartilaginosas e ligamentares nos quadris, joelhos e tornozelos, tendinites e bursites nos ombros, fasceíte plantar, entre outros.[44,45]

• Marcha

Marcha é definida como a sequência dinâmica de múltiplos eventos rápidos e complexos que permitem que o indivíduo se desloque, mantendo a posição bípede. Tendo como função a locomoção, a marcha pode ser dividida em duas fases: fase de balanço, que corresponde ao período de movimento corporal, subdividido em balanço inicial, balanço médio e balanço final; e fase de apoio, que corresponde ao período sem movimento corporal, subdividido em contato inicial, resposta de carga, apoio médio, apoio terminal e desprendimento.[47] A dinâmica da marcha dificulta sua observação clínica, o que levou ao desenvolvimento de recursos de registro e análise de marcha.

Grande parte das afecções do sistema musculoesquelético causa disfunções na locomoção, daí a importância de se valorizar alguns aspectos da marcha na APPE.

Na análise da marcha, o profissional deve considerar a presença de deformidades em membros inferiores, inclinação pélvica, comprimento do passo e da passada, a cadência e tempos de apoio e o balanço durante a marcha.

Os aspectos presentes em uma marcha considerada normal são:

1. Contato inicial realizado com o retropé (toque do calcâneo ao solo);
2. Estabilidade na fase de apoio;
3. Liberação adequada do pé para a fase de balanço;
4. Comprimento adequado do passo; e
5. Conservação de energia.[48]

A conservação de energia depende de um conjunto de ações coordenadas e relacionadas. A disfunção em qualquer uma dessas ações aumentará o gasto energético, configurando um padrão patológico de marcha. Tais ações incluem o deslocamento suave do centro de massa (localizado anteriormente à segunda vértebra sacral), mecanismos passivos de estabilização articular e ação coordenada de músculos biarticulares.[48] A atuação dos músculos biarticulares na conservação de energia ocorre quando uma extremidade contrai de maneira excêntrica, absorvendo energia, que será transmitida para a outra extremidade muscular, que atuará de maneira concêntrica e fará uso de parte da energia transferida.[48] Para que o desequilíbrio muscular durante a marcha não resulte em lesões, cada grupo muscular que tenha sofrido uma ação deve realizar uma ação compensatória contrária, apresentando desequilíbrio inverso de mesmo valor e mesmo plano.[49]

• Flexibilidade

A flexibilidade pode ser definida como a amplitude de movimento voluntário em apenas uma articulação ou em grupos articulares num determinado sentido. Tem importante papel na função muscular, sendo responsável pela manutenção de uma amplitude de movimento adequada das articulações.

A flexibilidade auxilia a mecânica dos gestos esportivos, evitando, assim, a sobrecarga nas articulações durante a prática esportiva. Um nível satisfatório de flexibilidade é importante tanto para o bom funcionamento articular como para manter os músculos com um grau de elasticidade correto.[34] De fato, a flexibilidade tem grande importância no aprimoramento das técnicas desportivas, gerando maior capacidade mecânica e menor gasto energético muscular.[50]

As limitações de flexibilidade podem estar relacionadas a perda de força muscular, encurtamentos musculotendíneos, diminuição da elasticidade da pele e, dependendo da idade, alterações da produção e qualidade do colágeno.

Essas alterações fazem com que os músculos percam sua elasticidade, com consequente deterioração da cápsula articular, dos ligamentos, tendões e líquido sinovial.[51] Além disso, os hábitos posturais podem ser determinantes para a limitação da amplitude de movimento das articulações e da extensibilidade dos músculos.[50]

As deficiências de flexibilidade estão entre os principais fatores de risco para as lesões esportivas. Adicionalmente, lesões antigas, pela presença de tecido fibrocicatricial, resultam em áreas de elevada tensão muscular, ocasionando limitações da amplitude articular e consequente perda de flexibilidade local quando comparadas ao membro contralateral.[37] Especialmente importante é a manutenção satisfatória dos níveis de flexibilidade nas regiões lombar e posterior da coxa, já que déficits nessas regiões aumentam o risco de aparecimento das lombalgias.[34]

Deficiências de flexibilidade dos músculos isquiotibiais e quadríceps, por exemplo, estão relacionadas a uma maior incidência de estiramentos musculares em atletas. Além disso, a flexibilidade diminuída de tais músculos pode contribuir para o desenvolvimento de tendinopatia patelar, além de outros distúrbios femoropatelares, condições estas que podem ser agravadas pela realização de movimentos ou gestos esportivos com técnicas de execução incorretas.[37]

A avaliação profissional e objetiva da flexibilidade deve ser realizada, de preferência periodicamente, buscando identificar regiões com encurtamentos musculotendíneos e grupos musculoarticulares com pouca flexibilidade. A identificação precoce dessas regiões de encurtamento facilita seu tratamento, garantindo maior segurança ao atleta, uma vez que a flexibilidade desenvolvida de maneira adequada aumenta a possibilidade de execução de diversos movimentos técnicos específicos para as diferentes modalidades esportivas. A avaliação da flexibilidade pode ser realizada de maneira ativa ou passiva, em que são realizadas medições da amplitude dos movimentos articulares. A partir da avaliação da mobilidade articular, o médico tem condições de identificar as limitações do paciente e a presença de dor.

• Força muscular

Segundo Martin (2007), a força muscular é a capacidade do músculo de exercer esforço ou força contra uma resistência, envolvendo fatores mecânicos e fisiológicos.[51] A força muscular caracteriza-se como a quantidade de tensão que um músculo, ou grupamento muscular, pode gerar dentro de um padrão de movimento específico e com determinada velocidade de movimento. Além disso, a força muscular também é responsável pela estabilidade e manutenção postural.

O esforço produzido por um músculo depende de inúmeros fatores, incluindo o número e o ritmo de acionamento das fibras musculares, o volume e a composição muscular, os pontos de aplicação da resistência, as técnicas de estabilização e a motivação do indivíduo.[52] A perda da capacidade de gerar força pode resultar na inabilidade em desenvolver desde atividades aparentemente simples, como pentear o cabelo e escovar os dentes, até mesmo atividades mais complexas, como subir e descer escadas ou praticar esportes. Assim, a partir de avaliações da força muscular podem-se identificar desequilíbrios musculares responsáveis por deformidades temporárias ou permanentes de diversos segmentos corporais.

Para determinação do grau de força muscular, devem-se realizar medições da quantidade de resistência que o sistema de uma alavanca muscular pode vencer ou manter, sendo obtida por meio de avaliação manual (resistência imposta manualmente pelo profissional) ou instrumental (utilização de dinamômetros). Os músculos avaliados individualmente são aqueles responsáveis pela movimentação e pela estabilidade corporal, analisando-se a conservação, a diminuição ou a abolição da força muscular.

A avaliação da força muscular é realizada de maneira estática (isométrica) ou dinâmica (isotônica) e exige a aplicação de algumas manobras enquanto o profissional verifica o grau da força aplicada.

Dentre as estratégias de avaliação da força muscular, além de um aperto de mão, o profissional deve aplicar resistência ao movimento de flexão solicitado ao paciente. A partir dessa avaliação, o profissional obtém informações relevantes ao diagnóstico, prognóstico e tratamento de distúrbios neuromusculares e musculoesqueléticos, além de acompanhar o desempenho e a evolução do condicionamento físico e os efeitos do treinamento físico em atletas.[53]

Conclusão

Com as atuais evidências dos benefícios da prática regular de exercícios físicos para a saúde, a prática esportiva de alto rendimento tem ganhado destaque no cenário mundial. A atividade física pode melhorar o condicionamento físico e a coordenação motora, desenvolver a autoestima e promover uma experiência social positiva para os atletas.[34] No entanto, a prática de atividade física sem avaliação prévia e acompanhamento profissional pode ser tão prejudicial quanto a inatividade física.

O traumatismo musculoesquelético é o risco mais frequente entre os atletas e apresenta localização, gravidade e prognósticos variados. Eventuais danos secundários ao excesso de treinamento correspondem a 50 a 60% das lesões esportivas.[34] Tais danos devem ser considerados para que as vantagens da indicação das atividades físicas sejam devidamente quantificadas, já que prescrições incorretas também podem causar desgastes funcionais, induzindo o paciente à fadiga excessiva e a graves lesões ortopédicas.[34] A maioria das lesões relacionadas à atividade física pode ser evitada com a personalização do programa de treinamento e a adequação da carga do treinamento para o nível desejado, evitando-se seu excesso.[34]

Devido à dificuldade de detecção das lesões musculoesqueléticas, a APPE requer anamnese detalhada aplicada por médicos especialistas e, em casos particulares, exames de alto custo como a ressonância nuclear magnética ou a tomografia computadorizada, por exemplo.[54]

Apesar da crescente preocupação com as restrições para a prática de atividades esportivas, a padronização das APPEs com foco nas lesões musculoesqueléticas ainda é inexistente no Brasil, sendo vinculada à capacitação e à experiência do profissional médico responsável.[37] De fato, poucos estudos disponíveis na literatura apresentam ferramentas válidas para avaliação pré-participação de atletas com foco nas lesões musculoesqueléticas.[54] No entanto, a avaliação precisa das condições físicas do paciente deve estar voltada à modalidade esportiva de interesse,[55] incluindo testes que guiem o planejamento do programa preventivo.

Pacientes com limitações ou doenças preexistentes podem praticar atividades físicas sob a orientação e acompanhamento de um médico do esporte, com sua respectiva equipe multidisciplinar, que indicarão um programa adequado de condicionamento físico de acordo com suas particularidades.

Considerando crianças e adolescentes, seus ossos estão em formação até o final da segunda década de vida. As placas de crescimento são vulneráveis a lesões por traumatismos agudos e uso excessivo (*overuse*), devendo, nessas condições, ser identificadas características anatômicas e biomecânicas que possam facilitar a ocorrência dessas lesões.[34]

Com relação às mulheres, é importante incluir a avaliação dos níveis de ferritina e hemoglobina, que, em níveis abaixo do normal, indicam carência de ferro e/ou anemia, situações que comprometem o rendimento da mulher em atividades físicas.[34]

Muitas das limitações musculoesqueléticas observadas ao exame podem ser prevenidas e/ou corrigidas. Cuidados ao executar os diversos movimentos e alongamentos. A ingestão de alimentos ricos em cálcio e a exposição solar são atitudes imprescindíveis para a saúde do atleta.

Assim, o acompanhamento das condições físicas do paciente deve ser realizado por uma equipe multidisciplinar, incluindo médicos, psicólogos, fisioterapeutas e nutricionistas.[34]

Referências Bibliográficas

1. Ghorayeb N, Stein R, Daher DJ, Silveira AD, Ritt LEF, Santos DFP, et al. Atualização da Diretriz em Cardiologia do Esporte e do Exercício da Sociedade Brasileira de Cardiologia e da Sociedade Brasileira de Medicina do Esporte - 2019. Arq Bras Cardiol. 2019; 112(3):326-368.
2. Corrado D, Pelliccia A, Bjornstad HH, Vanhees L, Biffi A, Borjesson M, et al. Study Group of Sport Cardiology of the Working Group of Cardiac Rehabilitation and Exercise Physiology and the Working Group of Myocardial and Pericardial Diseases of the European Society of Cardiology. Cardiovascular pre-participation screening of young competitive athletes for prevention of sudden death: proposal for a common European protocol. Consensus Statement of the Study Group of Sport Cardiology of the Working Group of Cardiac Rehabilitation and Exercise Physiology and the Working Group of Myocardial and Pericardial Diseases of the European Society of Cardiology. Eur Heart J. 2005;26(5):516-24.
3. Oliveira MAB, Leitão MB. Diretriz da Sociedade Brasileira de Medicina do Esporte: morte súbita no exercício e no esporte. Rev Bras Med Esporte. 2005;11(1):s1-8.
4. Maron BJ, Gardin JM, Flack JM, Gidding SS, Kurosaki TT, Bild DE. Prevalence of hypertrophic cardiomyopathy in a general population of young adults. Echocardiographic analysis of 4111 subjects in the CARDIA Study. Coronary Artery Risk Development in (Young) Adults. Circulation. 1995;92(4):785-9.
5. Marcus FI. Electrocardiographic features of inherited diseases that predispose to the development of cardiac arrhythmias, long QT syndrome, arrhythmogenic right ventricular cardiomyopathy/dysplasia, and Brugada syndrome. J Electrocardiol. 2000;33 Suppl:1-10.
6. Corrado D, Basso C, Schiavon M, Pelliccia A, Thiene G. Pre-participation screening of young competitive athletes for prevention of sudden cardiac death. J Am Coll Cardiol. 2008;52(24):1981-9.

7. Franklin B. ACSM's guidelines for exercise testing and prescription. Lippincott Williams & Wilkins, 2000.
8. Collins English Dictionary. Millennium Ed. 'Athlete'. Wikipedia.
9. Lazzoli JK, Oliveira MAB, Leitão MB, da Nóbrega ACL, Nahas RM, Rezende L, et al. I Consenso de Petrópolis - Posicionamento oficial da Sociedade Brasileira de Medicina do Esporte sobre esporte competitivo em indivíduos acima de 35 anos. Rev Bras Med Esporte. 2001;7(3):83-92.
10. Lazzoli JK, Leitao MB. Avaliação pré-participação. In: Manual de medicina do esporte: do problema ao diagnóstico. São Paulo: Sociedade Brasileira de Medicina do Exercício e do Esporte, 2009.
11. Maron BJ, Zipes DP. Introduction: eligibility recommendations for competitive athletes with cardiovascular abnormalities - general considerations. J Am Coll Cardiol. 2005;45(8):1318-21.
12. Pelliccia A,, Fagard R, Bjornstad HH, Anastassakis A, Arbustini E, Assanelli D, et al. Recommendations for competitive sports participation in athletes with cardiovascular disease: a consensus document from the Study Group of Sports Cardiology of the Working Group of Cardiac Rehabilitation and Exercise Physiology and the Working Group of Myocardial and Pericardial Diseases of the European Society of Cardiology. Eur Heart J. 2005;26(14):1422-45.
13. Bille K, Figueiras D, Schamasch P, Kappenberger L, Brenner JI, Meijboom FJ, et al. Sudden cardiac death in athletes: the Lausanne Recommendations. Eur J Cardiovasc Prev Rehabil. 2006;13(6):859-75.
14. Pelliccia A, Di Paolo FM, Quattrini FM, Basso C, Culasso F, Popoli G, et al. Outcomes in athletes with marked ECG repolarization abnormalities. N Engl J Med. 2008;358(2):152-61.
15. Thompson PD. Preparticipation screening of competitive athletes: seeking simple solutions to a complex problem. Circulation. 2009;119(8):1072-4.
16. Pelliccia A, Culasso F, Di Paolo FM, Accettura D, Cantore R, Castagna W, et al. Prevalence of abnormal electrocardiograms in a large, unselected population undergoing pre-participation cardiovascular screening. Eur Heart J. 2007;28(16):2006-10.
17. Pelliccia A, Maron BJ, Culasso F, Di Paolo FM, Spataro A, Biffi A, et al. Clinical significance of abnormal electrocardiographic patterns in trained athletes. Circulation. 2000;102(3):278-84.
18. Maron BJ. Sudden death in young athletes. N Engl J Med. 2003;349(11):1064-75.
19. Corrado D, Basso C, Rizzoli G, Schiavon M, Thiene G. Does sports activity enhance the risk of sudden death in adolescents and young adults? J Am Coll Cardiol. 2003;42(11):1959-63.
20. O'Connor FG, Johnson JD, Chapin M, Oriscello RG, Taylor DC. A pilot study of clinical agreement in cardiovascular preparticipation examinations: how good is the standard of care? Clin J Sport Med. 2005;15(3):177-9.
21. Beckerman J, Wang P, Hlatky M. Cardiovascular screening of athletes. Clin J Sport Med. 2004;14(3):127-33.
22. Pelliccia A, Di Paolo FM, Corrado D, Buccolieri C, Quattrini FM, Pisicchio C, et al. Evidence for efficacy of the Italian national pre-participation screening programme for identification of hypertrophic cardiomyopathy in competitive athletes. Eur Heart J. 2006;27(18):2196-200.
23. Prakash K, Sharma S. The electrocardiogram in highly trained athletes. Clinics in Sports Medicine 2015; 34(3): 419-31.
24. Drezner JA, et al. Br J Sports Med 2017; 1:1-28.
25. Sociedade Brasileira de Cardiologia. III Diretrizes Brasileiras de Cardiologia sobre Teste Ergométrico. Arq Bras Cardiol. 2010; 95(5):1-26.
26. Corrado D, Basso C, Rizzzoli G, et al. Does sports activity enhance the risk of sudden death in adolescents and young adults? J Am Coll Cardiol 2003;42:1959-63.
27. Richter CM, Panigas TF, Bundchen D C, Dipp T, Belli KC, Viecili PRN. Redução dos níveis pressóricos em indivíduos hiper-reativos após treinamento físico aeróbico. Arq Bras Cardiol. 2010; 95(2):251-7.
28. MacDougall JD, Tuxen D, Sale DG, Moroz JR, Sutton JR. Arterial blood pressure response to heavy resistance exercise. J Appl Physiol. 1985; 58(3): 785-90.
29. Gibbons LW, Mitchell TL, Wei M, Blair SN, Cooper KH. Maximal exercise test as a predictor of risk for mortality from coronary heart disease in asymptomatic men. Am J Cardiol. 2000; 86(1): 53-8.
30. Chevalier L, et al. The medical value and cost-effectiveness of an exercise test for sport preparticipation evaluation in asymptomatic middle-aged white male and female athletes. Archives of Cardiovascular Disease. 2017; 110: 149-56.
31. Mont L, Pelliccia A, Sharma S, Biffi A, Borjesson M, Brugada Terradellas J et al. Pre-participation cardiovascular evaluation for athletic participants to prevent sudden death: Position paper from the EHRA and the EACPR, branches of the ESC. Endorsed by APHRS, HRS, and SOLAECE. Eur J Prev Cardiol. 2017 Jan;24(1):41-69.

32. Borjesson M1, Urhausen A, Kouidi E, Dugmore D, Sharma S, Halle M et al. Cardiovascular evaluation of middle-aged/ senior individuals engaged in leisure-time sport activities: position stand from the sections of exercise physiology and sports cardiology of the European Association of Cardiovascular Prevention and Rehabilitation. Eur J Cardiovasc Prev Rehabil. 2011 Jun;18(3):446-58.
33. Grazioli G et al. Echocardiography in the evaluation of athletes. F1000 Research, 2015.
34. Spinola MM, Bulgarelli PL. Avaliação de Pré-participação Esportiva (APPE). In: Longo S. Manual de Nutrição para o Exercício Físico. São Paulo: Atheneu, 2014. p. 31-42.
35. Gomez JE, Landry GL, Bernhardt DT. Critical evaluation of the 2-minute orthopedic screening examination. Sports Med. 1993;147:1109-13.
36. Vital R, Leitão MB, De Mello MT, Tufik S. Avaliação clínica dos atletas paraolímpicos. Rev Bras Med Esporte. 2002;8(3):77-83.
37. Laurino CFS. Atualização em Ortopedia e Traumatologia do Esporte – lesões musculares. 2009. (Desenvolvimento de material didático ou instrucional - Atualização em Ortopedia e Traumatologia do Esporte).
38. Silveira Jr JA, Coelho CF, Hernandez AJ, Espinosa MM, Calvo APC, Ravagnani FCP. Questionário de prontidão para o esporte com foco nas lesões musculoesqueléticas. Rev Bras Med Esporte. 2016; 22(5): 361-7.
39. Laurino CFS. Atualização em Ortopedia e Traumatologia do Esporte – fraturas de estresse e sobrecargas ósseas. 2009. (Desenvolvimento de material didático ou instrucional – Atualização em Ortopedia e Traumatologia do Esporte).
40. Laurino CFS. Atualização em Ortopedia e Traumatologia do Esporte –tendinopatias do joelho. 2009. (Desenvolvimento de material didático ou instrucional – Atualização em Ortopedia e Traumatologia do Esporte).
41. Laurino CFS. Atualização em Ortopedia e Traumatologia do Esporte – lesões meniscais. 2009. (Desenvolvimento de material didático ou instrucional – Atualização em Ortopedia e Traumatologia do Esporte).
42. Laurino CFS. Atualização em Ortopedia e Traumatologia do Esporte – Lesões do ligamento cruzado anterior do joelho. 2010. (Desenvolvimento de material didático ou instrucional – Atualização em Ortopedia e Traumatologia do Esporte).
43. Ribeiro CZP, Akashi PMH, Sacco ICN, Pedrinelli A. Relação entre alterações posturais e lesões do aparelho locomotor em atletas de futebol de salão. Rev Bras Med Esporte. 2003; 9(2): 91-7.
44. Toldo KF, Oliveira PD, Bertolini SMMG. Alterações posturais e lesões musculoesqueléticas em crianças praticantes de atividades esportivas. In: Anais da V Mostra Interna de Trabalhos de Iniciação Científica; 2010 out 26-29; Maringá, Brasil. Maringá: Centro Universitário de Maringá, 2010.
45. Alves LS. Análise postural em atletas de judô da Equipe da Unisul. Tubarão. Monografia [Graduação em Fisioterapia] – Universidade do Sul de Santa Catarina, 2005.
46. Carvalho LAN,Dib BR, Silva TAM. Relação entre alterações posturais e lesões do aparelho locomotor em atletas de futebol. Revista Saúde Multidisciplinar. 2013; 1: 87-100.
47. Herbert S, Xavier R, Pardini A, Barros T: Ortopedia e Traumatologia – princípios e prática. Porto Alegre: Artmed, 2003.
48. Harris GF, Wertsch JJ. Procedures for gait analysis. Arch Phys Med Rehabil 1994; 75: 216-25.
49. Blumetti FC, Fujino MH, Morais Filho MC, Neves DL. Marcha normal e patológica. In: Barros Filho TEP, Xavier R, Pardini Jr AG. Ortopedia e Traumatologia: Princípios e Prática. 5. ed. Porto Alegre: Artmed, 2017. p. 2-19.
50. Neto Jr J, Pastre CM, Monteiro HL. Alterações posturais em atletas brasileiros do sexo masculino que participaram de provas de potência muscular em competições internacionais. Rev Bras Med Esporte. 2004; 11(3): 195-8.
51. Vasconcelos AC, Rodrigues MAS. A importância da hidroginástica na melhoria da flexibilidade de idosos. In: Anais do II Encontro de Educação Física e Áreas Afins; 2007 out 26-27; Piauí, Brasil. Piauí: UFPI, 2007.
52. Martin JC. Muscle power: the interaction of cycle frequency and shortening velocity. Exerc Sport Sci Rev. 2007; 35(2): 74-81.
53. Reese NB. Testes de Função Muscular e Sensorial. Rio de Janeiro: Guanabara Koogan, 2000. p. 2-7.
54. International Olympic Committee (IOC). Consensus Statement on periodic health evaluation of elite athletes.Br J Sports Med. 2009; 43(9): 631-43.
55. Murphy AJ, Spinks WL. The importance of movement specificity in isokinetic assessment. Journal of Human Movement Studies. 2000; 38: 167-83.

Capítulo 3

Prevenção Cardiovascular pelo Exercício Físico

• André Chuster de Souza • Diandro Marinho Mota • Álvaro Avezum

Introdução

As doenças cardiovasculares (DCV), representadas pelo acidente vascular encefálico (AVE) e infarto agudo do miocárdio (IAM), foram as principais causas de mortalidade no mundo no ano de 2017, segundo dados mais recentes do *Global Burden of Disease*. As DCV configuram um total de 27% das causas de morte em análise global, com pequenas variações entre os homens e as mulheres e em determinadas regiões (maior percentual na China, por exemplo, onde os valores chegam a 37% dos casos). No Brasil, a situação é semelhante ao cenário mundial, em que cerca de 22% dos casos de mortalidade global se devem às DCV. O IAM e AVE apresentam-se como as principais causas de perda de anos vividos e ajustados para incapacidade, principalmente na população acima de 70 anos.

A despeito dos inúmeros avanços na área de pesquisa, na propedêutica e no tratamento para afecções cardiovasculares, as doenças cardiovasculares se mantêm no topo do *ranking* do percentual de mortes, em comparação evolutiva entre 1990 e 2017 (Figura 3.1).[1]

Fatores de Risco

Com o objetivo de compreender a mortalidade pelas DCV foram conduzidos estudos internacionais para identificação dos fatores de risco envolvidos na gênese do IAM e AVC e, assim, direcionar tratamentos específicos conforme a prevalência de comorbidades associadas.

O estudo INTERHEART foi um estudo tipo caso-controle, multicêntrico, envolvendo 26.916 indivíduos, em 52 países, incluindo todos os continentes, com o intuito de avaliar os fatores de risco em associação à ocorrência de infarto agudo do miocárdio (primeiro episódio). Foram selecionados nove fatores de risco na população global,

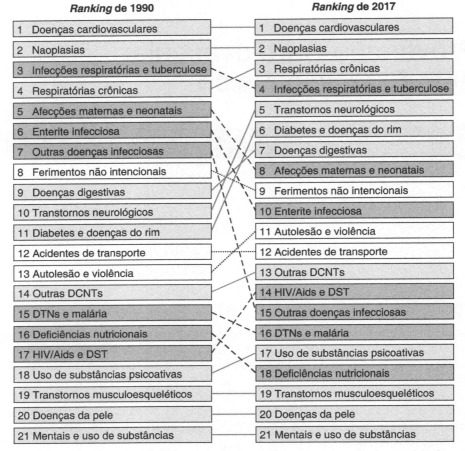

Figura 3.1. Evolução da mortalidade global, em ambos os sexos, todas as idades, entre 1990 e 2017. Retirado de Global Burden of Disease, 2017.

incluindo: dislipidemia (aferida pela relação apolipoproteína B/apolipoproteína A-1), tabagismo, *diabetes mellitus*, hipertensão arterial sistêmica, obesidade abdominal, fatores psicossociais (estresse, ansiedade e depressão), consumo de frutas e verduras, exercício físico e alcoolismo, que somados foram implicados em mais de 90% do risco de ocorrência de IAM. A prática de atividade física regular, a ingesta de frutas e verduras bem como o consumo moderado de álcool foram fatores protetores para o primeiro IAM. Por outro lado, tabagismo e dislipidemia foram os fatores de risco mais importantes, reforçando a necessidade do enfoque em cessação do tabagismo, alimentação balanceada e exercícios físicos como primordiais na prevenção e no tratamento.[2]

Outra fonte importante para identificação de fatores de risco foi o estudo multicêntrico INTERSTROKE, realizado em 32 países com 26.919 pacientes, em que se demonstrou a contribuição de dez fatores de risco, potencialmente modificáveis, que estão associados a casos de AVC em todos os países. Destacaram-se os nove fatores de risco já identificados no estudo INTERHEART acrescidos de causas cardíacas, com destaque para a fibrilação atrial. Diferenças significativas foram encontradas entre regiões e etnias, fatores de risco individuais em homens e mulheres e em subgrupos mais jovens e idosos, porém a hipertensão arterial sistêmica foi o principal item comum a todos.[3]

Potenciais Benefícios

Além do benefício cardiovascular causado diretamente pelo exercício, a atividade física, principalmente aeróbica, tem papel fundamental como medida não farmacológica nos diversos fatores de risco destacados pelo estudo INTERHEART.

O exercício reduz triglicerídeos e promove elevação da lipoproteína de alta densidade (HDL), com efeitos variáveis sobre os demais lipídios. Os mecanismos principais aventados referem-se ao aumento da atividade da lipase lipoproteica, promovendo aumento da hidrólise da lipoproteína de muito baixa densidade (VLDL) e aumento da produção de HDL.[4] Além disso, é descrita a ação de redução da concentração de proteína de transferência de ésteres de colesterol (CETP, do inglês *cholesteryl ester transfer protein*) e elevação das concentrações de lecitina-colesterol acetiltransferase (LCAT), de modo a também promover elevação dos níveis de HDL.[5]

Da mesma forma a realização de atividade física aeróbica é essencial na prevenção, no tratamento e no controle da hipertensão arterial. Em metanálise realizada em 2017 com 72 estudos, a redução média de pressão arterial sistólica foi de 3 mmHg e de 2,4 mmHg na pressão arterial diastólica, em indivíduos com atividade física regular. A redução ocorreu de maneira mais pronunciada em indivíduos hipertensos quando comparados aos normotensos. Por outro lado, não há evidências de que a realização de exercícios resistidos reduza a pressão arterial tanto quanto o aeróbico.[6]

Além disso, no que se refere ao *diabetes mellitus* tipo 2, o exercício físico tanto aeróbico quanto resistido atuam não somente como possíveis agentes preventivos mas também como coadjuvantes importantes no tratamento não farmacológico da doença. Os efeitos estão presentes tanto a curto prazo, por consumo de glicose, principalmente proveniente do glicogênio muscular diante do aumento do gasto energético, quanto a longo prazo, por aumento de receptores GLUT4 e aumento na sensibilidade periférica à insulina.[7] Estima-se que o exercício reduza, isoladamente, os níveis de hemoglobina glicada em 0,5 a 0,7%.[8]

PURE e seus Achados

O PURE (*Prospective Urban Rural Epidemiology)* foi um estudo de coorte prospectiva, observacional, envolvendo 135.335 indivíduos de 35 a 70 anos, de 18 países de baixo, médio a alto nível de desenvolvimento econômico, publicado em 2018, com o objetivo de avaliar a relação entre a ingesta de macronutrientes e doença cardiovascular. Em seguimento de 7,4 anos, observou-se que uma dieta rica em carboidratos esteve associada a maior risco de mortalidade total e mortalidade por doença não cardiovascular, enquanto uma dieta rica em gorduras saturadas e insaturadas apresentou menor mortalidade total e por doenças não cardiovasculares e AVC. Ademais, os indivíduos com maior ingesta de gorduras não estiveram associados a maior risco de eventos cardiovasculares, IAM ou mortalidade por doença não cardiovascular.[9]

Além disso, no PURE, assim como nos estudos previamente citados, a atividade física também foi encontrada como fator protetor para as DCV. De acordo com análise de 130.843 participantes, sem DCV preexistente, durante acompanhamento de

CARDIOESPORTE: CARDIOLOGIA DO EXERCÍCIO E DO ESPORTE

6,9 anos, a realização de atividade física associou-se a menor risco de mortalidade e à ocorrência de AVC e IAM, independentemente do tipo de exercício físico e da presença de outros fatores de risco. A aferição da quantidade de exercício físico foi realizada por meio do Questionário Internacional de Atividade Física, que, inclusive, é validado para a população brasileira.[10]

Destaca-se uma redução mais intensa no risco cardiovascular de indivíduos com prática de atividades físicas vigorosas, porém o benefício também existe nos casos de intensidade leve a moderada, conforme recomendado por diversas diretrizes. A realização de 150 minutos por semana de atividade física moderada esteve associada a um risco 28% menor de mortalidade global, enquanto a atividade física vigorosa conferiu benefício 15% adicional.[11]

Recomendações das Diretrizes

As recomendações de diversas sociedades médicas estão resumidas na Tabela 3.1.

Segundo a Diretriz da American Heart Association de Mudança de Estilo de Vida para Redução do Risco Cardiovascular, publicada em 2013, é preconizada a prática de atividade física, de três a quatro sessões por semana, com duração de cerca de 40 minutos por sessão, envolvendo exercícios de moderada a vigorosa intensidade, com o objetivo de redução do colesterol LDL, não HDL e níveis de pressão arterial.[12]

Já a Diretriz de 2016 da European Society of Cardiology de Prevenção Cardiovascular recomenda que os indivíduos acumulem pelo menos 30 minutos por dia, cinco dias por semana, de atividade física de moderada intensidade (ou seja, 150 minutos/semana) ou 15 minutos/dia, cinco vezes por semana, de vigorosa intensidade (75 minutos/semana) ou uma combinação das duas modalidades, realizadas em sessões de pelo menos 10 minutos de duração.[13]

Acrescenta-se a orientação com relação aos exercícios resistidos, em que é sugerida a realização de duas a três sequências de 8 a 12 repetições numa intensidade de 60 a 80% da carga máxima que o indivíduo consegue levantar, numa frequência de dois dias por semana. Para indivíduos adultos ou muito descondicionados, a sugestão é iniciar com uma sequência de 10 a 15 repetições a 60-70% de uma repetição máxima.[13]

A diretriz da Canadian Cardiovascular Society de 2016 em relação ao Manejo de Dislipidemia para Prevenção da Doença Cardiovascular em Adultos recomenda que

TABELA 3.1 – Recomendações das diretrizes acerca da prática de exercícios físicos na prevenção cardiovascular

	AHA	ESC	SBC	NICE	CCS
Exercício aeróbico	Três a quatro sessões por semana, com duração de cerca de 40 minutos por sessão de exercícios de moderada a vigorosa intensidade	30 minutos por dia, cinco dias por semana de atividade física de moderada intensidade ou 15 minutos/dia, cinco vezes por semana, de vigorosa intensidade (75 minutos/semana)	150 a 300 minutos/semanais de intensidade moderada	Pelo menos 150 minutos de atividade física aeróbica de moderada intensidade ou 75 minutos de atividade física de vigorosa intensidade	150 minutos de atividade física aeróbica de moderada a vigorosa intensidade por semana
Exercício resistido	Não informado	Não informado	Não informado	Pelo menos duas vezes por semana	Duas vezes por semana

AHA: American Heart Association. ESC: European Society of Cardiology. SBC: Sociedade Brasileira de Cardiologia. NICE: National Institute for Health and Care Excellence. CCS: Canadian Cardiovascular Society.

indivíduos adultos acumulem pelo menos 150 minutos de atividade física aeróbica de moderada a vigorosa intensidade por semana, em turnos acumulados de pelo menos 10 minutos. Também é benéfico adicionar exercícios resistidos pelo menos duas vezes por semana, visando fortalecimento ósseo e muscular. Destaca-se ainda que quanto maior a quantidade de atividade física, maiores os benefícios adicionais futuros.[14]

Já a diretriz britânica doa NICE (National Institute for Health and Care Excellence) de 2018 aconselha que indivíduos com alto risco cardiovascular ou com doença aterosclerótica estabelecida devem realizar semanalmente:

- Pelo menos 150 minutos de atividade física aeróbica de moderada intensidade (Tabela 3.2); ou
- 75 minutos de atividade física de vigorosa intensidade (Tabela 3.2).

Aconselha-se ainda realizar exercícios de fortalecimento muscular pelo menos duas vezes por semana de maneira a trabalhar com os principais grupamentos musculares (pernas, quadril, abdome, lombar, tórax, ombros e braços). Encoraja-se, ainda, indivíduos que não são capazes de realizar atividades de moderada intensidade devido a comorbidades, condições clínicas ou circunstâncias individuais a exercitarem-se na sua maior capacidade possível.[15]

A I Diretriz Brasileira de Prevenção Cardiovascular de 2013 preconiza exercícios de 150-300 minutos/semanais de intensidade moderada para atingir substanciais benefícios à saúde e acima de 300 minutos/semanais de intensidade moderada a alta (Tabela 3.3) para benefícios adicionais. Os dados atuais não definem com precisão

TABELA 3.2 – **Tipos de atividade física de moderada e vigorosa intensidade**

Moderada intensidade	Vigorosa intensidade
Caminhadas	Corridas
Hidroginástica	Ciclismo em altas velocidades
Ciclismo em terreno plano	Tênis (simples)
Tênis (duplas)	Futebol
Skate	Rúgbi
Patins	Ginástica
Vôlei	Artes marciais
Basquete	

Adaptado de National Institute for Health and Care Excellence, 2018. [15]

TABELA 3.3 – **Classificação e exemplos de níveis de intensidade de atividade física**

Intensidade	MET	% da FC máxima	Talk Test	Exemplo
Leve	1,1-2,9	50-63		Caminhadas (< 4,7 km/h)
Moderada	3,0-5,9	64-76	Respiração rápida, porém capaz de completar frases sem pausas	Caminhadas rápidas (4,8-6,5 km/h), ciclismo (15 km/h), tênis (dupla), hidroginástica, dança de salão, golfe
Vigorosa	≥ 6	77-93	Respiração ofegante, impossibilidade de conversar confortavelmente	Corridas, ciclismo (> 15 km/h), natação, tênis (simples)

MET: equivalente metabólico. FC: frequência cardíaca. Adaptada de European Heart Journal, 2018. [20]

um limite superior para os benefícios atingidos ou para que se torne danoso para um dado indivíduo aparentemente saudável.[16]

Recentemente a Sociedade Brasileira de Cardiologia produziu duas novas diretrizes reforçando a importância da atividade física regular para a prevenção cardiovascular. Na Atualização da Diretriz em Cardiologia do Esporte e do Exercício da Sociedade Brasileira de Cardiologia e da Sociedade Brasileira de Medicina do Exercício e Esporte – 2019, informação relevante sobre os cuidados pré-participação para pacientes sem e com cardiopatias distintas é fornecida de modo a garantir segurança na prescrição da atividade física, assegurando que ela tenha impacto positivo na saúde populacional a partir do respeito às características individuais.[17] Já na Atualização da Diretriz de Prevenção Cardiovascular da Sociedade Brasileira de Cardiologia – 2019, é definida como boa meta semanal para a promoção da saúde e a prevenção de DCV a realização de atividade física/exercício/esporte por, pelo menos, 150 minutos de intensidade moderada ou 75 minutos de alta intensidade, considerando-se que mais de 300 minutos semanais de exercício de intensidade moderada a alta podem conferir benefício adicional.[18] No entanto, é importante ressaltar que uma metanálise de 2018 sugere maior risco de desenvolvimento de fibrilação em atletas, principalmente em homens com idade inferior a 60 anos.[19]

Conclusão

As DCV são a principal causa de morte no mundo, independentemente de idade, gênero ou país de origem. Os níveis se mantêm elevados há décadas, apesar de inúmeros avanços na compreensão da doença aterosclerótica, da disponibilidade de exames complementares e da ampla gama terapêutica. Evidências robustas de estudos multicêntricos recentes sugerem fortemente a atividade física regular como fator protetor para a ocorrência de DCV. Constata-se que a prática regular de exercícios físicos pode representar uma medida simples, acessível, de baixo custo, com redução de eventos cardiovasculares e morte.

Referências Bibliográficas

1. Global Burden of Disease [homepage na internet]. Análise causal de mortalidade global, em ambos os sexos e todas as idades, de 1990 a 2017. Disponível em https://vizhub.healthdata.org/gbd-compare/#. Acesso em 30/1/2019.
2. Yusuf S, Hawken S, Ounpuu S, et al. INTERHEART Study Investigators. Effect of potentially modifiable risk factors associated with myocardial infarction in 52 countries (the INTERHEART study): case-control study. Lancet. 2004;364: 937-52.
3. O'Donell MJ, Chin SL, Rangarajan SH, et al. Global and regional effects of potentially modifiable risk factores associated with acute stroke in 32 countries (INTERSTROKE): a case-control study. Lancet. 2016;388(10046):761-75.
4. Thompson PD, Cullinane EM, Sady SP, et al. Modest changes in high-density lipoprotein concentration and metabolism with prolonged exercise training. Circulation. 1088;78(1):25.
5. Seip RL, Moulin P, Cocke T, et al. Exercise training decreases plasma cholesteryl ester transfer protein. Arterioscler Thromb. 1993;13(9):1359.
6. Fagard RH, Cornelissen VA. Effect of exercise on blood pressure control in hypertensive patients. Eur J Prev Rehabilitation. 2007, 14:12–7.
7. McAuley KA, Williams SM, Mann JI, et al. Intensive lifestyle changes are necessary to improve insulin sensivity: a randomized controlled trial. Diabetes Care. 2002;25(3):445.
8. Boulé NG, Haddad E, Kenny GP, Wells GA, Sigal RJ. Effects of exercise on glycemic control and body mass in type 2 diabetes mellitus: a meta-analysis of controlled clinical trials. JAMA. 1001;286(10):1218.

9. Dehghan M, Mende A, Zhang X, et al. Association of fats and carbohydrate intake with cardiovascular disease and mortality in 18 countries from five continents (PURE): a prospective cohort study. Lancet. 2017:390:2050-62.
10. Matsudo S, Araújo T, Matsudo V, Andrade D, Andrade E, Oliveira LC, Braggion G. International Physical Activity Questionnaire (IPAQ): Study of validity and reliability in Brazil. Revista Brasileira de Atividade Física e Saúde. 2001;6:5-18.
11. Lear SA, Hu W, Rangarajan S, et al. The effect of physical activity on mortality and cardiovascular disease in 130 000 people from 17 high-income, middle-income, and low-income countries: the PURE study. Lancet 2017:390(10113):2643-54.
12. Eckel RH, Jakicic JM, Ard JD, de Jesus JM, Houston Miller N, Hubbard VS, Lee I-M, et al.. 2013 AHA/ACC Guideline on Lifestyle Management to Reduce Cardiovascular Risk: a report of the American College of Cardiology/American Heart Association Task Force on Practice Guidelines. Circulation. 2014;129(suppl 2):S76–S99.
13. Piepoli MF, Hoes AW, Agewall S, et al. 2016 Europen Guidelines on Cardiovascular Disease Prevention in Clinical Practice. Eur Heart J 2012;33:1635-701.
14. Anderon TJ, Grégoire J, Pearson GJ. 2016 Canadian Cardiovascular Society Guidelines for the Management of Dyslipidemia for the Prevention of Cardiovascular Disease in the Adult. Can J Cardiol. 2016; 32:1263-82.
15. Duerden M, O'Flynn N, Qureshi N. Cardiovascular disease: risk assessment and reduction, including lipid modification: NICE guideline. Br J Gen Pract. 2015; 65(636):378-80.
16. Simão AF, Précoma DB, Andrade JP, Correa Filho H, Saraiva JFK, Oliveira GMM, et al. Sociedade Brasileira de Cardiologia. I Diretriz Brasileira de Prevenção Cardiovascular. Arq Bras Cardiol. 2013:101(6Supl.2):1-63.
17. Ghorayeb N, Stein R, Daher DJ, Silveira AD, Ritt LEF, Santos DFP, et al. Atualização da Diretriz em Cardiologia do Esporte e do Exercício da Sociedade Brasileira de Cardiologia e da Sociedade Brasileira de Medicina do Esporte - 2019. Arq Bras Cardiol. 2019; 112(3):326-68.
18. Précoma DB, Oliveira GMM, Simão AF, Dutra OP, Coelho OR, Izar MCO, et al. Atualização da Diretriz de Prevenção Cardiovascular da Sociedade Brasileira de Cardiologia – 2019. Arq Bras Cardiol. 2019; 113(4):787-891.
19. Li X, Songbiao C, Xuan D, Xuan C, Xu D. Atrial fibrillation in athletes and general population. A systematic review and meta-analysis. Medicine. 2018;97:49(e13405).
20. Maslov PZ, Schulman A, Lavie CJ, Narula J. Personalized exercise dose prescription. Eur Heart J. 2015; 25:2346-55.

Capítulo 4

Bases Fisiológicas para o Desempenho Esportivo

• Luis Fernando Leite de Barros • Diego Leite de Barros • Marcelo Takayama Garrafoli

A complexidade dos ajustes fisiológicos necessários para permitir a um praticante de exercícios atingir o seu melhor desempenho esportivo mostra o quão fantástico é o corpo humano. Seus diversos sistemas interagem com a função de manter o organismo vivo e operacional, mesmo quando submetido a condições elevadas de estresse, como é o caso do exercício físico. A necessidade aumentada de nutrientes e de oxigênio dos músculos em atividade causa profundas mudanças na funcionalidade e capacidade das estruturas que compõem o sistema responsável pela disponibilização e utilização de energia, representando um grande desafio à manutenção do estado estável observado em condições de repouso. A alteração da capacidade de um sistema implica adaptações fisiológicas complexas, permitindo que sempre exista um equilíbrio dinâmico, o que resultará na melhora do condicionamento e do desempenho físico do indivíduo.

Metabolismo Energético

Sistemas de obtenção de energia

O trifosfato de adenosina (ATP) é uma molécula de alto valor energético capaz de estocar e liberar energia para todos os processos celulares que ocorrem em nosso organismo, dentre eles a contração muscular, que se utiliza da alta concentração de energia livre proveniente da hidrólise da ligação terminal do fosfato para realizar o complexo processo de contração.[1,2,3]

Para que a contração muscular possa ocorrer, o fornecimento de energia deve ser mantido e o ATP necessita ser ressintetizado continuamente, processo que ocorre por três mecanismos:

• Sistema ATP-CP

O sistema ATP-CP realiza a ressíntese do ATP através da energia gerada pela quebra da ligação fosfato-energética da creatina fosfato. Porém, os estoques intramusculares de ATP em repouso são de aproximadamente 6 mm/kg de músculo úmido, suficientes para manter a atividade contrátil por poucos segundos. Durante esse período, o fornecimento de energia pela molécula de creatina-fosfato, que aumenta na proporção direta do aumento da massa muscular, impede que a concentração de ATP tenha seus níveis diminuídos.[5,6] Portanto, os exercícios em que esse sistema é predominante são os caracterizados pela alta intensidade e a curta duração, assim como exercícios ou ações de força, potência e velocidade.

• Sistema anaeróbico láctico

No metabolismo anaeróbico, ocorrem várias reações químicas a partir da molécula de glicose proveniente do carboidrato, processo chamado glicólise, que resulta na produção de energia suficiente para ressintetizar duas moléculas de ATP. Ocorre a formação de duas moléculas de ácido pirúvico, que são convertidas em ácido láctico, já que não há utilização de oxigênio. Enzimas são ativadas também pela solicitação de exercícios mais intensos, porém com competência para prolongar um pouco mais a duração da atividade. Assim, podemos denominar esse processo como anaeróbico láctico.[7]

Os exercícios que utilizam predominantemente essa via como forma de ressíntese de ATP são os de alta intensidade e duração moderada.

• Sistema aeróbico

Quando a solicitação metabólica se prolonga e o exercício é mantido em intensidades controladas, a presença de oxigênio permite a conversão do ácido pirúvico em ácido acético, ou acetil-CoA, que é oxidado no ciclo de Krebs e na cadeia respiratória. Esse processo libera energia suficiente para ressintetizar 36 ATP por mol de glicose, tendo como produtos finais CO_2 e H_2O. Por ocorrer somente com a presença do oxigênio esse processo foi denominado metabolismo oxidativo ou aeróbico. A fase final do processo ocorre nas mitocôndrias das células musculares e o fator limitante é o aporte de oxigênio, que depende da eficiência do sistema cardiorrespiratório, principalmente da função de bomba do coração. Esse é o mecanismo predominante nas atividades de longa duração e intensidade moderada.

Os sistemas que não dependem do oxigênio predominam no início de uma atividade esportiva, fase em que ocorre um déficit de oxigênio. Inclusive nas atividades de baixa intensidade deve haver um aumento gradual do consumo de oxigênio até que uma fase estável seja atingida.[1,2,3] Posteriormente, a predominância de cada sistema metabólico durante uma determinada atividade física dependerá principalmente da duração e da intensidade dessa atividade. Na realidade, em qualquer atividade todos os sistemas metabólicos funcionam de modo concomitante, cada um com um grau de participação, sendo maior a influência aeróbica à medida que o exercício se prolonga e uma intensidade moderada é mantida.[8]

Substratos energéticos

Durante a prática esportiva, o músculo em contração gera uma demanda por energia. Esta energia será proveniente dos alimentos, que depois de digeridos são armazenados em formas mais compactas para serem utilizados pelo organismo.

Na produção de energia pela via aeróbica não só os carboidratos armazenados nos músculos e fígado são utilizados. As gorduras representam o maior estoque energético do organismo, sendo o principal combustível durante o repouso e os exercícios de longa duração. A hidrólise dos triglicerídeos na lipólise libera glicerol e ácidos graxos, sendo os últimos transformados em acetil-CoA na beta-oxidação. Essa acetil--CoA entra no ciclo de Krebs e combina-se com o ácido oxalacético, que depende do ácido pirúvico para se formar. Assim, parece necessário um nível prévio e contínuo de catabolismo de glicose para que a desintegração dos ácidos graxos seja eficiente e não seja desviada para a formação de corpos cetônicos.[9]

As proteínas, em forma de aminoácidos, só são efetivamente recrutadas como combustíveis quando os estoques de carboidratos foram depletados, como em exercícios físicos de longa duração ou em casos de jejum prolongado. Até mesmo o ácido láctico pode servir de substrato energético, desde que haja oxigênio suficiente para que ele seja convertido em ácido pirúvico e oxidado.

A utilização dos substratos energéticos advém de processos contínuos e de completa interação durante o esforço, sendo o aumento da contribuição relativa a cada processo dependente principalmente da intensidade e da duração do exercício. No início de qualquer atividade física ou nos exercícios de alta intensidade os carboidratos são o substrato energético predominante, no segundo caso pela inibição da lipólise pelo ácido láctico. Podendo o exercício ser prolongado pela manutenção de uma intensidade baixa ou moderada, o metabolismo passa a ser desviado para o aeróbico e a lipólise, estimulada.

Adaptações Cardiovasculares no Esforço

O sistema cardiovascular tem papel fundamental na manutenção da homeostase de todos os sistemas corporais no repouso e durante o exercício. Para isso, é dotado de características próprias e recursos eficientes capazes de responder de maneira rápida às várias alterações que o organismo sofre em diferentes situações.

Durante uma determinada atividade física, a demanda estabelecida ao sistema cardiovascular pode chegar a 20 vezes os valores obtidos durante o repouso,[4] o que se deve principalmente à necessidade de oxigênio dos músculos e outras estruturas. Para entender como essas adaptações funcionam durante a atividade física, alguns conceitos devem ser lembrados:

Débito cardíaco

O débito cardíaco (DC) é o produto da frequência cardíaca pelo volume de ejeção sistólico (DC = FC × VE). Sua elevação durante a atividade física corresponde ao aumento da frequência cardíaca e do volume de ejeção de modo proporcional à atividade realizada.

Os valores de débito cardíaco obtidos mostram-se semelhantes em indivíduos não treinados e atletas em estado de repouso, cerca de 5 L/min. Mas, se submetidos a exercícios máximos, os valores em homens sedentários chegam a aproximadamente 22,0 L/min, enquanto em homens treinados atingem 34,2 L/min. Em mulheres esses valores chegam a 18,0 e 23,9 L/min, respectivamente.[1,4,10] O fato de não haver diferença dos valores de débito cardíaco em repouso mostra que o indivíduo não treinado possui maior frequência cardíaca de repouso e menor volume de ejeção, e durante o exercício máximo o indivíduo treinado aumenta ainda mais a diferença do seu volume de ejeção apesar de a frequência cardíaca ser geralmente semelhante. Podemos encontrar os maiores valores de consumo de oxigênio em indivíduos com valores mais altos de débito cardíaco, por esse motivo o consideramos um fator limitante da captação máxima de oxigênio.[11]

Frequência cardíaca

A resposta da frequência cardíaca ao exercício é proporcional ao consumo de oxigênio, tendo um aumento linear até a obtenção de seus valores máximos, independentemente do nível de aptidão aeróbica do indivíduo. A ação da frequência cardíaca é determinada principalmente pela influência do sistema nervoso parassimpático e simpático.[13] As fibras nervosas simpáticas se originam na medula espinhal e aumentam a FC e a força de bombeamento do coração; já as fibras parassimpáticas se originam do nervo vago e têm efeito contrário às simpáticas através da liberação de acetilcolina.

Os valores de frequência cardíaca máxima se mostram semelhantes entre indivíduos de condições físicas distintas; já a frequência cardíaca de repouso se altera com o treinamento, sendo mais baixa em indivíduos de maior capacidade aeróbica.[13,14] Isso se deve principalmente à predominância vagal, à redução da atividade simpática e ao aumento da atividade parassimpática.[9,15]

A elevação abrupta da frequência cardíaca no início da atividade física mostra um mecanismo de duas etapas distintas: a primeira mais rápida, devido à redução da atividade vagal; a segunda, mais longa, com cerca de 4 minutos, é causada pela maior influência simpática.[16] Todavia, o controle e a regulação do sistema nervoso autônomo sobre a função cardiovascular em atletas ainda carecem de estudos mais amplos.[12]

Volume de ejeção sistólico

O volume de ejeção sistólico durante o exercício aumenta progressivamente em relação ao repouso, até atingir, segundo a maioria dos pesquisadores, 40 a 60% do consumo máximo de oxigênio.[17] Outros autores afirmam que o volume sistólico aumenta progressivamente até atingir o débito cardíaco máximo.[18] Esse aumento está diretamente relacionado à elevação das descargas simpáticas, ao aumento do retorno venoso, à distensibilidade e contratilidade ventricular e à diminuição da pressão arterial média (pós-carga) promovida pelo exercício.[1,4] Podemos perceber, ao comparar indivíduos de diferentes níveis de treinamento aeróbico, que o volume de ejeção sistólico de pessoas treinadas é maior durante o repouso e a atividade física se comparado a valores de indivíduos sedentários.[9] Com o treinamento máximo e submáximo ocorre elevação dos valores do volume de ejeção, o que acaba sendo fator determinante na captação máxima de oxigênio.[19]

Diferença arteriovenosa de oxigênio

A diferença arteriovenosa de oxigênio é uma representação da quantidade ou volume de oxigênio absorvido pelos tecidos para cada 100 mL de sangue que passam pelo sistema circulatório. Essa diferença aumenta durante o exercício pelo aumento da extração máxima de oxigênio do sangue arterial, o que torna a diferença arteriovenosa de oxigênio proporcional à intensidade do exercício e ao nível de aptidão física.[1,2] Quanto maior for a diferença arteriovenosa de oxigênio maior será o consumo máximo de oxigênio.[4]

A atividade muscular durante o esforço aumenta o consumo de oxigênio e reduz a pressão parcial de oxigênio tecidual; essa alteração de pressão, aliada a fatores como a queda do pH causada pelo ácido láctico, o aumento da produção de CO_2 e o aumento da temperatura corpórea durante o exercício, acarretam um enfraquecimento da afinidade da hemoglobina pelo O_2, facilitando sua extração nos músculos e proporcionando um aumento da diferença arteriovenosa. O resultado do treinamento é caracterizado por uma melhora da extração periférica e pode representar uma diferença de 3 mL de oxigênio para cada 100 mL de sangue, aumentando sua extração de 15 para 18 mL de O_2 para cada 100 mL de sangue.[20]

Redistribuição do fluxo sanguíneo

Para suprir as necessidades energéticas durante os exercícios dinâmicos ocorre a redistribuição do fluxo sanguíneo para as áreas de maior atividade metabólica, principalmente em relação à elevação da demanda de oxigênio para os músculos esqueléticos. Com o aumento do débito cardíaco durante a atividade física, uma grande porcentagem (80-85%) de seu valor total é direcionada aos músculos esqueléticos em contração.[21-23] Esse aumento de fluxo ocorre em função da ação simpática colinérgica e principalmente pelas ações metabólicas locais, como redução da pressão parcial de oxigênio, aumento da osmolaridade e da temperatura, diminuição do PH e aumento nas concentrações de potássio, adenosina e óxido nítrico.[24,25] Nas outras áreas vasculares o fluxo sanguíneo praticamente não se altera mesmo com o aumento do débito cardíaco e da pressão de perfusão já que a resistência vascular local aumenta pela descarga simpática adrenérgica difusa.[26] Durante exercícios intensos podemos perceber reduções do fluxo sanguíneo de determinados órgãos como os situados na região abdominal, em detrimento da maior necessidade energética de músculos mais utilizados durante essas atividades.[4,27]

Em exercícios isométricos observamos o aumento da pressão intramuscular, causado pela contração muscular contínua, resultando na oclusão e interrupção do fluxo sanguíneo local. Esta atividade muscular é mantida pelas fontes anaeróbicas de ATP.

Pressão arterial

A pressão arterial resulta do produto do débito cardíaco pela resistência vascular periférica. A pressão arterial sistólica durante o esforço aumenta de maneira proporcional à carga de trabalho e à elevação do débito cardíaco,[9,28] normalmente não ultrapassando valores de 220 mmHg em pessoas sadias[29] e estabilizando-se durante o estado estável de um exercício submáximo de endurance. Já a pressão arterial diastólica deve apresentar manutenção ou queda de seus valores durante o exercício, refletindo a eficiência do mecanismo vasodilatador local dos músculos em atividade, sendo mais eficiente quanto maior a densidade capilar dos músculos esqueléticos.

A PA pode apresentar um aumento significativo durante o treinamento de força de alta intensidade e ultrapassar 480/350 mmHg.[30] Esse aumento deve-se principalmente ao aumento da resistência vascular periférica, às descargas aferentes provenientes das terminações nervosas nos músculos e ao aumento da pressão intratorácica causada pela *manobra de Valsalva*, que comumente acompanha os exercícios isométricos.[1,2]

Ventilação pulmonar

Os volumes e capacidades pulmonares, que podem ser determinados pela espirometria, são definidos por:

- Volume corrente: é o volume de gás inspirado ou expirado durante um ciclo respiratório não forçado;
- Volume de reserva inspiratório: é o volume adicional máximo de ar que pode ser inspirado ao final de uma inspiração corrente;
- Volume de reserva expiratório: é o volume adicional máximo de ar que pode ser expirado ao final de uma expiração corrente;
- Capacidade vital: é o volume máximo expirado após uma inspiração máxima; corresponde à soma dos volumes corrente, de reserva inspiratório e de reserva expiratório;
- Capacidade pulmonar total: é o volume total de gás nos pulmões após uma inspiração máxima; corresponde à capacidade vital somada ao volume residual.

Durante o esforço, a ventilação pulmonar, que está em torno de 6 a 7 L/min no repouso, pode aumentar até 30 vezes em atletas. O volume corrente também aumenta, passando de 0,5 L para 3 L por incursão respiratória, devido à utilização dos volumes de reserva inspiratórios e expiratórios, já que a capacidade e a capacidade pulmonar total são mantidas. A frequência respiratória, que é de cerca de 12 a 15 incursões/minuto no repouso, pode alcançar 40 a 50 em adultos jovens e até 70 em atletas de elite durante exercício máximo.[2,4,9]

Ventilação alveolar

Cerca de 30% do ar correspondente à ventilação pulmonar total não chega a ventilar os alvéolos, pois permanece no nariz, boca, traqueia e em outras estruturas do sistema respiratório, não participando das trocas gasosas; é o chamado espaço morto anatômico. A ventilação pulmonar não é distribuída de maneira homogênea; em repouso, os alvéolos dos ápices pulmonares não são totalmente perfundidos e os capilares basais não são totalmente ventilados, caracterizando o espaço morto fisiológico. Esta deficiência é em parte diminuída durante o esforço. Em indivíduos saudáveis os espaços mortos anatômico e fisiológico são equivalentes. Já em doentes pulmonares, o fisiológico tende a ser maior.

Difusão dos gases

Para que a troca gasosa ocorra deve haver necessariamente um gradiente de pressão parcial entre os gases dos dois lados da membrana alveolocapilar ou tecidual capilar, respeitando a lei de difusão de Fick. Além disso, o aumento das superfícies de troca durante o exercício aumenta a velocidade de difusão e melhora a relação ventilação-perfusão. Essa capacidade de difusão é aumentada até que a captação máxima de oxigênio seja alcançada.[2]

A quantidade total de oxigênio que passa para o sangue pode aumentar de 250 mL/min no repouso para valores próximos de 6.000 mL/min em indivíduos condicionados durante uma atividade física máxima.[31]

A maioria dos autores não considera a ventilação pulmonar um fator limitante da captação máxima de oxigênio, já que a ventilação máxima atingida no esforço é sempre inferior à ventilação voluntária máxima, aumentando com o treinamento em função de um maior aproveitamento da reserva ventilatória. Porém, em alguns atletas de elite, como maratonistas, pode haver diminuição da PO_2 arterial durante o exercício intenso, acarretando deficiência no transporte de oxigênio ao músculo em atividade. Essa queda na PO_2 provavelmente é causada por limitações da difusão decorrentes do reduzido tempo de permanência das hemácias nos capilares pulmonares devido aos índices excepcionalmente altos de débito cardíaco nessa população específica.[32,33] Quando esse nível de aptidão cardiovascular é atingido, pode-se admitir que o limite máximo de aptidão aeróbica foi obtido.

Já em doentes pulmonares, a ventilação no esforço pode ser fator limitante quando seus valores se aproximam da ventilação voluntária máxima.[2]

Limiar anaeróbico

No início de um teste de cargas crescentes, o consumo de oxigênio aumenta proporcionalmente mais que a ventilação pulmonar devido à melhora da relação ventilação-perfusão, diminuindo o equivalente ventilatório para o oxigênio, que corresponde à relação entre a ventilação pulmonar e o consumo de oxigênio. Posteriormente, a ventilação pulmonar e o consumo de oxigênio aumentam de maneira proporcional, até um nível moderado de exercício. Quando o exercício passa a ser intenso, a ventilação pulmonar apresenta um aumento exponencial em resposta ao excesso de CO_2 produzido pelo tamponamento do ácido láctico, que se forma devido à aceleração do metabolismo anaeróbico, sendo tamponado pelo bicarbonato de sódio.

O consumo de oxigênio na intensidade de exercício imediatamente abaixo dessa hiperventilação é chamado de limiar anaeróbico, já que em amostras de sangue coletadas nessa fase observa-se um aumento concomitante na concentração plasmática de lactato. O equivalente ventilatório de oxigênio aumenta devido ao aumento desproporcional da ventilação pulmonar em relação ao consumo de oxigênio, porém o equivalente ventilatório para o CO_2 permanece estável enquanto as reservas de bicarbonato de sódio impedirem a queda do pH de modo acentuado; a pressão parcial de CO_2 se mantém, mas a de O_2 alveolar aumenta. Permanecendo o aumento de cargas do exercício, o acúmulo de ácido láctico torna-se superior à capacidade de tamponamento, ocorrendo aumento desproporcional da ventilação em relação à produção de CO_2, com o consequente aumento do equivalente ventilatório para o CO_2; a pressão parcial de CO_2 aumenta e a de O_2 aumenta ainda mais. Essa intensidade de exercício é chamada de ponto de compensação respiratória ou segundo limiar anaeróbico, correspondendo a uma tentativa ventilatória de compensar a acidose metabólica estabelecida.[2]

Conclusão

O desempenho esportivo é resultado de uma complexa cadeia de eventos, nos quais os pulmões, o sistema cardiovascular e o músculo esquelético compõem os três elementos fisiológicos mais importantes. A capacidade do músculo esquelético de transformar energia química em mecânica depende do adequado aporte de oxigênio, tornando, em última análise, o sistema de transporte de oxigênio o fator determinante do desempenho aeróbico.

Referências Bibliográficas

1. Ghorayeb N, Dioguardi GS. Tratado de Cardiologia do Exercício e do Esporte. São Paulo: Atheneu, 2007.
2. Ghorayeb N, Barros TL. O exercício: preparação fisiológica, avaliação médica, aspectos especiais e preventivos. São Paulo: Atheneu, 1999.
3. Tratado de Cardilogia - SOCESP. 2ª ed. São Paulo: Atheneu, 2008.
4. Powers SK, Howley ET. Fisiologia do Exercício: teoria e aplicação ao condicionamento e ao desempenho. 8ª ed. São Paulo: Manole, 2014.
5. Wasserman K, Whipp BJ. Exercise physiology in health and disease. Am Rev Resp Dis. 1975;112:219-49.
6. Meyer RA, Foley JM. Cellular processes integrating the metabolic response to exercise. In: Rowell LB, Shepherd JT (eds). Handbook of Physiology, Section 12, Exercise: Regulation and integration of multiple systems. New York: Oxford University Press, 1996. pp. 842-69.
7. Wilson DF. Factors affecting the rate and energetics of mitochondrial oxidative phosphorylation. Med Sci Sports Exerc. 1994;26:37-43.
8. Hole J. Human Anatomy and Physiology. Dubuque, IA: Wm. C. Brown,1993.
9. McArdle WD, Katch FI, Katch VL. Fisiologia do Exercício. Nutrição, energia e desempenho humano. 8ª ed. Rio de Janeiro:Guanabara Koogan, 2016.
10. Fox S. Human Physiology. Dubuque, IA: Wm. C. Brown, 1993.
11. Clausen JP. Effects of physical training on cardiovascular adjustments to exercise in man. Physiol ver 1997; 57 (4): 779-815.
12. Aubert AE, Seps B, Beckers F. Heart rate variability in athletes. Sports Med. 2003; 33 (12): 889-919.
13. César MC. Características fisiológicas de corredoras de longas distâncias [Tese de Mestrado]. São Paulo, Universidade Federal de São Paulo, Escola Paulista de Medicina, 1997. 111p.
14. Davis JA, Frank HM, Whipp BJ, et al. Anaerobic threshold alterations caused by endurance training in middle-age men. J Appl Physiol 1979;46 (6): 1039-46.
15. Gallo Jr L, Maciel BC, Marin-Neto JÁ, et al. Sympathetic and parasympathetic changes in heart rate control during dynamic exercise induced by endurance training in man. Braz J Med Biol Res. 1989; 22:631-43.
16. Maciel BC, Gallo Jr L, Marin-Neto JA, et al. Autonomic nervous control of the heart during dynamic exercise in normal man. Clin Sci. 1986; 71:457-60.
17. Higginbotham MB, Morris KC, Willians RS, et al. Regulation of stroke volume during submaximal and maximal exercise in normal man. Circ Res. 1986; 58:2281.
18. Bevegard SA, Holmgren A, Jonsson B. Circulatory studies in well trained athletes at rest and during heavy exercise with special reference on the stroke volume. Acta Physiol Scand. 1960; 49:279-98.
19. Rowell LB. Human Circulation: Regulation during physical stress. New York: Oxford University Press, 1986. pp. 213-56.
20. Saltn B. Physiological effects of physical conditioning. Med Sci Sports. 1969;1:50.
21. Laughlin MH, Korthius R. Control of muscle blood flow during sustained physiological exercise. Canadian Journal of Applied Sports Sciences. 1987; 12 (Suppl.): 775-835.
22. Rowell L. Human Circulation Regulation during Physical Stress. New York: Oxford University Press,1986.
23. Sjogaard G, Sauard G, Juel C. Muscle blood flow during isometric activity and its relation to muscle fatigue. European Journal of Applied Physiology. 1998;57:327-35.
24. Whipp BJ. The bioenergetic and gas exchange basis of exercise testing. Clinics in Chest Medicine. 1994;15:173-91.
25. Pearson P, Vanhoutte. Vasodilator and vasoconstrictor substances produced by the endothelium. Review of Physiology, Biochemistry, and Pharmacology. 1993;122:2-37.
26. Vatner SF, Paggani M. Cardiovascular adjustments to exercise: Hemodynamics and mechanisms. Progr Cardiovasc Dis. 1976;19:91.
27. Smolander J, Saalo J, Korhonen O. Effect of work load on cutaneous vascular response to exercise. Journal of Applied Physiology. 1991;71:1614-19.
28. Alfieri RG, Duarte Marcondes GM. Exercício e o coração. 2ª ed. Rio de Janeiro: Cultura Médica, 1993. 592p.

29. Freitas RH. Ergometria: bases fisiológicas e metodologia para prescrição do exercício. Rio de Janeiro: Rubio, 2004.
30. MacDougall JD, Tuxen D, Sale DG, Moroz JR, Sutton JR. Arterial blood pressure response to heavy resistance exercise. Journal of Applied Physiology, 1985;58:785-90.
31. Freitas RH. Ergometria: bases fisiológicas e metodologia para prescrição do exercício. Rio de Janeiro: Editora Rubio, 2004.
32. Dempsey JA, Johnson BD, Saupe KW. Adaptations and limitations in the pulmonary system during exercise. Chest. 1990;97(3) Suppl:81s-87.
33. Johnson BD, Saupe KW, Dempsey JA. Mechanical constraints on exercise hyperpnea in endurance athletes. J Appl Physiol. 1992;73(3):874-86.
34. Barros TL, Angeli G, Barros LF. Preparação do atleta de esportes competitivos. Rev Soc Cardiol Estado de São Paulo. 2005;2: 114-20.

Capítulo 5

Efeitos Cardiovasculares dos Exercícios Físicos de Alta Intensidade

- Thiago Ghorayeb Garcia • Bruno Bassaneze • Rosane Cardoso Ferreira Alves
- Nicolle Farias de Queiroz

Introdução

A prática de atividade física, há muito tempo consagrada como pilar para o bem-estar físico e psíquico, é também coadjuvante no tratamento de muitas doenças, como hipertensão arterial, hipercolesterolemia, *diabetes mellitus* e doença arterial coronariana (DAC).[1-3] Inúmeras evidências acumuladas a partir de grandes estudos epidemiológicos mostram uma forte e inversa associação independente entre atividade física, saúde e mortalidade cardiovascular (CV) e geral.[4] Pessoas que se exercitam regularmente têm maior expectativa de vida e menos fatores de risco CV quando comparadas com sedentárias.[5-7] Sharma et al. demonstraram que, para cada MET (sigla em inglês de equivalente metabólico da tarefa) de exercício alcançado, há uma redução de 12% a 20% na mortalidade CV. O exercício físico regular também atenua a progressão da DAC naqueles com doença já estabelecida.[8]

Mesmo uma quantidade modesta de atividade física diária confere benefícios à saúde. Wen et al. demonstraram que, a partir da prática diária de 15 minutos de exercícios em intensidade moderada, houve redução de mortalidade CV e por todas as causas, além de melhor controle de fatores de risco. O impacto nessas variáveis aumentou progressivamente com o incremento de intensidade e duração do exercício até atingir uma hora por dia de atividade vigorosa. A partir dessa intensidade de treino, não houve vantagem adicional.[9]

Adicionalmente, no estudo *Aerobics Center Longitudinal Study* (ACLS) houve uma associação forte e inversa entre os níveis de aptidão física e mortalidade, sendo que o risco de morte diminuiu progressivamente com o aumento da aptidão até atingir um platô (9 MET para mulheres e 10 MET para homens) a partir do qual não houve mais vantagem em prol do incremento da atividade física.[10] Resultados semelhantes foram observados por Kokkinos et al., mostrando uma redução no risco de morte de 13% a cada aumento de 1 MET na capacidade física, atingindo um platô em 10 MET.[11]

Se por um lado a prática de atividades de intensidade leve a moderada demonstrou inequívoco benefício para a saúde, por outro o mesmo ainda não se pode dizer de exercícios vigorosos. Atualmente há um importante debate sobre o impacto de atividades físicas intensas sobre o coração e o sistema CV.[12] Alguns autores sugerem uma relação em curva em "U"[13-15] entre a intensidade do exercício e morbidade CV, de modo que haveria uma diminuição dos benefícios conquistados com as atividades de menor intensidade, podendo até ocorrer um aumento de eventos CV a partir de atividades físicas vigorosas. Fibrilação atrial (FA), escore de cálcio elevado, fibrose miocárdica (FM) e disfunção do ventrículo direito (VD) são exemplos de alterações cardíacas que podem estar associadas ao exercício intenso cronicamente (Figura 5.1).[15] Outros autores propõem uma relação curvilínea,[16,17,18] em que essa associação não acontece.

Diante da relevância do tema, Rao et al.[12] publicaram revisão alertando sobre a limitação dos estudos até então realizados, sendo predominantemente transversais, o que impede o estabelecimento de associação de causa e efeito na relação entre quantidade de exercício e morbimortalidade CV, com pequeno número de atletas compondo o grupo de intensidade vigorosa,[14] bem como a não valorização de variáveis confundidoras como dieta, fatores de risco CV tradicionais e tipos de treinos realizados.

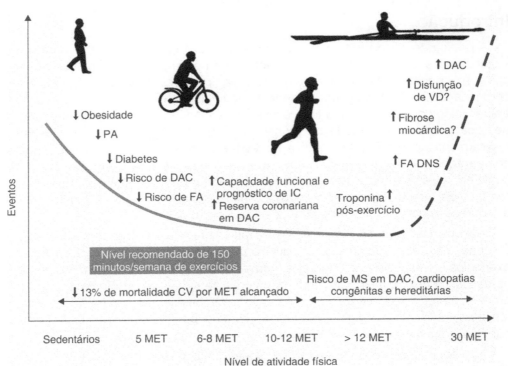

Figura 5.1. Representação esquemática da curva em U da relação entre nível de atividade física e eventos CV. Adaptada de Merghani et al.[15]

PA: pressão arterial; DAC: doença arterial coronariana; FA: fibrilação atrial; IC: insuficiência cardíaca; DNS: doença do nó sinusal; VD: ventrículo direito; CV: cardiovascular; MET: equivalente metabólico da tarefa; MS: morte súbita.

Assim, é possível que exista um limite seguro de dose da atividade física (quantidade e intensidade), para além do qual não haja aumento dos benefícios ou mesmo os efeitos adversos da atividade física podem superar seus benefícios, porém mais estudos controlados são necessários para confirmar essa hipótese.

Nos últimos anos houve aumento exponencial da participação por não atletas profissionais em eventos esportivos, com a prática de exercícios com maior duração e intensidade do que se fazia anteriormente. Essa tendência pode refletir a crescente conscientização entre a população de que a atividade física produz benefícios à saúde,[12] porém práticas esportivas extenuantes, como maratonas e ultramaratonas, muitas vezes sem orientações ou sem respeitar períodos adequados de descanso, levam a um acúmulo de carga de trabalho muito maior do que o recomendado. O exercício quando realizado de maneira intensa e extenuante, sem o devido preparo físico e supervisão especializada, pode resultar em situações de risco à saúde e, até mesmo, determinar desfechos fatais em certos casos.[19]

Eventos cardiovasculares relacionados com a atividade física ocorrem predominantemente em indivíduos com doenças subjacentes ocultas.[20] No entanto, o exercício pode ter efeitos deletérios em indivíduos sem alterações cardíacas prévias. Recentemente, tem sido levantada a hipótese de que a atividade física de alta intensidade realizada ininterruptamente pode causar alterações cardíacas. Alguns estudos demonstraram de modo independente evidências bioquímicas e estruturais de lesão cardíaca e disfunção transitória depois de esportes com alta carga de treino.[21-23]

A diferenciação das alterações cardíacas decorrentes do treinamento físico regular e prolongado daquelas consideradas patológicas e capazes de desencadear eventos com consequências fatais pode se tornar difícil devido à sobreposição entre elas, porém todos os esforços devem ser realizados para a identificação das doenças, visando a liberação segura do indivíduo para a atividade física.

Coração de Atleta

O coração de atleta é descrito como um conjunto de adaptações cardíacas, morfológicas, funcionais e elétricas resultante de treinamento sistemático. Tais achados são considerados fisiológicos e incluem, dentre outros, aumento do diâmetro diastólico dos ventrículos esquerdo e direito, aumento da espessura da parede e da massa do ventrículo esquerdo, com funções sistólica e diastólica preservadas, além do aumento do volume do átrio esquerdo.[24] A intensificação contínua na sobrecarga hemodinâmica, ocasionada pelo treinamento de longo prazo, acarreta a hipertrofia miocárdica, reversível com a interrupção do treinamento físico.[24,25]

Além disso, são encontradas importantes alterações do sistema nervoso autonômico na função cardiovascular e que podem mudar a resposta fisiológica do coração e dos vasos sanguíneos ao exercício, melhorando a capacidade funcional. O aumento da atividade simpática provoca o aumento da frequência cardíaca e da contratilidade miocárdica, enquanto a exacerbação do sistema nervoso parassimpático impõe uma diminuição nos batimentos cardíacos. Os treinos de grande intensidade predispõem o indivíduo a um aumento no tônus parassimpático em repouso, com consequente bradicardia e aumento compensatório do volume sistólico.[26] Postula-se ainda que a bradicardia em atletas seja o resultado do remodelamento do nó sinusal, com modificações dos canais iônicos HCN4.[27]

Outras alterações encontradas no coração de atleta são apresentadas esquematicamente na Figura 5.2.[8]

Essas adaptações cardiovasculares ao exercício dependem de fatores como área corpórea, gênero, predisposição genética, duração e tipo de exercício que é desenvolvido – treinamento de resistência (também descrito como dinâmico ou isotônico), tais como corrida de longa distância e natação ou treinamento de força (também conhecido como estático ou isométrico), como luta e halterofilismo.[24] Assim, observa-se que, na prática de exercícios predominantemente dinâmicos, há aumento absoluto da massa e do tamanho da cavidade ventricular esquerda (hipertrofia excêntrica) e também direita, enquanto nos exercícios preferencialmente estáticos ocorre aumento da massa do ventrículo esquerdo sem dilatação significativa da câmara ventricular (hipertrofia concêntrica).[28,29]

Essas alterações, reconhecidas como coração de atleta, podem ultrapassar os limites fisiológicos, podendo gerar repercussões prejudiciais para os atletas. Porém, o limite do fisiológico e patológico ainda é objeto de intensa discussão e controvérsia.

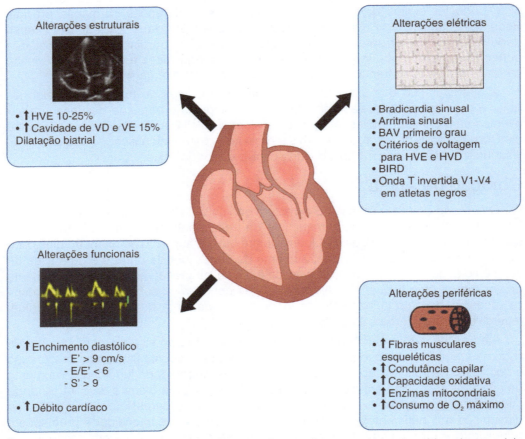

Figura 5.2. Principais alterações no sistema cardiovascular secundárias à prática de exercício físico. Adaptada de Sharma et al.[8]

HVE: hipertrofia de ventrículo esquerdo; VD: ventrículo direito; VE: ventrículo esquerdo; HVD: hipertrofia de ventrículo direito; BAV: bloqueio atrioventricular; BIRD: bloqueio incompleto de ramo direito.

Alterações Cardíacas Adversas da Atividade Física de Alta Intensidade

As consequências da exposição crônica ao exercício físico de alta intensidade e os efeitos clínicos de longo prazo da remodelação cardíaca nos atletas ainda não estão completamente determinados, podendo estar relacionados a disfunção cardíaca e efeitos cardiovasculares adversos.[23] Estudos já demonstraram evidências bioquímica e estrutural de lesão cardíaca com disfunção transitória após a realização de esportes de resistência prolongados.[22,25]

Atualmente existe importante discussão sobre as principais alterações decorrentes das atividades físicas de alta intensidade e suas consequências (Figura 5.3).

O conceito de remodelamento cardíaco fisiológico em resposta ao exercício físico está relacionado a alterações que ocorrem em resposta a uma sobrecarga hemodinâmica. Assim, seria de esperar que, uma vez removido o estímulo, tais alterações regredissem, com retorno do tamanho das câmaras cardíacas ao normal. No entanto, em um estudo ecocardiográfico realizado com atletas de resistência de elite foi demonstrada reversão incompleta da dilatação do ventrículo esquerdo após descondicionamento físico em atletas veteranos (20% dos ex-atletas permaneceram com aumento substancial do ventrículo esquerdo mesmo após longo período de descondicionamento).[30] Diversos outros estudos também descrevem aumento nas dimensões atriais e ventriculares entre atletas de endurance aposentados.[31-33]

Além disso, exercícios físicos de endurance com alto volume e intensidade também têm sido associados a aumento de placas ateroscleróticas em artérias coronárias. Contudo, essas placas são mais calcificadas que as encontradas nos controles sedentários e, por isso, são mais estáveis e com menor probabilidade de produzir eventos CV. Não está claro o motivo de formação de placas ateroscleróticas e por que

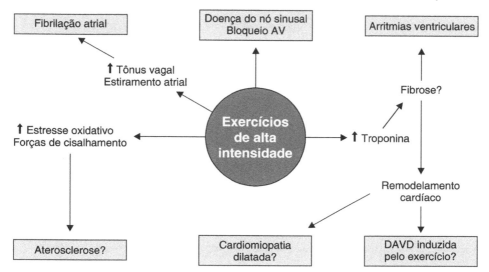

Figura 5.3. Possíveis mecanismos para o surgimento de doenças com a prática de exercícios de alta intensidade. Adaptada de Sharma et al.[8]
AV: atrioventricular; DAVD: displasia arritmogênica de ventrículo direito.

são mais calcificadas em atletas. Acredita-se que esteja relacionada ao estresse de cisalhamento e ao aumento da produção de paratormônio causados pelo exercício intenso crônico.[34]

Fibrose miocárdica

A fisiopatologia e as possíveis consequências cardiovasculares adversas, como fibrose e arritmias, associadas à exposição crônica ao exercício físico intenso podem estar relacionadas com elevações sustentadas na frequência cardíaca, pressão arterial, débito cardíaco, e nos volumes das câmaras cardíacas consequentes a um treinamento extenuante prolongado e repetitivo.[35] Além disso, a atividade física intensa prolongada, agudamente, produz grandes quantidades de radicais livres, submetendo esses indivíduos ao estresse oxidativo com disfunção transitória dos cardiomiócito.[36] Esse ciclo repetitivo pode estimular a formação de colágeno por células imunológicas (linfócitos, macrófagos e mastócitos), resultando em depósito de placas focais de fibrose no miocárdio e, de maneira mais difusa, nas grandes artérias.[23]

Além do apresentado anteriormente, postula-se ainda que a fibrose possa ser consequência da hipertrofia ventricular, por causa do menor aporte de oxigênio no músculo cardíaco espessado, resultando em morte e substituição de miócitos por tecido fibrótico.[37]

Em uma metanálise[38] realizada para avaliação de fibrose miocárdica (FM) em atletas, foram utilizados 14 estudos randomizados com realização da técnica de realce tardio na ressonância magnética de coração (RMC) e 19 relatos de casos incluindo biópsias (sendo 12 pós-morte) e RMC. Concluiu-se que a presença de fibrose é preponderante em homens (89%), que o padrão predominante de FM é inespecífico (apesar de terem sido encontrados padrões de miocardite, isquemia e cardiomiopatia hipertrófica) e que a localização mais comum foi no septo e em pontos de inserção do ventrículo direito (Figuras 5.4 e 5.5). Porém, reforça-se a necessidade de mais estudos controlados, principalmente comparando atletas e indivíduos saudáveis.

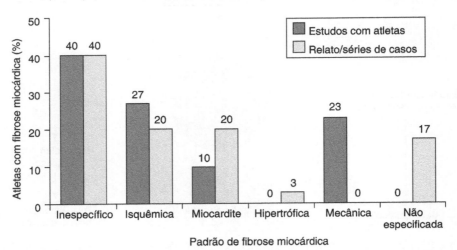

Figura 5.4. Apresentação dos principais padrões de fibrose miocárdica encontrados em atletas. Adaptada de Van de Schoor et al.[38]

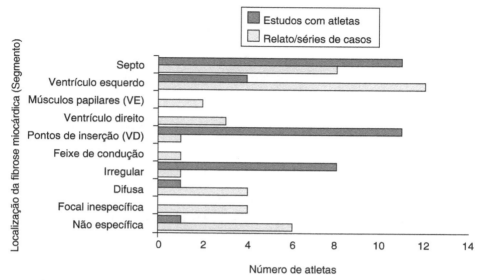

Figura 5.5. Apresentação das principais localizações de fibrose miocárdica encontradas em atletas. Adaptada de Van de Schoor et al.[38]

No mesmo estudo, foram propostos alguns mecanismos para justificar a ocorrência de FM na população de atletas saudáveis, sendo os principais: predisposição genética, miocardite silenciosa, hipertensão arterial pulmonar e microlesões repetitivas.[38]

Em estudo com 54 triatletas, Tahir et al.[39] analisaram a presença de FM, bem como a correlação com dados clínicos, morfológicos e ergoespirométricos em comparação com indivíduos saudáveis. Encontraram presença de realce tardio (sugestivo de FM) em nove de 54 exames (17%), apenas em homens e de padrão não isquêmico (cinco dos nove exames com padrão de miocardite). A presença de realce tardio correlacionou-se com níveis pressóricos elevados, maiores valores de NT-pró-BNP, maior massa indexada de ventrículo esquerdo (VE) e atletas que percorriam maiores distâncias. Nesse estudo, não se observou a relação entre VO_2 máximo, limiar anaeróbico, volumes de VD e VE e frações de ejeção com desenvolvimento de FM. A hipótese de aumento na pressão pulmonar como causa de FM também não foi constatada.

Ainda pouco se sabe sobre mecanismo fisiopatológico, caracterização anatômica e implicação clínica da FM em atletas. Mais estudos são necessários para esclarecer tal fenômeno, e a utilização da RMC para tal finalidade é de extrema importância. Os principais estudos que abordaram essa temática utilizaram-se do realce tardio com gadolínio como método para avaliação de FM. Entretanto, técnicas atuais como o cálculo do volume extracelular e o mapeamento T1, que permite a avaliação mais precisa de FM intersticial difusa, devem ser utilizados para avaliação do coração de atleta e podem trazer importantes informações adicionais em futuro próximo.

Ventrículo direito

Exercícios prolongados e extenuantes podem causar disfunção de VD de caráter reversível,[36] com evidências de aumento de marcadores de necrose miocárdica.[40] Ademais, pode haver remodelamento estrutural dessa câmara, com aumento na

CARDIOESPORTE: CARDIOLOGIA DO EXERCÍCIO E DO ESPORTE

incidência de arritmias, sendo descritas alterações com fenótipo similar ao da displasia arritmogênica de VD (DAVD), porém sem evidência de predisposição genética para tal.[40]

Alguns estudos têm sugerido que as alterações no VD ocasionadas pela atividade física intensa são menos significativas em assintomáticos do que em atletas com arritmias, nos quais o aumento do tamanho e a redução da fração de ejeção do ventrículo direito são significativamente maiores.[41,42]

Na Tabela 5.1, são apresentados os principais marcadores clínicos, morfológicos e eletrocardiográficos que auxiliam a diferenciação entre adaptação e doença no VD,[40] permitindo melhor decisão clínica.

TABELA 5.1 – Principais indicadores de doença em ventrículo direito[40]

Indicadores de doença no ventrículo direito
Sintomas: síncope.
Alterações eletrocardiográficas: presença de mais de 1000 EV em 24h; episódios de taquicardia ventricular.
Alterações morfológicas: presença de realce tardio no VD; FEVD < 45%; anormalidades da contração da parede do VD.

EV: extrassístoles ventriculares; FEVD: fração de ejeção do ventrículo direito; VD: ventrículo direito; PA: pressão arterial.

Diante da falta de dados conclusivos, novos estudos sobre o diagnóstico diferencial entre alterações possivelmente patológicas e remodelamento fisiológico do VD em atletas são fundamentais e permitirão a criação de algoritmos e critérios para a diferenciação de ambas as entidades clínicas.

Biomarcadores

Estudos recentes têm avaliado o risco potencial de danos ou disfunção cardíaca associada ao exercício, representados pela presença de elevação de biomarcadores cardíacos, como troponina e NT-pró-BNP na circulação sistêmica após a participação em eventos esportivos de resistência extenuantes, como triatlo, maratona, ciclismo e outras provas de resistência.[24,43] Ainda não está claro porém se a detecção ou o aumento de um determinado biomarcador representa dano cardíaco clinicamente significativo ou é parte da resposta fisiológica ao exercício de resistência.

Até o presente momento, também não se sabe precisamente o mecanismo do aumento de troponina após atividade física, ou se, em caso de fenômeno multifatorial, qual o papel de cada componente no aumento final do biomarcador. As principais possibilidades são o aumento da permeabilidade do sarcolema (seja por estresse mecânico, produção de radicais livres ou distúrbios ácido-base induzidos pelo exercício) e o aumento da apoptose de cardiomiócito.[42,43]

Em estudo com atletas avaliados imediatamente após a realização de competições de resistência de longa duração, foi demonstrado que o exercício intenso causou elevações em biomarcadores de lesão miocárdica (troponina e BNP), correlacionados com redução da fração de ejeção do ventrículo direito. Porém após uma semana houve reversão total dessas alterações.[35]

Aumento de troponina cardíaca é comumente relatado em atletas de endurance de elite e de lazer após exercício de resistência extenuante e prolongado.[44-46] Uma metanálise analisou dados de 26 estudos e mostrou que após exercícios extenuantes as concentrações de troponina ultrapassaram limite inferior da normalidade do ensaio em aproximadamente metade dos participantes.[47]

No entanto, em atletas, ao contrário dos pacientes com infarto do miocárdio, a elevação de troponina cardíaca associada ao exercício tipicamente diminui significativamente dentro de 24 horas após a atividade, geralmente atingindo valores normais após esse período,[47-49] o que favorece a hipótese do aumento da permeabilidade transitória do sarcolema como motivo para tal elevação.

O significado preciso desse fenômeno é incerto: tem-se argumentado que esses podem ser aumentos inteiramente benignos resultantes de adaptações cardiovasculares em longo prazo da atividade física extenuante.[23]

O exercício físico vigoroso também pode induzir alterações agudas do BNP e NT-pró-BNP. Em condições de repouso as concentrações de BNP ou NT-pró-BNP não são elevadas em atletas saudáveis (com ou sem o coração de atleta). Porém, agudamente após exercícios intensos e prolongados, elevações do BNP ou NT-pró-BNP em atletas de elite ou amadores podem estar presentes. Sugere-se que esses aumentos não são de natureza patológica, como em pacientes com doenças cardiovasculares, mas podem ter um efeito citoprotetor e de regulação do crescimento do coração de atleta.[43]

• Efeitos pró-arrítmicos

O remodelamento cardíaco induzido pelo exercício repetitivo pode criar um substrato arritmogênico.[23] A fibrose miocárdica, mesmo que limitada, é um potencial desencadeador de arritmias cardíacas, e isso tem sido sugerido, na ausência de qualquer outra causa, como uma explicação para a maior prevalência de algumas arritmias em coortes de atletas de resistência.[31,50,51]

Sessões diárias de atividade física longa e extenuante ocasionam sobrecarga de volume e distensão cardíaca recorrente, podendo levar a mudanças estruturais crônicas, principalmente em câmaras cardíacas direitas e atriais,[31,52,53] o que pode predispor a arritmias, como a fibrilação atrial e arritmias ventriculares.[23,24,40]

Atletas têm um risco cinco vezes maior de desenvolver arritmias supraventriculares do que os controles não atletas. Mont et al.[54] relataram que mais de 50% dos atletas desenvolvem fibrilação atrial durante episódios de vagotonia, como o sono. Modelos animais apoiam a teoria de que a FA em atletas é uma consequência do remodelamento atrial adverso. Além disso, atualmente existem evidências convincentes de que algumas arritmias cardíacas estão associadas a treinamento de alta intensidade e volume,[31] levando a uma prevalência aumentada de arritmias ventriculares e supraventriculares em atletas veteranos.[54]

Um grande número de estudos realizados com atletas de endurance observou aumento de até cinco vezes no risco de desenvolvimento de fibrilação atrial em atletas e ex-atletas, quando comparados a controles.[23,54,55] No entanto, em 2018 foi publicada metanálise por Aynde et al. relatando maior incidência de FA na população de atletas, porém apenas para faixa etária inferior a 54 anos. Após essa idade, não houve diferença em relação à população sedentária.[56]

Possíveis mecanismos subjacentes à associação entre exercício e fibrilação atrial podem incluir alterações atriais estruturais (dilatação e fibrose), aumento do tônus vagal e alterações inflamatórias.[31,54,57] Recentemente foi proposta associação de três componentes, o **substrato** (dilatação atrial, fibrose atrial e inflamação no miocárdio), o **gatilho** (extrassístoles supraventriculares) e os **moduladores** (bradicardia sinusal e desequilíbrio autonômico). Porém, o mecanismo exato ainda necessita de mais estudos e aprofundamento.[58]

Outras arritmias como bradicardia sinusal, ritmo juncional, bloqueio atrioventricular de primeiro grau e segundo grau tipo Mobitz I estão relacionadas ao aumento do tônus vagal causado pelo treinamento físico.[24,59]

Um estudo com monitorização eletrocardiográfica ambulatorial (Holter 24h) em atletas mostrou que ectopias ventriculares eram frequentes, incluindo extrassístoles ventriculares isoladas e arritmias ventriculares complexas (como surtos de taquicardia ventricular não sustentada), porém, desde que doença cardíaca subjacente fosse excluída, essas arritmias não foram associadas a eventos clínicos adversos, sendo um fenômeno benigno e potencialmente reversível.[60,61]

Esses resultados sugerem que uma variedade de arritmias pode fazer parte do espectro do coração de atleta. No entanto, tais alterações do ritmo geralmente não são associadas a eventos clínicos adversos e são geralmente suprimidas ou substancialmente reduzidas após períodos de descondicionamento físico.

Conclusão

Com uma porção crescente da sociedade buscando os desafios e benefícios do esporte de resistência, realizando atividades físicas aeróbicas extenuantes, com treinamentos intensos de várias horas por dia e participação em competições como maratonas, é importante quantificar e qualificar precisamente quais são os seus riscos potenciais.

Apesar de quase todos os estudos epidemiológicos mostrarem benefício cardiovascular da atividade física habitual, o exercício físico de alta intensidade pode causar alterações cardíacas agudas e o remodelamento crônico do coração de atleta, sendo que o significado clínico dessas alterações ainda é incerto. Esses resultados devem gerar discussão, mas ainda é muito cedo para concluir que o exercício prolongado de alta intensidade leva a lesão do miocárdio clinicamente significativa.

No entendimento dos autores deste capítulo, ainda não existem evidências concretas de que ex-atletas apresentam mais disfunção cardíaca e eventos cardiovasculares adversos causados por dano miocárdico induzido pelo exercício. No entanto, reforçam a falta de estudos robustos de longo prazo avaliando o estado clínico desses indivíduos.

Referências Bibliográficas

1. Blair SN, Morris JN. Healthy hearts and the universal benefits of being physically active: physical activity and health. Ann Epidemiol. 2009; 19:253-6.
2. Paffenbarger RS Jr, Hyde RT, Wing AL, Lee IM, Jung DL, Kampert JB. The association of changes in physical-activity level and other lifestyle characteristics with mortality among men. N Engl J Med. 1993;328: 538-45.
3. Haskell WL, Lee IM, Pate RR, Powell KE, Blair SN, Franklin BA, et al. Physical activity and public health: updated recommendation for adults from the American College of Sports Medicine and the American Heart Association. Circulation. 2007; 116(9):1081-93.

4. Kokkinos P, Myers J. Exercise and physical activity - clinical outcomes and applications. Circulation. 2010; 122:1637-48.
5. Sarna S, Sahi T, Koskenvuo M, Kaprio J. Increased life expectancy of world class male athletes. Med Sci Sports Exerc. 1993; 25(2):237-44.
6. Chakravarty EF, Hubert HB, Lingala VB, Fries JF. Reduced disability and mortality among aging runners: a 21-year longitudinal study. Arch Intern Med. 2008;168(15):1638-46.
7. Grundy SM, Barlow CE, Farrell SW, Vega GL, Haskell WL. Cardiorespiratory fitness and metabolic risck. Am J Cardiol 2012; 109:988-93.
8. Sharma S, Merghani A, Mont L. Exercise and the heart: the good, the bad, and the ugly. European Heart Journal. 2015; 36:1445-53.
9. Wen CP, Wai JP, Tsai MK, Yang YC, Cheng TD, Lee MC, et al. Minimum amount of physical activity for reduced mortality and extended life expectancy: a prospective cohort study. Lancet. 2011;378(9798):1244-53.
10. Blair SN, Kohl HW III, Paffenbarger RS Jr, Clark DG, Cooper KH, Gibbons LW. Physical fitness and all-cause mortality: a prospective study of healthy men and women. JAMA. 1989;262:2395-401.
11. Kokkinos P, Myers J, Kokkinos JP, Pittaras A, Narayan P, Manolis A, et al. Exercise capacity and mortality in black and white men. Circulation. 2008;117:614-22.
12. Rao P, Hutter AM Jr, Baggish AL. The limits of cardiac performance: Can too much exercise damage the heart? The American Journal of Medicine. 2018;131:1279-84.
13. Armstrong ME, Green J, Reeves GK, Beral V, Cairns BJ, Million Women Study Collaborators. Frequent physical activity may not reduce vascular disease risk as much as moderate activity: large prospective study of women in the United Kingdom. Circulation. 2015;131(8):721-9.
14. Schnohr P, O'Keefe JH, Marott JL, Lange P, Jensen GB. Dose of jogging and long term mortality: the Copenhagen City Heart Study.J Am Coll Cardiol. 2015;65(5):411-9.
15. Merghani A, Malhotra A, Sharma S. The U-shaped relationship between exercise and cardiac morbidity. Trends Cardiovasc Med. 2016; 26(3):232-40.
16. Arem H, Moore SC, Patel A, et al. Leisure time physical activity and mortality: a detailed pooled analysis of the dose-response relationship. JAMA Intern Med. 2015;175(6):959-67.
17. Lee DC, Pate RR, Lavie CJ, Sui X, Church TS, Blair SN. Leisuretime running reduces all-cause and cardiovascular mortality risk. J Am Coll Cardiol. 2014;64(5):472-81.
18. Maessen MF, Verbeek AL, Bakker EA, Thompson PD, Hopman MT, Eijsvogels TM. Lifelong exercise patterns and cardiovascular health. Mayo Clin Proc. 2016;91(6):745-54.
19. Thompson PD, Franklin BA, Balady GJ, Blair SN, et al. Exercise and acute cardiovascular events. Circulation. 2007;115:2358-68.
20. Garcia TG, Francisco RC, Ghorayeb N. Morte súbita cardíaca em atletas. In: Timerman T, Bertolami M, Ferreira JF, editores. Manual de Cardiologia. São Paulo: Atheneu, 2012. pp. 991-4.
21. Nan GB. Exercise, heart and health. Korean Circ J. 2011 Mar,41(3):113-21.
22. Neilan TG, Januzzi JL, Lee-Lewandrowski E, Ton-Nu TT, Yoerger DM, Jassal DS, et al. Myocardial injury and ventricular dysfunction related to training levels among nonelite participants in the Boston Marathon. Circulation. 2006 Nov 28;114(22):2325-33.
23. O'Keefe JH, Patil HR, Lavie CJ, Magalski A, Vogel RA, McCullough PA. Potential adverse cardiovascular effects from excessive endurance exercise. Mayo Clin Proc. 2012 Jun;87(6):587-95.
24. Atchley Jr AE, Douglas PS. Left ventricular hypertrophy in athletes: morphologic features and clinical correlates. Cardiol Clin. 2007;25:371-82.
25. Maron B, Pelliccia A. The heart of trained athletes - cardiac remodeling and the risks of sports, including sudden death. Circulation. 2006;114:1633-44.
26. Kuipers H. Cardiac adaptation to exercise. Heart Metab. 2005; 26:31-4.
27. D'Souza A, Bucchi A, Johnsen AB, Logantha SJRJ, Monfredi O, Yanni J, et al. Exercise training reduces the resting heart rate via downregulation of the funny channel HCN4. Nat Commun. 2014; 5, 3775.
28. Barbier J, Lebiller E, Ville N, Rannou-Bekono F, Carré F. Relationships between sports-specific characteristics of athlete's heart and maximal oxygen uptake. Eur J Cardiovasc Prev Rehabil. 2006 Feb;13(1):115-21.
29. Vasamreddy CR, Ahmed D, Gluckman TJ, Blumenthal RS. Cardiovascular disease in athletes. Clin Sports Med. 2004; 23:455-71.
30. Pelliccia A, Maron BJ, de Luca R, Di Paolo FM, Spataro A, Culasso F. Remodeling of left ventricular hypertrophy in elite athletes after long-term deconditioning. Circulation. 2002;105:944-9.

31. La Gerche A. Can intense endurance exercise cause myocardial damage and fibrosis? Curr Sports Med Rep. 2013 Mar-Apr;12(2):63-9.
32. Grimsmo J, Grundvold I, Maehlum S, Arnesen H. Echocardiographic evaluation of aged male cross country skiers. Scand. J. Med. Sci. Sports. 2011; 21:412-9.
33. Luthi P, Zuber M, Ritter M, Oechslin EN, Jenni R, Seifert B. Echocardiographic findings in former professional cyclists after long-term deconditioning of more than 30 years. Eur. J. Echocardiogr. 2008; 9:261-7.
34. Thompson PD. Fitness, Exercise, and coronary calcification. Circulation. 2018;137:1896-8.
35. Sharma S, Zaidi A. Exercise-induced arrhythmogenic right ventricular cardiomyopathy: fact or fallacy? Eur Heart J. 2012;33(8): 938-40.
36. La Gerche A, Burns AT, Mooney DJ, et al. Exercise-induced right ventricular dysfunction and structural remodelling in endurance athletes. Eur Heart J. 2012;33(8):995-1006.
37. Waterhouse DF, Ismail TF, Prasad SK, Wilson MG, O'Hanlon R. Imaging focal and interstitial fibrosis with cardiovascular magnetic resonance in athletes with left ventricular hypertrophy: implications for sporting participation. Br J Sports Med 2012; 46:i69–i77.
38. Van de Schoor FR, Aengevaeren VL, Hopman MT, Oxborough DL, George KP, Thompson PD, Eijsvogels TM. Myocardial fibrosis in athletes. Mayo Clin Proc. 2016;91:1617-31.
39. Tahir E, Starekova J, Mueller Leile K. Myocardial fibrosis in competitive triathletes detected by contrast-enhanced CMR correlates with exercise-induced hypertension and competition history. JACC Cardiovasc Imaging. 2017. 24-46.
40. Carbone A, D'Andrea A, Riegler L, Scarafile R, Pezzullo E, Martone F, et al. Cardiac damage in athlete's heart: When the "supernormal" heart fails! World J Cardiol 2017; 9(6): 470-80.
41. Ector J, Ganame J, van der Merwe N, Adriaenssens B, Pison L, Willems R. Reduced right ventricular ejection fraction in endurance athletes presenting with ventricular arrhythmias: a quantitative angiographic assessment. Eur Heart J. 2007;28(3):345-53.
42. Heidbüchel H, Hoogsteen J, Fagard R, Vanhees L, Ector H, Willems R, et al. High prevalence of right ventricular involvement in endurance athletes with ventricular arrhythmias: role of an electrophysiologic study in risk stratification. Eur Heart J. 2003;24(16):1473-80.
43. Scharhag J, George K, Shave R, Urhausen A, Kindermann W. Exercise-associated increases in cardiac biomarkers. Med Sci Sports Exerc. 2008 Aug;40(8):1408-15.
44. Fortescue EB, Shin AY, Greenes DS, Mannix RC, Agarwal S, Feldman BJ, et al. Cardiac troponin increases among runners in the Boston Marathon. Ann Emerg Med 2007;49: 137–43, 143.e1.
45. Mousavi N, Czarnecki A, Kumar K, Fallah-Rad N, Lytwyn M, Han SY, et al. Relation of biomarkers and cardiac magnetic resonance imaging after marathon running. Am J Cardiol 2009;103:1467-72.
46. Koller A, Sumann G, Griesmacher A, Falkensammer G, Klingler A, Fliri G, et al. Cardiac troponins after a downhill marathon. Int J Cardiol. 2008 Oct 13;129(3):449-52. Epub 2007 Aug 8.
47. Shave R, George KP, Atkinson G, Hart E, Middleton N, Whyte G, et al. Exercise-induced cardiac troponin T release: a meta-analysis. Med Sci Sports Exerc 2007;39: 2099-106.
48. Shave R, George K, Gaze D. The influence of exercise upon cardiac biomarkers: A practical guide for clinicians and scientists. Curr Med Chem. 2007;14(13):1427-36.
49. Herrmann M, Scharhag J, Miclea M, Urhausen A, Herrmann W, Kindermann W. Post-race kinetics of cardiac troponin T and I and N-terminal pro-brain natriuretic peptide in marathon runners. Clin Chem. 2003;49(5):831-4.
50. Wilson M, O'Hanlon R, Prasad S, Deighan A, MacMillan P, Oxborough D, et al. Diverse patterns of myocardial fibrosis in lifelong, veteran endurance athletes. J Appl Physiol. 2011;110:1622-6.
51. Whyte GP, Sheppard M, George KP, Shave RE, Wilson M, Stephens N, et al. Arrhythmias and the athlete: mechanisms and clinical significance. Eur Heart J 28: 1399–1401; author reply 1401, 2007.
52. Oxborough D, Shave R, Warburton D, Warburton D, Williams K, Oxborough A, et al. Dilatation and dysfunction of the right ventricle immediately after ultraendurance exercise: exploratory insights from conventional two-dimensional and speckle tracking echocardiography. Circ. Cardiovasc. Imaging. 2011; 4:253Y63.
53. Karlstedt E, Chelvanathan A, Da Silva M, Cleverley K, Kumar K, Bhullar N, et al. The impact of repeated marathon running on cardiovascular function in the aging population. J Cardiovasc Magn Reson. 2012, 14:58.
54. Mont L, Elosua R, Brugada J. Endurance sport practice as a risk factor for atrial fibrillation and atrial flutter. Europace. 2009; 11(1):11-17.

55. Abdulla J, Nielsen JR. Is the risk of atrial fibrillation higher in athletes than in the general population? A systematic review and meta-analysis. Europace. 2009; 11:1156Y9.
56. Ayinde H, Schweizer ML, Crabb V, Ayinde A, Abugroun A, Hopson J. Age modifies the risk of atrial fibrillation among athletes: A systematic literature review and meta-analysis. Int J Cardiol Heart Vasc. 2018;18:25-9.
57. Mont L, Sambola A, Brugada J, Vacca M, Marrugat J, Elosua R, et al. Long-lasting sport practice and lone atrial fibrillation. Eur Heart J. 2002;23(6):477-82.
58. Guasch E, Mont L, Sitges M. Mechanisms of atrial fibrillation in athletes: what we know and what we do not know. Neth Heart J. 2018;26.
59. Ghorayeb N, Dioguardi G. Tratado de Cardiologia do Exercício e do Esporte. São Paulo: Atheneu, 2007.
60. Biffi A, Pelliccia A, Verdile L, Fernando F, Spataro A, Caselli S, et al. Long-term clinical significance of frequent and complex ventricular tachyarrhythmias in trained athletes. J Am Coll Cardiol. 2002; 40:446-52.
61. Biffi A, Maron BJ, Verdile L, Fernando F, Spataro A, Marcello, et al. Impact of physical deconditioning on ventricular tachyarrhythmias in trained athletes. J Am Coll Cardiol. 2004;44:1053-8.

Capítulo 6

Anemias nos Atletas

• Maria de Lourdes Lopes Ferrari Chauffaille • Aline dos Santos Borgo Perazzio

Introdução

Exercícios regulares, a longo prazo, contribuem positivamente para todas as funções do organismo, porém demandam uma série de adaptações fisiológicas para um melhor desempenho metabólico. Os processos adaptativos são influenciados pelo tipo, intensidade e duração do exercício físico diante da necessidade de adequado fornecimento de O_2 e nutrientes para o músculo durante a atividade aeróbica, além do controle da termorregulação. As principais adaptações, nesse contexto, consistem em alterações hematológicas e bioquímicas.[1]

Fisiologia do Sistema Hematopoético no Atleta

O efeito mais importante da regularidade do exercício aparentemente se dá no sistema hematológico. As alterações hematológicas podem ser desencadeadas, por um lado, pela hemoconcentração derivada do aumento da pressão arterial, constrição venosa, acúmulo de metabólitos na musculatura exercitada, transpiração e perdas insensíveis de fluidos, e, por outro, pela hemodiluição em virtude do acréscimo do volume plasmático, consequente ao aumento dos níveis de renina, aldosterona, vasopressina e albumina e hemólise.[2]

A expansão do volume plasmático induzida pelo exercício é uma adaptação bem descrita. Essa adaptação fisiológica é mediada pelo aumento da produção de aldosterona e proteínas plasmáticas osmoticamente ativas, pela diminuição da sensibilidade dos barorreceptores centrais e da atividade da urodilatina, resultando em uma maior retenção de líquidos no organismo. O objetivo é combater os efeitos potencialmente negativos da hemoconcentração induzida por exercício agudo (perda de líquido através do aumento da permeabilidade capilar).[3]

Concomitantemente a essas modificações, acontecem também alterações objetivas como o aumento da hemoglobina (Hb), do número de plaquetas e elevação dos índices hematimétricos, tais como hemoglobina corpuscular média (HCM), concentração de hemoglobina corpuscular média (CHCM), além do aumento da variação da distribuição eritrocitária (RDW). Em adição, o exercício agudo promove a mobilização da população de células-tronco hematopoéticas (CTH) para catalisar a produção de células maduras para a corrente sanguínea.

Além disso, há um aumento da renovação celular eritrocitária nos atletas. Isso é demonstrado pelo aumento da população de eritrócitos jovens, o que resulta em VCM maior e CHCM menor. Diante dessas alterações, conclui-se que os exercícios desencadeiam um processo de aumento de renovação celular por provável hemólise.[4]

Entretanto, apesar do aumento da renovação celular, a eritropoese ainda é considerada deficitária, pois no momento do exercício a necessidade de oxigênio por parte dos tecidos a estimula, mas sem uma resposta satisfatória. Todavia, com o treinamento contínuo, há aumento do 2,3-difosfoglicerato intraeritrocitário, o que desloca a curva de dissociação da hemoglobina para a direita, proporcionando mais oxigênio aos tecidos, inclusive aos rins, onde a eritropoetina é preferencialmente sintetizada. Consequentemente, reduz-se o estímulo sobre a medula óssea, desacelerando a eritropoese.

Assim, nasce o conceito de pseudoanemia do atleta, situação na qual a diminuição da série vermelha tem sido relacionada não só a um mecanismo hemolítico, mas também a uma expansão do volume plasmático que ocorre pela retenção de fluido.

A hemólise intravascular pode ser devido à destruição de eritrócitos por trauma repetitivo durante o exercício.

Definição de Anemia

Anemia é um termo utilizado para caracterizar uma síndrome clínica na qual ocorre a diminuição da Hb e do hematócrito (Ht) e, em geral, é sinal de quadro patológico subjacente, que deve ser adequadamente investigado e tratado. Os níveis de Hb e Ht variam de acordo com a idade, gênero, fase do desenvolvimento do indivíduo e estímulos hormonais, além do nível de oxigênio presente no ambiente.

Grosso modo, a anemia pode ser ocasionada por três mecanismos: falta de produção de eritrócitos (p. ex., deficiência de vitamina B12, folato ou ferro), perdas (sangramentos) ou destruição (hemólise).

O valor normal de Hb é demonstrado no hemograma classificado conforme idade e gênero. A Tabela 6.1 aponta os valores atualmente considerados normais para adultos.

TABELA 6.1 – Valores de normalidade para os dados hematiméticos em adultos

Parâmetro	Homem	Mulher
Hemácias/µL	4,35-5,65	3,92-5,13
Hb g/dL	13,2-16,6	11,6-15
Ht %	38,3-48,6	35,5-44,9
VCM fL	78,2-97,9	
CHCM g/dL	33,4-35,5	
HCM pg/cél.	33,4-35,5	
RDW %	11,8-16,1	

Fonte: Parâmetros utilizados no Laboratório Fleury.

Fisiologia e Fisiopatopatogenia da Anemia

O eritrócito contém moléculas de Hb, as quais são compostas por quatro cadeias heme, que se ligam ao ferro. Cerca de 40 a 45% do volume sanguíneo é composto por eritrócitos. Adultos têm cerca de 4 a 5,5 milhões de eritrócitos por microlitro. Pessoas que vivem em altitudes elevadas, onde a tensão de O_2 é baixa, têm aumento compensatório desses números.

Os eritrócitos são produzidos na medula óssea a partir da CTH após estímulos de citocinas, fatores de crescimento e hormônios. O processo da eritropoese é dinâmico e bem controlado, de tal modo que há uma reserva garantida e disponível para estimular imediatamente a produção quando necessário. O eritroblasto, precursor do eritrócito, ao maturar-se, perde o núcleo e ganha a circulação sanguínea na forma de reticulócito. O reticulócito recém-egresso da medula contém elevada quantidade de RNA. Em um a dois dias, porém o RNA será eliminado e a célula se tornará um eritrócito maduro, que permanecerá em circulação por 100 a 120 dias, antes de ser fagocitado pelos macrófagos.

Quando a causa da anemia é a redução do tempo de vida dos eritrócitos, a medula responde com aumento da eritropoese e, consequentemente, aumento do número de reticulócitos. Por outro lado, quando o problema é a redução da produção, o paciente apresentará reticulócitos normais a baixos, mesmo na presença de anemia.

A principal função do eritrócito é o transporte de gases respiratórios. O O_2 inspirado se difunde dos alvéolos pulmonares para o sangue, onde se liga à hemoglobina (Hb), formando oxi-Hb, processo denominado oxigenação. Devido ao sistema cardiovascular, os eritrócitos circulam liberando o O_2 para os tecidos periféricos, a desoxigenação. O eritrócito desoxigenado, ao passar pelos capilares periféricos, absorve o CO_2 produzido pelos tecidos, ligando-o à Hb ou convertendo-o em bicarbonato (HCO_3), e ambas as formas de CO_2 são levadas para o pulmão (onde a anidrase carbônica reverte o HCO_3) e difundidas pela parede alveolar para serem expiradas.

O eritrócito também contribui para o equilíbrio do pH, ao transportar o CO_2 e ligar H^+ à Hb, ao absorver lactato, ou outros metabólitos, liberados pelos músculos durante exercício intenso. Em adição, o eritrócito diminui a resistência vascular periférica ao liberar óxido nítrico, um vasodilatador, e ATP, que estimula a formação de óxido nítrico endotelial, ocasionando a vasodilatação arteriolar e aumentando o fluxo sanguíneo.

Diante da anemia, o decréscimo de Hb provoca a diminuição do desempenho no exercício, apesar do aumento compensatório do fluxo cardíaco.

A quantidade e a propriedade funcional da Hb também afetam o desempenho. Uma afinidade aumentada da Hb por O_2 favorece, em ambiente de hipóxia, a oxigenação no pulmão. Já uma afinidade diminuída facilita a liberação de O_2 da Hb, sustentando a fosforilação oxidativa quando a demanda por ATP é elevada, como ocorre durante o exercício muscular.

Anemia por deficiência de ferro é uma condição na qual a carência de ferro impede a formação do anel heme.

O metabolismo do ferro se constitui numa série de reações químicas que mantêm a homeostase do ferro no indivíduo em níveis celular e sistêmico. O ferro é um elemento essencial para a formação de eritrócitos e as células humanas precisam de ferro para obter energia do ATP na mitocôndria, a fosforilação oxidativa. Na função catalítica, o ferro medeia a transferência de elétrons. No estado ferroso (Fe_2^+), o ferro age como doador de elétron, enquanto no férrico (Fe_3^+) age como receptor. Portanto, na sua função catalítica nas reações enzimáticas que envolvem transferência de elétrons (redução, oxidação) libera radicais livres, ou seja, a formação de espécies reativas de oxigênio (ROS) que juntamente com outros complexos podem lesar estruturas celulares, o que o torna tóxico.

Compartimentos de ferro e fluxo

A única fonte habitual de ferro para o ser humano é a dieta. Como não há excreção de ferro, a regulação do conteúdo de ferro (3 a 4 g em adultos) equilibra-se entre o controle da dieta e absorção. As duas principais formas de ferro no organismo são: ferro junto ao heme, ligado com o anel de protoporfirina e abundante na hemoglobina e mioglobina, e o ferro não heme, ligado a outras moléculas. Nos seres humanos, o ferro heme é absorvido mais eficientemente que o não heme. A distribuição de ferro para os tecidos baseia-se na abundância da proteína transferrina plasmática que se liga avidamente ao ferro, mas habitualmente apenas 20-40% dela é saturada com o ferro. Comparado ao ferro total do corpo, esse é um compartimento muito pequeno (~3 mg) que se renova cerca de oito vezes ao dia. Embora todos os tecidos necessitem de ferro, a maioria dele está no eritrócito na forma de componente do heme.

O principal consumidor de ferro é a eritropoese. São necessários 24 mg de ferro por dia para produzir novos eritrócitos em substituição às células senescentes. Em condições habituais, 95% do ferro plasmático é carregado pela transferrina, que o obteve dos macrófagos que o reciclam a partir dos eritrócitos velhos. Uma reciclagem semelhante, mas em menor escala, pode ocorrer em todos os tecidos. Perdas pequenas de ferro (1-2 mg por dia) pela descamação de células da pele, do intestino ou perda menstrual são compensadas pela absorção de ferro da dieta, que corresponde a 5% da renovação plasmática de ferro.

Ainda com relação ao metabolismo do ferro que está diretamente ligado à produção de eritrócitos, sabe-se que a inflamação induzida pelo exercício pode causar um aumento de níveis plasmáticos de ferritina e hepcidina, ambas classificadas como proteínas de fase aguda.[5] O aumento dos níveis de hepcidina causa uma redução do influxo de ferro na circulação através do aumento da degradação de ferroportina, o que pode resultar em deficiência de ferro a longo prazo.[6]

A diminuição de ferro ocorre em três estágios: depleção de ferro, deficiência de ferro e anemia ferropriva. Na depleção, o estoque de ferro é baixo ou ausente. Na deficiência, o estoque é baixo ou ausente, mas a concentração sérica de ferro e a saturação de transferrina estão baixas. Na anemia ferropriva, o estoque de ferro é baixo ou ausente, com concentração sérica de ferro e saturação de transferrina baixas, além de redução da Hb e do Ht. É a causa de anemia mais comum no mundo. Acomete indivíduos em qualquer faixa etária ou condição, porém mulheres com ciclo menstrual irregular, vegetarianos estritos (que não ingerem alimento contendo ferro) ou indivíduos submetidos a cirurgia bariátrica (que não absorvem o ferro) podem desenvolver a anemia. É mais rara em homens, nos quais, quando presente, deve ser feita a investigação de neoplasia maligna de intestino.

Anemia no atleta

Os primeiros relatos de alterações hematológicas relacionadas ao exercício físico foram apresentados à comunidade científica há pouco mais de 120 anos.[7] Essas alterações ocorrem para adaptar o organismo às necessidades do exercício físico, levando ao estimulo da produção de eritrócitos para influenciar diretamente na melhora da oxigenação celular. Por outro lado, o atleta pode apresentar um decréscimo na Hb, no Ht e no número de eritrócitos, o que é conhecido como anemia do atleta.

Como a anemia é uma condição patológica amplamente prevalente, o atleta que apresenta diminuição da Hb deve ser avaliado se, de fato, apresenta doença ou se se trata de pseudoanemia. A pseudoanemia é uma resposta adaptativa ao exercício excessivo, observada em atletas de alto desempenho, nos quais há discreta redução da Hb, ocasionada pela expansão do volume plasmático (na ordem de 5 a 20%). O aumento de sais, água e albumina expande o volume plasmático basal e dilui a Hb, apesar de não ocorrer alteração na massa eritrocitária.

Esse fenômeno de diluição, como descrito anteriormente, é situação benéfica ao atleta, pois, juntamente com as adaptações do coração, proporciona melhor desempenho. Os níveis de Hb nessa situação diminuem, em geral, de 0,5 a 1 g/dL, ou seja, < 14 ou 13 g/dL para homens e < 13 ou 12 g/dL para mulheres, e o grau de anemia se correlaciona com a intensidade do treinamento. Tal resposta adaptativa começa alguns dias após o treinamento intensivo.

As adaptações orgânicas ao exercício são relevantes. No que se refere à maratona, por exemplo, até 24 horas após há aumento da Hb, eritropoetina, leucócitos, IL-6, TNF-α, PCR e ferritina, comparados a valores de uma semana antes da corrida. Há também diminuição de haptoglobina e do ferro sérico e aumento da capacidade de ligação total do ferro. Porém, depois de 24 horas, há anemia por hemodiluição, estresse oxidativo induzido pelo exercício, deficiência de ferro, eventual sangramento gastrointestinal, hematúria, hemólise por *foot strike* e compressão dos capilares pelos músculos contraídos.[8]

Nas últimas décadas, a hemólise por *foot strike* tem sido frequentemente usada para explicar anemia em esportistas. A hemólise por exercício ou *foot strike*, condição comum em atletas, em especial maratonistas, mas também descrita em nadadores, remadores ou levantadores de peso, ocorre por destruição dos eritrócitos secundariamente ao trauma ocasionado pelo impacto, turbulência no vaso sanguíneo, acidose e elevação da temperatura nos músculos acionados. A teoria da hemólise causada por trauma mecânico tem sido apoiada na presença de baixos valores de haptoglobina durante o exercício e altos valores séricos de ferro depois, especialmente em indivíduos não atletas.[9] A haptoglobina encontra-se em valores diminuídos, pois liga-se à hemoglobina livre (oriunda da ruptura dos eritrócitos) e esse complexo depois é eliminado do organismo. O diagnóstico é feito, portanto, pelo aumento de VCM e reticulócitos (marcadores de hemólise) e pela diminuição de haptoglobina. O tratamento consiste na mitigação do impacto com o uso de calçados com palmilhas adequadas, luvas e demais protetores.

Outra possível causa para destruição prematura das hemácias refere-se às alterações corpóreas presentes no momento da atividade física, como: acidose metabólica, aumento da temperatura corporal ou aumento das catecolaminas circulantes. Além disso, a intensidade de hipoglicemia, aumento da temperatura corporal e ativação inflamatória após exercício extenuante também afetam a resistência osmótica dos eritrócitos, bem como os radicais livres liberados durante o treinamento. Essas reações de estresse promovem alterações nos eritrócitos, possivelmente provocando um aumento da fragilidade, com diminuição da resistência osmótica e consequente redução da sua vida média e, portanto, aumento da hemólise intravascular.[10]

Por fim, a perda de sangue pela urina, isto é, hematúria e perda de sangue através da quebra da fibra muscular, ou seja, mioglobinúria, pode ocorrer após o exercício, por exemplo, após uma corrida de 400 m no esforço máximo.[11]

Ademais, pode ser observada em atletas a diminuição da ferritina a despeito de Hb normal, o que aparentemente proporciona diminuição do desempenho. Por outro lado, a ferritina também pertence às proteínas da fase aguda, e pode aumentar em processos que estimulam a inflamação e em resposta ao estresse oxidativo do exercício.

Etiologia

Há diversas causas para o aparecimento da anemia, tanto adquiridas (p. ex., anemia ferropriva) como herdadas (p. ex., anemia falciforme); primária ou secundária a algum processo sistêmico. No atleta, entretanto, há que se investigar tanto causas comuns à população geral como os fenômenos intrínsecos relatados anteriormente.

Propedêutica

Diante de quadro de anemia em atleta, a investigação é igual àquela feita em qualquer paciente, pois há que se fazer diagnóstico diferencial com pseudoanemia. Inicia-se com uma história clínica detalhada, especialmente quanto ao tempo de instalação do quadro, se agudo ou crônico. Indivíduos com anemia crônica podem ser tolerantes a níveis ainda mais baixos de Hb e não apresentar sintomas. Além disso, atletas de alto desempenho podem ter o nível basal de Hb um pouco mais baixo, portanto, atentar para o histórico e os hemogramas prévios é de auxílio na diferenciação da pseudoanemia.

Deve ser ativamente questionado quanto à presença de sangramentos (intestinais, volume de fluxo menstrual, epistaxe), história familiar (interrogação quanto a casos de hemoglobinopatias, doença de membrana eritrocitária ou outras doenças relacionadas na família, bem como origem étnica), doenças reumatológicas, doenças autoimunes, sinais infecciosos, viagens a locais de doenças endêmicas e hábitos alimentares, além de presença de cirurgias intestinais prévias.

Deve-se interrogar quanto ao uso de medicações, pois o atleta pode fazer uso de analgésicos e anti-inflamatórios para lesões traumáticas frequentes na atividade esportiva, o que pode provocar sangramento gastrointestinal discreto. Indagação quanto ao tipo de prática esportiva e intensidade também é importante para o raciocínio clínico, tais como atividade que ocasione micro-hemólise pelo atrito no pé, nas mãos ou em outras partes do corpo.

Quadro clínico

A anemia, quando leve, pode ser assintomática. Mas, quando mais grave, manifesta-se por fraqueza, cansaço, mal-estar geral, indisposição, adinamia, palpitação, irritabilidade, cefaleia, tonturas, lipotimia, zumbido, dispneia aos esforços, palidez cutânea, unhas quebradiças, pica, malácia, disfagia, dispepsia e dor epigástrica, entre outros sinais. Atletas anêmicos apresentam diminuição do desempenho e menor aptidão.

Exame físico

O exame físico deve ser completo e avaliar a intensidade da palidez, além de procurar ativamente por lesões na pele, icterícia, petéquias, hematomas, cianose, telangectasias, escoriações etc. Na observação dos olhos, deve-se investigar pletora, hemorragias e exsudatos. Na boca, deve-se atentar para ulcerações, língua despapilada ou queilite angular. Deve-se palpar as cadeias ganglionares à procura de adenomegalias, assim como hepato/esplenomegalia. A observação de qualquer deformidade esquelética ou tumoral deve ser apontada.

Investigação laboratorial

Inicia-se com o hemograma e a contagem de reticulócitos. Entretanto, o hemograma não deve ser colhido após a prática desportiva, pois o exercício e a desidratação podem interferir em alguns parâmetros (na desidratação a Hb e o Ht estarão falsamente elevados). E sempre se deve atentar para os valores de referência para idade e gênero.

No hemograma é possível graduar a anemia pela dosagem de Hb, Ht e contagem de eritrócitos. Esses três índices devem ser considerados conjuntamente, pois indivíduos portadores de traço talassêmico (talassemia alfa) podem apresentar número de eritrócitos elevados apesar da Hb próxima ao normal.

Quando a causa da anemia é a redução da vida dos eritrócitos, a medula responde com aumento da produção ou eritropoese e consequente aumento do número de reticulócitos. Por outro lado, quando o problema é a redução da produção, o paciente apresentará reticulócitos normais a baixos, mesmo na presença de anemia. Assim, na presença de reticulocitose deve-se investigar sangramento e/ou presença de hemólise.

A pesquisa de sangramento deve incluir trato gastrointestinal (TGI) alto e baixo; endoscopia, sangue oculto nas fezes e colonoscopia podem ser necessários. Apesar de o sangramento do TGI em atletas ser frequente, mesmo assim devem-se excluir doenças que possam causá-lo, como neoplasias e telangectasias intestinais. O fluxo sanguíneo para o intestino é reduzido em até 80% durante o exercício, na desidratação e na hipertermia, o que pode levar a isquemia local com consequências. Casos de gastrite hemorrágica e colite foram descritos em maratonistas.[16] Outra causa comum de sangramento é o uso de medicação anti-inflamatória não esteroide, que leva a desencadeamento de gastrites e até ulceras.

Como a anemia por deficiência de ferro é a mais prevalente na população geral, ela também pode ocorrer em atletas. Atletas mulheres com sangramento uterino anormal por disfunção hormonal, miomatose ou mesmo neoplasias malignas devem ser ativamente investigadas. Em adição, a ingestão de ferro pode ser abaixo da necessidade, especialmente em praticantes de exercícios de alta resistência.[12]

Por outro lado, atletas mulheres podem apresentar diminuição da menstruação. O número de mulheres jovens que participam no atletismo aumentou acentuadamente nas últimas décadas. A tríade da atleta feminina conhecida como baixa disponibilidade de energia, disfunção menstrual e baixa densidade mineral óssea é agora cada vez mais reconhecida, com ~24% das atletas adolescentes demonstrando disfunção menstrual. Dessa maneira, talvez a diminuição de sangramento menstrual contribua para não haver uma perda acentuada dos estoques do ferro.

Hematúria pode ser observada por trauma mecânico repetitivo na bexiga ou por alterações fisiológicas renais relacionadas. Investigação apropriada deve ser conduzida.

No caso de hemólise intravascular há aumento de DHL, enzima presente em grande quantidade dentro das hemácias; aumento de bilirrubina indireta, por degradação da hemoglobina; redução de haptoglobina (teste mais sensível); aumento de RDW (índice de anisocitose); presença de esquizócitos; Coombs direto positivo, no caso de hemólise autoimune.

A presença de hemólise intravascular ocasionada pelo *foot strike* é um exemplo de situação de destruição acelerada dos eritrócitos.

No caso de contagem reticulocitária normal ou baixa, o próximo índice a ser avaliado é o tamanho da hemácia, indicado laboratorialmente pelo VCM (volume corpuscular médio). A maior parte das causas de anemia apresentará VCM normal (anemias normocíticas). No entanto, a presença de VCM baixo (microcítica) ou alto (macrocítica) sugere alguns poucos, mas específicos, diagnósticos diferenciais, facilitando o raciocínio clínico.

A deficiência de ferro, a causa mais comum de anemia ambulatorial, é caracteristicamente microcítica, tendo como principal diagnóstico diferencial a talassemia. Já a deficiência de folato ou vitamina de B12 é tipicamente macrocítica. Porém, em algumas situações, a anemia ferropriva pode aparecer também como anemia normocítica, principalmente se está no processo inicial da deficiência e se ainda não se observou redução do tamanho da hemácia e /ou quando pode estar associada a perda de vitaminas como vitamina B12 e ácido fólico.

No caso de anemia normocítica, os exames subsequentes deverão se pautar pelas informações clínicas e outros achados laboratoriais e buscam diferenciar se são problemas primários da medula óssea ou secundários a outras condições. Em algumas situações, apenas os exames de sangue periférico serão suficientes para o diagnóstico, e em outras situações os exames de medula óssea poderão ser necessários.

Uma das situações mais desafiadoras é a investigação de anemia secundária a doença crônica. Nesta entidade, a atividade inflamatória persistente induz a secreção do hormônio hepcidina, que dificulta a transferência de ferro das células de depósito (macrófagos, enterócitos) para a transferrina sanguínea e, portanto, diminui a biodisponibilidade de ferro. A análise do RDW (índice de anisocitose, que mede a variação de tamanho entre as hemácias) pode ser útil, apesar de não definitiva: RDW normal favorece doença crônica, e RDW aumentado sugere deficiência de ferro. Nesses casos a análise do perfil de ferro costuma diferenciar as duas situações. O Quadro 6.1 demonstra os parâmetros que auxiliam na distinção entre anemia ferropriva (AF), anemia de doença crônica (ADC) e a associação de ambas.

Hemoglobinopatias são observadas em alguns atletas. A anemia falciforme é uma forma hereditária de anemia (autossômica recessiva), na qual há uma mutação na cadeia beta da globina (proteína que forma a hemoglobina), formando a hemoglobina S (HbS). Caracteriza-se por uma condição na qual não há glóbulos vermelhos saudáveis suficientes para transportar oxigênio adequado por todo o corpo. Estima-se que cerca

ANEMIAS NOS ATLETAS **61**

QUADRO 6.1 – Parâmetros que auxiliam na distinção entre anemia ferropriva, anemia de doença crônica e associação de ambas

Parâmetro	Anemia ferropriva	Doença crônica	Doença crônica + ferropenia
Ferro sérico	↓	Normal ↓	↓
Transferrina	↑	Normal ↓	Normal ↓
Saturação de transferrina	↓	Normal ↓	Normal ↓
Ferritina	↓	Normal ↑	Normal ↓
RDW	↑	Normal	↑
Receptor transferrina solúvel	↑	Normal	Normal ↑
Estoques ferro medula óssea	↓	Normal	↓
Sideroblastos normais na medula óssea	↓	↓	↓

Fonte: Chauffaille et al.[14]

de 25 a 30 mil pessoas tenham a doença no Brasil, com prevalência de até 1/1.000 nascimentos. Normalmente, os eritrócitos são flexíveis e redondos, movendo-se facilmente pelos vasos sanguíneos. Na anemia falciforme, os eritrócitos tornam-se rígidos e têm a forma de foice ou lua crescente devido à polimerização da HbS no interior dessas células.

Os principais sintomas são icterícia, anemia crônica (devido à morte precoce dos glóbulos vermelhos) com fadiga, crises dolorosas nos ossos e músculos, caracterizadas pelo bloqueio sanguíneo nos vasos pelos eritrócitos alterados. Pode ainda haver atraso de crescimento, alterações visuais, infecções frequentes por lesão vascular do baço. Não há cura para a maioria das pessoas com anemia falciforme. Os tratamentos, no entanto, podem aliviar a dor e ajudar a prevenir problemas associados à doença.

O portador do traço falcêmico é o indivíduo que apresenta o gene da HbS em heterozigose. Traço falciforme apresenta prevalência de 27/1.000 nascimentos, principalmente nos estados do Nordeste do Brasil. O inidvíduo com traço falciforme em geral não apresenta manifestações clínicas da doença e pode ficar subdiagnosticado. Atletas com traço falcêmico porém apresentam maior chance de morte súbita, via de regra associada a rabdomiólise quando desidratados, exercitando-se em elevadas temperaturas ou altitudes.[13]

A talassemia é um grupo heterogêneo de doenças hereditárias, caracterizadas por anemia hemolítica e hipocromia nas hemácias. Existem vários tipos de talassemia, já que as mutações ocorrem em diferentes tipos de cadeias polipeptídicas. Nas talassemias há alteração quantitativa na produção das cadeias polipeptídicas da Hb, levando a um desequilíbrio, que é classificado de acordo com a cadeia afetada. Se a produção de cadeias α está diminuída, é chamada de talassemia alfa e o desequilíbrio acarretado é na sobra de cadeias β. Por outro lado, se é a produção de cadeias β é que está diminuída tem-se a talassemia beta, com sobra na produção de cadeias α. O desequilíbrio na síntese de cadeias globínicas é o responsável pelas manifestações clínicas das talassemias. As cadeias normais em excesso precipitam-se na célula, lesando a membrana e provocando destruição prematura da hemácia, dificultando o processo de eritropoese e causando hemoglobinização deficiente dos eritroblastos.

Os portadores de talassemia beta *minor* (heterozigótica) são geralmente assintomáticos e o diagnóstico pode ser feito casualmente. Já a talassemia major caracteriza-se clinicamente por grave anemia hemolítica, microcítica e hipocrômica, icterícia, hepatoesplenomegalia progressiva e alterações ósseas generalizadas. Essas alterações decorrem da intensa hiperplasia eritroide na medula óssea, em resposta ao processo hemolítico.

No que diz respeito à ferritina, ela é indicadora do nível de ferro estocado no organismo. Entretanto, também é proteína de fase aguda, elevando-se em situação de inflamação e infecção. Assim, a avalição laboratorial para a ferropenia deve incluir, além da dosagem de ferro sérico, a capacidade de ligação do ferro, a ferritina, e a ferroportina. Diversos ensaios clínicos controlados indicam que a administração do ferro tem efeito positivo no desempenho em atletas com ferropenia sem anemia, independentemente do aumento do nível da Hb.

A hemoglobina reticulada (RET-He) permite detectar alterações no estado de ferro mais rapidamente que o conteúdo de hemoglobina dos eritrócitos maduros. Essa aferição é uma avaliação direta do ferro realmente usado para a biossíntese da hemoglobina e pode indicar se há ferro suficiente para a eritropoese. É útil para diagnosticar anemia ferropriva, quando geralmente se apresenta menor que 28 pg (valor normal = 28-35 pg). O conteúdo de hemoglobina reticulada cai na anemia ferropriva. Identifica deficiência de ferro em paciente renal crônico tratado com eritropoetina.

Exames Diagnósticos

O Quadro 6.2 apresenta alguns testes que ajudam a diferenciar as anemias microcíticas. A anemia de doença crônica apresenta estoque de ferro aumentado e ferritina normal ou aumentada. A beta talassemia apresenta pontilhado basofílico nas hemácias, história familiar, ferro sérico normal ou elevado, capacidade de ligação do ferro normal, ferritina normal ou elevada, estoque de ferro aumentado e hemoglobina A2 aumentada na eletroforese. As hemoglobinopatias devido a hemoglobinas instáveis (p. ex., Zurique e Koln) associam-se a hemólise, aumento do estoque de ferro e anormalidade na eletroforese de hemoglobina. A intoxicação por chumbo associa-se a pontilhado basofílico nos eritrócitos, com dor abdominal, parestesia, pé caído e linha de Burton na gengiva. A anemia responsiva à piridoxina (pode associar-se a dermatite e convulsão) e a anemia sideroblástica (por medicamentos) apresentam sideroblastos em anel na coloração por azul da Prússia nos esfregaços de medula óssea. Pacientes submetidos a diálise renal crônica podem desenvolver deficiência de ferro.

QUADRO 6.2 – **Testes laboratoriais para ajudar a diferenciar anemias microcíticas**[14]

Teste	Anemia ferropriva	Beta talassemia	Anemia de doença crônica	Anemia sideroblástica
Ferro sérico	Diminuído	Normal ou aumentado	Normal ou diminuído	Normal ou aumentado
Capacidade ferropéxica	Diminuída	Normal	Levemente diminuída	Normal
Saturação da transferrina	Diminuída	Normal ou aumentada	Normal ou diminuída	Normal ou aumentada
Ferritina	Diminuída	Aumentado	Normal ou aumentada	Normal ou aumentada
RDW	Aumentado	Normal ou aumentada	Normal	Aumentado

Na Figura 6.1, podemos observar o algoritmo de investigação inicial de anemias desenvolvido por Chauffaille em 2016.[14]

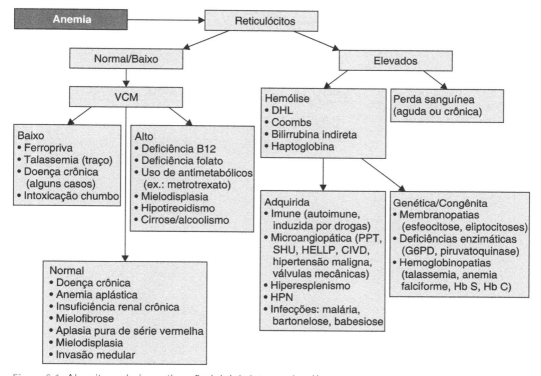

Figura 6.1. Algoritmo de investigação inicial de anemias.[14]

Referências Bibliográficas

1. Trakada G, Spiropoulos K. Hematologic and biochemical laboratory parameters before and after a marathon race. Patras 2003; 181(2): 89-95.
2. Silva LML, Peixoto JC, Cameron LC. Respostas hematológicas, bioquímicas e de indicadores do perfil nutricional de atletas fundistas após intervenção dietética. Fitness & Performance Journal. Rio de Janeiro2006; 5(1):11-7.
3. Green HJ, Sutton JR, Coates G, Ali M,Jones S. Response of red cell and plasma volume to prolonged training in humans. J Appl Physiol 1991: 70: 1810-5.
4. Kratz A, Lewandrowski K B, Siegel A J, Chun KY, Flood J G, Van Cott EM, Lee-Lewandrowski E. Effect of marathon running on hematologic and biochemical laboratory parameters, including cardiac markers. American Journal of Clinical Pathology. 2002; 118(6): 856-63.
5. Banzet S, Sanchez H, Chapot R, Bigard X, Vaulont S, Koulmann N. Interleukin-6 contributes to hepcidin mRNA increase in response to exercise. Cytokine. 2012;58(2):158-61.
6. Nemeth E, Tuttle MS, Powelson J, Vaughn MB, Donovan A, Ward DM, Ganz T, Kaplan J. Hepcidin regulates cellular iron efflux by binding to ferroportin and inducing its internalization. Science. 2004; 306(5704):2090-3.
7. Nieman DC, Nehlsen-Cannarella SL. The immune response to exercise. Seminars in Hematology. 1994; 31(2): 166-79.
8. Chiu YH, Lai JI, Wang SH, How CK, Li LH, Kao WF, Yang CC, Chen RJ. Early changes of the anemia phenomenon in male 100-km ultramarathoners. J Chin Med Assoc. 2015 Feb;78(2):108-13.

9. Davidson RJL, Roberston JD, Galea G, Maughan RJ. Hematological changes associated with marathon running. Int J Sports Med 1987, 8:19-25.
10. Szygula Z. Erythrocytic system under the influence of physical exercise and training. Sports Med Krakow. 1990; 10(3):181-97.
11. McInnis MD, Newhouse IJ, von Duvillard SP, Thayer R. The effect of exercise intensity on hematuria in healthy male runners. Eur J Appl Physiol Occup Physiol. 1998; 79(1):99-105.
12. Beard J, Tobin B. Iron status and exercise. Am J Clin Nutr. 2000 ;72(2 Suppl):594S-7S.
13. Kark JA, Posey DM, Schumacher HR, Ruehle CJ. Sickle-cell trait as a risk factor for sudden death in physical training. N Engl J Med. 1987 Sep 24;317(13):781-7.
14. Chauffaille ML, et al. Diagnósticos em Hematologia. Barueri: Manole, 2016.
15. Davidson R J L, Roberston JD, Galea G, Maughan RJ. Hematological changes associated with marathon running. Int J Sports Med. 1987, 8:19-25.
16. Moses FM, Baska RS, Peura DA, Deuster PA. Effect of cimetidine on marathon-associated gastrointestinal symptoms and bleeding. Dig Dis Sci. 1991; 36(10):1390-4.
17. Szygula Z. Erythrocytic system under the influence of physical exercise and training. Sports Med. Krakow. 1990; 10(3):181-97.

Capítulo 7

Imunologia do Exercício

• Mauro Vaisberg • André Luis Lacerda Bachi • Juliana de Melo Batista dos Santos

Considerações Iniciais

Apesar de a Imunologia do Exercício ter uma história relativamente curta em relação a outros ramos das ciências do exercício, é possível observar que o número de publicações é cada vez maior, o que revela um efervescente interesse de pesquisadores e cientistas sobre esse tema. A compreensão da inter-relação sistema imune e exercício físico, além de favorecer a manutenção do estado saudável da população em geral, também pode ajudar o melhor entendimento de como exercícios atuam de modo complementar ao tratamento de patologias diversas como cardiopatias, neoplasias, doenças metabólicas ou síndromes funcionais e, também, garantir a melhora da *performance* de atletas.[1]

Para podermos discutir com maior propriedade esse tema, vale a pena destacar brevemente alguns relevantes aspectos relacionados à imunologia do exercício.

Ainda que o movimento seja caracterizado pela ação do sistema musculoesquelético, esse sistema não atua sem a influência ou o controle do sistema nervoso.[2] Outro componente fundamental à melhor adaptação do funcionamento orgânico às necessidades do momento, atuando na manutenção da homeostase durante a prática do exercício físico, é o sistema endócrino. Por isso, é prática corrente denominá-los conjuntamente como sistema neuroendócrino. A partir dos trabalhos pioneiros de Ader e Cohen[3] e Besedovski,[4] em meados da década de 1970, foi evidenciado que a ativação do sistema neuroendócrino pode modular o sistema imune. O inverso também ocorre, pois através da ação de citocinas, as moléculas sinalizadoras do sistema imune, esse atua sobre os outros sistemas, de maneira que a ação desses três sistemas vai influenciar a capacidade de trabalho muscular. Os três sistemas formam uma unidade funcional, que, atuando de maneira dinâmica e harmônica, garante a homeostasia orgânica, o que consequentemente poderá manter a integridade de organismos durante a realização de exercício, esporte ou atividade física.

Breve Descrição do Sistema Imune

Classicamente, associa-se a resposta imunológica com a defesa do organismo contra agentes agressores, sendo por isso considerada por muitos um sistema de defesa. Contudo, vale a pena lembrar que, além da atuação do sistema imune na defesa contra agentes infecciosos como bactérias, vírus, fungos ou parasitas, esse sistema também se mostra atuante na rejeição de tecidos transplantados e na eliminação de células mortas, defeituosas ou alteradas, como células tumorais, além da interação com os demais sistemas orgânicos. Diante disso, podemos inferir que o sistema imune desempenha função mais ampla que exclusivamente de defesa.

Para fins didáticos e melhor entendimento de como funciona o sistema imunológico, vamos apresentá-lo em duas partes: o sistema imune inato e o sistema imune adaptativo. Contudo, não podemos deixar de esclarecer que essa divisão, ainda que real, não significa que não haja sobreposição de suas funções.

O sistema imune inato ou natural é considerado a primeira linha de defesa contra agentes infecciosos pelo fato de ser composto por elementos como pele, mucosas, pH do suco gástrico, que desempenham funções de barreira, por fatores solúveis como o sistema do complemento, por peptídeos antimicrobianos como defensinas e lisozima, por receptores que reconhecem classes de patógenos, iniciando a resposta inflamatória e imunológica como os receptores tipo *toll* (*toll-like receptors* – TLRs) e por vários tipos celulares tanto fagocíticos como neutrófilos, macrófagos, células dendríticas e eosinófilos, como as células *natural killers*, todos com capacidade de desencadear uma resposta imediata a estímulos nocivos.[5]

Já o sistema imune adaptativo ou adquirido tem como principais elementos os linfócitos T e B, além das glicoproteínas conhecidas como anticorpos. Com relação aos linfócitos T, estes apresentam vários subtipos com funções distintas, que vão desde a modulação (linfócitos TCD4 ou auxiliadores – *helper*) e regulação (linfócitos T reguladores) da resposta imune, chegando à atividade citotóxica (linfócitos T CD8 ou citotóxicos), eliminando células infectadas ou tumorais. Da mesma maneira, o linfócito B apresenta subtipos, como o subtipo B2, que, quando ativados, se diferenciam em plasmócitos e sintetizam os diferentes tipos de anticorpos, e o subtipo B1, também comprometido com a produção de anticorpos, mas que se diferenciam das células B2 pela produção de autoanticorpos sem necessidade de estímulo externo, mas ainda com funções protetoras.

Para que a resposta imune seja ativada e garanta a proteção diante de um estímulo patogênico, é fundamental que os dois sistemas descritos, inato e adquirido, interajam de maneira ordenada. Assim, enquanto o sistema imune inato tem como função ser capaz de reconhecer o agente patogênico e com isso iniciar a resposta imune contra esse patógeno, a ativação do sistema imune adquirido dependerá da apresentação de um fragmento desse agente patogênico pelas células inatas aos linfócitos T, que garantirão, a partir daí, especificidade da resposta imune, além da memória imunológica. Isso permitirá que numa segunda exposição do organismo ao mesmo patógeno a resposta imune atue de maneira mais rápida e mais vigorosa.

Por uma questão de pragmatismo, vamos nos ater neste capítulo à influência do sistema na prática do exercício, visto que apenas o estudo dos efeitos do exercício no sistema imune seria um tema muito vasto.

Efeito do sistema imune no exercício físico

Existe grande número de evidências de que o exercício físico influencia o sistema imune, sendo essa uma área bastante explorada. Já o efeito do sistema imune sobre o exercício físico é uma área ainda pouco explorada, mesmo que sejam muitas as evidências de que o exercício físico é influenciado pelo sistema imune.

Uma das ações do sistema imune no exercício físico é bem caracterizada pela atuação do fator de necrose tumoral alfa (TNF-α). Essa pequena proteína é uma clássica citocina pró-inflamatória com papel central na imunidade inata e importante para manutenção da homeostase celular, tecidual e orgânica. Há décadas se sabe que o TNF e seus receptores têm impacto em diversas doenças cardiovasculares, pois o TNF é um fator modulador da contratilidade cardíaca e da resistência periférica, dois fatores hemodinâmicos determinantes da função cardíaca.[6] Além disso, o TNF pode atuar no músculo esquelético e causar diferentes respostas, dependendo de sua concentração na circulação sistêmica. Níveis elevados de TNF-α circulantes estão associados a degradação de proteínas e redução da síntese de proteínas nos músculos, mas, por outro lado, quando em níveis normais, ele atua como fator de crescimento muscular. Um outro exemplo é o papel dessa molécula na promoção da neurodegeneração, que pode ser causada pelo estresse oxidativo e pela inflamação induzidos por TNF, mas que, por outro lado, quando é ativado através de um segundo receptor (TNFR2), o TNF é neuroprotetor e promove a regeneração tecidual. Portanto, fica claro que, devido a sua potente ação pró-inflamatória, o TNF necessita de produção e atividade rigidamente controladas. Quebra da homeostase do mecanismo de controle do TNF, causada por fatores ambientais ou genéticos, pode resultar em patologia. Elevados níveis de TNF estão presentes na miocardite, na cardiomiopatia dilatada, na lesão de isquemia-reperfusão, no infarto do miocárdio, na progressão da insuficiência cardíaca congestiva, na caquexia cardíaca e em outras doenças que também impactam na saúde cardiovascular, como diabetes e obesidade. Na insuficiência cardíaca, por exemplo, o TNF poderia ser responsável por remodelação ventricular posterior; regulação negativa da contratilidade miocárdica; aumento da taxa de apoptose da célula endotelial e dos miócitos; alteração da expressão e função das enzimas que regulam a produção de óxido nítrico; e também pela indução de caquexia, resultando em disfunção muscular periférica adicional.[7]

Níveis plasmáticos de TNF-α foram positivamente correlacionados a níveis de uma outra citocina pró-inflamatória, a interleucina (IL)-6. Ambas estão elevadas em indivíduos obesos, tabagistas, diabéticos tipo 2, e, além disso, níveis plasmáticos de IL-6 são tidos como preditivos de mortalidade associada a doenças cardiovasculares.[8] Atualmente, as citocinas, que antes eram tidas como restritas ao sistema imune, foram reconhecidas como moléculas secretadas também pelo músculo esquelético, e as citocinas dessa classe são denominadas miocinas.[9] Um subgrupo importante dessa classe de proteínas é formado por miocinas secretadas em função do exercício físico e que possuem capacidade de exercer atividades autócrinas, parácrinas e endócrinas. Dentre as miocinas que sabidamente possuem influência do/no exercício físico e também na prevenção secundária e na reabilitação cardiovascular estão as interleucinas

IL-6, IL-8 e IL-15.[10] A IL-6, quando liberada em função da contração muscular, seja por fibras musculares tipo I ou tipo II, tem importante atividade metabólica, favorecendo a captação de glicose e a oxidação de ácidos graxos no músculo em atividade. Adicionalmente, pode desempenhar uma ação endócrina, aumentando a síntese de glicose hepática ou a lipólise no tecido adiposo durante o exercício físico. A IL-6 tem sua síntese e secreção muito aumentadas após a atividade física, quando os níveis circulantes de insulina estão elevados, mas, por outro lado, como citado anteriormente, a IL-6 também se mostrou associada a obesidade e a ação diminuída da insulina.[8] Isso demonstra que a IL-6 possui diferentes funções e sua ação depende do estímulo para sua expressão. A IL-6 produzida e secretada pelo músculo esquelético tem a capacidade de inibir a produção de TNF-α, bem como a resistência à insulina por ele produzida, apresentando importante papel na mediação dos efeitos benéficos do exercício na inatividade e desordens relacionadas à inflamação de baixo grau, como diabetes e doenças cardiovasculares.[11]

Durante a atividade física aguda, além da alta concentração circulante de IL-6, outras moléculas são frequentemente detectáveis, como a IL-15, a IL-8, a IL-10, o antagonista do receptor de IL-1 (IL-1ra), e o receptor solúvel de TNF (sTNF-R) (com propriedades anti-inflamatórias prevalentes). A IL-15, assim como a IL-6, é uma miocina que merece atenção em relação aos seus efeitos no exercício, pois, além de ser secretada pelo músculo esquelético durante o exercício, possui efeito anabólico no crescimento muscular e também atua no metabolismo lipídico. A IL-15 está negativamente relacionada com o percentual de massa gorda, sugerindo ter participação na redução de tecido adiposo. Trabalhos na literatura também sugerem que a IL-15 tenha papel na sensibilização à insulina promovida pelo exercício aeróbico, não apenas como um fator parácrino e autócrino, mas também como um fator endócrino.[12]

Outra citocina envolvida na integração de sistema imune e exercício físico é a IL-8, uma quimiocina originada principalmente de monócitos, macrófagos, células da musculatura lisa e células endoteliais e secretada no espaço extracelular, sendo a principal responsável por recrutamento de monócitos e neutrófilos através de um gradiente quimiotático, atraindo as células para a região com maior concentração de quimiocinas.[13] Elevadas concentrações plasmáticas de IL-8 estão associadas a risco aumentado de doença arterial coronariana em indivíduos aparentemente saudáveis,[14] bem como níveis elevados são encontrados nas placas ateroscleróticas, sugerindo que pode ser um importante mediador da angiogênese nesse tecido.[15] A IL-8 apresenta elevação dos níveis sistêmicos durante o exercício intenso com componente excêntrico, e no exercício concêntrico a IL-8 e seu receptor têm sua expressão aumentada no musculoesquelético, sendo sintetizados sem influenciar as concentrações sistêmicas, de maneira que provavelmente a IL-8 derivada do músculo age localmente e estimula a angiogênese. Mesmo havendo muitas relações a serem exploradas no contexto da influência do sistema imune sobre o exercício físico, já existem trabalhos suficientes para mostrar que o sistema musculoesquelético é fundamental no controle da resposta imune local e sistêmica, principalmente em relação aos efeitos do exercício físico.

Coração e Sistema Imune

Nos anos 1970, firmou-se o conceito da atuação conjunta de um sistema neuroimunoendócrino, em função dos trabalhos de Ader e Cohen (1975)[3] e Besedovsky (1979).[4] Segundo esses autores e muitos outros que, posteriormente, corroborariam as descrições iniciais, o sistema neuroendócrino e o sistema imunológico respondem a estímulos de maneira conjunta, ou seja, uma resposta do sistema neuroendócrino gera liberação de citocinas (mediadores do sistema imunológico), e a ativação da resposta imune leva à liberação de hormônios e neurotransmissores.

Citocinas são mediadores solúveis inicialmente descritas como responsáveis pela comunicação entre células do sistema imunológico. Posteriormente, com o relato de receptores funcionais para citocinas em células dos sistemas nervoso e endócrino, constatou-se que a sinalização ocorria também com células fora do sistema imunológico. Finalmente, foram descritas tanto a síntese de citocinas por vários tecidos não pertencentes ao sistema imune como a presença de receptores funcionais em vários órgãos e sistemas, entre eles o sistema cardiovascular.

Além de mediadores solúveis, células do sistema imune também estão presentes no coração, e funções do sistema imune são exercidas por células do coração, como fibroblastos[16] e pericitos,[17] mesmo em condições fisiológicas. A presença dessas células, mediadores e funções imunológicas desempenhadas por células do coração se acentua de maneira marcante em condições patológicas, como após um infarto agudo do miocárdio, miocardites e outras patologias.

A disfunção endotelial (DE) está presente em muitas doenças cardiovasculares e metabólicas, sendo a resistência à insulina um fator comum a todas essas patologias. Indivíduos jovens e obesos já apresentam DE, junto com resistência à insulina (RI), antes do aparecimento de manifestações clínicas.

Obesidade, resistência à insulina e *diabetes mellitus* tipo 2 são condições em que ocorre aumento da expressão de citocinas pró-inflamatórias como TNF-α, IL-6 e inibidor do plasminogênio-1 (PAI-1). Por sua vez, a RI está associada a um estado de hiperinsulinismo, que tem associação com hipertensão arterial essencial. Esses achados estão ligados ao desenvolvimento da aterosclerose

A aterosclerose é uma doença inflamatória da parede de artérias de grande e médio calibres, precipitada por alterações de LDL colesterol no sangue. Linfócitos e células dendríticas, que são normalmente encontrados na adventícia de artérias, têm seu número aumentado de maneira exponencial, bem como sua distribuição se altera em artérias ateroscleróticas. Macrófagos, células dendríticas, linfócitos e *foam cells* são encontrados nas lesões, e, abaixo dessas, há uma organização de leucócitos em aglomerados que lembram tecidos linfoides terciários.[18]

No processo de aterogênese, parecem ter papel fundamental várias citocinas, proteínas e moléculas de adesão, em adição às alterações de óxido nítrico e lipídios. O espessamento das camadas íntima e média do endotélio está relacionado à maior permeabilidade da parede da íntima em resposta à proteína C reativa (PCR), secretada no fígado em resposta à interleucina-6 (IL-6), sendo esses passos essenciais para a inflamação vascular, de modo que a liberação de citocinas, tais como IL-6 e TNF, além de moléculas de adesão como a molécula de adesão intercelular (ICAM-1) e a molécula de adesão de células vasculares (VCAM), terá o efeito de amplificar a lesão endotelial em curso.[19]

Intervenções experimentais, tendo como alvo moléculas de adesão ou a redução de macrófagos e células dendríticas, reduzem o processo de aterosclerose. Já o bloqueio de citocinas anti-inflamatórias, como interleucina-10 (IL-10) ou fator transformador de crescimento-beta (TGF-β), acelera o processo de aterosclerose.[18]

Dostal et al. (2015)[16] ressaltam o papel do fibroblasto em situação fisiológica como fonte da matriz extracelular, além de atuar como célula envolvida na resposta imune cardíaca. Assim, fibroblastos cardíacos têm importância fundamental na manutenção da forma e função normais, bem como em processos de remodelamento em condições como infarto do miocárdio e hipertensão. Independentemente da ação em situação fisiológica ou patológica, fibroblastos têm papel fundamental na comunicação entre tipos celulares, incluindo miócitos e células endoteliais, função executada por múltiplas vias de sinalização, induzindo fatores de crescimento e citocinas. Fibroblastos cardíacos sofrem importante alteração funcional após o infarto do miocárdio. A necrose de cardiomiócitos desencadeia intensa reação inflamatória. Nas fases iniciais de cicatrização pós-infarto, fibroblastos se tornam células pró-inflamatórias, ativando inflamossomos, produzindo citocinas, quimiocinas e proteases. Citocinas pró-inflamatórias, como a Interleucina-1 (IL-1), retardam a transformação em miofibroblastos até que sejam eliminados células mortas e restos da matriz extracelular. Posteriormente, temos uma fase proliferativa, tendo aqui importante ação fatores de crescimento e proteínas da matriz extracelular na ativação de miofibroblastos.[20]

Morgan et al. (1999)[21] mostraram, em trabalho experimental de pré-condicionamento por isquemia, a importância da expressão do fator NFkB, cujo bloqueio aumentava de maneira considerável a área de infarto nos animais.

Jones et al. (2003)[22] retomam a discussão sobre o papel de NFkB na fisiologia e fisiopatologia do coração. Esse é um fator de transcrição implicado na regulação de vários fenômenos como apoptose, divisão, crescimento e diferenciação celular e na resposta da imunidade inata. No coração, o NFkB é ativado na aterosclerose, na miocardite, na isquemia e na falência cardíaca. Sua ativação ocorre por ação de citocinas, além da ativação de proteinoquinase ativada por mitógeno (MAPK), de modo que, além de ser um importante mediador dos efeitos de citocinas no coração, o NFkB funciona como um regulador chave na transdução de múltiplas cascatas de sinais em uma variedade de estados fisiológicos e patológicos. O bloqueio genético de NFkB reduz a área de infarto em modelos murinos e isquemia/reperfusão, sendo, assim, importante determinante na morte celular após isquemia/reperfusão.

Por isso, é importante ressaltar a necessidade de compreender mecanismos acionados após episódios de estresse patológico como infarto agudo do miocárdio e hipertensão na regeneração do coração e sua vasculatura. O processo de remodelamento envolve os constituintes do coração, miócitos, fibroblastos, células endoteliais, células musculares lisas, pericitos e células-tronco, além de populações celulares não habitualmente ligadas ao coração, como linfócitos, mastócitos e macrófagos.[17,20,23]

Macrófagos são células do sistema imunológico que apresentam vasta distribuição como células residentes, cuja função primordial é a defesa contra infecções e a remoção de células lesadas ou senescentes. Macrófagos teciduais em um grande número de órgãos têm origem no próprio tecido, sendo estabelecidos no período pré-natal e tendo capacidade de autorrenovação. Outra característica interessante é o fato de exibirem funções fisiológicas distintas em órgãos e tecidos específicos. Assim, macrófagos da pele também participam da regulação do volume extracelular dependente do sal e homeostase da pressão arterial. Macrófagos cardíacos em um coração normal têm um fenótipo M2 (anti-inflamatório), e além das funções habituais, estudo recente sugere que, em condições normais, macrófagos estão envolvidos com o sistema de condução cardíaco. No processo de envelhecimento ocorre uma inflamação sistêmica. O mesmo ocorre no coração, e o macrófago tem contribuição decisiva nessa mudança, o que se evidencia pelo aumento do número de macrófagos cardíacos e pelos níveis elevados de moléculas pró-inflamatórias, como TNF-α, IL-6, metaloproteinases de matriz e a quimiocina CCL2. A metaloproteinase MMP-9 e a quimiocina CCL2 mostram correlação positiva com aumento das dimensões de ventrículo esquerdo.[24]

Em modelo murino de IAM, 30 minutos após o evento, monócitos originados do sangue periférico infiltram a área infartada, sendo seu recrutamento dependente de vias de sinalização de CCL2. Chegando ao tecido, eles se diferenciam em macrófagos. O pico da inflamação ocorre por volta do 5° ao 7° dia, e após esse período a inflamação começa a diminuir de intensidade. Nesse processo, a fagocitose de miócitos lesados e neutrófilos é essencial para a resolução do processo. Em humanos, a cinética é similar, sendo apenas um pouco retardada.[25]

Desse modo, podemos afirmar que macrófagos têm função fundamental na resposta de cicatrização pós-infarto, comandando cada fase do processo de remodelamento, incluindo a fase aguda inflamatória, a fase de reparação e a fase de maturação. Por isso, é importante ressaltar a necessidade de compreender mecanismos acionados após episódios de estresse patológico como infarto agudo do miocárdio e hipertensão na regeneração do coração e de seus vasos. O processo de remodelamento envolve os constituintes do coração, miócitos, fibroblastos, células endoteliais, células musculares lisas, pericitos e células-tronco, além de populações celulares não habitualmente ligadas ao coração como linfócitos, mastócitos e macrófagos.

Esse apanhado da relação sistema imune-coração, ainda que seja limitado pelas características do texto, nos permite descortinar a vasta interação dos sistemas imunológico e cardiovascular.

Referências Bibliográficas

1. Walsh NP, Gleeson M, Shephard RJ, Woods JA, Bishop NC, Fleshner M, et al. Position statement. Part one: Immune function and exercise. Exerc Immunol Rev. 2011;17:6-63.
2. Stein DJ, Collins M, Daniels W, Noakes TD, Zigmond M. Mind and muscle: the cognitive-affective neuroscience of exercise. CNS Spectr. 2007;12(1):19-22.
3. Ader R, Cohen N. Behaviorally conditioned immunosuppression. Psychosom Med. 1975;37(4):333-40.
4. Besedovsky HO, Del Rey A, Sorkin E, Da Prada M, Keller HH. Immunoregulation mediated by the sympathetic nervous system. Cell Immunol. 1979;48(2):346-55.
5. Vijay K. Toll-like receptors in immunity and inflammatory diseases: Past, present, and future. Int Immunopharmacol. 2018;59:391-412.
6. Ferrari R. The role of TNF in cardiovascular disease. Pharmacol Res. 1999;40(2):97-105.
7. Popa C, Netea MG, Van Riel PL, Van der Meer JW, Stalenhoef AF. The role of TNF-alpha in chronic inflammatory conditions, intermediary metabolism, and cardiovascular risk. J Lipid Res. 2007;48(4):751-62.
8. Volpato S, Guralnik JM, Ferrucci L, Balfour J, Chaves P, Fried LP, et al. Cardiovascular disease, interleukin-6, and risk of mortality in older women: THE Women's Health and Aging Study. Circulation. 2001;103(7):947-53.
9. Pratesi A, Tarantini F, Di Bari M. Skeletal muscle: an endocrine organ. Clin Cases Miner Bone Metab. 2013;10(1):11-4.
10. Di Raimondo D, Miceli G, Musiari G, Tuttolomondo A, Pinto A. New insights about the putative role of myokines in the context of cardiac rehabilitation and secondary cardiovascular prevention. Ann Transl Med. 2017;5(15):300.
11. Starkie R, Ostrowski SR, Jauffred S, Febbraio M, Pedersen BK. Exercise and IL-6 infusion inhibit endotoxin-induced TNF-alpha production in humans. FASEB J. 2003;17(8):884-6.
12. Nielsen AR, Hojman P, Erikstrup C, Fischer CP, Plomgaard P, Mounier R, et al. Association between interleukin-15 and obesity: interleukin-15 as a potential regulator of fat mass. J Clin Endocrinol Metab. 2008;93(11):4486-93.

13. Apostolakis S, Vogiatzi K, Amanatidou V, Spandidos DA. Interleukin 8 and cardiovascular disease. Cardiovasc Res. 2009;84(3):353-60.
14. Boekholdt SM, Peters RJ, Hack CE, Day NE, Luben R, Bingham SA, et al. IL-8 plasma concentrations and the risk of future coronary artery disease in apparently healthy men and women: the EPIC-Norfolk prospective population study. Arterioscler Thromb Vasc Biol. 2004;24(8):1503-8.
15. Kofler S, Nickel T, Weis M. Role of cytokines in cardiovascular diseases: a focus on endothelial responses to inflammation. Clin Sci (Lond). 2005;108(3):205-13.
16. Dostal D, Glaser S, Baudino TA. Cardiac fibroblast physiology and pathology. Compr Physiol. 2015;5(2):887-909.
17. Navarro R, Compte M, Álvarez-Vallina L, Sanz L. Immune regulation by pericytes: modulating innate and adaptive immunity. Front Immunol. 2016;7:480.
18. Galkina E, Ley K. Immune and inflammatory mechanisms of atherosclerosis (*). Annu Rev Immunol. 2009;27:165-97.
19. Antunes BM, Cayres SU, Lira FS, Fernandes RA. Arterial thickness and immunometabolism: The mediating role of chronic exercise. Curr Cardiol Rev. 2016;12(1):47-51.
20. Shinde AV, Frangogiannis NG. Fibroblasts in myocardial infarction: a role in inflammation and repair. J Mol Cell Cardiol. 2014;70:74-82.
21. Morgan EN, Boyle EM, Yun W, Griscavage-Ennis JM, Farr AL, Canty TG, et al. An essential role for NF-kappa B in the cardioadaptive response to ischemia. Ann Thorac Surg. 1999;68(2):377-82.
22. Jones WK, Brown M, Ren X, He S, McGuinness M. NF-kappa B as an integrator of diverse signaling pathways: the heart of myocardial signaling? Cardiovasc Toxicol. 2003;3(3):229-54.
23. Howard CM, Baudino TA. Dynamic cell-cell and cell-ECM interactions in the heart. J Mol Cell Cardiol. 2014;70:19-26.
24. Pinto AR, Godwin JW, Rosenthal NA. Macrophages in cardiac homeostasis, injury responses and progenitor cell mobilisation. Stem Cell Res. 2014;13(3 Pt B):705-14.
25. Frangogiannis NG. The immune system and cardiac repair. Pharmacol Res. 2008;58(2):88-111.

Capítulo 8

Coração de Atleta

• Antonio Carlos Avanza Júnior • Daniel Jogaib Daher (*in memoriam*) • Nabil Ghorayeb

O exercício físico traz benefícios físicos irrefutáveis à saúde cardiovascular. Indivíduos que praticam exercício físico regularmente apresentam menor incidência de doenças cardiovasculares, com redução de cerca de 50% de infarto do miocárdio, assim como aumento da longevidade, diminuição de alguns tipos de câncer, diminuição da ansiedade, melhora do déficit cognitivo, menor incidência de demência e melhora de parâmetros metabólicos. Todos esses benefícios são atribuídos à prática de atividade física de moderada intensidade.[1-7] A Organização Mundial da Saúde (OMS) e a grande maioria das diretrizes preconizam a realização de 150 minutos de exercício físico de moderada intensidade ou 75 minutos de exercício vigoroso por semana para obtenção de tais benefícios. O atleta de alto rendimento realiza geralmente cargas de intensidade e volume cinco a 20 vezes acima do recomendado, levando assim a alterações estruturais, funcionais e elétricas do coração, bem como dos vasos sanguíneos.[8]

Adaptações Cardíacas do Exercício Físico

Alterações na morfologia e função cardíacas são respostas fisiológicas ao exercício regular. A definição original de coração de atleta teve início no final do século XIX, quando se observou dilatação de câmaras cardíacas em esquiadores nórdicos e corredores de uma universidade. Morganroth et al., em 1975, descreveram dois tipos de morfologia para o ventrículo esquerdo de atletas utilizando o ecocardiograma modo M: a primeira, hipertrofia concêntrica (espessura de parede de VE maior que o diâmetro diastólico da câmara) como consequência do exercício de força e uma segunda hipertrofia excêntrica (aumento do diâmetro diastólico do VE mais evidente de que espessura de parede) em atletas de resistência.[9-11]

O aumento da pré-carga e pós-carga associado ao aumento do exercício intenso está relacionado ao aumento simétrico de todas as câmaras cardíacas. Em geral, os atletas mostram um aumento de 10 a 20% da espessura da parede do VE e um aumento de 10 a 15% do tamanho da cavidade ventricular esquerda e direita quando comparados a indivíduos não atletas de mesma idade e tamanho. Essas alterações que ocorrem nos exercícios dinâmicos de resistência, realizados com grandes massas musculares, causam acentuado aumento do consumo de oxigênio e do débito cardíaco, levando a aumento do volume diastólico final e a redução do volume sistólico final. Ocorre aumento da pressão arterial sistólica, sendo que as pressões diastólica e média permanecem relativamente constantes e a resistência vascular periférica diminui. A sobrecarga crônica predominantemente de volume induz a aumento do diâmetro diastólico de VE, com aumento proporcional das espessuras do septo e da parede posterior, o que normaliza a tensão arterial.[19,29,30]

Os exercícios de força, que usualmente envolvem massas musculares menores que os exercícios de resistência, causam um menor aumento do volume sistólico e da frequência cardíaca, do consumo de oxigênio e do débito cardíaco. Ocorre elevação acentuada das pressões arteriais sistólica, diastólica e média, com discreto aumento da resistência vascular periférica. Essa sobrecarga crônica predominantemente de pressão causa aumento da espessura de septo e da parede posterior de VE, para normalizar o estresse parietal, com pequeno aumento do volume diastólico. Assim, os exercícios de resistência levam o VE a uma maior sobrecarga de volume e os exercícios de força, a maior sobrecarga de pressão.[19,20,24]

As alterações estruturais e funcionais cardíacas em atletas são dependentes de idade, raça, sexo, modalidade esportiva, genética e tempo de treinamento. Teorias mais recentes sugerem que atletas que treinam regularmente demonstram um remodelamento biventricular, bem equilibrado. Cerca de 30% dos atletas de endurance olímpicos (maratonistas, por exemplo) apresentam dilatação biventricular, muito próximo da "zona cinzenta". A hipertrofia miocárdica é mais comum em atletas máster afro-americanos do que em caucasianos, independentemente da modalidade esportiva praticada. A etnia é um determinante bem documentado do remodelamento cardíaco, especialmente em atletas jovens. Modulação da pressão arterial, função endotelial, rigidez arterial, polimorfismos da enzima conversora da angiotensina e expressão do fator 1 de crescimento da insulina estão relacionados a etnia e podem levar a uma resposta adaptativa diferente ao exercício físico.[12,21-23,28,29]

Os limites das dimensões cardíacas em atletas são variáveis.[12] A magnitude dessas alterações é menor em atletas adolescentes devido à menor maturidade e a um período de treinamento inferior. As maiores dimensões cardíacas são observadas em atletas de endurance do sexo masculino e que apresentam maiores superfícies corpóreas, particularmente remadores e ciclistas de longa distância. Geralmente, a espessura da parede posterior de VE de atletas é semelhante à de indivíduos sedentários (entre 8-12 mm). Apenas 2% dos atletas caucasianos apresentam uma espessura de parede posterior de VE acima de 12 mm, sendo essas alterações encontradas em atletas do sexo masculino. Em contraste, a hipertrofia de VE maior que 12 mm é relativamente comum em atletas masculinos afrodescendentes, sendo encontrada em cerca de 13% de atletas do sexo masculino e 3% do sexo feminino. Independentemente da etnia, uma espessura acima de 16 mm é incomum. Mais de 50% dos atletas do sexo masculino apresentam dimensões de cavidade ventricular esquerda e direita acima dos limites superiores da normalidade. Estudo com mais de 1300 atletas olímpicos italianos, caucasianos, demonstrou que cerca de 45% apresentavam tamanho de cavidade ventricular esquerda acima dos limites superiores da normalidade e 14% tinham cavidade acima de 60 mm, o que poderia ser considerado cardiomiopatia dilatada.[38] Sharma et al. publicaram estudo no qual foram avaliados 700 atletas caucasianos e afrodescendentes que demonstrou que 40% dos atletas do sexo masculino apresentaram aumento do ventrículo direito semelhante ao que ocorre na displasia arritmogênica de ventrículo direito. O aumento fisiológico do VD é comumente observado em atletas negros e brancos. O impacto da etnia é mínimo, o que elimina a necessidade de valores de referência para diâmetro ventricular direito específicos para cada raça. No entanto, levando-se em consideração as alterações de repolarização do ECG em afrodescendentes, o potencial de diagnóstico errôneo de cardiomiopatia arritmogênica é consideravelmente maior nesse grupo étnico. Embora atletas tenham demonstrado um aumento do diâmetro da aorta um pouco maior que indivíduos sedentários, aumento da raiz da aorta acima de 40 mm é raro e pode ser considerado normal.[20]

Hipertrofia Fisiológica do Músculo Cardíaco – Aspectos Moleculares e Genéticos

O treinamento físico promove uma série de adaptações na musculatura cardíaca, sendo a hipertrofia uma das principais adaptações morfológicas. A diferenciação entre a hipertrofia fisiológica do atleta secundárias a tais adaptações e as alterações patológicas é de fundamental importância.[22,29] A hipótese de que a atividade física altera a morfologia do musculo cardíaco foi feita inicialmente por Bergmann, em 1884, ao notar que a relação peso do coração/peso corporal de animais selvagens era muito maior quando comparados com os animais domesticados. Em 1899, Heschen descreveu pela primeira vez o coração de atleta mediante técnica diagnóstica simples e ausculta cardíaca. O tamanho do coração foi determinado por ausculta cardíaca cuidadosamente realizada nos esquiadores de campo antes e após uma corrida. A partir dessas observações, vários trabalhos com radiografia de tórax, eletrocardiograma, ecocardiograma e ressonância magnética foram publicados posteriormente.[19]

A hipertrofia fisiológica secundária à realização do exercício de endurance leva a aumento de volume dos miócitos, que ocorre pela síntese de novos componentes, como aumento no conteúdo das proteínas contráteis, que leva ao aumento predominante no comprimento das miofibrilas, não ocorrendo grandes alterações nas características do estroma. Assim, não existe prejuízo funcional ao coração. Ocorre, concomitantemente, aumento do retículo sarcoplasmático e do número e tamanho das mitocôndrias para manter um estado funcional adequado ao aumento dos componentes contráteis. São observadas também alterações nas proporções dos diferentes tipos de actina e miosina produzidos, com o objetivo de adequar a velocidade e a força de contração necessárias ao processo de adaptação diante do estímulo que gerou a hipertrofia.[29,35]

O treinamento físico exerce efeito também na composição das proteínas contráteis. Ratos treinados com natação demonstraram aumento da atividade da ATPase miosínica no ventrículo esquerdo associada ao aumento da expressão da isoforma V1 (alfa-MCP), o que resultou em melhora na função sistólica. Nos seres humanos e em animais maiores, em que a frequência cardíaca é menor que em ratos e a isoforma predominante no ventrículo da miosina de cadeia pesada (MCP) é exclusivamente a V3, o treinamento físico melhora a função ventricular sem modificar a ATPase miosínica ou a composição das isoformas da miosina.[14,15] Durante um programa de exercício físico, muitos fatores podem alterar os aspectos moleculares, podendo assim modificar as alterações contráteis do miocárdio.[14,15,19] O aumento de expressão e a fosforilação de proteínas regulatórias, como a miosina de cadeia leve (MCL) e a troponina I cardíaca (TnIc), podem aumentar a contratilidade miocárdica. A utilização de técnicas modernas de biologia molecular, como micro e macroarrays, permite determinar a expressão de um grande número de genes de modo simultâneo. Trabalho recente, com uso da técnica de microarray, demonstrou aumento do nível de expressão de 8.800 genes no ventrículo esquerdo de ratos treinados por 11 semanas em esteira, com hipertrofia ventricular de 14%. O treinamento físico induziu aumento na expressão da isoforma atrial do gene da MCL-1 no ventrículo, o que pode ser responsável, em parte, pelo aumento das propriedades contráteis do miocárdio observado em resposta ao treinamento físico.[13,16,18]

Aspectos genéticos também podem influenciar a hipertrofia cardíaca induzida pelo exercício físico, e os genes relacionados ao sistema renina-angiotensina (SRA) são os mais estudados.[29]

Como o SRA é considerado um importante regulador do crescimento miocárdico, indivíduos com altas concentrações de enzima conversora da angiotensina (presença do alelo D) podem apresentar maior resposta hipertrófica, em especial em situações de estresse cardiovascular, como treinamento físico. Myerson et al. avaliaram, com ressonância magnética, o efeito de 10 semanas de treinamento físico em indivíduos DD e Angio II, com a administração de losartana para bloquear o receptor da angiotensina II (receptor AT1)´, tendo sido constatado crescimento ventricular significativo nos indivíduos portadores de alelo DD, apesar de os efeitos da Ang II estarem bloqueados. Esses resultados sugerem que o efeito do treinamento físico tenha sido pelo sistema calicreína-cinina, ou seja, pela maior degradação da bradicinina nos homozigotos DD. Parece que a associação entre a hipertrofia miocárdica e o alelo D do gene ECA ocorre somente quando há um estímulo de estresse, como no treinamento físico, por exemplo. Sabe-se, porém, que ainda existem divergências com relação ao papel do polimorfismo da ECA na gênese da hipertrofia cardíaca como adaptação ao treinamento físico.[29]

Um estudo com atletas de ambos os sexos em que se avaliou a relação de vários genótipos, como do angiotensinogênio (AGT), da ECA e do receptor AT1 da Ang II, mostrou que somente o gene da do AGT, o alelo M235T, se relacionou com hipertrofia. Os estudos com outros polimorfismos dos genes do SRA ainda são pouco numerosos, e devemos avaliar tais estudos com cautela e aguardar as conclusões de estudos futuros.[29]

Coração de Atleta × Cardiomiopatia

A hipertrofia fisiológica do VE não deve estar associada a anomalias estruturais do miócito ou a aumento de mortalidade. Os exercícios intensos e de longa duração podem, no entanto, levar a inflamação miocárdica e fibrose em atletas de resistência, mesmo naqueles com coração normal antes do início de atividades competitivas. Esse processo inflamatório e a fibrose miocárdica são representativos da hipertrofia patológica, podendo, com o passar do tempo, acarretar disfunção cardíaca.

Em um estudo recente, realizado para avaliar alterações dos níveis de troponina I e demais biomarcadores de dano muscular em uma supermaratona, observou-se que os níveis médios da troponina aumentaram significativamente (média + 900%), e em 52% esses valores estavam acima da média, demonstrando que a maratona pode elevar de modo significativo os marcadores de injúria miocárdica, independentemente de idade, índice de massa corpórea, VO_2 máxima e *status* de treinamento.[25] Outros trabalhos também demonstraram aumento dos níveis séricos de fator natriurético cerebral (BNP) após o final de uma maratona.[27]

Uma tarefa difícil é diferenciar o coração de atleta das demais formas de hipertrofias ou dilatações patológicas. A diferenciação entre o fisiológico e o patológico requer o uso de múltiplas modalidades de investigação, tais como eletrocardiograma de repouso, ecocardiograma, teste cardiopulmonar com ecocardiograma de esforço, ressonância magnética cardíaca, holter 24 horas e testes genéticos. A coexistência de sintomas e história familiar de cardiomiopatia favorece o diagnóstico de hipertrofia patológica. São situações que sugerem doenças:[36,37]

- Presença de infradesnivelamento do segmento ST em qualquer derivação ou inversão de onda T em derivações laterais;
- Ondas Q patológicas (relação Q/R > 0,25);
- Bloqueio de ramo esquerdo no eletrocardiograma;
- Índices anormais de função diastólica ou função sistólica diminuída;
- Alterações de contratilidade segmentar;
- Evidência de realce tardio do gadolínio na ressonância magnética cardíaca;
- Arritmias induzidas pelo exercício, arritmias complexas ao holter;
- VO_2 de pico abaixo de 50 mL/min/kg ou abaixo de 120% do valor previsto.

Adicionalmente, atletas com hipertrofia de VE (entre 13-16 mm) com diâmetro de cavidade relativamente pequeno (< 50 mm) e obstrução dinâmica do fluxo durante o exercício favorecem o diagnóstico de cardiomiopatia hipertrófica. Em atletas com dilatação de VE, fração de ejeção *borderline* e VO_2 de pico menor que 50 mL/min/kg ou < 120% do previsto favorecem o diagnóstico de cardiomiopatia dilatada. Em atletas com dilatação de ventrículo direito, anormalidade de contração ou acinesia segmentar, inversão de onda T de V1 a V3, precedendo ST isoelétrico ou depressão de ST, onda épsilon, complexos QRS de baixa amplitude no plano frontal, potenciais tardios e mais de 1000 extrassístoles ventriculares sugerem displasia arritmogênica de VD.[31-33]

Geralmente, o coração de atleta apresenta um equilíbrio entre o aumento da espessura de parede do VE e a dilatação dessa câmara, associado a aumento dos átrios, porém com função ventricular normal ou supranormal em repouso.

O ventrículo esquerdo não compactado é uma patologia cardíaca relativamente nova, caracterizada por aumento da trabeculação do VE, diminuição da função sistólica e maior predisposição a arritmias cardíacas fatais. O diagnóstico se baseia em exames de imagem que demonstram uma relação entre as camadas não compactada e compactada de pelo menos 2. Alguns trabalhos demonstraram que cerca de 20% dos jovens atletas mostram maior trabeculação de VE, e 8% preenchem o diagnóstico para VE não compactado. Foi proposto, assim, que em atletas que preencham os critérios ecocardiográficos para VE não compactado um diagnóstico patológico só seja considerado na presença de disfunção sistólica de VE, inversão lateral de onda T no eletrocardiograma, baixo VO_2 de pico, arritmias ventriculares no esforço ou holter e presença de fibrose na ressonância magnética cardíaca.[34-35]

A Figura 8.1 mostra um resumo simples para diagnóstico diferencial entre coração de atleta e cardiomiopatia.

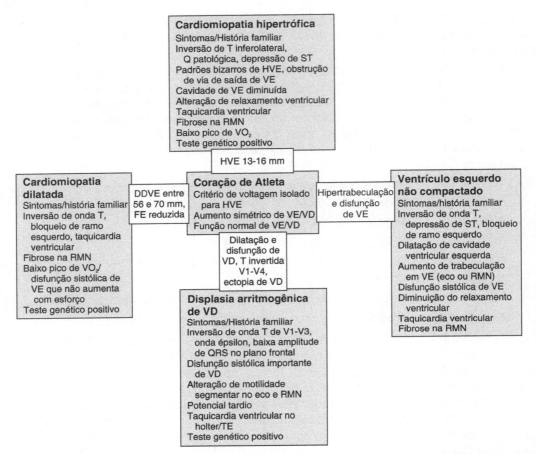

Figura 8.1. Esquema demonstrando diagnóstico diferencial entre coração de atletas e as cardiomiopatias mais prevalentes. Fonte: Adaptado de Sharma, 2015, European Journal of Cardiology.

Coração de Atleta – Alterações Adaptativas ou Patológicas do Excesso de Esforço?

Foram descritas anteriormente as adaptações fisiológicas e a comparação entre elas e as cardiomiopatias. A morte súbita (MS) é o principal evento a ser evitado em atletas de alto rendimento, e o conhecimento do coração desses atletas é de extrema importância. A atividade física de alto rendimento leva a elevação de marcadores sorológicos, tais como troponina e BNP, alterações histológicas no miocárdio, como inflamação e fibrose, assim como alterações patológicas representadas por remodelamento cardíaco, disfunção cardíaca e arritmias. Recentemente, o debate com relação ao fenômeno da "curva em U" vem sendo fortemente avaliado no meio da cardiologia do esporte, levando-se em consideração a hipótese de que após um determinado esforço (maior que 35 MET hora/semana) ocorrem alterações morfológicas e estruturais cardíacas que poderiam ocasionar maior predisposição a eventos cardíacos fatais.

Begonã et al. publicaram estudo que demonstrou que ratos submetidos a exercícios por 60 minutos por dia em 16 semanas apresentaram mais aumento atrial, assim como maior fibrose em ventrículos direito e esquerdo.[39]

Heidbuchel et al. demonstraram uma alta prevalência de envolvimento do ventrículo direito em atletas de endurance com arritmias ventriculares. Atletas de endurance também podem apresentar diminuição da fração de ejeção de VD.[40]

Gerche et al. demonstraram em 40 atletas de endurance, avaliados antes e após 7 dias de ultramaratona, aumento dos níveis de troponina, tendo esse aumento tido correlação com a magnitude da disfunção do VD.[19]

O risco de *fibrilação atrial parece ser cinco vezes mais prevalente em atletas de endurance* de meia-idade (entre 40 e 60 anos), principalmente no sexo masculino, que se exercitaram mais de 1500 horas ao longo da vida. Observamos casos recentes em ex-atletas de futebol brasileiros submetidos a ablação por cateter. Esse risco parece estar aumentando, levando-se em consideração que atletas de alto rendimento apresentam alterações do ritmo, assim como aumento do estresse atrial, hipertrofia do miócito, dilatação atrial, resposta infamatória e fibrose atrial.[17,41,42]

Sharma et al. demonstraram, em estudo recente que o escore de cálcio > 300 U foi de 11,5% em atletas veteranos contra 0% no grupo-controle para mesma faixa etária. Desses atletas, 7,5% apresentavam estenose luminal superior a 50%, e nenhum dos indivíduos do grupo-controle apresentou esse grau de estenose. Aengavaren et al. demonstraram que atletas que se exercitam mais de 2000 MET-min/semana têm o escore de cálcio mais elevado e suas placas mais calcificadas de que os que se exercitam entre 1.000 e 2.000 MET-min/semana.[43-45]

Remodelamento cardíaco é uma adaptação comum em atletas de alto rendimento e consiste em aumento biventricular e atrial, porém com função cardíaca normal. Fibrose miocárdica (FM) tem sido detectada em atletas de endurance pela ressonância magnética nuclear, utilizando-se gadolínio. Nem todo atleta de endurance apresenta FM, e a relação entre o tempo de atividade física e tal alteração ainda não está bem estabelecida, assim como as suas implicações clínicas.

Poderíamos aqui citar vários outros trabalhos, porém não é o foco deste capítulo.

Apesar de todos esses dados, sabemos que a atividade física é fundamental para redução dos fatores de risco e prevenção de mortalidade cardiovascular, e ficamos aqui com a antiga e conhecida frase do Paracelso, do ano 500 a.C.: "A diferença entre o veneno e o remédio é a dose".

Referências Bibliográficas

1. Pescatello LS, Franklin BA, Fagard R, Farquhar WB, Kelley GA, Ray CA. Exercise and hypertension. Med Sci Sports Exerc 2004; 36:533-53.
2. Kelley GA, Kelley KS, Tran ZV. Walking, lipids, and lipoproteins: a meta-analysis of randomized controlled trials. Prev Med 2004;38:651-61.
3. Boule NG, Haddad E, Kenny GP, Wells GA, Sigal RJ. Effects of exercise on glycemic control and body mass in type 2 diabetes mellitus a meta-analysis of controlled clinical trials. JAMA 2001;286:11-5.
4. Morris JN, Heady JA, Raffle PA, Roberts CG, Parks JW. Coronary heart-disease and physical activity of work. Lancet 1953;265:1111-20.
5. Lee I-M. Physical activity and cancer prevention – data from epidemiologic studies. Med Sci Sports Exerc 2003;35:1823-7.

CARDIOESPORTE: CARDIOLOGIA DO EXERCÍCIO E DO ESPORTE

6. Laurin D, Verreault R, Lindsay J, MacPherson K, Rockwood K. Physical activity and risk of cognitive impairment and dementia in elderly persons. Arch Neurol 2001;58:498504.
7. Kelly P, Kahlmeier S, Götschi T, et al. Systematic review and meta-analysis of reduction in all-cause mortality from walking and cycling and shape of dose response relationship. Int J Behav Nutr Phys Act 11, 132:9-15. (2014). https://doi.org/10.1186/s12966-014-0132-x.
8. Schnohr P, O'Keefe JH, Marott JL, Lange P, Jensen GB. Dose of jogging and long-term mortality. J Am Coll Cardiol 2015;65:411-9.
9. Morganroth J, Maron BJ, Henry WL, Epstein SE. Comparative left ventricular dimensions in trained athletes. Ann Intern Med 1975;82(4):521.
10. Haykowsky MJ, Tomczak CR. LV hypertrophy in resistance or endurance trained athletes: the Morganroth hypothesis is obsolete, most of the time. Heart 2014; 100:1225-6.
11. Romero SA, Minson CT, Halliwill JR. The cardiovascular system after exercise. J Appl Physiol (1985) 2017;122:925-32.
12. Sharma S, Maron BJ, Whyte G, Firoozi S, Elliott PM, McKenna WJ. Physiologic limits of left ventricular hypertrophy in elite junior athletes: relevance to differential diagnosis of athlete's heart and hypertrophic cardiomyopathy. JACC 2002;40:1431-6.
13. Woods DR, Humphries SE, Montgomery HE. The ACE I/ID polymorphism and human physical performance. Trends Endocrinol Metab. 2000;11(10):416-20.
14. Yang N, McArthur DG, Gulbin JP, Hahn AG, Beggs AH, Easteal S, North K. ACTN3 genotype s associated with human elite athletic performance. Am J Human Genet. 2003;73(3):627-31.
15. Montgomery HE, et al. Human gene for physical performance. Nature. 1998;393(6682):221-2.
16. Sonna LA, Sharp MA, Knapik JJ, Cullivan M, Angel KC, Patton JF, Lilly CM. Angiotensin-converting enzyme genotype and physical performance during US Army basic training. J Appl Physiol (1985). 2001;91(3):1355-63.
17. Tibbits GF, Barnard RJ, Baldwin KM, Cugalj N, Roberts NK. Influence of exercise on excitation-contraction coupling in RT myocardium. Am J Physiol.198;1240(4):H472-H480.
18. Schmieder RE, Erdmann J, Delles C, Jacobi J, Fleck E, Hilgers K, Regitz-Zagrosek V. Effect of the angiotensin II Type 2 receptor gene (+1675G/A) on left ventricular structure in humans. J Am Coll Cardiol. 2001;37(1):175-82.
19. Negrão CE, Barreto ACP, Brandão Rondon MUP. Cardiologia do Exercício – do atleta ao cardiopata. 4 ed. Barueri: Editora Manole, 2019.pp.126-58.
20. Sheikh N, Papadakis M, Carre F, Kervio G, Panoulas VF, Ghani S, et al. Cardiac adaptation to exercise in adolescent athletes of African ethnicity: an emergent elite athletic population. Br J Sports Med 2013;47:585-92.
21. Pelliccia A, Culasso F, Di Paolo FM, Maron BJ. Physiologic left ventricular cavity dilatation in elite athletes. Ann Intern 1999;130:23-31.
22. Ghorayeb Nabil, Batlouni M, Pinto IMF, Dioguardi GS. Hipertrofia ventricular esquerda do atleta: resposta adaptativa fisiológica do coração. Arq. Bras. Cardiol. [online]. 2005, vol.85, n.3, pp.191-197. ISSN 1678-4170. https://doi.org/10.1590/S0066-782X2005001600008.
23. Basavarajaiah S, Boraita A, Whyte G, Wilson M, Carby L, Shah A, Sharma S. Ethnic differences in left ventricular remodeling in highly-trained athletes relevance to differentiating physiologic left ventricular hypertrophy from hypertrophic cardiomyopathy. J Am Coll Cardiol 2008;51:2256-62.
24. Rawlins J, Carre F, Kervio G, Papadakis M, Chandra N, Edwards C, et al. Ethnic differences in physiological cardiac adaptation to intense physical exercise in highly trained female athletes. Circulation 2010;121:1078-85.
25. Shave R, Baggish A, George K, Wood M, Scharhag J, Whyte G, et al. Exercise-induced cardiac troponin elevation: evidence, mechanisms, and implications. J Am Coll Cardiol 2010;56:169-76.
26. Benito B, Gay-Jordi G, Serrano-Mollar A, Guasch E, Shi Y, Tardif J-C, et al. Cardiac arrhythmogenic remodeling in a rat model of long-term intensive exercise training. Circulation 2011;123:13-22.
27. Pelliccia A, Kinoshita N, Pisicchio C, Quattrini F, Dipaolo FM, Ciardo R, et al. Long-term clinical consequences of intense, uninterrupted endurance training in Olympic athletes. JACC 2010;55:1619-25.
28. Bhella PS, Hastings JL, Fujimoto N, Shibata S, Carrick-Ranson G, Palmer MD, et al. Impact of lifelong exercise "dose" on left ventricular compliance and distensibility. J Am Coll Cardiol 2014;64:1257-66.
29. Dores H, Freitas A, Malhotra A, Mendes M, Sharma S. The hearts of competitive athletes: an up-todate overview of exercise-induced cardiac adaptations. Rev Port Cardiol 2015;34:51-64.
30. Gjerdalen GF, Hisdal J, Solberg EE, Andersen TE, Radunovic Z, Steine K. Atrial size and function in athletes. Int J Sports Med 2015;36:1170–1176.

31. La Gerche A, Heidbuchel H. Can intensive exercise harm the heart? You can get too much of a good thing.Circulation 2014;130:992-1002.
32. La Gerche A, Burns AT, Mooney DJ, Inder WJ, Taylor AJ, Bogaert J, et al. Exercise-induced right ventricular dysfunction and structural remodelling in endurance athletes. Eur Heart J 2012;33:998-1006.
33. Prior DL, La Gerche A. The athlete's heart. Heart 2012;98:947-55.
34. Rawlins J, Carre F, Kervio G, Papadakis M, Chandra N, Edwards C, et al. Ethnic differences in physiologicalcardiac adaptation to intense physical exercise in highly trained female athletes. Circulation 2010;121:1078-85.
35. Beaudry R, Haykowsky MJ, Baggish A, La Gerche A. A modern definition of the athlete's heart-for research and the clinic. Cardiol Clin 2016;34:507-14.
36. Sharma S, Merghani A, Mont L. Exercise and the heart: the good, the bad,and the ugly. European Heart Journal 2015; 36: 1445-53. doi:10.1093/eurheartj/ehv090.
37. Gregorio C, Nunzio DD, Bella GDI. Athlete's heart and left heart disease. Adv Exp Med Biol - Advances in Internal Medicine. DOI 10.1007/5584_2018_176 # Springer International Publishing AG 2018.
38. Schonohr, et al. Dose of Jogging and Long-Term Mortality – The Copenhagen City Heart Study. JACC. 2015;65:411-19.
39. Begoña B, et al. Cardiac arrhthmogenic remodeling in rat model of long-term intensive exercise. Circulation.2011;123:13-22.
40. Heidbuchel H, et al. High prevalence of right ventricular involvement in endurance athletes with ventricular arrhythmias. Role of an electrophysiologic study in risk stratification. Eur Heart Journal. 2007;28,345-53.
41. Abdulla J, et al. Atrial fibrillation in athletes. Europace 2009.
42. Kasper A, et al. Risk of arrhythmias in 52755 long-distance cross-country skiers: a cohort study. Eur Heart Journal, 2013;47:3624-31.
43. Aengavaren VL, et al. The relationship lifelong exercise volume and coronary atherosclerosis in athletes. Circulation.2017;136:138-48.
44. Merghani A, et al. Prevalence of subclinical coronary artery disease in masters endurance athletes with a low atherosclerotic risk profile. Circulation.2017;136:126-37.
45. Van de Schoor FR, et al. Myocardial fibrosis in athletes. Mayo Clin Proc. 2016;91(11):1617-31.

Capítulo 9

Adaptações Cardiovasculares na Criança e no Adolescente

• Liane Hülle Catani • Carlos Alberto Cyrillo Sellera • Nabil Ghorayeb

Introdução

O sistema cardiovascular no repouso e ao exercício é responsável pela integração de diversas funções corporais, transportando oxigênio e nutrientes aos músculos em atividade, removendo produtos metabólicos e auxiliando na regulação da temperatura corporal. O aumento dessa demanda ao exercício exige uma série de respostas e adaptações que se refletem, principalmente, em alterações ou modificações na frequência cardíaca (FC), volume sistólico (VS), débito cardíaco (DC), pressão arterial sistêmica (PA) e adaptações ventilatórias.

Durante o exercício, embora as respostas hemodinâmicas e respiratórias das crianças e dos adultos sejam comparáveis qualitativamente, existem diferenças quantitativas, uma vez que crianças e adolescentes se encontram em constante processo de crescimento e desenvolvimento.[1-3]

À análise de parâmetros cardiovasculares como FC, VS, DC e diferença arteriovenosa de oxigênio (dif a-vO_2), observa-se que crianças e adolescentes apresentam um comportamento diferenciado em relação aos adultos na resposta aos exercícios aeróbicos (dinâmicos) e isométricos (estáticos) de diferentes intensidades. As causas não estão bem esclarecidas, podendo estar relacionadas a menor volume cardíaco e sanguíneo, maior estimulação de quimiorreceptores periféricos, menores concentrações de catecolaminas circulantes, menor responsividade dos receptores beta-adrenérgicos e diferenças nos ajustes da termorregulação (Tabela 9.1).[1,2]

TABELA 9.1 – Parâmetros hemodinâmicos e respiratórios em crianças

Variáveis Fisiológicas	Comportamento na Criança
Frequência Cardíaca em carga submáxima	Maior, principalmente na primeira infância
Frequência Cardíaca máxima	Maior
Volume Sistólico	Menor
Débito Cardíaco	Um pouco menor
Diferença A-V em um dado VO_2	Um pouco maior
Fluxo sanguíneo em músculos ativos	Maior
PAS e PAD submáxima e máxima	Menor
Volume-minuto a um dado VO_2	Maior
Índice Respiratório	Maior

Fonte: Adaptado de: Prado et al. Arq Bras Cardiol 2006;87:e92-e97.

Respostas Cardiovasculares ao Exercício Aeróbico

VO_2 max

O condicionamento aeróbico, expresso através da medida do VO_2max, representa a habilidade de entrega do oxigênio aos músculos e a utilização para gerar a energia necessária à atividade muscular durante o exercício. A aptidão aeróbica é influenciada por fatores genéticos, que associados ao treinamento físico podem determinar incrementos significativos ao VO_2max. Entretanto, maiores estudos ainda são necessários para total elucidação desse aspecto. O VO_2max determinado em laboratório durante o teste cardiopulmonar de exercício (TCP), ou também chamado de teste ergoespirométrico (TEE), representa o ponto máximo no qual o oxigênio pode ser utilizado pelos músculos durante o exercício até a exaustão, e é largamente reconhecido como a medida isolada que melhor reflete o condicionamento aeróbico. As atividades diárias da população pediátrica – recreativas e participação em atividades esportivas organizadas – habitualmente apresentam um caráter intermitente, com duração variável e rápidas mudanças na intensidade do exercício, raramente atingindo o ponto máximo de exaustão.[1,4,5,6]

Estudos revelam que o VO_2max, tanto em meninos como em meninas (L/min), aumenta de maneira praticamente linear, respectivamente 150% e 80% dos 8 aos 16 anos de idade. Estudos longitudinais apontam que o maior incremento anual no VO_2max em meninos ocorre entre 13-15 anos, enquanto em meninas o aumento é progressivo dos 8-13 anos e tende a manter-se nos anos seguintes da adolescência. A diferença por sexo entre os 10 e 16 anos aumenta de 10% para 35%.[4,5,6]

Na puberdade, a maior massa muscular encontrada em meninos não apenas facilita a utilização de oxigênio durante o exercício como também, através de sua ação de bombeamento muscular periférico, facilita o retorno venoso ao coração, aumentando o volume sistólico. O VO_2max em meninos também sofre influência ao longo dos anos pelo aumento das concentrações de hemoglobina sanguínea. A maturidade biológica apresenta um efeito não bem esclarecido, mas positivo, sobre o VO_2max em meninos e meninas.[2,5]

Comportamento das variáveis: DC, VS, FC, PA

A magnitude da resposta cardiovascular está diretamente relacionada à intensidade do exercício. Tanto o DC como a FC aumentam diante da demanda exigida pelo trabalho imposto. Em crianças, o VS atinge seu pico ao redor de 40% do VO_2max e pouco se modifica, mesmo com o incremento do exercício, similarmente aos adultos, em que o platô do VS ocorre em 40%-50% VO_2max. Assim, durante exercícios de intensidade moderada o volume sistólico pode alcançar 35% a 40% acima dos valores de repouso, mantendo-se constante mesmo durante exercícios de intensidade elevada.[2,3,5]

Embora o padrão de resposta entre adultos e crianças seja semelhante, análises revelam que o VS em crianças é menor que em adultos, sendo compensado, em parte, por maior FC. Quando analisado o comportamento da FC observa-se um aumento linear até a intensidade máxima do exercício, mas esta é maior no repouso e em todas as intensidades de exercício, em comparação aos adultos. No entanto, o DC ainda é menor em crianças.[1,2,6]

Com o crescimento e desenvolvimento observamos aumento no DC e VS ao repouso e ao exercício incremental, enquanto a FC diminui com o passar dos anos. Uma vez que para uma determinada carga de trabalho específica a demanda de oxigênio e do DC permanece a mesma, uma criança maior atende essa necessidade através de uma maior dependência do VS e menor da FC. Entre 6-15 anos de idade a FC cardíaca média em meninos cai de 92 para 74 bpm, ficando estável até o final da adolescência. O declínio da FC na faixa etária pediátrica independe do sexo e do treinamento.[3,4,5]

Similarmente aos adultos, na faixa etária pediátrica a pressão arterial sistólica aumenta em resposta à maior intensidade do exercício; entretanto, a magnitude desse aumento em crianças é menor, provavelmente também relacionado ao seu menor DC. À medida que elas amadurecem, a resposta da pressão sistólica em termos quantitativos se aproxima daquelas observados em adultos. Meninos tendem a apresentar maior pressão sistólica que meninas da mesma idade e estatura. Entre 6-15 anos, a pressão sistólica em meninos aumenta cerca de 10 mmHg, em média. A pressão arterial diastólica durante o exercício sofre pouca modificação tanto em adultos como em crianças. Habitualmente, essa se mantém estável ou sofre pequena redução em consequência da vasodilatação em grupamentos musculares envolvidos na atividade. Nesse aspecto, crianças parecem apresentar maior fluxo sanguíneo direcionado aos músculos durante o exercício que os adultos, o que resulta em maior dif a-vO_2, outro fator que pode compensar a menor DC.[1,2,4]

Avaliação Funcional e Prescrição de Exercícios Aeróbicos

O teste cardiopulmonar (TCP) é considerado o melhor método na avaliação do desempenho aeróbico, além de oferecer parâmetros para a prescrição de atividade individualizada. As informações mais relevantes e diretamente aplicadas na prática, para prescrição da intensidade do exercício, levam em consideração a FC e a intensidade do esforço na qual ocorrem os limiares ventilatórios. Particularmente, o primeiro limiar (LA) e sua FC obtida nesse ponto do TCP caracterizam o maior nível submáximo tolerado por longo período de tempo. Assim, de maneira prática, quando o objetivo de nossa prescrição é o treinamento dentro de uma intensidade moderada sustentada por um período prolongado, é nessa FC do LA que devemos trabalhar.[6,7,8]

O TCP em crianças e adolescentes é utilizado com objetivos semelhantes aos dos adultos, embora apresente peculiaridades em suas respostas. Na comparação das respostas cardiovasculares entre crianças e adultos saudáveis observam-se, nas primeiras, menor eficiência cardiovascular, respiratória, maior FC ao exercício máximo e ao primeiro limiar ventilatório (LA). Crianças apresentam limitada capacidade na prática de atividades intensas por um período prolongado de tempo. Isso decorre da imaturidade do seu metabolismo anaeróbico relacionada a menores reservas de glicogênio muscular, atividade reduzida da fosfofrutoquinase-1 e da enzima lactato desidrogenase, além da maior proporção de fibras musculares lentas.[1,4,5,6,7]

Assim, diferentes estudos apontam que, durante o teste de esforço progressivo máximo, crianças, em comparação aos adultos, apresentam valores similares de condicionamento aeróbico relativo e capacidade de esforço. Quanto às diferenças nas respostas cardiovasculares, conforme já destacado, crianças apresentaram maior resposta cronotrópica e menor resposta inotrópica durante o esforço máximo.[6,7,8]

Durante o esforço progressivo, crianças demonstram menor eficiência ventilatória. Foram encontrados valores significativamente maiores para a frequência respiratória e menores valores de volume corrente. Demonstram maiores valores para os equivalentes ventilatórios de O_2 e CO_2 para um determinado dispêndio energético, o que sugere um aumento da demanda ventilatória durante o esforço físico. Esses resultados demonstram que o padrão ventilatório na população pediátrica depende do *status* de maturação.[6,7,8]

Respostas Cardiovasculares ao Exercício Estático

As principais diferenças nas respostas e adaptações cardiovasculares aos exercícios estáticos em relação aos dinâmicos estão relacionadas à ausência de contrações rítmicas musculares e à competição entre a dilatação arteriolar regional desencadeada pela atividade física e a compressão dos vasos sanguíneos dos músculos em contração. À medida que a intensidade do exercício estático e isométrico aumenta, e, portanto, a força de contração aumenta, predomina a influência deste último fator. O resultado dessa combinação de efeitos é uma resposta menor do DC e da FC, quando comparado aos exercícios aeróbicos ou dinâmicos.[2,9]

Por outro lado, o exercício estático promove um aumento significativo da pressão sistólica e diastólica, e a magnitude desse aumento está relacionada à carga relativa e absoluta, à duração da contração, à massa muscular envolvida e ao ângulo articular.[2,9]

Não existem dados conclusivos a respeito da resposta pressórica às atividades estáticas ou de resistência em crianças, embora seja assumido que crianças e adultos respondam da mesma maneira aos exercícios estáticos. Quando avaliado o padrão qualitativo de resposta da pressão arterial ao exercício de intensidade de 30% da contração voluntária máxima, não são encontradas diferenças entre adultos e crianças. Entretanto, assim como em exercícios aeróbicos, as respostas de FC foram quantitativamente maiores na faixa etária pediátrica. As respostas desses parâmetros com maiores cargas de exercícios ainda não foram bem estudadas.[1,2,4,5,9]

As principais diferenças nas respostas cardiovasculares em exercícios dinâmicos e estáticos podem ser observadas na Tabela 9.2.

ADAPTAÇÕES CARDIOVASCULARES NA CRIANÇA E NO ADOLESCENTE 87

TABELA 9.2 – Respostas hemodinâmicas ao exercício físico

	Dinâmico	*Estático*
Frequência cardíaca	↑↑↑	↑
Pressão sistólica	↑	↑↑↑
Pressão diastólica	↓	↑↑
Pressão arterial média	inalterada	↑↑
Resistência vascular	↓↓	↑↑
Débito cardíaco	↑↑↑	↑
Volume de ejeção de VE	↑	inalterado

Fonte: Bezucha GR,Lenser MC, Hanson PG, Nagle FJ. Comparison of hemodynamic responses to static and dynamic exercise. Journal of Applied Physiology: respiratory, environmental and exercise.Physiology.1983;53(6):1589-93.

Influências da Maturação Biológica nas Adaptações Cardiovasculares e Treinabilidade

À medida que a criança se desenvolve, ocorre aumento de sua massa muscular, do volume cardíaco, do volume sistólico máximo, do débito cardíaco máximo, do volume sanguíneo, das concentrações sanguíneas de hemoglobina e da diferença arteriovenosa de oxigênio (dif a-vO_2), o que melhora sua capacidade de extração, transporte e utilização de oxigênio (VO_2max). Até a adolescência, o aumento absoluto na VO_2max (L/min) não apresenta diferenças entre gêneros.[4,5]

Os determinantes das adaptações cardiovasculares ao aumento do trabalho muscular parecem não ser afetados pela maturação biológica, uma vez que os padrões e a magnitude relativa à superfície corpórea das respostas tanto ao exercício dinâmico como ao exercício estático apresentam semelhanças, em adultos e crianças.[2,4,6]

Em exercícios dinâmicos, fatores periféricos como vasodilatação periférica e ação bombeadora dos músculos também são fundamentais para o aumento circulatório, em resposta à maior carga de trabalho e às exigências metabólicas. Para acomodar ou se adaptar à maior demanda aeróbica e aos níveis de perfusão, artérias, arteríolas e capilares adaptam-se em estrutura e número. Os diâmetros dos grandes vasos e artérias de resistência aumentam, minimizando a resistência ao fluxo, melhorando sua complacência. O leito microvascular aumenta em tamanho, dentro do músculo, permitindo melhora na capacidade de extração e utilização do oxigênio (maior área e menores distâncias de difusão).[4,8,10,11]

Aumentos no VS ajustam o DC ao tamanho corporal, mas principalmente as diferenças na FC cardíaca permitem a adequação nas mudanças no gasto metabólico em repouso e ao exercício progressivo. A contratilidade miocárdica independe de sexo ou de nível maturacional.[1,4,8]

Estudos recentes mostram aumento do VO_2max relacionado aos programas de treinamento em jovens, e que esse incremento no VO_2max não é dependente do início da puberdade. Assim, a noção de que a puberdade seria um ponto de gatilho antes do qual o treinamento não resultaria em aumentos significativos de VO_2max não se sustenta. Crianças e adolescentes treinados apresentam maior VO_2max em comparação a seus pares, e isso está relacionado ao maior DC resultante de adaptações morfológicas e funcionais que implicam a elevação do VS. Entretanto, quando comparados adultos e jovens após programas de treinamento aeróbico semelhantes, observa-se que a magnitude do aumento de VO_2max difere. Habitualmente, crianças apresentam incremento da ordem de 5-10%, enquanto em adultos é de 15-30%.[5,12]

Estudo controlado e randomizado investigando os efeitos do treinamento de futebol em crianças de 9-10 anos sobre o sistema cardiovascular utilizou a ecocardiografia como parte de uma ampla avaliação. Para isso, foram avaliadas 97 crianças em treinamento comparadas com um grupo-controle de 51 crianças que mantiveram suas atividades físicas habituais. Ambos os grupos não apresentavam diferenças de idade, composição corporal e variáveis ecocardiográficas antes do início do treinamento. Após 10 semanas de intervenção, observaram-se aumento do ventrículo esquerdo, aumento da espessura do septo interventricular e aumento do tempo de relaxamento global isovolumétrico naqueles submetidos ao treinamento. Não houve diferença quanto a função ventricular, frequência cardíaca e pressão arterial. Esse estudo demonstrou que em pré-adolescentes mesmo o treinamento de curta duração resultou em adaptações cardíacas estruturais e funcionais.[13]

Estudo controlado e randomizado envolvendo 291 crianças com idades entre 8-10 anos avaliou adaptações cardiovasculares após 10 meses de treinamento (3 treinos de 40 minutos por semana). Noventa e três crianças seguiram treinamento em esportes com bola, e 83 crianças realizaram circuito de treinamento de força. O grupo-controle era composto por 115 crianças. Antes e após 10 meses de intervenção foram obtidos os parâmetros de FC, PA, ecocardiografia transtorácica e tonometria arterial periférica. Análises entre os grupos após período de treinamento mostraram diferença significativa na pressão arterial diastólica, menor em ambos os grupos de treinamento em relação ao grupo-controle. A tonometria arterial periférica não apresentou qualquer diferença entre os valores iniciais e após 10 meses entre os grupos avaliados. Nos grupos em treinamento, foram observadas discretas adaptações cardíacas, como espessamento do septo interventricular e aumento do volume do átrio esquerdo.[14]

Termorregulação na Criança e no Adolescente ao Exercício Físico

A elevação da temperatura central é o principal estímulo para ativação dos mecanismos de controle de temperatura e perda de calor pelo suor, evitando a fadiga prematura e lesões pelo calor. Durante o exercício, o aumento da temperatura central está relacionado à carga de trabalho imposta, mas principalmente em ambientes quentes e úmidos essa elevação pode tornar-se mais crítica. Quanto às respostas cardiovasculares nessas condições, observa-se aumento da FC de 10-15 bpm. Muitos atletas jovens treinam e competem nessas condições e podem apresentar cefaleia, náuseas, cansaço, mucosas secas e pele avermelhada. Em caso de grave desidratação, podem ser desencadeados distúrbios metabólicos, convulsões e arritmias cardíacas. Embora a aclimatação a esse tipo de ambiente possa reduzir as complicações, crianças tendem a demorar mais a se adaptar quando comparadas aos adultos.[2,15,16]

Características fisiológicas que diferenciam crianças e adolescentes dos adultos e que as colocam em maior risco nessas condições ambientais incluem: maior razão entre área de superfície e massa corporal, maior produção de calor por apresentar maior metabolismo basal e presença de glândulas sudoríparas imaturas e em menor número.[15,16]

Recentes revisões da Academia Americana de Pediatria quanto à prática de exercícios em crianças e adolescentes em condições de calor destacam a hidratação inadequada como fator causal preponderante ou de destaque no contexto da menor habilidade termorregulatória, capacidade cardiovascular insuficiente ou menor tolerância aos esforços, quando comparados aos adultos durante as atividades físicas em ambientes quentes. Assim, em crianças e adolescentes a orientação para uso de roupas adequadas e, principalmente, o cuidado na hidratação antes, durante e após a atividade física devem ser prioritários.[15]

Conclusões[17]

Fisiologicamente, crianças e adolescentes podem adaptar-se a treinamentos com exercícios aeróbicos, resistidos e com sobrecargas ósseas, desde que respeitadas suas peculiaridades maturacionais. Assim, além dos benefícios do ponto de vista educacional e de socialização, a prática regular de atividades físicas promove bem-estar e reduz, como em adultos, o risco de doenças cardiovasculares.

As respostas e adaptações cardiovasculares ao exercício gradual agudo são qualitativamente semelhantes àquelas observadas em adultos. Entretanto, existem diferenças quantitativas importantes relacionadas, ao menos em parte, por diferenças quanto a massa corporal, massa muscular e estatura, parâmetros que se modificam ao longo do desenvolvimento. Outro aspecto importante refere-se à capacidade anaeróbica menor em crianças que em adultos, o que limita a prática de atividades intensas por período prolongado.

Os jovens devem redobrar os cuidados durante a prática de exercícios físicos em ambientes quentes e úmidos e hidratar-se adequadamente, em função de suas peculiaridades termorregulatórias.

Referências Bibliográficas

1. Prado DM, Dias RG, Trombetta IC. Cardiovascular, ventilatory, and metabolic parameters during exercise: differences between children and adults. Arq Bras Cardiol. 2006;87(4):e149-e155.
2. Rowland TW. Respostas cardiovasculares ao exercício. In: Fisiologia do exercício na criança. 2ª ed. Barueri: Manole, 2008. pp.113-33.
3. Fleming S, Thompson M, Stevens R, Heneghan C, Plüddemann A, Maconochie I, Tarassenko L, Mant D. Normal ranges of heart rate and respiratory rate in children from birth to 18 years of age: a systematic review of observational studies. Lancet. 2011;377(9770):1011-18.
4. Armstrong N, McNarry M. Aerobic fitness and trainability in healthy youth: gaps in our knowledge". Pediatr Exerc Sci. 2016;28(2):171-7.
5. McNarry MA, Mackintosh KA, Stoedefalke K. Longitudinal investigation of training status and cardiopulmonary responses in pre and early-pubertal children. Eur J Appl Physiol 2014;114(8):1573-80.
6. Prado DML, Braga AMFW, Rondon MUP, Azevedo LF, Matos LDNJ, Negrão CE, Credidio I. Cardiorespiratory responses during progressive maximal exercise test in healthy children. Arq Bras Cardiol, 2010;94(4):493-9.
7. Pescatello LS. Diretrizes do ACSM para testes de esforço e sua prescrição. 9ª ed. Rio de Janeiro: Guanabara Koogan, 2017. pp. 188-202.
8. Herdy AH, Ritt LEF, Stein R, Araújo CGS, Milani M, Meneghelo RS, et al. Teste cardiopulmonar de exercício: Fundamentos, aplicabilidade e interpretação. Arq Bras Cardiol, 2016;107(5):467-81.
9. Hellsten Y, Nyberg M. Cardiovascular adaptations to exercise training. Compr Physiol 2016; 6:1-32.
10. Green DJ, Hopman MT, Padilla J, Laughlin MH, Thijssen DH. Vascular adaptation to exercise in humans: Role of hemodynamic stimuli. Physiol Rev. 2017;97(2):495-528.

11. Bezucha GR, Lenser MC, Hanson PG, Nagle FJ. Comparison of hemodynamic responses to static and dynamic exercise. Journal of Applied Physiology: Respiratory, Environmental and Exercise. Physiology. 1983;53(6):1589-93.

12. McNarry MA, Jones AM. The influence of training status on the aerobic and anaerobic responses to exercise in children. A review. Eur J Sport Sci. 2014; 14(Suppl): S57-S68.

13. Krustrup P, Hansen PR, Nielsen CM, Larsen MN, Randers MB; Manniche V. Structural and functional cardiac adaptations to a 10-week school-based football intervention for 9-10-year-old children. Scand J Med Sci Sports. 2014:24(1):4-9.

14. Larsen MN, Nielsen CM, Madsen M, Manniche V, Hansen L, Bangsbo J. Cardiovascular adaptations after 10 months of intense school-based physical training for 8 to 10 year old children. Scand J Med Sci Sports. 2018;28(1):33-41.

15. Bergeron MF, Devore C, Rice SG. Policy statement – Climatic heat stress and exercising children and adolescents. Council on Sports Medicine and Fitness and Council on School Health. American Academy of Pediatrics. Pediatrics, 2011;128(3):e741.

16. Morrison SA, Sims ST. Thermoregulation in children: exercise, heat stress and fluid balance. Annales Kinesiology. 2014;5(1):41-55.

17. Ghorayeb N, Francisco RC, Catani LH, Garcia TG, Dioguardi GA, Vasconcelos LMS. Prevenção cardiovascular – infância e adolescência. Rev Soc Cardiol Estado de São Paulo. 2013;23(2):47-50.

Capítulo 10

A Mulher Atleta e Suas Diferenças

• Cléa Simone Sabino de Souza Colombo • Paola Emanuela Poggio Smanio

História

As diferenças entre as mulheres e os homens atletas já começam na história de participação no esporte. Consideradas "o sexo frágil", muitas décadas se passaram desde a primeira Olimpíada da era moderna, em 1896, até que a participação das mulheres fosse permitida em todos os esportes. Na ocasião, o próprio fundador do Comitê Olímpico Internacional, o Barão Pierre de Coubertin, proibiu que as mulheres participassem dos jogos. Depois, era permitido que mulheres competissem em apenas algumas modalidades como golfe, tênis e natação. Foi somente em 1982, em Atenas, que ocorreu a primeira maratona oficial feminina, no Campeonato Europeu de Atletismo, vencida pela portuguesa Rosa Mota. A primeira maratona olímpica feminina aconteceu nas Olimpíadas de Los Angeles, em 1984. Algumas mulheres, como Kathrine Switzer em Boston em 1967, sofreram intervenções durante provas em tentativas de participar de maratonas previamente. A partir da década de 1990 o número de atletas mulheres cresceu progressivamente e nas Olimpíadas do Rio de Janeiro, em 2016, correspondeu à metade dos atletas participantes. Como símbolo da mudança, podemos destacar que Katrine Switzer, 50 anos depois, finalmente pôde completar oficialmente a maratona de Boston em 2017, aos 70 anos.

Dessa maneira, os efeitos do exercício intenso no sexo feminino começaram a ser observados muito depois que no masculino. A existência de mais atletas mulheres despertou o interesse pela fisiologia feminina em resposta à prática esportiva e tem propiciado a realização de mais estudos na área. Entretanto, ainda é pequeno o número de atletas de elite do sexo feminino com uma história longa de treinamento, e os dados na literatura são escassos. Recentemente, excelentes publicações têm mostrado os aspectos diferentes da adaptação cardíaca ao exercício na mulher, fazendo com que o lado feminino do coração de atleta seja uma constante descoberta.

O Desempenho no Exercício e a Resposta Cardiovascular ao Treinamento Físico

Aspectos gerais

As mulheres, de modo geral, são menores que os homens, têm menos massa magra e força muscular. Dessa maneira, já seria previsível que o desempenho da mulher atleta fosse inferior ao do homem atleta. Mas não são apenas esses fatores que influenciam o resultado final: respostas do sistema simpático-parassimpático e a função cardíaca exercem um papel fundamental.

Um estudo com esquiadores de elite de *cross-country*, esporte com alto nível de treinamento, demonstrou que a ativação simpática após um estímulo ortostático é menor na mulher que no homem atleta, mesmo que a atividade vagal seja elevada em ambos no repouso.[1] Esse pode ser um dos mecanismos pelo qual o pico de pressão arterial sistólica no esforço é menor na mulher que no homem atleta.

As adaptações cardíacas secundárias ao exercício promovem um aumento do volume sistólico e da capacidade aeróbica, mensurada pelo VO_2 no pico do esforço. Na mulher atleta esse aumento é menor, mesmo quando indexado pela superfície corpórea (SC). Dados da literatura relatam que, dentre outros fatores, o valor máximo do VO_2 está relacionado com a massa do ventrículo esquerdo (VE). As atletas do sexo feminino apresentam um remodelamento cardíaco com características diferentes do masculino, sendo o aumento da massa ventricular esquerda de magnitude inferior ao observado no homem atleta, o que pode contribuir para um desempenho aeróbico inferior. Além disso, a adaptação das mulheres ao calor é diferente, visto que possuem 10% a mais de tecido adiposo que o homem. Esse fator eleva o limiar de sudorese, e, como consequência, em temperaturas mais altas o custo fisiológico da mulher para manter o equilíbrio térmico é maior, o que limita seu desempenho físico. A densidade capilar por área muscular também é maior no sexo feminino, aumentando o consumo aeróbico periférico. Por outro lado, as mulheres têm maior capacidade de utilizar gorduras durante o exercício, o que as torna mais resistentes ao esforço de longa duração.

Padrões exibidos nos exames complementares

As diferenças na adaptação cardíaca ao exercício no sexo feminino também influenciam as alterações observadas nos exames cardiológicos da mulher atleta. O conhecimento dessas alterações é essencial, principalmente na interpretação de resultados durante a avaliação pré-participação esportiva.

• Eletrocardiograma (ECG)

As adaptações cardiovasculares ao exercício promovem modificações no padrão normal do ECG, conferindo características especiais ao ECG do atleta. Na avaliação dos atletas, é de extrema importância que o médico tenha conhecimento desse padrão, sendo capaz de identificar as alterações sugestivas de patologias e, ao mesmo tempo, evitar investigações desnecessárias, pois alguns achados no ECG podem se assemelhar àqueles encontrados em cardiopatias. Com o objetivo de definir um padrão de normalidade no atleta, vários estudos têm sido feitos, com a contribuição de

A MULHER ATLETA E SUAS DIFERENÇAS **93**

especialistas de todo o mundo, tendo sido publicado recentemente um documento com recomendações internacionais para a interpretação do ECG do atleta. Nesse documento, os achados no ECG do atleta foram classificados como comuns ou "normais", limítrofes ou *borderline* e incomuns ou "anormais". Refletindo as diferenças na adaptação cardíaca entre os gêneros, o ECG da mulher também apresenta diferenças em relação ao do homem atleta. Fatores como idade, etnia e modalidade esportiva influenciam no padrão do ECG da mulher, assim como no do homem atleta.

Dados recentes em atletas caucasianos relatam que a prevalência de achados anormais no ECG da mulher atleta é a mesma que a observada nos homens, porém com uma distribuição diferente. A hipertrofia ventricular esquerda (HVE) definida pelo critério de voltagem de Sokolow-Lyon é comum nos atletas do sexo masculino (42%), porém pouco frequente nas do sexo feminino (14%). Achados como desvio do eixo para a esquerda (0,4%) e duração do QRS > 100 ms (3%) são raros na mulher atleta. Por outro lado, a presença de inversão da onda T (IT) em parede anterior é mais prevalente nas mulheres que nos homens atletas (9% × 4%, considerando até V2), mas rara em parede inferior (2% × 5%), respectivamente. A presença de IT em parede anterior precedida por elevação do ponto J no segmento ST é muito mais comum atletas do sexo masculino (71,1%) que do feminino (31%). Nas mulheres atletas o segmento ST frequentemente apresenta-se isoelétrico (57%), o que pode tornar a interpretação do ECG feminino mais desafiadora, pois trabalhos recentes sugerem que a presença de segmento ST isoelétrico em indivíduos com IT em parede anterior esteja correlacionada com cardiopatias.[2,3]

Com relação a atletas afrodescendentes há poucos dados, mas relata-se uma prevalência maior de IT (14% × 2%) e elevação do segmento ST (11% × 1%) do que em mulheres atletas caucasianas, além da morfologia diferente, podendo exibir ondas T invertidas e profundas.[3]

• Ecodopplercardiograma (ECO)

O remodelamento cardíaco secundário à pratica esportiva pode ser avaliado pelo ECO. Tem sido observado que, apesar de o aumento da massa VE ser menor nas mulheres que nos homens atletas, o da cavidade VE parece ser maior, quando indexado para SC. Em valores absolutos, quando comparadas com mulheres sedentárias, as atletas apresentam aumento das medidas cardíacas, porém menores em comparação com as de homens atletas.

No maior estudo com atletas de elite do sexo feminino, publicado por Pelliccia et al.,[4] 600 atletas caucasianas de diferentes modalidades esportivas foram observadas por um período de 7 anos e comparadas com mulheres sedentárias. Os resultados ecocardiográficos demonstraram um diâmetro diastólico final do VE (DDVE) médio de 49 ± 4 mm nas atletas, 6% maior que nas mulheres sedentárias, mas 11% menor quando comparado com dados de estudos com atletas homens. A espessura máxima da parede VE (EPVE) também foi maior nas atletas (14%) que nas sedentárias, média de 8,2 ± 0,9 mm, e menor que nos homens atletas (23%). Considerando-se o limite normal para DDVE = 54 mm, apenas 8% das mulheres atletas apresentaram medidas acima do normal, sendo 1% acima do valor considerado suspeito de patologia (> 60 mm). Nenhuma das mulheres atletas apresentou EPVE > 12 mm, presente em 2% dos homens atletas.[4]

Rawlins et al.(5), em um dos únicos estudos incluindo mulheres atletas afrodescendentes, demonstraram que, comparadas com atletas caucasianas da mesma idade, tamanho e modalidade esportiva, as afrodescendentes apresentam maior grau de hipertrofia VE. A medida EPVE foi maior que 11 mm em 3%, mas nenhuma maior que 13 mm.

O interessante estudo de Finocchiaro et al.,[6] publicado recentemente, descreveu aspectos da geometria VE observados em 1.083 atletas de elite caucasianos, de várias modalidades esportivas, incluindo mulheres atletas (41%). A geometria VE é determinada pela massa VE (MVE) e pela espessura relativa da parede VE (ERP), calculada pela fórmula ERP = 2 × EPVE/DDVE, e classifica-se em quatro grupos:

- Normal (MVE e ERP normais);
- Hipertrofia concêntrica (MVE e ERP aumentados);
- Hipertrofia excêntrica (MVE aumentada e ERP normal); e
- Remodelamento concêntrico (MVE normal e ERP aumentado).

O valor considerado normal para ERP é < 0,42 em ambos os gêneros; a MVE indexada normal para mulheres é ≤ 95 g/m^2 e para homens, ≤ 115 g/m^2. Os resultados demonstraram que as medidas absolutas de MVE e ERP foram menores em mulheres que em homens atletas. Dados semelhantes aos encontrados previamente na literatura foram relatados para as outras medidas absolutas cardíacas: DDVE > 54 mm em 7% das mulheres e em 47% dos homens, EPVE > 12 mm em nenhuma das mulheres e em 2,5% dos homens. Entretanto, o DDVE indexado pela SC acima do limite normal (≥ 31 mm/m^2) foi mais frequente nas mulheres (18%) que nos homens (10%). A geometria VE foi normal na maioria dos atletas (69% dos homens e 71% das mulheres). As atletas mulheres apresentaram hipertrofia excêntrica em 21%, remodelamento concêntrico em 4% e hipertrofia concêntrica em 3%. Considerando os atletas que praticavam exercícios com maior componente dinâmico e de longa duração (endurance), as mulheres mostraram uma prevalência de hipertrofia excêntrica maior que os homens (22% × 16%) e menor de remodelamento/hipertrofia concêntrica (4% × 15%). Nenhuma das mulheres atletas apresentou ERP > 0.48, observado em 1,3% dos homens atletas.

O remodelamento do ventrículo direito (VD) ainda foi pouco estudado em atletas. Em recente publicação, D'Ascenzi et al.[7] descreveram características do VD em 1.009 atletas olímpicos de variadas modalidades esportivas, 37% do sexo feminino. Os resultados demonstram que a adaptação ao exercício ocorre também no VD, inclusive apresentando um aumento do diâmetro que atingiu valores que preencheriam critérios para displasia arritmogênica do VD (DAVD) em 32% dos atletas. As dimensões do VD em valores absolutos foram maiores nos homens que nas mulheres, mas, quando indexadas pela SC, foram relativamente maiores nas mulheres (15,3 mm/m^2 × 14,4 mm/m^2) que nos homens atletas. Os maiores diâmetros foram encontrados em atletas de esportes com alto componente dinâmico e os parâmetros de função ventricular foram normais em todos os atletas. Dados semelhantes já haviam sido publicados por Zaidi et al.,[8] incluindo mulheres atletas afrodescendentes, e não foram demonstradas diferenças étnicas na adaptação do VD.

Os átrios também sofrem remodelamento, e seu aumento tem sido observado em atletas de elite. O átrio esquerdo dos atletas apresenta um aumento de 13% no diâmetro e de 30% no volume indexado em comparação com indivíduos sedentários, sendo descrito o diâmetro médio = 34 mm em mulheres atletas, segundo recente metanálise publicada por Iskandar et al.[9] O aumento do átrio direito é mais evidente em atletas de exercício dinâmico de resistência e em mulheres atletas caucasianas.

Esses dados confirmam que a resposta cardíaca ao exercício ocorre de maneira diferente no sexo feminino. O aumento dos diâmetros ventriculares parece ser a principal característica de adaptação cardíaca nas mulheres atletas, especialmente o VE em esportes de maior componente dinâmico. Porém, o aumento das cavidades ocorre de maneira simétrica e harmoniosa. A hipertrofia concêntrica VE não é comum em mulheres, e, ao contrário dos homens atletas, quando presente, representa uma suspeita mais elevada de cardiomiopatia hipertrófica (CMH), principalmente na presença de anormalidades na história clínica e familiar ou no ECG. A geometria VE deve ser considerada na avaliação cardiológica, e o valor de ERP = 0,48 em mulheres atletas caucasianas pode representar um limite entre adaptação fisiológica VE ao exercício e patologia. As atletas afrodescendentes, por apresentarem maior grau de hipertrofia em comparação com as caucasianas, são mais propensas a apresentar adaptações cardíacas que se sobrepõem a fenótipos iniciais de cardiomiopatias.

• Cintilografia miocárdica

A cintilografia miocárdica (CM) pode ser útil no diagnóstico diferencial de isquemia em atletas com alterações marcantes da repolarização ventricular, principalmente após os 35 anos. Como observado nos outros métodos, na CM o coração da mulher é menor que o do homem, sendo que muitas vezes demonstra um volume sistólico final tão pequeno que a fração de ejeção do ventrículo esquerdo pode ser superestimada. É importante considerar a atenuação mamária no sexo feminino, que pode tornar necessária a aquisição de imagens com diferentes posicionamentos da mama ou em decúbitos dorsal e ventral. Na mulher atleta, os cuidados na execução e na avaliação devem seguir as mesmas orientações.

Adaptação Cardiovascular após Exercícios Intensos ao Longo da Vida e Seus Possíveis Efeitos Deletérios

Apesar de os benefícios da atividade física regular estarem bem estabelecidos, dados recentes têm demonstrado que talvez a prática de exercícios de alta intensidade e/ou volume por muitos anos tenha efeitos cardíacos deletérios. Alguns estudos com atletas veteranos, de modalidades de resistência (endurance) como cross--country, esqui, ciclismo e maratona, observaram maior incidência de calcificação arterial coronária (CAC), fibrilação atrial (FA), e fibrose miocárdica que na população geral. Entretanto, a maioria desses estudos incluiu apenas atletas do sexo masculino. O número de atletas mulheres observadas ainda é pequeno, mas a resposta feminina parece ser diferente da masculina, não estando evidente a ocorrência dos mesmos efeitos no coração da mulher atleta.

Calcificação arterial coronária (CAC)

Recente estudo com atletas de elite master (> 40 anos), com alto volume de treino e praticantes de provas longas de corrida ou ciclismo por mais de 10 anos, demonstrou maior prevalência de placas coronárias e maior escore de cálcio nos homens atletas que nos sedentários. Diferentemente de outros estudos, essa população apresentava um perfil de baixo risco para aterosclerose e não incluiu tabagistas ou ex-tabagistas. Apenas 30% dos atletas eram mulheres, mas não houve diferença na prevalência de CAC ou doença arterial coronariana aterosclerótica (DAC) entre as atletas e as sedentárias.[10] Um outro estudo feito só com maratonistas mulheres, com histórico de 10 a 25 anos de competição, relatou que as mulheres atletas têm menor prevalência de placas coronarianas e menor volume de calcificação que as sedentárias.[11] É importante ressaltar que, além do número pequeno de mulheres estudadas, as atletas femininas são mais jovens e apresentam relativamente um tempo menor de exposição a treinamento intenso que os homens atletas observados.

Fibrilação atrial (FA)

O risco de desenvolver FA tem sido relatado como sendo cinco vezes maior em atletas veteranos que foram expostos a alta intensidade de treinamento por tempo prolongado. Mas uma recente metanálise demonstrou que 93% dos indivíduos incluídos nos estudos são do sexo masculino. Além disso, alguns estudos em mulheres atletas não apresentaram significado estatístico devido ao baixo número incluído ou intensidade menor de treinamento comparados com os dos homens, tornando os dados a respeito de FA em atletas do sexo feminino inconclusivos até o momento. Entretanto, estudos comparando mulheres ativas com sedentárias demonstraram menos FA nas praticantes de atividade física moderada. Considerando que o remodelamento atrial é menos intenso nas mulheres que nos homens atletas, e átrios grandes são mais suscetíveis ao mecanismo de microrreentradas atriais favorecidas pelo aumento do tônus adrenérgico, pode-se inferir que a prevalência de FA seja menor no sexo feminino. Entretanto, ainda são necessários mais estudos incluindo um número maior de mulheres para se obter uma resposta.

Fibrose miocárdica

O tempo de treinamento intenso e o número de competições realizadas durante a vida também têm sido correlacionados à ocorrência de fibrose miocárdica. Acredita-se que talvez a prática constante de exercícios extenuantes cause uma inflamação miocárdica, levando a alterações bioquímicas e a dano celular, resultando em fibrose miocárdica. Isso pode estar relacionado também com a maior ocorrência de algumas arritmias descritas em atletas veteranos. Com o crescimento do uso da ressonância magnética cardíaca, estudos demonstraram uma prevalência maior de realce tardio em maratonistas que em sedentários da mesma idade. Assim como ocorre com a FA, o número de atletas mulheres incluídas nesses estudos também é pequeno. Dados recentes sobre triatletas de ambos os sexos identificaram a ocorrência de fibrose miocárdica em 17% dos homens, mas em nenhuma das mulheres.[12] Foi demonstrado que as mulheres apresentaram menor pico de pressão arterial no esforço e tinham uma tendência a participar de menos competições e menores distâncias que os homens triatletas, reforçando a hipótese de que a pressão arterial e o volume de treinamento influenciam no remodelamento miocárdico. O mesmo estudo que observou CAC em veteranos, incluindo 30% do sexo feminino, encontrou resultados semelhantes aos do estudo com triatletas para fibrose miocárdica.

Morte Súbita Cardíaca no Esporte

A morte súbita cardíaca (MS) é rara em atletas mulheres, com uma prevalência muito inferior à dos homens atletas. Dados relatam uma ocorrência 10 vezes menor em esportes competitivos e 20 vezes menor em recreativos. Inicialmente, acreditava-se que essa diferença existisse devido ao número menor de atletas mulheres e à exposição a maior intensidade e volume de exercício atingidos pelos homens atletas. Nas últimas décadas, a quantidade de mulheres atletas de elite em esportes de alta intensidade aumentou exponencialmente, bem como as evidências científicas na área, tornando essa uma explicação insatisfatória.

Estudos com vítimas de MS relatam que a maioria das atletas mulheres apresenta coração estruturalmente normal no exame *post-mortem*, o que pode sugerir uma prevalência maior de doenças cardíacas elétricas como síndrome do QT longo, síndrome de Brugada e taquicardia ventricular polimórfica catecolaminérgica como causas de MS no sexo feminino.[13]

A atividade do sistema simpático, que é predominante no exercício de alta intensidade visando o aumento do desempenho físico no pico do esforço, é um dos prováveis gatilhos para arritmias malignas em indivíduos predispostos. Como já citado anteriormente, homens atletas apresentam maior nível de atividade simpática e catecolaminas que as mulheres, o que pode ser um substrato para maior risco de desenvolvimento de arritmias e MS naqueles com doenças cardíacas preexistentes.

A manifestação de algumas cardiopatias também parece ocorrer de modo diferente no sexo feminino. Estudos sugerem que as mulheres desenvolvem o fenótipo de CMH mais tardiamente que os homens, mostrando um desenvolvimento mais lento da doença.[14] O aparecimento de características patológicas em uma idade mais avançada na mulher pode estar relacionado à queda dos níveis estrogênicos.

Em atletas acima dos 35 anos, assim como na população geral, a maior causa de MS é a doença arterial coronária aterosclerótica (DAC). As mulheres atletas apresentam um risco menor de desenvolvimento de DAC em comparação com os homens, porém as doenças cardiovasculares também são a principal causa de morte em mulheres. O controle dos fatores de risco, como níveis de colesterol, glicemia e pressão arterial, é importante inclusive nas atletas.

O uso de suplementos deve ser avaliado com cautela, visto que já foi descrita a adição de anabolizantes (não informada) em produtos industrializados considerados inócuos. A exposição a hormônios como GH e testosterona representa risco à saúde cardiovascular da mulher atleta, assim como nos homens atletas.

Entendendo a Resposta Feminina

A compreensão dos mecanismos de adaptação cardíaca na mulher atleta pode ser a chave para a prevenção de morte súbita no esporte. O organismo feminino parece possuir fatores cardioprotetores. Esses mecanismos ainda não estão bem claros, mas certamente envolvem fatores bioquímicos, hormonais e genéticos.

Trabalhos experimentais relataram que a disponibilidade de substratos energéticos, que depende da oxidação de ácidos graxos e da absorção de glicose, parece influenciar a hipertrofia cardíaca fisiológica. Algumas enzimas envolvidas nesses processos, que foram descritas como fatores preventivos ao desenvolvimento de hipertrofia VE, são encontradas em níveis mais elevados no sexo feminino.

Também está demonstrado que os miócitos de homens e mulheres têm receptores hormonais. Há evidências de que a testosterona e seu principal metabólito, a di-hidrotestosterona, têm efeito direto nos miócitos e estimulam a hipertrofia miocárdica, e seus níveis elevados estão correlacionados a disfunção ventricular esquerda e aumento da pressão arterial. Por outro lado, o estrógeno inibe a proliferação de fibroblastos cardíacos e a hipertrofia miocárdica e estimula a vasodilatação periférica. Observa-se que a reposição estrogênica parece aumentar a produção de óxido nítrico e inibir a ação do sistema renina-angiotensina. Dessa maneira, pode-se inferir que o desenvolvimento de hipertrofia miocárdica induzida pelo exercício receba influência dos níveis hormonais do atleta.

A resposta miocárdica ao estímulo hormonal depende da quantidade de hormônio circulante, da capacidade de ligação aos receptores cardíacos e provavelmente também de fatores genéticos. A exposição aos hormônios parece modular a expressão genética cardíaca, sugerindo que a manifestação de algumas cardiopatias pode estar relacionada à predominância hormonal em cada gênero. Esse achado poderia explicar a maior prevalência de doenças cardíacas hereditárias no sexo feminino ou masculino, mesmo quando o modo de transmissão é mendeliano. Alterando a expressão genética, os hormônios seriam capazes de modificar a transcrição nuclear e estimular a manifestação de genes cardíacos patológicos, estruturais ou ligados a canais iônicos.[15] Há evidências, por exemplo, de que os hormônios sexuais interferem na repolarização cardíaca, com possível efeito na duração do intervalo QT. Estudos observaram que o intervalo QT sofre um encurtamento após a puberdade em meninos, mas não em meninas. Cardiopatias estruturais hereditárias como a CMH e a DAVD têm maior prevalência em homens, apesar da transmissão mendeliana. As proteínas que compõem o sistema renina-angiotensina também dependem de codificação genética e apresentam característica polimórfica. Estudos em atletas mostraram uma associação significativa entre alguns tipos de genes que codificam a angiotensina e o grau de HVE induzida pelo treinamento físico.

Muitos fatores permanecem obscuros, especialmente a respeito do processo de transcrição genética, mas supõe-se que o gênero também influencie a expressão de polimorfismos.

Conclusão e Perspectivas Futuras

O remodelamento cardíaco secundário à adaptação ao exercício também ocorre no sexo feminino, porém em magnitude e modo diversos do masculino. A mulher atleta parece apresentar como resposta inicial maior aumento das cavidades que de espessura e massa ventricular, com dimensões VE maiores que dos homens atletas quando corrigidas pela superfície corpórea, principalmente as praticantes de esportes de endurance. Mesmo assim, valores de cavidade VE considerados suspeitos de cardiomiopatia dilatada são raramente observados em mulheres atletas, assim como a hipertrofia e remodelamento VE em grau de sobreposição com cardiomiopatia hipertrófica. O padrão eletrocardiográfico da atleta do sexo feminino apresenta critérios de hipertrofia ventricular esquerda e direita mais raramente que o do masculino, porém a presença de alteração ventricular como inversão de onda T em parede anterior e segmento ST isoelétrico é mais comum na mulher atleta. A morte súbita ocorre muito menos nas atletas mulheres que nos homens atletas, e as veteranas apresentam menos calcificação de artérias coronárias e menos incidência de fibrilação atrial e de fibrose miocárdica que os homens atletas veteranos.

O conhecimento dos mecanismos de adaptação cardiovascular na mulher atleta pode revelar os fatores de "proteção cardíaca" do sexo feminino e contribuir para a prevenção do desenvolvimento de algumas doenças cardíacas e suas complicações, como a morte súbita. Mais estudos incluindo mais mulheres atletas com alto nível de treinamento e com maior tempo de prática esportiva são necessários para tentar elucidar tais dúvidas, e, com o aumento crescente das mulheres no esporte, esperamos que o lado feminino do coração possa ser revelado (Figura 10.1).

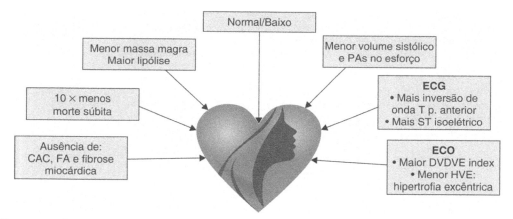

Figura 10.1 – Características da mulher e suas adaptações cardiovasculares ao treinamento esportivo.

Referências Bibliográficas

1. Schäfer D, Gjerdalen GF, Solberg EE, Khokhlova M, Badtieva V, Herzig D, et al. Sex differences in heart rate variability: a longitudinal study in international elite cross-country skiers. Eur J Appl Physiol [Internet]. 2015 Oct 23;115(10):2107-14. Disponível em: http://link.springer.com/10.1007/s00421-015-3190-0
2. Malhotra A, Dhutia H, Gati S, Yeo TJ, Dores H, Bastiaenen R, et al. Anterior T-wave inversion in young white athletes and nonathletes: prevalence and significance. J Am Coll Cardiol. 2017;69(1):1-9.
3. Calore C, Zorzi A, Sheikh N, Nese A, Facci M, Malhotra A, et al. Electrocardiographic anterior T-wave inversion in athletes of different ethnicities: differential diagnosis between athlete's heart and cardiomyopathy. Eur Heart J [Internet]. 2016 Aug 21;37(32):2515–27. Disponível em: https://academic.oup.com/eurheartj/article-lookup/doi/10.1093/eurheartj/ehv591.
4. Pelliccia A, Maron BJ, Culasso F, Spataro A, Caselli G. Athlete's heart in women. Echocardiographic characterization of highly trained elite female athletes. JAMA J Am Med Assoc [Internet]. 1996 Jul 17;276(3):211-5. Disponível em: http://dx.doi.org/10.1001/jama.1996.03540030045030
5. Rawlins J, Carre F, Kervio G, Papadakis M, Chandra N, Edwards C, et al. Ethnic differences in physiological cardiac adaptation to intense physical exercise in highly trained female athletes. Circulation [Internet]. 2010 Mar 9;121(9):1078–85. Disponível em: http://circ.ahajournals.org/cgi/doi/10.1161/CIRCULATIONAHA.109.917211.
6. Finocchiaro G, Dhutia H, D'Silva A, Malhotra A, Steriotis A, Millar L, et al. Effect of sex and sporting discipline on LV adaptation to exercise. JACC Cardiovasc Imaging [Internet]. 2017 Sep;10(9):965–72. Disponível em: http://linkinghub.elsevier.com/retrieve/pii/S1936878X16307379.
7. D'Ascenzi F, Pisicchio C, Caselli S, Di Paolo FM, Spataro A, Pelliccia A. RV remodeling in olympic athletes. JACC Cardiovasc Imaging [Internet]. 2017 Apr;10(4):385–93. Disponível em: http://linkinghub.elsevier.com/retrieve/pii/S1936878X16304673.

8. Zaidi A, Ghani S, Sharma R, Oxborough D, Panoulas VF, Sheikh N, et al. Physiological right ventricular adaptation in elite athletes of African and Afro-Caribbean origin. Circulation. 2013;127(17):1783-92.

9. Iskandar A, Mujtaba MT, Thompson PD. Left atrium size in elite athletes. JACC Cardiovasc Imaging [Internet]. 2015 Jul;8(7):753-62. Disponível em: http://dx.doi.org/10.1016/j.jcmg.2014.12.032.

10. Merghani A, Maestrini V, Rosmini S, Cox AT, Dhutia H, Bastiaenan R, et al. Prevalence of subclinical coronary artery disease in masters endurance athletes with a low atherosclerotic risk profileclinical perspective. Circulation [Internet]. 2017 Jul 11;136(2):126-37. Disponível em: http://circ.ahajournals.org/lookup/doi/10.1161/CIRCULATIONAHA.116.026964.

11. Roberts WO, Schwartz RS, Kraus SM, Schwartz JG, Peichel G, Garberich RF, et al. Long-term marathon running is associated with low coronary plaque formation in women. Med Sci Sport Exerc [Internet]. 2017 Apr;49(4):641–5. Disponível em: http://insights.ovid.com/crossref?an=00005768-201704000-00003.

12. Tahir E, Starekova J, Muellerleile K, Von Stritzky A, Münch J, Avanesov M, et al. Myocardial fibrosis in competitive triathletes detected by contrast-enhanced cmr correlates with exercise-induced hypertension and competition history. JACC Cardiovasc Imaging [Internet]. 2017 Dec; Disponível em: http://linkinghub.elsevier.com/retrieve/pii/S1936878X17309816.

13. Finocchiaro G, Papadakis M, Robertus J-L, Dhutia H, Steriotis AK, Tome M, et al. Etiology of sudden death in sports. J Am Coll Cardiol [Internet]. 2016 May;67(18):2108-15. Disponível em: http://linkinghub.elsevier.com/retrieve/pii/S0735109716015771.

14. Hagege AA, Schwartz K, Desnos M CL. Genetic basis and genotype-phenotype relationships in familial hypertrophic cardiomyopathy. In: Maron BJ MM, editor. Diagnosis and Management of Hypertrophic Cardiomyopathy. Blackwell Futura, 2014. p. 67-80.

15. Vega RB, Konhilas JP, Kelly DP, Leinwand LA. Molecular mechanisms underlying cardiac adaptation to exercise. cell metab [Internet]. 2017;25(5):1012–26. Disponível em: http://dx.doi.org/10.1016/j.cmet.2017.04.025.

Capítulo 11

Atividade Física Habitual e Esportiva na Gestação

- Luiz Eduardo Mastrocolla • Haydée Barbosa Mastrocola • Fernanda Peres Mastrocola
- Fabio Mastrocola

Introdução

A implementação da atividade física orientada na gestação (gravidez) e período pós-parto, assim como em todos os períodos da vida dos seres humanos, deve ser estimulada de modo regular e contínuo, com o objetivo maior de manutenção da saúde, prevenção e tratamento de doenças. Exercícios aeróbicos e de força muscular durante a evolução de gestações não complicadas minimizam as limitações naturais impostas pela própria condição, muitas vezes mantendo e mesmo melhorando a capacidade física, a função cardiorrespiratória e a sensação de bem-estar, reduzindo os riscos do sedentarismo e de comorbidades relacionadas. Na atualidade, observações resultantes de várias revisões sistemáticas demonstram que o exercício durante a gravidez é seguro, diminuindo os riscos de diabetes gestacional, hipertensão gestacional, pré-eclâmpsia, ganho excessivo de peso, dor pélvica, macrossomia, estados depressivos, retenção de peso no período pós-parto e incontinência urinária, entre outras situações.[1-6] Tais revisões, com análise de inúmeras publicações voltadas à observação de desfechos relacionados à prática de exercícios durante a gestação, formaram as bases para a publicação de diretriz específica de atividade física durante a gravidez,[1] resultando em recomendações com as respectivas qualidade e força das evidências (Tabela 11.1). Ressalta-se na elaboração do referido documento a observância de rigoroso processo metodológico de desenvolvimento e disseminação,[2] em que os autores se mostraram comprometidos com a inclusão de gestantes em exercício, sendo identificados desfechos materno fetais e neonatais para a avaliação considerados "importantes" e "críticos" (Tabela 11.2). Adicionalmente, e considerando-se as robustas informações provenientes de tais evidências da literatura e análise de inúmeros protocolos de treinamento,

TABELA 11.1 – Recomendações para a prática de exercícios durante a gravidez: qualidade e força das evidências segundo a Diretriz Canadense de 2019 para Atividade Física durante a Gestação[7]

Indicações	Recomendação	Qualidade das evidências
1. Todas as mulheres sem contraindicações devem ser fisicamente ativas durante todo o período gestacional (subgrupos a, b, c)	Forte	Moderada
a) Mulheres previamente inativas	Forte	Moderada
b) Mulheres com diabetes gestacional	Fraca *	Baixa
c) IMC pré-gestacional ≥ 25 kg.m²	Forte **	Baixa
2. Gestantes devem acumular mínimo de 150 min de exercícios de moderada intensidade/semana/pelo menos 3 dias/semana***	Forte	Moderada
3. Gestantes devem incorporar atividades aeróbicas e de resistência variadas. Exercícios de alongamento e yoga podem ser adicionados.	Forte	Alta
4. Treinamento para "assoalho pélvico" (exercícios de Kegel) diários (reduzir risco de incontinência urinária)	Fraca ****	Baixa
5. Gestantes com manifestação de tontura, náusea ou mal-estar quando exercício em posição supina devem modificar o decúbito	Fraca *****	Baixa

Obs.: força das recomendações estabelecida pelo Sistema GRADE (Grading of Recommendations Assessment, Development and Evaluation system)[8] classificadas como **fortes** ou **fracas** de acordo com: **(1)** balanço entre benefícios e prejuízo; **(2)** qualidade geral das evidências; **(3)** importância dos desfechos; **(4)** utilização de recursos-custo; **(5)** viabilidade; **(6)** aceitabilidade. * qualidade da evidência "baixa" e o benefício líquido entre mulheres que eram ativas × não ativas foi pequeno; ** a despeito de baixa qualidade de evidências em mulheres com sobrepeso ou obesas quanto à prática de exercícios físicos na gestação, há dados de estudos randomizados controlados favoráveis ao controle do ganho de peso gestacional e da glicose sanguínea; *** intensidade suficiente para a elevação da FC, "falar" é possível durante caminhada mas "cantar" não durante as atividades recomendadas. Exemplos incluem caminhadas curtas, hidroginástica, bicicleta estacionária (esforço moderado), treinamento de resistência, carregar pesos moderados, tarefas domésticas; **** recomendação fraca, pois a incontinência urinária não é considerada "desfecho crítico" e evidência de baixa qualidade; ***** qualidade de evidências muito baixa, com informações disponíveis limitadas para a comparação de benefícios x prejuízo (recomendação baseada em opiniões de especialistas).

com envolvimento de exercícios aeróbicos e de resistência, verifica-se que não há relatos de complicações relacionadas aos desfechos avaliados, tranquilizando as gestantes e os prestadores de serviços quanto à segurança e a quão saudável o exercício orientado pode ser. Em visão abrangente, nacional ou mesmo localmente, o fato de reduzir a frequência de complicações durante a gravidez com o emprego de ferramenta de baixo custo e acessível, como o exercício, poderá resultar em profundo impacto no bem-estar da gestante e do neonato, dentro de ambiente seguro. Além disso, serão necessários ainda estudos prospectivos com poder suficiente para quantificar o efeito do exercício na redução de doenças durante a gravidez.[1]

Finalmente, devem também ser compreendidas algumas limitações de maior relevância provenientes de diretrizes recentemente desenvolvidas ou atualizadas, bem como de documentos clássicos e posições publicadas por sociedades médicas diversas, na exploração da temática "exercício e gravidez",[9-11] com extrapolações de dados de protocolos de pesquisa extremamente conservadores em relação aos cuidados gerais e bem-estar fetal. Infere-se atualmente o corolário da realização de exercícios de moderada intensidade e com a duração de 150 minutos durante a semana, divididos habitualmente em cinco dias, como benéficos e seguros.

ATIVIDADE FÍSICA HABITUAL E ESPORTIVA NA GESTAÇÃO **103**

TABELA 11.2 – Alguns desfechos "importantes" e "críticos" analisados nas revisões sistemáticas relacionadas a exercício e gravidez, incorporados em diretrizes específicas[7]

Desfechos importantes	Desfechos críticos
Ganho de peso gestacional inadequado	Aborto espontâneo
Ganho total de peso gestacional	Morte neonatal
Hemorragia pré-parto	Natimorto
Complicações - trabalho de parto	Parto pré-termo
Dor em região lombossacra	Diabetes gestacional
Dor em cintura pélvica	Hipertensão gestacional
Incontinência urinária	Parto cesariana
Indução de trabalho de parto	Pré-eclâmpsia
Processos patológicos na evolução a longo prazo (DM, doença CVAS, osteoporose, obesidade, HAS)	Tolerância à glicose
Eventos adversos durante a gestação: trauma, desidratação, injúria musculoesquelética, hipertermia, cansaço, hipoglicemia materna, intercorrências cardiovasculares e respiratórias	Diástase do músculo reto abdominal
Idade gestacional ao nascimento	Ganho de peso gestacional excessivo
Peso ao nascimento	Retenção de peso pós-parto
Composição corporal: índice de massa corporal, adiposidade do recém-nascido	Saúde mental materna (depressão, ansiedade)
Complicações ao nascimento: distocia de ombro, lesão de plexo braquial, Apgar, acidose metabólica, admissão em unidade neonatal de cuidados intensivos	Ruptura pré-termo de membranas
Hiperbilirrubinemia	Respostas fetais à atividade física (FC, fluxo sanguíneo uterino/umbilical)
Desenvolvimento cognitivo, psicossocial, habilidades motoras	Baixo peso ao nascimento
	Alto peso ao nascimento
	Restrição ao crescimento uterino
	Hipoglicemia neonatal
	Processos patológicos de longo prazo relacionados à descendência

DM: *diabetes mellitus*; HAS: hipertensão arterial sistêmica; CVAS: cardiovascular; FC: frequência cardíaca; Apgar: escala de avaliação da vitalidade do recém-nascido.

Atletismo e Gestação

Devem ser expandidos ainda os conhecimentos sobre benefícios e riscos nas gestações de mulheres que desejam exercitar-se, treinar ou competir em intensidades elevadas, ressaltando-se vários estudos recentes em atletas gestantes recreacionais e de elite,[12-16] nos quais se destaca a falta de informações para a orientação de exercícios

CARDIOESPORTE: CARDIOLOGIA DO EXERCÍCIO E DO ESPORTE

com intensidade, duração e frequência acima das recomendações habituais definidas em diretrizes, bem como carecem de caracterizações de limites éticos para a proteção materno-fetal nos exercícios intensos. Mesmo com a falta de evidências nessa área de treinamento, algumas gestantes optam pela realização de exercícios de alta intensidade, com componentes aeróbico e de força muscular envolvidos durante todo o transcorrer da gestação. No entanto, torna-se ainda presente o dilema entre a sobreposição dos anos férteis da mulher, o desejo e planejamento da gestação, amamentação e atividades atléticas, levando muitas delas à interrupção temporária de suas carreiras esportivas. Tais decisões são sedimentadas não só pela queda no desempenho atlético durante a gestação, mas também pela percepção de que o ato de exercitar-se durante a gravidez se torna comprometido em função de sobrecargas físicas e psicológicas que ocorrem transitoriamente,[17,18] além do receio e de conceitos sem base adequada na atualidade relativos à possibilidade de comprometimento fetal como resultado de treinamento aeróbico.[19] De modo prático, observam-se redução na intensidade do treinamento e ausência de participação em atividades competitivas, seguindo-se retorno progressivo ao ritmo de treinamento após o parto, sempre em caráter individual.[20] Há relatos isolados também de melhora da condição funcional cardiovascular associada à gestação, considerando-se atletas olímpicas que conseguiram seus melhores desempenhos em períodos de puerpério. Em paralelo à população de mulheres não praticantes de atividade física, estudo de prevalência envolvendo 10.000 gestantes[21] evidenciou que aproximadamente 60% delas caracterizavam-se como sedentárias durante o período, sobrepujando a média da população global.

Contraindicações para a Prática de Atividades Físicas durante a Gestação

As mulheres com contraindicações "relativas" devem discutir com o especialista as vantagens e desvantagens da atividade predominantemente aeróbica, moderada a vigorosa, enquanto na presença de contraindicações absolutas devem restringir-se às atividades habituais de vida diária naquele período, evitando qualquer prática de maior intensidade (Tabela 11.3).

TABELA 11.3 – **Contraindicações relativas e absolutas ao exercício na gestação**

Relativas
Perdas recorrentes de gestações
Hipertensão gestacional
Doença cardiovascular/respiratória leve a moderada
Anemia sintomática
Desnutrição
Desordens alimentares
História de parto espontâneo pré-termo
Gestação gemelar após a 28ª semana
Outras condições médicas relevantes e instáveis

Continua

Continuação

Absolutas
Insuficiência cervical uterina
Ruptura de membranas
Parto prematuro
Pré-eclâmpsia
Diabetes tipo I não controlado
Hipertensão não controlada
Restrição de crescimento intrauterino
Placenta prévia após 28 semanas de gestação
Sangramento vaginal persistente de causa desconhecida
Doença não controlada de tireoide
Gestação trigemelar ou superior
Outros distúrbios cardiovasculares, respiratórios ou sistêmicos graves

Respostas Cardiovasculares e Modificações Fisiológicas na Gestação Normal – Orientações para a Prática de Exercícios

A aplicação de programas orientados para a prática do exercício, como regra geral, deve contemplar a condição fisiológica vigente na gestante individual, incorporando obrigatoriamente os componentes básicos "modo", "intensidade", "duração" e "frequência" da atividade proposta.[22] Deve também respeitar as modificações impostas pela gravidez, quer nas condições de repouso ou sob estresse físico (Tabelas 11.4 e 11.5),[23-27] ressaltando-se especial atenção às contraindicações. Recomenda-se a prática de atividade física regular predominantemente aeróbica à gestante não complicada, que auxilia adicionalmente a manter o controle do peso e rapidamente reduzir o estresse do parto, como também retornar à forma física prévia à gravidez. Incluem-se nesta modalidade a natação, o ciclismo, a caminhada e alguns exercícios calistênicos.[28]

TABELA 11.4 – **Modificações hemodinâmicas na gestação normal e período pós-parto (quatro semanas), nas condições de repouso e exercício**

	Repouso	Atividade
Volume sanguíneo materno	↑ 40-45%	
Frequência cardíaca	↑ 20%	↑ ↑*
Débito cardíaco	↑ 30%	↑ ↑**
Hematócrito	↓***	Tendência à hemoconcentração ($> 10/15\%$ em exercícios vigorosos)
Reserva cardíaca	↓	↓ ↓
Fluxo uterino	↑ ↑	↓ ↓****

* menor resposta de elevação em comparação à não grávida; ** $20\% <$ em comparação à não gestante; *** aumento do volume plasmático até 50% e nas hemácias em até 20% leva a efeito dilucional, com "anemia fisiológica" ao final da gestação; **** reduzido em torno de 25% no terceiro trimestre, quando são considerados exercícios moderados. As modificações hemodinâmicas durante o trabalho de parto e nascimento são abruptas. Em cada contração uterina até 500 mL de sangue são liberados para a circulação, elevando rapidamente o débito cardíaco, que pode ser maior ainda no momento do nascimento. Após o mesmo e as perdas sanguíneas habituais, observa-se súbito aumento no retorno venoso, considerando-se o fenômeno de autotransfusão do útero, que perdura de 24 a 72 horas, além da liberação da compressão mecânica produzida pelo feto sobre a veia cava inferior.

106 CARDIOESPORTE: CARDIOLOGIA DO EXERCÍCIO E DO ESPORTE

TABELA 11.5 – Modificações hemodinâmicas fisiológicas normais durante o período de gestação*

	Trimestre 1	Trimestre 2	Trimestre 3
Volume sanguíneo	↑	↑↑/↑↑↑	↑↑↑/↑↑
Frequência cardíaca	↑	↑↑	↑↑/↑↑↑
Volume sistólico ejetado	↑	↑↑↑	↑,↔,↓
Débito cardíaco	↑	↑↑/↑↑↑	↑↑↑/↑↑
RVS	↓	↓↓↓	↓↓
Pressão de pulso	↑	↑↑	↔
PAS	↔	↓	↔
PAD Pressão venosa MMII	↓ ↑	↓↓ ↑↑	↓ ↑↑

* Obs.: modificado de Braunwald 2015. RVS: resistência vascular sistêmica; PAS: pressão arterial sistólica; PAD: pressão arterial diastólica; MMII: membros inferiores (extremidades distais). As modificações hemodinâmicas são profundas durante a gestação, iniciando-se no começo do primeiro trimestre. O volume plasmático aumenta a partir da sexta semana, atingindo até 50% dos valores basais no segundo trimestre e platô posterior até o parto. A pressão venosa dos membros inferiores eleva-se, com edema resultante dos pés em 80% das gestantes normais.

Tais modificações no transcorrer do período gestacional não complicado devem ser conhecidas para a correta prescrição do exercício, sendo o comportamento da frequência cardíaca (FC) considerado o índice mais aproximado de capacidade funcional. A faixa recomendada para a definição do nível das atividades é calculada em torno de 25 a 30% menos do que na mulher não grávida, visto que a variabilidade das respostas cardiovasculares é maior durante a gestação e período pós-parto e há a necessidade de observar limites mais rígidos de FC na faixa de prescrição do exercício. Dentro do fenômeno de redistribuição sanguínea,[29] modificação fisiológica que ocorre como resposta de adaptação à realização de trabalho físico, verifica-se redirecionamento de sangue dos órgãos esplâncnicos para os sistemas solicitantes (músculos) e manutenção porcentual para o coração e absoluta para o cérebro. Estima-se que o porcentual de desvio de sangue do útero para os músculos em atividade chegue a cifras de aproximadamente 50%, níveis esses que podem vir a ser deletérios para o feto. Fatores coexistentes como anemia, prejudicando a capacidade de transporte de oxigênio, sedentarismo e obesidade limitam a capacidade funcional, com respostas anormais mesmo em intensidades leves de esforço. Após o quarto mês da gestação, o aumento uterino pode levar a compressão mecânica da veia cava inferior, com consequente diminuição do retorno venoso e hipotensão (síndrome hipotensiva supina), além de alterações no débito cardíaco e circulação uterina. Da mesma maneira, o diafragma é deslocado para cima, observando-se diminuição das cavidades pleurais e consequente sensação de dispneia em algumas gestantes, mesmo sem modificações da função pulmonar na condição de repouso, uma vez que pode existir expansão lateral compensatória do gradeado costal para aumento da ventilação. Adicionalmente ao quadro de hiperventilação, já presente em repouso, observa-se que a elevação do consumo de oxigênio é proporcional em exercícios de pequena intensidade, mas não progride de modo esperado quando maiores sobrecargas são aplicadas, atingindo valores inferiores aos previstos. Tal fato justifica a dificuldade da gestante em manter altos níveis de atividade aeróbica, demonstrando-se também diminuição da reserva pulmonar e inabilidade de utilização do metabolismo anaeróbico para compensação das demandas energéticas. Consequentemente, observa-se ambiente propício ao

ATIVIDADE FÍSICA HABITUAL E ESPORTIVA NA GESTAÇÃO

desenvolvimento de lactidemia sanguínea, especialmente em exercícios prolongados. Ainda, considerando-se os tipos de treinamentos realizados por atletas de elite, habitualmente prolongados, regulares e de alta intensidade, é provável que o ganho de peso estará menor para a mãe e o feto quando comparado ao das gestantes sedentárias,[20] sendo o menor peso fetal ao nascimento atribuído à menor quantidade de tecido gorduroso neonatal.[30]

Com o objetivo de utilizar as modificações fisiológicas na gravidez como base para a prescrição do exercício no período pré-natal, Wolfe e Weissgerber[31] avaliaram a literatura específica de 1966 a 2003, ressaltando os efeitos da gestação nas respostas maternas ao exercício agudo e condicionamento aeróbico, nos índices de bem-estar fetal após esforço agudo, o impacto do condicionamento físico no peso fetal ao nascimento e o uso do exercício para prevenir ou tratar *diabetes mellitus* gestacional e pré-eclâmpsia. Nessa revisão, observaram que o aumento da frequência cardíaca (FC) materna em repouso, a diminuição da FC máxima alcançada e consequentemente menor reserva de FC tornam a variável menos precisa no cálculo da intensidade do exercício. Por outro lado, não houve modificações nas avaliações subjetivas do cansaço através das tabelas de percepção de Borg (avaliação subjetiva do cansaço) aplicadas na gestação, derivando-se novas faixas de FC de treinamento. Respostas ao exercício submáximo prolongado superior a 30 minutos na gestação tardia incluíram moderada redução da glicose sanguínea materna, que pode levar à menor disponibilidade de glicose para o feto. Para o mesmo tipo de exercício verifica-se elevação da FC fetal de base, com possíveis reduções transitórias na reatividade da FC fetal, nos movimentos respiratórios fetais e na variabilidade da FC quando exercícios mais intensos são realizados.

Respostas Fisiológicas ao Exercício em Gestantes com Alto Grau de Treinamento

Questões surgem ainda sobre a preservação das adaptações conseguidas durante treinamento regular, quando existe a interposição da gravidez. Estudos observacionais de prevalência (transversais)[32,33] sugerem que mulheres que continuam o treinamento aeróbico durante a gestação têm menor FC de repouso e maior volume sistólico ejetado, entre 25 e 36 semanas, bem como na 12ª semana após o parto, quando comparadas a um grupo-controle sedentário. Do mesmo modo, não foram observadas diferenças significativas no débito cardíaco em repouso, diferença arteriovenosa de oxigênio, pressão arterial média ou resistência vascular sistêmica entre mulheres treinadas e sedentárias na mesma época da avaliação.

Durante exercício submáximo em cicloergômetro, com FC aproximada de 140 bpm, as respostas fisiológicas comparadas entre gestantes em programa de exercício regular e sedentárias foram diferentes em praticamente todas as variáveis aferidas.[32] No entanto, a interpretação de tais dados deve levar em consideração que as gestantes treinadas estiveram se exercitando em intensidade absoluta muito maior. Igualmente, foram comparadas as respostas de mulheres ativas durante a gestação, todas em programa regular de exercícios de três a seis vezes por semana, em relação às mulheres não grávidas, mas com atividade similar. Em resposta a uma intensidade submáxima não foram verificados efeitos da gestação na FC, consumo de oxigênio, ventilação minuto e limiares ventilatórios (limiar anaeróbico e ponto de compensação respiratória). No entanto, os equivalentes ventilatórios de oxigênio e dióxido de carbono aumentaram significativamente, assim como diminuíram os níveis expirados e arteriais de CO_2.

Benefícios e Riscos dos Exercícios durante a Gestação

A atividade física deve ser individualizada objetivando primordialmente a segurança da mãe e do feto. O corolário maior nível de capacidade funcional com a maior segurança possível leva à situação real de que não é possível alcançar a mesma condição da mulher não grávida, com menor consumo máximo de oxigênio alcançado (VO_2 máx), mesmo no período imediato e mediato pós-parto, quando o recém-nascido deixa de representar problema adicional.

Melhor qualidade de vida durante o período gestacional demonstra-se como uma das evidências principais, associada aos benefícios potenciais da atividade física, que incluem:[34-39]

- Manutenção ou melhora da força e trofismo musculares, da resistência aeróbica ou "endurance cardiorrespiratória" (exercícios de duração variável como caminhada, corrida, ciclismo e natação) e da composição corporal;

- Manutenção ou melhora da agilidade, flexibilidade, coordenação, balanço, velocidade, tempo de reação;

- Modificações na esfera psicológica caracterizadas por melhora da autoestima e do humor, com consequente menor exteriorização de ansiedade e depressão, efeitos positivos semelhantes aos de mulheres não grávidas;

- Diminuição na intensidade/frequência/gravidade das manifestações sintomáticas musculoesqueléticas relacionadas à gestação, como dores em coluna dorsal, predominantemente em regiões lombar, lombossacra e cintura pélvica;

- Provável diminuição no risco do desenvolvimento de diabetes gestacional (risco relativo ou RR variando entre 0,45-1,1 em 14 metanálises);[40]

- Ausência de efeitos deletérios sobre ruptura de membranas em período pré-termo ou pré-trabalho de parto, indução e duração de trabalho de parto, fadiga, trauma musculoesquelético, diástase de musculatura retoabdominal, entre outros;[41]

- Evitar ganho de peso gestacional excessivo e possíveis consequências;[42,43]

- Maior facilidade na obtenção de balanço calórico adequado e do conhecimento de que a gestante dispõe de outro facilitador na manutenção de um estilo de vida saudável;

- Proteção possível ao risco do desenvolvimento de pré-eclâmpsia, que pareceu diminuir com níveis aumentados de atividade física antes e durante períodos iniciais de gestação (revisão sistemática e metanálise de 11 estudos de coorte e quatro estudos de casos-controle).[44]

Tais benefícios não são considerados totalmente independentes, como, por exemplo, mulheres com sobrepeso e obesidade que perderam peso de modo significativo em período prévio à gravidez pelo emprego de exercício e dieta, além de evitarem ganho excessivo de peso gestacional. Nessa situação, observou-se redução da probabilidade do desenvolvimento de diabetes gestacional, diabetes, obesidade e comorbidades relacionadas.

Os riscos potenciais dos exercícios durante o período gestacional envolvem a mãe, o feto e o neonato (Tabela 11.6), caracterizando situações emergenciais e eletivas:[45]

- **Trauma materno:** pode levar a complicações obstétricas, com descolamento prematuro de placenta e consequente impacto fetal;

- **Retardo de crescimento intrauterino:** não parece existir aumento do risco de recém-nascidos de baixo peso para a idade gestacional, mesmo considerando-se pequeno efeito negativo no peso ao nascimento. Em revisão sistemática recente abordando a influência do exercício pré-natal supervisionado no crescimento fetal, a randomização "assistência pré-natal convencional" × "programa supervisionado de exercícios" não interferiu de modo adverso no peso ao nascer ou no risco de recém-nascido abaixo do peso para a idade gestacional (*odds ratio* 1,02, 95% IC 0,72-1,46).[46] A duração de cada sessão do programa de exercícios variou de 15 a 70 minutos, com frequência semanal de uma a cinco vezes, além da duração da intervenção oscilando entre 6 a 33 semanas e término próximo à metade do terceiro trimestre. Estudo de metanálise recente[16] confirma tais resultados, mas ressaltam-se problemas metodológicos e vieses nesses estudos, como tipo, intensidade e duração dos exercícios não homogêneos, número pequeno de gestantes incluídas, trimestre no qual o exercício foi realizado, hábitos alimentares, grupos controle sedentários ou ativos, entre outros fatores de confusão.[33,47] Mesmo considerando-se a documentação sugestiva da ausência de interferência da atividade física durante a gravidez sobre o crescimento intrauterino, não há comprovações efetivas sobre o ambiente seguro para o feto sob condições de exercícios de maior intensidade, maior frequência e duração mais prolongada das sessões;

- **Hipertermia:** temperaturas maternas de 39 °C durante as primeiras quatro a seis semanas de gestação têm sido associadas a aumento do risco para o desenvolvimento de defeitos do tubo neural,[48] mas torna-se improvável que a temperatura corporal central alcance níveis patológicos durante o exercício regular. De qualquer modo, sugerem-se atenção e controle preventivo da temperatura, buscando alternativas como exercício aquático. Em revisão sistemática de estudos sobre resposta de temperatura central ao exercício em mulheres grávidas, as maiores médias foram 38,3 °C (95% IC 37,7-38,9 °C) para a atividade em terra, 37,5 °C (95% IC 37,3-37,7 °C) para imersão em água, 36,9 °C (95% IC 36,8-37,0 °C) para banho quente e 37,6 °C (95% IC 37,5-37,7 °C) para exposição a sauna.[49] Quando mulheres grávidas pedalaram em cicloergômetro próximo à intensidade de 50% do VO_2 máximo e duração de 60 minutos, a temperatura corporal elevou-se < 1 °C.[50] Finalmente, exercícios prolongados em ambiente terrestre ou aquático devem ser evitados em frio extremo e ambientes quentes.

- **Redução no fluxo sanguíneo uterino e placentário:** as evidências sugerem que o feto considerado normal consegue compensar mudanças transitórias e intermitentes no fluxo sanguíneo uterino durante exercício materno de intensidade moderada, mesmo em mulheres grávidas previamente sedentárias,[51] não resultando em dano fetal relacionado à provável situação de hipóxia. Monitorização da frequência cardíaca fetal (FCF) tem sido empregada em esteira rolante e cicloergômetro, com resultados tranquilizadores[2] nesse estudo, independentemente da idade gestacional e da intensidade do exercício. Parece que as variações da FCF representam resposta fisiológica à redução transitória do fluxo uterino e ao transporte de catecolaminas séricas elevadas pela placenta, como mecanismo protetor que aumenta o fluxo sanguíneo e facilita trocas de gases respiratórios, embora condições que resultam em diminuição prolongada do fluxo uteroplacentário possam resultar em hipoxemia fetal, com estímulo vagal consequente e bradicardia fetal em poucos casos.[53] Igualmente, quando comparada à situação de repouso da mãe, a bradicardia fetal não é mais frequente durante e após a realização de exercício súbito.[54] Embora a avaliação da resposta da FCF ao exercício materno seja limitada tecnicamente (dificuldade de gravação e registro externo considerando-se artefatos de movimento materno e fetal), há observações de gestantes atletas realizando trabalho em cicloergômetro com resistência incremental de até 60% da capacidade aeróbica máxima conhecida, com FCF mantida em faixa normal e indícios de ausência de efeitos deletérios ao feto. No entanto, quando atletas olímpicas se exercitaram em torno de 90% da frequência cardíaca máxima, em gestações de 23 a 29 semanas, o fluxo sanguíneo médio pela artéria uterina, medido por Doppler, caiu abaixo de 50% dos valores iniciais, concomitantemente à situação de bradicardia fetal.[55] Além da FCF, padrões de respiração fetal e índices derivados de Doppler das artérias uterina e umbilical foram avaliados durante atividades maternas como dança, ciclismo, caminhada ou trote em esteira rolante, evidenciando-se alterações transitórias em algumas gestantes após o exercício (fluxo sanguíneo por doppler durante a atividade sem mudanças), interpretadas como respostas fisiológicas normais.[56] Finalmente, não há benefícios estabelecidos para exercícios extenuantes na gravidez, que devem somente ser considerados em atletas de elite com monitorização rigorosa.

TABELA 11.6 – Riscos da realização de exercícios durante a gravidez[19]

Fetais
Sofrimento fetal
Retardo de crescimento intrauterino
Malformações fetais
Prematuridade
Neonatais
Diminuição de tecido adiposo
Hipotermia
Maternos
Abortamento espontâneo
Hipoglicemia
Parto prematuro
Risco aumentado para lesões osteomusculares
Hipotensão supina
Síndrome aortocava
Arritmias
Insuficiência cardíaca congestiva

ATIVIDADE FÍSICA HABITUAL E ESPORTIVA NA GESTAÇÃO **111**

Prescrição dos Exercícios e Orientações Práticas

Além dos preceitos clássicos, deve-se levar em consideração o nível prévio de atividade da gestante atual, bem como as condições ambientais em que os exercícios serão realizados.[2] Dedutiva torna-se a informação de que algumas gestantes estarão aptas a tolerar exercícios mais intensos, enquanto outras deverão restringir-se somente a caminhadas. Nenhum programa ou exercício isolado preencherá as necessidades do universo de gestantes, sendo função dos profissionais especializados, quer o educador físico, fisioterapeuta ou médico, auxiliar na melhor utilização das habilidades e no encontro das necessidades individuais naquele determinado momento. O conhecimento, por parte da gestante, sobre os possíveis sinais de alarme decorrentes do exercício (Tabela 11.7), bem como a necessidade da adoção de medidas gerais para a manutenção de um estilo de vida saudável, como nutrição e repouso adequados, evitando o consumo de álcool, medicamentos desnecessários e tabagismo, resultará em benefícios evidentes durante e após o período gestacional.

TABELA 11.7 – Sinais e sintomas indicativos para interrupção da atividade física e necessidade de reavaliação médica

Dores de qualquer tipo, independentemente de sua caracterização. Atenção especial para dores em região púbica ou quadril e coluna dorsal
Contrações uterinas repetidas (intervalos ≤ 15 minutos)
Sangramento vaginal
Perda de líquido amniótico
Tonturas
Desmaios
Dispneia
Palpitações
Taquicardia
Distúrbios visuais
Edema generalizado
Diminuição da atividade fetal
Dificuldade em deambular
Náuseas e vômitos persistentes

Uma vez prescritos os exercícios objetivando a atividade moderada aeróbica e exercícios resistidos ou de resistência, podem ser intercalados períodos de descanso e de menor intensidade, objetivando readequação metabólica e maior estímulo para fases sequenciais. Tais características representam componentes essenciais da prescrição das atividades, cuja intensidade pode ser expressa em valores porcentuais da frequência cardíaca máxima teórica preconizada ou da frequência cardíaca de reserva de treinamento de Karvonen,[58] gasto metabólico em múltiplos de MET (unidade metabólica basal, que corresponde ao consumo de 3.5 mL.kg^{-1}.min^{-1} de oxigênio na condição de repouso supino) e consumo de oxigênio estimado ou por medida direta (análise dos gases expirados pelo teste cardiopulmonar de exercício), em mL.kg^{-1}.min^{-1} ou litros.min (Tabelas 11.8 e 11.9).

CARDIOESPORTE: CARDIOLOGIA DO EXERCÍCIO E DO ESPORTE

TABELA 11.8 – Níveis de intensidade de exercícios, propostos para a prescrição da atividade física durante o período gestacional

Intensidade	% VO$_2$ máx	% FC máx	MET (múltiplos)*
Leve	15-30	40-50	1,2-2,7
Moderado	31-50	51-65	2,8-4,3
Intenso	51-68	66-80	4,4-5,9
Muito intenso	69-85	81-90	6,0-7,5
Máximo - indevido	> 86	> 90	> 7,6

* MET - unidade metabólica basal. Nas sugestões apresentadas, o consumo de oxigênio expresso nas unidades referidas deve ser obtido diretamente pelo teste cardiopulmonar e não estimado por equações de regressão derivadas de protocolos convencionais utilizados no teste ergométrico; % VO$_2$ máx - valores porcentuais do consumo máximo de oxigênio; % FC máx - valores porcentuais da frequência cardíaca máxima.

TABELA 11.9 – Atividades físicas a serem recomendadas e evitadas durante o período gestacional[59,60]

Tipo de programa	Tempo/Frequência	Intensidade	Atividades não recomendadas
Exercício aeróbico com baixo impacto			
• bicicleta estacionária; • trote/corrida (em mulheres previamente ativas); • natação/hidroginástica; • caminhadas; • dança aeróbica	• 20-30 minutos • 3-5 ×/ semana	Moderada, controlada: • FC (< 80% da FC máx); • Escala de Borg[13-14] • Teste de falar	• Exercícios extenuantes de alta intensidade (> 90% FC máx.); • Corridas de longa distância; • Exercícios com risco de quedas/impacto contra o solo/superfícies duras (saltar ou rápidas mudanças de direção; tênis em gravidez avançada); • Mergulho (que promova agressão à fisiologia como profundidade); • Paraquedismo; • Esportes de contato (ex.: basquetebol
Exercícios de força			
• bandas elásticas de resistência; • exercícios de sustentação do peso corporal envolvendo grandes grupos musculares; • halteres; • yoga e pilates modificados	• 15-20 minutos • 3-5 vezes/semana	• leve-moderada • 1-2 séries de 10-15 repetições utilizando pesos de 1-4 kg habitualmente	• exercícios isométricos; • manobra de Valsalva; • leve-moderada • levantamento frequente de peso acentuado; • exercícios em posição supina; • hot yoga/pilates (sala próxima a 40 °C • Esportes de contato (boxe)
• treinamento de assoalho pélvico (Kegel);	• 10-15 minutos • 3-5 vezes/semana	100 repetições	
Exercícios combinados (aeróbicos de baixo impacto e de "força")			
dança aeróbica ou caminhadas, seguida exercícios de levantamento de pesos	45 - 65 minutos 3-4 ×/semana	Semelhante à utilizada para os exercícios isolados	Mesmas orientações em relação aos exercícios isolados

*Modificado de Perales M 2017. Cada sessão de exercício inclui aquecimento (5 min) prévio e relaxamento (5 min) ao final. Os exercícios considerados referem-se do final do primeiro trimestre (12 semanas) ao final da gestação (38-39 semanas). Esportes de contato como basquetebol, boxe, futebol, handebol apresentam componentes aeróbico mais resistidos (exercícios combinados), caracterizando muitas vezes moderado/alto impacto, mesmo que realizados de modo recreativo, motivo pelo qual devem ser evitados. FC: frequência cardíaca; FC máx.: frequência cardíaca máxima preconizada para a idade; Borg: escala de percepção subjetiva linear do esforço, variando de 6 (muito, muito fácil) até 20 (exaustivo).

ATIVIDADE FÍSICA HABITUAL E ESPORTIVA NA GESTAÇÃO **113**

Tais adequações procuram contemplar as modificações fisiológicas e anatômicas que acontecem de maneira mais evidente durante o segundo e terceiro trimestres, respeitando as contraindicações gerais e obstétricas à realização do exercício físico. Ressalta-se que a presença de náuseas, vômitos e taquicardia, além de situações que caracterizam gravidez de alto risco (diabéticas, cardiopatas, hipertensas, gemelares), pode limitar de modo importante a adesão às atividades físicas. Outras condições impostas pela gestação, como a mudança do centro de gravidade, frouxidão do tecido conjuntivo e consequente instabilidade articular, lordose e cifose e/ou edema resultando em síndrome de compressão nervosa, devem ser adequadamente abordadas, com o objetivo de proporcionar maior conforto, funcionalidade biomecânica e segurança para a gestante.

Com a finalidade de diminuir os riscos materno-fetais, modifica-se a prescrição do exercício, em especial para as atividades não supervisionadas: a intensidade é reduzida em torno de 25% da FC e a duração passa para 15 a 20 minutos nos exercícios de sobrecarga (Tabela 11.9).

Exercícios de Força ou Resistidos ou Treinamento de Força: Cuidados Especiais

Podem ser realizados durante a gestação, ressaltando-se informações ainda limitadas sobre segurança. A abordagem deve envolver precauções relativas a evitar exercícios de resistência ou contrarresistência de intensidade acentuada (pesos elevados) ou que resultem em esforço exaustivo, além de exercícios isométricos intensos (trabalho de força contra uma resistência parada, sem gerar movimento, com a musculatura já encurtada) e repetitivos. O treinamento de força extrema na gestação pode associar-se à manobra de Valsalva, com rápida elevação da pressão arterial e da pressão intra-abdominal, resultando transitoriamente na diminuição do fluxo sanguíneo uteroplacentário,[12] que pode ser prevenida ou aliviada com manobras respiratórias adequadas (expiração com a via aérea totalmente aberta). Da mesma maneira, contrair a musculatura do assoalho pélvico durante levantamento de peso pode auxiliar a equalizar ou contrabalançar o efeito do aumento deletério da pressão intra-abdominal sobre a mesma musculatura. [16] Finalmente, estudos objetivando treinamento de resistência de baixa intensidade, com pesos leves (≤ 4,5 kg) e com múltiplas repetições em faixa dinâmica de movimento, sugerem tal nível de atividade como segura e efetiva durante a gravidez.[61,62]

Protocolos Empregados durante a Gestação

Poucos são os estudos de qualidade que abordam a aplicação de testes específicos para avaliar capacidade física, prescrição de treinamento individualizado e incremento de cargas durante a gestação. A partir de um questionário denominado "PARmed-X for Pregnancy" e objetivando a avaliação de gestantes antes do ingresso em programa de atividade física, Wolfe e Davies[7,63] sugeriram faixas "alvo" de frequência cardíaca de treinamento. Os autores trabalharam com valores diferentes dos tradicionais para a prescrição do exercício, por entenderem que durante a gestação a FC máxima está atenuada. Os riscos e benefícios da realização de testes máximos de esforço para determinação de capacidade física devem ser ponderados, pela possibilidade já descrita da ocorrência de hipóxia fetal.[64] Os testes submáximos, tanto em esteira quanto em cicloergômetro, têm se mostrado eficientes na predição do VO_2

pico, sendo possível utilizarem-se protocolos escalonados ou em rampa.[65,66] No entanto, sua fidedignidade torna-se questionável quando apenas a relação entre a carga e a FC submáxima é considerada, ressaltando-se que as alterações fisiológicas durante a gestação, como o aumento progressivo da FC de repouso e a redução da FC máx, podem aumentar o erro da estimativa. Na aplicação das cargas, recomenda-se iniciar com potências entre 15 e 30 Watts em cicloergômetro de frenação eletromagnética e incrementos da mesma magnitude, a cada 1 ou 2 minutos. Torna-se possível também, durante um teste de exercício, a análise dos gases expirados pela realização do teste cardiopulmonar de exercício ou cardiopulmonar, caracterizando os dois limiares ventilatórios e a máxima capacidade funcional alcançada (VO_2 pico ou VO_2 máximo). De modo prático, vários estudos que abordaram treinamento em gestantes utilizaram os limiares ventilatórios como índices para prescrição de treinamento,[67,68] especialmente o primeiro limiar ventilatório (LV1).

Exercício Aquático durante a Gravidez (Hidroginástica)

Modalidade que inclui movimentos semelhantes à ginástica calistênica comumente prescrita ou dança aeróbica, realizados habitualmente com o tórax imerso em água aquecida entre 28 e 30 °C para indivíduos destreinados. Apoio para os pés é recomendável, preferentemente para a terceira idade e para os que não têm perfeito domínio da técnica natatória, sendo a imersão ou hidroterapia utilizada como forma de prescrição médica. A hidroginástica, independentemente de sua finalidade primordial, tem sido amplamente estimulada, considerando-se a menor sobrecarga exercida sobre o sistema osteomuscular, em especial as articulações, crítica em indivíduos com mobilidade limitada ou dificuldade de sustentação do corpo. Estudos iniciais[69,70] sinalizaram para os efeitos benéficos dessa modalidade em gestantes quando comparada à ginástica de solo, considerando-se fatores como forças hidrostáticas, concomitantemente a flutuabilidade, elasticidade e melhor termorregulação, participantes importantes de um ambiente considerado favorável. Tais considerações tornam-se necessárias, uma vez que a atividade física deve ser realizada com o objetivo de desenvolver o bem-estar materno e fetal, sendo consensual a assertiva de que o fluxo sanguíneo, redirecionado para a musculatura esquelética, durante a atividade física, não deve diminuir a circulação uteroplacentária. Adicionalmente, o substrato energético necessário para a atividade física não deve vir daquele que é imprescindível para o feto, e o aumento da temperatura corporal deve ser dissipado, para que o feto não fique exposto à hipertermia, condição essa associada a maior risco de teratogenicidade, entre outros.[48-50]

A pressão hidrostática é proporcional à profundidade da imersão, com ação uniforme sobre a superfície corporal, ocasionando transferência de fluidos extravasculares para o espaço intravascular, levando à rápida expansão do volume plasmático,[71] resultando também provavelmente em aumento do fluxo sanguíneo uterino. Como resposta inicial ao aumento do volume plasmático observa-se início imediato de natriurese e diurese, a partir de estímulo por receptores atriais e osmorreceptores, com duração máxima entre 1 e 4 horas. Nos períodos mais prolongados de imersão, a hemodiluição inicial, pelos mecanismos expostos, poderá transformar-se em hemoconcentração, levando à perda de líquidos de 300 a 400 mL em gestantes com retenção hídrica, mas com manutenção do volume sanguíneo. Além de múltiplas influências da imersão sobre a regulação hormonal, a pressão hidrostática induz importantes modificações nos sistemas cardiovascular e pulmonar (Tabela 11.10).

TABELA 11.10 – Modificações fisiológicas durante imersão, em repouso, em gestantes

Volume plasmático, volume sanguíneo	↑
Débito cardíaco, volume sistólico ejetado	↑
Fator natriurético atrial	↑
Diurese, natriurese, caliurese	↑
Hormônio antidiurético	↓
PA, FC, edema	↓
Aldosterona	↓
Hematócrito	↓
Capacidade vital forçada	↓
Glicemia, cortisol, lactato	↔
Sódio e potássio plasmáticos	↔
Tônus uterino	↔
FC fetal	↔

PA: pressão arterial; FC: frequência cardíaca.

Igualmente, quando a atividade física em gestantes é realizada na mesma situação, e comparada às atividades habituais, fora do ambiente aquático, é reputada como de mais fácil execução, com frequência cardíaca, pressão arterial, hemoconcentração, temperatura, resistência vascular periférica, aldosterona e atividade de renina plasmática materna menores. Na avaliação da resposta da frequência cardíaca fetal, não houve modificações significativas após 20 minutos de exercício em ambas as situações, porém, com nível mais elevado após a realização de exercício fora da água, por até 20 minutos de recuperação. Em estudo com gestantes[72] exercitando-se em intensidade de 70% da FC máxima, na terra e na água, com temperatura de 30 °C, a temperatura central durante o exercício em ambos os meios apresentou pequena elevação (em torno de 0,8 °C), não causando risco para o feto. Pode-se inferir, com margem satisfatória de segurança, que a temperatura em torno de 30 a 33 °C, na intensidade correspondente a 70% da FC máxima, seja adequada para gestantes. Ainda, entre as vantagens adicionais mencionadas da flutuação e redução do peso hidrostático, ressalta-se que as atividades que não envolvam suportar o peso do corpo apresentam respostas de aumento de débito cardíaco, volume sistólico, ventilação e consumo de oxigênio similares às de não gestantes, sendo que as que envolvem suporte do peso do corpo resultam em um gasto maior de oxigênio em relação ao estado não gravídico.

McMurray et al. (1988),[73] para determinar o efeito na gestação das respostas cardiovasculares, durante exercício aquático e durante imersão, testaram 12 mulheres grávidas que permaneceram imersas em repouso por 20 minutos, além de pedalarem por outros 20 minutos em cicloergômetro a 60% do VO_2 máximo predito. A temperatura da água foi de 30 °C, e as gestantes foram testadas nas semanas 15, 25 e 35 de gestação e 8-10 semanas após o parto. Os resultados mostraram que a FC, a uma mesma exigência metabólica, é mais baixa no exercício na água do que na terra. A combinação de exercício aquático e gestação resulta em um aumento do débito cardíaco maior do que o esperado em terra. Esse estudo demonstra que as respostas de FC e PA, durante o exercício na água, são diferentes daquelas observadas na terra; por isso, sugere-se não utilizar as mesmas zonas de FC de treinamento que as utilizadas na prescrição do exercício em terra. Contrariamente aos resultados mencionados acima, Hartmann et al. (2001)[74] compararam as respostas de PA em gestantes em repouso e durante exercício na água e na terra. A imersão afetou, minimamente, a pressão arterial na água, durante o repouso e o exercício, porém tanto a PAS quanto a PAD baixaram mais no pós-exercício da água do que da terra.

Finalmente, diretrizes específicas[20] recomendam a hidroterapia ou a hidroginástica como métodos seguros para a realização de exercícios predominantemente aeróbicos durante a gestação, com potencial de melhora de desfechos e possibilidade de manejo médico mais adequado, ressaltando-se que a aplicação de intensidades moderadas pode melhorar a capacidade funcional e a força muscular e diminuir a retenção hídrica e o edema periférico. Com efeitos adicionais de melhora de flutuabilidade, podem ser minimizados os riscos de lesões musculoesqueléticas e aliviadas dores em região lombossacra induzidas pela gravidez.[75]

Mergulho e gravidez

A utilização de equipamentos para mergulho (SCUBA ou *Self Contained Underwater Breathing Apparatus*), quer com finalidade recreacional ou profissional e utilizando circuitos abertos (Aqualung) ou fechados (*rebreath*), tem apresentado expressivo crescimento em anos recentes, com grande envolvimento de mulheres jovens que se sentem atraídas pela modalidade esportiva.[76] Considerando-se:

- As modificações fisiológicas específicas induzidas pela imersão, mergulho em profundidade e descompressão em mergulhadores de ambos os sexos;
- Além da observação de estudos que empregaram modelos animais em evolução de gestação para testar-lhes a suscetibilidade à injúria da descompressão;
- Relatos de casos provenientes da comunidade esportiva ligada ao mergulho com equipamentos, em grávidas; pode-se concluir que não existem contraindicações para o mergulho em mulheres saudáveis não grávidas.

Contudo, recomenda-se que as gestantes evitem as atividades de mergulho, uma vez que o feto não é protegido de problemas relacionados à descompressão e sofre risco de malformação e embolias gasosas, destacando-se a inabilidade da circulação pulmonar fetal para filtrar a formação de bolhas.[9,76] Ressalta-se, no entanto, que não há evidências que suportem a indicação de aborto em mulheres que eventualmente tenham mergulhado em fase inicial de gravidez até então desconhecida, tendo como base o relato de várias gestações normais diante mesmo de mergulho continuado até a proximidade do parto. Por outro lado, a natação com a utilização apenas de *snorkel* é liberada durante todo o período gestacional.

Atividade Física, Diabetes, Obesidade e Gestação[77-82]

Complicação médica mais comum durante a gestação, a presença de *diabetes mellitus* gestacional correlaciona-se a elevada morbimortalidade fetal. O tratamento tem como objetivo a manutenção dos níveis glicêmicos e a prevenção das complicações, basicamente envolvendo orientação dietética e insulina, como forma alternativa, caso a euglicemia não tenha sido alcançada. Por vezes iniciada de maneira paliativa, a insulinoterapia não visualiza o defeito primário, que pode incluir estado de hiperinsulinemia, sendo o exercício proposto como modalidade alternativa para sobrepujar a situação de resistência periférica aumentada à insulina. A despeito de resultados controversos, com alguns estudos associando a ocorrência de bradicardia fetal em exercícios realizados em bicicleta ergométrica, Dye et al. e Zhang et al. sugeriram que, para algumas mulheres, o exercício desempenha papel relevante, agindo como fator preventivo no desenvolvimento de *diabetes mellitus* gestacional. Cabe salientar que foi demonstrada a associação da atividade física prévia com a prevenção do desenvolvimento de fetos com tamanho acima do esperado para a idade gestacional, compreendendo-se os efeitos salutares sobre a curva de tolerância à glicose. Quando determinada população de mulheres, selecionada por localização geográfica, foi estratificada por índice de massa corporal pré-gestação (IMC), o exercício associou-se a taxas reduzidas de diabetes gestacional quando o resultado foi maior que 33 (razão de risco = 1,9; 95% IC 1,2-3,1). Por outro lado, mulheres de condição social mais elevada, obesas e sedentárias evidenciaram maior risco quando comparadas a pacientes socioeconomicamente menos favorecidas. Em ensaio clínico randomizado empregando treinamento físico em mulheres com diabetes gestacional,[82] foram empregados dieta e exercício em bicicleta ergométrica três vezes por semana, com duração de 20 minutos por sessão e na intensidade de 50% do consumo máximo de oxigênio, verificando-se normalização do controle glicêmico após o período de quatro semanas, em contraste com dieta isolada. Outra análise incluiu 41 mulheres com gestação entre 28 e 33 semanas e glicemia de jejum variando entre 105-140 mg/dL, a despeito de tratamento dietético, sendo o grupo-controle tratado com insulina. No grupo de exercício empregou-se também intensidade moderada de exercício em cicloergômetro três vezes por semana e manutenção de estilo de vida ativo durante todo o transcorrer da gestação, resultando em níveis glicêmicos normais e ausência da necessidade de utilização de insulina. Por outro lado, em avaliação de Hollingsworth,[83] um programa de caminhadas pós-prandiais em mulheres diabéticas do tipo I não alcançou o desejado controle glicêmico. Também, de modo adicional, intervenções combinadas com dieta e exercício para a prevenção de *diabetes mellitus* gestacional (DMG), em revisão de base de dados Cochcrane e inclusão de 23 estudos clínicos randomizados controlados (8.918 mulheres e 8.709 bebês)[84] com braços de randomização "intervenção dieta + exercícios" (D+E) *versus* "cuidados convencionais" (CC) evidenciaram:

- Possível risco reduzido de DMG no grupo de intervenção (D+E), com moderada qualidade de evidências pela abordagem GRADE,[8]
- Da mesma maneira, houve também possível diminuição do risco de realização de cesarianas, com evidências de qualidade moderada;
- Tendência a menor ganho de peso gestacional, com evidências de qualidade moderada;
- Não houve, no entanto, diferenças claras observadas entre os grupos (D+E) e (CC) para pré-eclâmpsia, distúrbios hipertensivos da gestação, mortalidade perinatal, recém-nascidos de peso aumentado para a idade gestacional, trauma perineal, hipoglicemia neonatal, adiposidade na infância, todos com evidências de baixa qualidade ou muito baixa qualidade.

Finalmente, dentro da compreensão de que o exercício durante a gestação pode prevenir o desenvolvimento de diabetes ou melhorar o controle glicêmico em mulheres com diabetes pré-gestacional ou gestacional, aconselha-se, em especial na presença de sobrepeso e sedentarismo, a atividade física semanal com gasto metabólico mínimo de 15 equivalentes metabólicos ou MET horas (1 MET = 3,5 mL.kg^{-1}.min^{-1}), variando até $\geq$ 28 MET horas, tendo como meta principal a melhora glicêmica.[77,78] Exercícios sem suporte do peso corporal podem ser mantidos por tempo mais prolongado e em maior intensidade, com ganho de efetividade e utilização preferencial de carboidratos. Igualmente, gestantes com sobrepeso ou obesidade em programa de exercícios e dieta controlada podem, além dos benefícios clássicos, aumentar a probabilidade de neonatos com peso normal.

Referências Bibliográficas

1. Davies G, Artal R. It's time to treat exercise in pregnancy as therapy. Br J Sports Med. 2019 Jan;53(2):81.
2. Davenport MH, Ruchat SM, Poitras VJ, Jaramillo Garcia A, et al. Prenatal exercise for the prevention of gestational diabetes mellitus and hypertensive disorders of pregnancy: a systematic review and meta--analysis. Br J Sports Med. 2018 Nov;52(21):1367-1375.
3. Ruchat SM, Mottola MF, Skow RJ, Nagpal TS, Meah VL, et al. Effectiveness of exercise interventions in the prevention of excessive gestational weight gain and postpartum weight retention: a systematic review and meta-analysis. Br J Sports Med. 2018 Nov;52(21):1347-1356.
4. Davenport MH, McCurdy AP, Mottola MF, Skow RJ, Meah VL, et al. Impact of prenatal exercise on both prenatal and postnatal anxiety and depressive symptoms: a systematic review and meta-analysis. Br J Sports Med. 2018 Nov;52(21):1376-1385.
5. Ruchat SM, Mottola MF, Skow RJ, Nagpal TS, Meah VL, et al. Effectiveness of exercise interventions in the prevention of excessive gestational weight gain and postpartum weight retention: a systematic review and meta-analysis. Br J Sports Med. 2018 Nov;52(21):1347-1356.
6. Davenport MH, Marchand AA, Mottola MF, Poitras VJ, Gray CE, et al. Exercise for the prevention and treatment of low back, pelvic girdle and lumbopelvic pain during pregnancy: a systematic review and meta-analysis. Br J Sports Med. 2019 Jan;53(2):90-98.
7. Mottola MF, Davenport MH, Ruchat SM, Davies GA, Poitras VJ, Gray CE, et al. 2019 Canadian guideline for physical activity throughout pregnancy. Br J Sports Med. 2018 Nov;52(21):1339-1346.
8. Brouwers MC, Kho ME, Browman GP, et al. AGREE II: advancing guideline development, reporting, and evaluation in health care. Prev Med 2010; 51:421-4.
9. ACOG Committee Opinion No. 650: Physical Activity and Exercise During Pregnancy and the Postpartum Period. Obstet Gynecol 2015;126 (6): e135-42.
10. Start active, stay active: infographics on physical activity. 2016. https://www. gov. uk/ government/ publications/ start- active- stay- active- infographics- on- physical- activity.
11. The Royal Australian and New Zealand College of Obstetricians and Gynaecologists. Exercise in Pregnancy: The Royal Australian and New Zealand College of Obstetricians and Gynaecologists, 2016.
12. Bø K, Artal R, Barakat R, et al. Exercise and pregnancy in recreational and elite athletes: 2016 evidence summary from the IOC expert group meeting, Lausanne. Part 1-exercise in women planning pregnancy and those who are pregnant. Br J Sports Med 2016; 50:571-89.
13. Bø K, Artal R, Barakat R, et al. Exercise and pregnancy in recreational and elite athletes: 2016 evidence summary from the IOC expert group meeting, Lausanne. Part 2- The effect of exercise on the fetus, labour and birth. Br J Sports Med 2016;50.
14. Bø K, Artal R, Barakat R, et al. Exercise and pregnancy in recreational and elite athletes: 2016/17 evidence summary from the IOC Expert Group Meeting, Lausanne. Part 3- Exercise in the postpartum period. Br J Sports Med 2017; 51:1516-25.
15. Bø K, Artal R, Barakat R, et al. Exercise and pregnancy in recreational and elite athletes: 2016/17 evidence summary from the IOC expert group meeting, Lausanne. Part 4- Recommendations for future research. Br J Sports Med 2017;51.
16. Bø K, Artal R, Barakat R, et al. Exercise and pregnancy in recreational and elite athletes: 2016/2017 evidence summary from the IOC expert group meeting, Lausanne. Part 5- Recommendations for health professionals and active women. Br J Sports Med 2018; 52:1080-5.
17. Carter AS, Baker CW, Brownell KD. Body mass index, eating attitudes and symptoms of depression and anxiety in pregnancy and the postpartum period. Psychosom Med 2000; 62:64-70.
18. Downs DS, Hausenblas HÁ. Women's exercise beliefs and behaviors during their pregnancy and postpartum. J Midwifery Womens Health 2004; 49:138-144.

19. Hale & Milne 1996, Wolfe LA. Pregnant Women and Endurance Exercise. In: Sheppard R, Astrand PO. Endurance in Sport Olympic Encyclopaedia of Sports Medicine volume II Second Edition. Blackwell Publishing, 2000. p. 531.
20. Artal R, O'Tolle M. Guidelines of the American College of Obstetricians and Gynecologists for exercise during pregnancy and the postpartum period. Br Jr Sports Med 2003; 37:6-12.
21. Zang J, Savitz D. Exercise during pregnancy among U.S. women. Ann Epidemiol 1996; 6:53-9.
22. Fardy PS, Yanowitz FG. Cardiac Rehabilitation, Adult Fitness, and Exercise Testing. Third edition. Baltimore: Williams & Wilkins, 1995. pp. 245-73.
23. Elkayam U. Pregnancy and Cardiovascular Disease. In: Zipes DP, Libby P, Bonow RO, Braunwald E, Ed. Braunwald's Heart Disease. A Textbook of Cardiovascular Medicine. 7th Edition. Philadelphia, Pennsylvania: Elsevier Saunders 2005. 1965p.
24. Warnes C. Pregnancy and Heart Disease. In: Mann DL, Zipes DP, Libby P, Bonow RO, Braunwald E, Ed. Braunwald's Heart Disease. A Textbook of Cardiovascular Medicine. 10th Edition. Philadelphia, Pennsylvania: Elsevier Saunders, 2015. pp.1755-6.
25. Mittelmark RA, Wiswell RA, Drinkwater BL. Exercise in Pregnancy. Baltimore: Williams & Wilkins, 1991. pp. 313-9.
26. Romem Y, Masaki DI, Mittelmark RA. Physiological and Endocrine Adjustments to Pregnancy. In: Mittelmark RA, Wiswell RA, Drinkwater BL, eds. Exercise in Pregnancy. Baltimore: Williams & Wilkins, 1991. pp. 15-7.
27. Mastrocolla LE, Mastrocolla HB, Andrade J. Boletim do Dep. Cardiop. e Gravidez 2000 vol. 3 (edição 1).
28. Lochmuller EM, Friese K. Pregnancy and sports KMMW Fortschr Med. 2005 Apr 21;147(16):28-9, 31.
29. Mastrocolla LE. Fisiologia do Exercício. In: Mastrocolla LE, ed. Ergometria. São Paulo: Laboratórios Biosintética, 1992. pp. 12-23.
30. Clapp JF, Capeless EL. Neonatal morphometrics after endurance during pregnancy. Am J Obst Gynecol 1990; 163:1805-11.
31. Wolfe LA, Weissgerber TL. Clinical physiology of exercise in pregnancy: a literature review. J Obstet Gynaecol Can. 2003; 25(6):451-3.
32. Pivarnik JM, Ayres NA, Mauer MB, et al. Effects of maternal aerobic fitness on cardiorespiratory responses to exercise. Med Sci Sports Exerc. 1993; 25:993-98.
33. O'Toole ML. Physiologic Aspects of exercise in pregnancy. Clinical Obstetrics and Gynecology 2003; vol 46(2):379-389.
34. Oliveira Melo AS, Silva JL, Tavares JS, Barros VO, Leite DF, Amorim MM. Effect of a physical exercise program during pregnancy on uteroplacental and fetal blood flow and fetal growth: a randomized controlled trial. Obstet Gynecol. 2012;120(2 Pt 1):302.
35. Price BB, Amini SB, Kappeler K. Exercise in pregnancy: effect on fitness and obstetric outcomes-a randomized trial. Med Sci Sports Exerc. 2012 Dec;44(12):2263-9.
36. Gavard JA, Artal R. Effect of exercise on pregnancy outcome. Clin Obstet Gynecol. 2008 Jun;51(2):467- 80.
37. Artal R, Hopkins S. Exercise. Clin Update Womens Health Care. 2013; 12:1.
38. Artal R, Lockwood CJ, Fricker P, Barss VA. Exercise during pregnancy and the postpartum period. UpToDate. Updated Oct 2019.
39. Davenport MH, Marchand AA, Mottola MF, et al. Exercise for the prevention and treatment of low back, pelvic girdle and lumbopelvic pain during pregnancy: a systematic review and meta-analysis. Br J Sports Med. 2019;53(2):90. Epub 2018 Oct 18.
40. Dipietro L, Evenson KR, Bloodgood B, et al. 2018 Physical Activity Guidelines Advisory Committee Benefits of Physical Activity during Pregnancy and Postpartum: An umbrella review. Med Sci Sports Exerc. 2019;51(6):1292.
41. Davenport MH, Ruchat SM, Sobierajski F, et al. Impact of prenatal exercise on maternal harms, labour and delivery outcomes: a systematic review and meta-analysis. Br J Sports Med. 2019;53(2):99. Epub 2018 Oct 1.
42. Muktabhant B, Lumbiganon P, Ngamjarus C, Dowswell T. Interventions for preventing excessive weight gain during pregnancy. Cochrane Database Syst Rev. 2012.
43. Elliott-Sale KJ, Barnett CT, Sale C. Exercise interventions for weight management during pregnancy and up to 1 year postpartum among normal weight, overweight and obese women: a systematic review and meta-analysis. Br J Sports Med. 2015;49(20):1336.
44. Aune D, Saugstad OD, Henriksen T, Tonstad S. Physical activity and the risk of preeclampsia: a systematic review and meta-analysis. Epidemiology. 2014 May;25(3):331-43.

45. Mittelmark RA, Wiswell RA, Drinkwater BL, St Jones-Repovich WE. Exercise Guidelines for Pregnancy. In: Mittelmark RA, Wiswell RA, Drinkwater BL, eds. Exercise in Pregnancy. Baltimore: Williams & Wilkins, 1991. pp. 299-312.
46. Wiebe HW, Boulé NG, Chari R, Davenport MH. The effect of supervised prenatal exercise on fetal growth: a meta-analysis. Obstet Gynecol. 2015;125(5):1185.
47. Artal R, Masaki DI, Khodiguian N, Romem Y, Rutherford SE, Wiswell RA. Exercise prescription in pregnancy: weight-bearing versus non-weight-bearing exercise. Am J Obstet Gynecol. 1989;161(6 Pt 1):1464.
48. Edwards MJ. Review: Hyperthermia and fever during pregnancy. Birth Defects Res A Clin Mol Teratol. 2006;76(7):507.
49. Ravanelli N, Casasola W, English T, Edwards KM, Jay O. Heat stress and fetal risk. Environmental limits for exercise and passive heat stress during pregnancy: a systematic review with best evidence synthesis. Br J Sports Med. 2019;53(13):799. Epub 2018 Mar 1.
50. Soultanakis HN. Aquatic exercise and thermoregulation in pregnancy. Clin Obstet Gynecol. 2016;59(3):576.
51. Davenport MH, Kathol AJ, Mottola MF, et al. Prenatal exercise is not associated with fetal mortality: a systematic review and meta-analysis. Br J Sports Med. 2019.53(2):108. Epub 2018 Oct 18.
52. Carpenter MW, Sady SP, Hoegsberg B, et al. Fetal heart rate response to maternal exertion. JAMA. 1988;259(20):3006.
53. Artal R, Posner M. Chapter 18, Fetal responses to maternal exercise. In: Exercise in Pregnancy, Artal R, Wiswell RA, Drinkwater BL (Eds). Baltimore: Williams and Wilkins, 1991.
54. Skow RJ, Davenport MH, Mottola MF, et al. Effects of prenatal exercise on fetal heart rate, umbilical and uterine blood flow: a systematic review and meta-analysis. Br J Sports Med. 2019;53(2):124. Epub 2018 Oct 18.
55. Salvesen KÅ, Hem E, Sundgot-Borgen J. Fetal wellbeing may be compromised during strenuous exercise among pregnant elite athletes. Br J Sports Med. 2012 Mar;46(4):279-83.
56. Hatoum N, Clapp JF 3rd, Newman MR, Dajani N, Amini SB. Effects of maternal exercise on fetal activity in late gestation. J Matern Fetal Med. 1997;6(3):134.
57. Redelmeier DA, Drucker A, Venkatesh V. Major trauma in pregnant women during the summer. J Trauma 2005 Jul;59(1):112-6.
58. Godoy M, Pássaro LC, Mastrocolla LE, et al. I Consenso Nacional de Reabilitação Cardiovascular (Fase Crônica). Arq Bras Cardiol 1997; 69 (4): 267-91.
59. Perales M, Artal R, Lucia A. Exercise during pregnancy. JAMA 2017; 317(11):1113-4.
60. American College of Obstetricians and Gynecologists. ACOG Committee Opinion No. 650: Physical Activity and Exercise During Pregnancy and the Postpartum Period. Obstet Gynecol 2015; 126:e135.
61. Barakat R, Lucia A, Ruiz JR. Resistance exercise training during pregnancy and newborn's birth size: a randomized controlled trial. Int J Obes (Lond). 2009;33(9):1048.
62. Petrov Fieril K, Glantz A, Fagevik Olsen M. The efficacy of moderate-to-vigorous resistance exercise during pregnancy: a randomized controlled trial. Acta Obstet Gynecol Scand. 2015;94(1):35.
63. Wolfe LA, Davies GAL. Canadian guidelines for exercise in pregnancy. Clinical Obstetrics and Gynecology, 2003;46(2):488-95.
64. Macphail A, Davies G, Victory R, Wolfe L. Maximal exercise testing in late gestational: fetal responses. Obstet Gynecol, 2000;96:565-70.
65. Andrade J, Brito FS, Vilas-Boas F, Mastrocolla LE, Stein R, et al. Diretrizes da Sociedade Brasileira de Cardiologia sobre Teste Ergométrico. Arq Bras Cardiol 2002, 78 (supl II): 1-17.
66. Meah VL, Backx K, Davenport MH, et al. On behalf of the International Working Group on Maternal Hemodynamics. Functional hemodynamic testing in pregnancy: recommendations of the International Working Group on Maternal Hemodynamics Ultrasound Obstet Gynecol 2018; 51: 331-40.
67. Santos IA, Stein R Fuchs SC, et al. Aerobic exercise and submaximal functional capacity in overweight pregnant woman: a randomized trial. Obstet Gynecol 2005; 106(2):243-9.
68. Avery ND, Wolfe LA, Amara GA, Davies GAL, Mcgrath MJ. Effects of human pregnancy on cardiac autonomic function above and below the ventilatory threshold. J Appl Physiol 2001; 90:321-8.
69. Hartmann S, Kolble N, Rake A, Bung P, HuchA, Ruch R. Aqua Fit during pregnancy: Maternal and fetal hemodynamic responses during rest, immersion and exercise. Geburtshilfe und Frauenheilkunde 2001; 61(12):977-82.
70. Prevedel T, Calderon I, De Conti MH, Consonni E, Rudge M. Repercussões maternas e perinatais da hidroterapia na gravidez. RBGO 2003; 25(1):53-9.

71. Garcia MK, Rizzo L, Yazbek Júnior P, Yutiyama D, Silva FJ, Matheus D, Mastrocolla LE, Massad E. Cardiorespiratory performance of coronary artery disease patients on land versus underwater treadmill tests: a comparative study. Clinics (Sao Paulo). 2017 Nov; 72(11): 667-74.
72. McMurray RG, Mottola MF, Wolfe LA, Artal R, Millar L, Pivarnik JM. Recent advances in understanding maternal and fetal responses to exercise. Med Sci Sports Exerc. 1993 Dec;25(12):1305-21.
73. McMurray RG, Katz VL, Berry MJ, Cefalo RC. Cardiovascular responses of pregnant women during aerobic exercise in water: a longitudinal study. Int J Sports Med. 1988 Dec;9(6):443-7.
74. Hartmann S, Kolble N, Rake A, Bung P, Huch A, Ruch R. Aqua Fit during pregnancy: Maternal and fetal hemodynamic responses during rest, immersion and exercise. Geburtshilfe und Frauenheilkunde 2001;61(12):977-82.
75. Padayachee C, Coombes JS. Exercise guidelines for gestational diabetes mellitus. World J Diabetes 2015 July 25; 6(8): 1033-44.
76. Camporesi EM. Diving and pregnancy. Semin Perinatol. 1996 Aug;20(4):292-302.
77. Artal R, Tomlinson T. Exercise: The logical intervention for diabetes in pregnancy. In: Diabetes in Pregnancy, Langer O (Ed), People's Medical Publishing House, 2015. p.189.
78. Artal R. The role of exercise in reducing the risks of gestational diabetes mellitus in obese women. Best Pract Res Clin Obstet Gynaecol. 2015 Jan;29(1):123-32. Epub 2014 Aug 23.
79. Jovanovic L, Kessler A, Peterson CM. Human maternal and fetal response to graded exercise. J Appl Physiol 1985; 58:1710-22.
80. Dye TD, Knox KL, Artal R, Aubry RH, Wojtowycz MA. Physical activity, obesity, and diabetes in pregnancy. Am J Epidemiol 1997; 146(11):961-5.
81. Zhang C, Solomon CG, Manson JE, Hu FB. A prospective study of pregravid physical activity and sedentary behaviors in relation to the risk for gestational diabetes mellitus. Arch Intern Med. 2006; 13;166(5):543-8.
82. Jovanovic-Peterson L, Durak EP, Peterson CM. Randomised trial of diet versus diet plus cardiovascular conditioning on glucose levels in gestational diabetes. Am J Obstet Gynecol 1989; 161:415-19.
83. Hollingsworth DR, MooreTR. Post prandial walking exercise in pregnant- insulin dependent (type I) diabetic women: Reduction of plasma lipid levels but absence of a significant effect on glycemic control. Am J Obstet Gynecol 1987; 157:1359-63.
84. Shepherd E, Gomersall JC, Tieu J, Han S, Crowther CA, Middleton P. Combined diet and exercise interventions for preventing gestational diabetes mellitus. Cochrane Database Syst Rev. 2017 Nov; 2017(11): CD010443. Published online 2017 Nov 13. 10.1002/14651858.

Capítulo 12

Prevenção Cardiovascular e Suas Adaptações no Atleta Veterano

- Filippo Aragão Savioli • Ana Gabriela Caldas • Felicio Aragão Savioli
- Felicio Savioli Neto

A baixa expectativa de vida dos brasileiros em relação aos países desenvolvidos, a idade atual da aposentadoria e os relatos da literatura têm sustentado 60 anos como a idade limite para idosos no Brasil. Entretanto, tendo em vista que a expectativa de vida média dos brasileiros aumentou 2 anos em menos de duas décadas, de 70,5 anos em 2000 para 72 anos em 2016, recentemente tem sido proposto considerar 65 anos a idade de corte para idosos em nosso país. Assim, até o ano 2030, 12,8% da população brasileira terá mais de 65 anos, um total de quase 29 milhões de pessoas. De acordo com tais estimativas, no período entre 2018 e 2030 a população brasileira aumentará cerca de 6,3%, enquanto o contingente de pessoas com idade > 65 anos crescerá 38,4%. Nesse mesmo período, a proporção de indivíduos com idade igual ou superior a 80 anos aumentará em 42%.

Como os níveis de atividade física geralmente diminuem com o avançar da idade, é esperado um substancial aumento do número absoluto de brasileiros idosos inativos nos próximos anos.

A atividade física regular pode trazer benefícios significativos à saúde das pessoas em todas as faixas etárias. Tais benefícios persistem até nas idades mais avançadas, com evidências cada vez mais indicativas de que podem prolongar anos de vida ativa, reduzir incapacidades e melhorar a qualidade de vida nessas pessoas.[1] Além disso, assim como nos mais jovens, o exercício físico regular proporciona uma série de benefícios entre os idosos, incluindo melhor controle da pressão arterial, do diabete, do perfil lipídico, das enfermidades osteoarticulares e da função neurocognitiva. Apesar disso, estima-se que 75% dos idosos são insuficientemente ativos para alcançar tais benefícios.[2] Poucas são as contraindicações ao exercício físico, razão pela qual grande parcela da população geriátrica pode se beneficiar com a prática de atividade física regular.

CARDIOESPORTE: CARDIOLOGIA DO EXERCÍCIO E DO ESPORTE

Neste capítulo, abordaremos as principais alterações associadas ao processo natural de envelhecimento que possam modificar as respostas cardiovasculares diante do esforço físico, os benefícios da atividade física na saúde cardiovascular de indivíduos idosos, a avaliação cardiológica antes de iniciar atividade física, a prescrição de exercício na população geriátrica e as possíveis contraindicações à pratica esportiva nessa população. Além disso, enfatizaremos a importância dos profissionais de saúde, sobretudo os médicos, em incentivar a adoção de estilo de vida ativo para idosos de todas as faixas etárias, assim como apresentaremos uma breve discussão sobre as possíveis barreiras que impedem os idosos de se exercitarem.

Adaptações Cardiovasculares Associadas ao Envelhecimento

O envelhecimento está associado a importantes alterações estruturais e funcionais observadas no sistema cardiovascular, cujo entendimento é fundamental na prescrição e orientação do exercício físico. Com o avançar da idade, a progressiva perda de tecido elástico, o acúmulo de tecido conjuntivo, o depósito de cálcio e a diminuição da elastina nas camadas íntima e média das paredes das grandes artérias as tornam mais rígidas, mais espessas, mais alongadas e dilatadas. Consequentemente, as artérias, em especial a aorta, perdem sua habitual elasticidade parietal, tornam-se menos complacentes, proporcionando aumento na velocidade de propagação do pulso da onda, elevando-se os níveis sistólicos da pressão arterial, a impedância aórtica e a pós-carga.

Na prática clínica, o aumento da rigidez e a diminuição da distensibilidade arterial resultam em aumento da pressão arterial sistólica, diminuição da diastólica e alargamento da pressão de pulso (PP), condições que dificultam o tratamento da hipertensão sistólica isolada. A pulsatilidade aumentada (PP ampliada) é prejudicial aos órgãos-alvo, aumentando o risco de doença renal, demência, infarto do miocárdio, acidente vascular cerebral, insuficiência cardíaca, fibrilação atrial e mortalidade. Assim, a menor capacidade das artérias em amortecer as pulsações cardíacas é determinante para aumentar da pós-carga, desenvolver hipertrofia ventricular esquerda, reduzir a perfusão coronariana e aumentar a pressão de pulso.

O endotélio vascular desempenha papel fundamental na manutenção do tônus vascular, com a secreção de substâncias vasodilatadoras, como óxido nítrico e prostaciclinas, e de vasoconstritoras, como endotelina 1, tromboxano A2 e angiotensina II. Além disso, o endotélio tem importante papel na regulação do crescimento celular e dos processos reológicos, inflamatórios e oxidativos. Em parte, o enrijecimento da parede arterial observado com o envelhecimento pode ser atribuído ao declínio da produção endotelial de óxido nítrico, responsável por efeitos na camada muscular desses vasos com subsequente vasodilatação. Assim, as respostas vasodilatadoras mediadas pelo óxido nítrico são atenuadas em todos os níveis da rede arterial, da microcirculação coronariana às artérias coronárias epicárdicas e circulação periférica, implicando menor capacidade reguladora do fluxo sanguíneo e a maior suscetibilidade para aterosclerose e trombose. Nas idades avançadas, a quantidade de óxido nítrico produzida pelo endotélio vascular é 85% menor do que a produzida nos mais jovens.

Em resumo, as alterações observadas na rede arterial incluem espessamento e enrijecimento parietais, alargamento do lúmen, fratura da lâmina elástica, deposição de cálcio e colágeno e aumento do número e hipertrofia das células da camada muscular.

Funcionalmente, o envelhecimento vascular está associado a disfunção endotelial, principalmente por deficiência do óxido nítrico, com consequente aumento da rigidez mediada pela musculatura lisa dos vasos menores e arteríolas. A partir da quarta década de vida nota-se progressiva perda de miócitos ventriculares, com contingente 30% menor na idade de 80 anos em comparação com o de 20. Esse fenômeno é atribuído a processos de apoptose, de necrose e/ou de autofagia, além da limitada capacidade regenerativa das células miocárdicas. Além disso, observa-se acentuada proliferação de fibroblastos cardíacos, células que produzem matriz extracelular, colágeno e depósitos amiloides.

Estruturalmente, o envelhecimento se associa a aumento significativo da espessura miocárdica decorrente do aumento no tamanho da fibra miocárdica. Essa hipertrofia ocorre de modo assimétrico, com maior espessura no septo interventricular em relação à parede ventricular, modificando a silhueta cardíaca normalmente de formato elíptico para esférico. Tais alterações, tanto na espessura como na forma, são associadas a importantes alterações funcionais no estresse da parede cardíaca e na eficiência contrátil. Assim, com o avançar da idade, notam-se acúmulo de colágeno e consequente fibrose intersticial nos átrios, no nó sinusal e nos ventrículos.

Não obstante, o envelhecimento não compromete a função sistólica do ventrículo esquerdo, preservando o desempenho do coração como bomba graças a importantes mecanismos adaptativos que incluem: moderada hipertrofia ventricular esquerda, sístole e diástole prolongadas, mecanismo de Frank-Starling, aumento do átrio esquerdo e da sua contribuição no enchimento ventricular (Tabela 12.1).[3]

TABELA 12.1 – **Mecanismos adaptativos para preservar a função sistólica**

Mecanismos adaptativos para preservar a função sistólica
Hipertrofia ventricular esquerda
Prolongamento da sístole
Prolongamento do relaxamento isovolumétrico
Importância do mecanismo de Frank-Starling
Aumento e hipertrofia do átrio esquerdo
Eficiência da contração atrial

Ao contrário do observado com a função sistólica em repouso, o envelhecimento se associa a substanciais alterações na fase diastólica do ciclo cardíaco (lusitrópicas). A partir da sexta década de vida a velocidade do enchimento ventricular esquerdo na fase inicial da diástole declina acentuadamente (cerca de 50%) entre os 20 e os 80 anos devido ao acúmulo de material fibrótico no VE e ao atraso na ativação do Ca_2^+ na fase precedente à sístole. Em contrapartida, ocorre o aumento compensatório do enchimento diastólico final graças à maior contribuição da contração atrial esquerda, preservando o enchimento ventricular. Além disso, o tempo de enchimento do VE durante a fase inicial da diástole aumenta em cerca de 50% entre as idades de 20 e 80 anos.

Surpreendentemente, enquanto a taxa de enchimento ventricular diminui e aumenta a importância da fase tardia da diástole, o volume diastólico final permanece inalterado ou aumenta discretamente no repouso e durante o exercício de leve intensidade, graças ao menor aumento da frequência cardíaca e consequente maior tempo de enchimento diastólico. Em consequência, a função sistólica global permanece inalterada. Apesar do aumento da pressão arterial sistólica com a idade, o volume sistólico final e a fração de ejeção do ventrículo esquerdo, em repouso, não se alteram significativamente.

As principais modificações autonômicas associadas ao envelhecimento são evidenciadas durante o exercício máximo, quando a modulação simpática do sistema cardiovascular é essencial para aumentar a frequência cardíaca, a contratilidade e o relaxamento miocárdicos, diminuir a pós-carga, e redistribuir o sangue para o trabalho muscular e dissipar calor pela pele. Os níveis plasmáticos de adrenalina e noradrenalina aumentam com a idade, com a hiperatividade simpática promovendo progressiva dessensibilização dos receptores adrenérgicos, cardíacos e vasculares, comprometendo os mecanismos contrarregulatórios. Assim, a estimulação simpática do receptor β1-adrenérgico determina aumentos tanto na frequência cardíaca como na fração de ejeção, porém com intensidades menores nos idosos do que nos jovens. Do mesmo modo, a menor resposta do receptor β2-adrenérgico limita a subsequente vasodilatação, que, associada à maior rigidez vascular, eleva a pós-carga. Tanto a dilatação arterial como a venosa declinam também com o envelhecimento, em resposta à estimulação β-adrenérgica do sistema cardiovascular durante o exercício. O declínio da dilatação arterial durante o exercício, associado a alterações estruturais dos grandes vasos relacionadas à idade, pode contribuir para o aumento da impedância vascular.[4] As principais alterações cardiovasculares associadas ao envelhecimento e suas consequências clínicas são mostradas na Tabela 12.2.

TABELA 12.2 – **Principais alterações cardiovasculares associadas ao envelhecimento e suas consequências clínicas**

Estrutura	Alterações Funcionais	Consequências Fisiológicas	Consequências Clínicas
Artérias Elásticas	Espessamento/ Enrijecimento parietal	Hipertensão ↑ Pressão pulso	AVC Isquemia coronariana Declínio cognitivo
Artérias Musculares e Arteríolas	↓ Função endotelial ↑ Resistência periférica	↑ Pós- carga ↓ Perfusão coronária	HVE ICC Fragilidade
Circulação Cerebrovascular	Alongamento, tortuosidades Espessamento Estreitamento do lúmem	↑ suscetibilidade a isquemia cerebral	AVC Disfunção cognitiva
Miocárdio	↓ Hipertrofia de miócitos Deposição de colágeno ↓ Células nó sinusal Fibrose sistema condução ↓ Sensibilidade β-adrenérgica	HVE Disfunção diastólica ↓ FC máxima no exercício	↓ Capacidade aeróbica ↑ Risco arritmias atriais ↑ Risco bloqueios condução ICC Fragilidade

Fonte: autoria própria

Benefícios do Exercício Físico

Assim como nos adultos mais jovens, o exercício regular proporciona substanciais benefícios nos idosos (Tabela 12.3). Tais benefícios seguem uma curva hiperbólica tipo dose-resposta, com os indivíduos que passam de nenhuma para alguma atividade física recebendo maiores benefícios, enquanto aumentos nos níveis de atividade trazem melhorias progressivamente menores. Assim, o impacto da orientação médica é maior sobretudo quando idosos sedentários se tornam ativos.

O exercício regular se associa à redução da mortalidade e da morbidade relacionada à idade. Apesar disso, cerca de três quartos da população geriátrica não se exercitam nos níveis recomendados. O estilo de vida sedentário se associa a um menor risco relativo para doenças cardiovasculares (RR 1,9) quando comparado a outros fatores de risco modificáveis como hipertensão (RR 2,1) e tabagismo (RR 2,5), entretanto sua prevalência é substancialmente maior. Na revisão feita por Wessel et al., menos de 10% das mulheres com mais de 75 anos são tabagistas, enquanto mais de 70% são insuficientemente ativas.[5]

TABELA 12.3 – **Principais benefícios da atividade física na população geriátrica**

Principais benefícios da atividade física na população geriátrica	
Melhora da capacidade funcional	Melhora do equilíbrio e da marcha
Maiores benefícios circulatórios periféricos	Menor dependência para realização de atividades diárias
Aumento da massa muscular	Melhora da autoestima e da autoconfiança
Melhora do perfil lipídico	Melhora da qualidade de vida
Melhor controle glicêmico	Redução da incidência de quedas
Redução do peso corporal	Redução do risco de fraturas
Melhor controle da pressão arterial de repouso	Melhora da saúde óssea
Melhora da função pulmonar	Melhora da função cognitiva

Fonte: autoria própria

Aptidão Cardiorrespiratória

Estão bem estabelecidos e documentados os benefícios do exercício aeróbico regular nos parâmetros de aptidão cardiorrespiratória durante o teste de esforço, principalmente no consumo máximo de oxigênio. A maior aptidão cardiorrespiratória se associa a importante redução no risco de muitas doenças crônicas, incluindo as doenças cardiovasculares. Wessel et al.,[5] ao avaliarem a relação entre aptidão física e eventos cardiovasculares adversos em mulheres pós-menopausa, observaram que cada aumento de 1 MET na capacidade aeróbica máxima se associava a redução de 8% no risco de eventos cardiovasculares maiores. Ademais, a aptidão cardiovascular, embora não diretamente correlacionada a benefícios para a saúde, é determinante para a independência funcional. Cerca de um terço do declínio na capacidade aeróbica ($VO_{2máx}$) associado ao envelhecimento pode ser revertido com seis meses ou mais de treinamento aeróbico.

O exercício regular e/ou o aumento da aptidão aeróbica estão associados a diminuição da mortalidade e da morbidade por todas as causas tanto em adultos de meia-idade como nos idosos. Um estudo com adultos idosos no Estudo Longitudinal do Aerobics Center relatou que cada MET da capacidade de exercício reduziu significativamente o risco de doença cardiovascular (DCV). Sui et al., ao avaliarem a associação entre capacidade funcional estimada pelo teste cardiopulmonar e risco de morte em indivíduos com idade igual ou superior a 60 anos, observaram taxas de mortalidade de 31%, 18% e 13% para todas as causas (p < 0,001) e 16%, 8% e 5% para DCV (P < 0,001) para indivíduos com baixa, moderada e elevada capacidade funcional, respectivamente (Figura 12.1).[6] Os autores concluíram ser a capacidade funcional um importante preditor independente de mortalidade na população geriátrica e, consequentemente, reforçaram a importância da atividade física na promoção da saúde, mesmo nas idades avançadas.

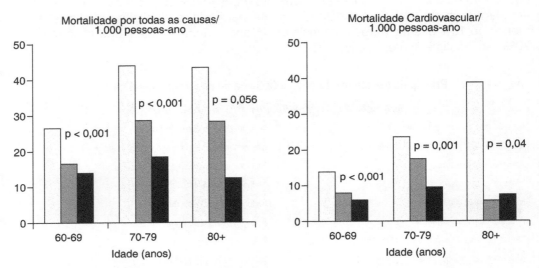

Figura 12.1. Capacidade funcional e mortalidade por todas as causas e por doenças cardiovasculares.
Legenda: As barras brancas representam baixa capacidade funcional (CF), as cinza, moderada CF, e as pretas, alta CF.[15]

Risco de Doença Cardiovascular

Existem fortes evidências da relação inversa entre nível de atividade física e risco de morbidade e mortalidade cardiovascular. Entretanto, os mecanismos envolvidos nessa associação são apenas parcialmente compreendidos. Com relação aos idosos sedentários, a redução do risco de doença cardiovascular e de doença coronariana nos idosos mais ativos é estimada em 30% e 32%, respectivamente, em ambos os gêneros e em todos os grupos étnicos estudados.

A análise de subgrupos do estudo de *Harvard Alumni* revelou aumento na expectativa de vida e menores taxas de mortalidade em indivíduos que começaram a fazer exercícios regulares a partir dos 75 anos de idade quando comparados àqueles que eram ativos quando mais jovens e depois se tornaram sedentários. Ou seja, nunca é tarde demais para se obter os benefícios da atividade física. Kottke et al. compararam as intervenções nos principais fatores de risco de mortalidade cardiovascular em indivíduos clinicamente saudáveis, com idades entre 30 e 84 anos. Os autores observaram maior redução na mortalidade prematura associada aos maiores níveis de atividade física.[7]

Aumento da Força Muscular

Assim como os benefícios positivos do exercício aeróbico estão bem estabelecidos, a importância do treinamento de resistência muscular na população idosa tem sido cada vez mais evidente. Após as idades de 50 e 70 anos, a força muscular diminui, respectivamente, cerca de 15% e 30% por década, em grande parte devido à acentuada perda de massa muscular. De acordo com os resultados do estudo de Framingham, 45% das mulheres com mais de 65 anos e 65% das com mais de 75 anos não conseguem levantar pesos superiores a 4,5 kg. O treinamento de resistência pode resultar de 25 a 100% de ganhos de força em idosos por meio de hipertrofia muscular e, presumivelmente, por recrutamento de unidades motoras. A força motora é intrínseca à função diária, especialmente nos idosos, sendo a força da musculatura dos membros inferiores a principal componente responsável pela velocidade da marcha e a maior resistência ao andar e ao subir degraus. Resultados consistentes de quatro estudos epidemiológicos sugerem que adultos com 65 anos ou mais que participam de atividades físicas de intensidade moderada por 30 ou mais minutos por dia ou 25 ou mais equivalentes metabólicos por semana reduzem o risco de lesão relacionada a queda e fratura óssea. Também existe evidência de que mesmo adultos com 85 anos ou mais obtêm benefícios similares de 60 minutos ou mais por semana de atividade física.[8]

Doença Cerebrovascular e Saúde Cerebral

Estudos observacionais, pequenos ensaios randomizados controlados e metanálises trouxeram evidências de que atividade física habitual reduz os fatores de risco para um evento como AVC, entre eles hipertensão arterial, dislipidemia, diabetes, sedentarismo, obesidade, consumo excessivo de álcool e tabagismo. Além de reduzir esses fatores, há ainda aumento do HDL colesterol e melhora da função endotelial e da circulação sanguínea. Tais benefícios foram demonstrados em todas as idades e ambos os gêneros. Além da prevenção primária, após um AVC ou AIT, a atividade física também traz diversos benefícios, como a recuperação de déficits motores, fadiga, problemas relacionados a equilíbrio e quedas e dor. Atividade física de moderada intensidade influencia positivamente na função cognitiva, ansiedade, depressão e sono. Além disso, fortes evidências indicam diminuição do risco de demência e melhora na função executiva (Tabela 12.4).

TABELA 12.4 – Resumo dos níveis de evidência na relação entre atividade física e saúde mental

Desfecho	Benefício	Evidência
Cognição	Melhora	Moderado
	Redução do risco de demência	Forte
	Melhora na capacidade laborativa e memória	Moderado
Depressão	Redução do risco de depressão	Forte
	Melhora do humor	Forte
Ansiedade	Redução do estado ansioso	Forte
Sono	Qualidade	Forte
	Duração	Moderada

Fonte: autoria própria

Hipertensão Arterial

O exercício aeróbico regular promove vários efeitos protetores contra doenças cardiovasculares, incluindo níveis elevados da pressão arterial. Assim, a atividade física regular é a primeira intervenção recomendada no tratamento da hipertensão arterial. Ademais, o exercício físico é seguro e benéfico mesmo quando associado a tratamento com medicações anti-hipertensivas. Dez metanálises publicadas na literatura avaliaram os efeitos do exercício aeróbico nos níveis da pressão arterial em repouso. Dentre elas, a análise mais recente incluiu 72 estudos e concluiu que o exercício reduziu os níveis sistólicos e diastólicos da pressão arterial em 3 e 2 mmHg, respectivamente. Além disso, tais efeitos foram maiores nos indivíduos hipertensos, com redução de 7 mmHg na pressão sistólica e de 5 mmHg na diastólica. Os autores dessa metanálise concluíram que o treinamento aeróbico reduz a pressão arterial, reduzindo a resistência vascular devido, pelo menos em parte, aos efeitos da atividade física sobre os sistemas nervoso simpático e renina-angiotensina.[9]

Dislipidemia

O efeito do exercício sobre os lipídios sanguíneos também tem sido extensamente estudado, com relação direta entre o nível de atividade física e as concentrações plasmáticas do HDL e inversa com as concentrações de triglicerídeos. Kodama et al. concluíram que a prática de atividade aeróbica com gasto energético de 5,3 MET, 64,8% da capacidade aeróbica máxima, se associa a aumentos de 2,53 mg/dL nos níveis de HDL colesterol. Entretanto, evidências são inconsistentes em relação aos efeitos do exercício nos níveis plasmáticos de LDL colesterol, com resultados de estudos completamente opostos (Tabelas 12.5 e 12.6).[10]

TABELA 12.5 – **Estudos sobre os efeitos do exercício aeróbico nas concentrações plasmáticas de HDL colesterol, LDL colesterol e triglicerídeos**

Referências	Duração (semanas)	Frequência (semanas)	Intensidade $VO_{2máx}$	HDL-c	LDL-c	TG
LeMura	16	3 vezes	70-85%	↑ 0,4 mmol/L	↓ 0,2 mmol/L	↓ 0,2 mmol/L
Nybo	12	150 min	65%	↑ 0,1 mmol/L	↓ 0,1 mmol/L	NA
Kraus	24	3 vezes	65-80%	↑ 4,3 mg/dL	↓ 1,9 mg/dL	↓ 28,4 mg/dL
O'Donovan	24	3 vezes	60%	↑ 0,08 mmol/L	↑ 0,17 mmol/L	↑ 0,12 mmol/L

TABELA 12.6 – **Resumo de orientações para população geriátrica**

Resumo de orientações para população geriátrica
Todos os idosos devem evitar a inatividade. Alguma atividade física é melhor do que nenhuma.
Benefícios substanciais à saúde são alcançados com atividade aeróbica média semanal de: Mínimo 150 minutos com intensidade moderada ou mínimo de 75 minutos com intensidade vigorosa ou Combinação de intensidade moderada e vigorosa, na proporção de 2:1 minuto, respectivamente.
Benefícios adicionais são obtidos com atividade física de intensidade moderada com duração igual ou superior a 300 minutos por semana.

Continua

Continuação

TABELA 12.6 – **Resumo de orientações para população geriátrica**

Resumo de orientações para população geriátrica
Incluir atividades de fortalecimento muscular pelo menos 2 dias por semana, de intensidade moderada ou alta, envolvendo todos os principais grupos musculares.
Idosos que não puderem realizar 150 minutos semanais de atividade de intensidade moderada por causa de enfermidades crônicas devem ser orientados a se manterem ativos dentro de suas possibilidades.
Idosos com risco de quedas devem fazer exercícios que mantenham ou melhorem o equilíbrio.
Monitorar seu nível de esforço de atividade física em relação ao seu nível de aptidão física (ou seja, devem usar intensidade relativa para guiar o nível de esforço).
Idosos com condições crônicas devem entender como as condições afetam sua capacidade de realizar atividades físicas regularmente.

Fonte: autoria própria

Barreiras e Contraindicações ao Exercício

Pacientes idosos enfrentam uma série de barreiras pessoais, socioeconômicas e ambientais ao exercício que são comuns à população em geral, bem como barreiras que são exclusivas dos idosos. Cerca de 50% dos idosos referem algum desconforto ou até incapacidade musculoesquelética como razão para não se exercitarem. A diminuição da intensidade do exercício e o uso de uma série de exercícios específicos podem ajudar a evitar tais queixas.

Na Tabela 12.7, estão relacionadas as principais contraindicações absolutas e relativas ao exercício físico.[14]

TABELA 12.7 – **Contraindicações absolutas para atividade física**

Infarto agudo do miocárdio e angina instável
Arritmias cardíacas causando sintomas e/ou instabilidade hemodinâmica
Estenose aórtica grave sintomática
Insuficiência cardíaca avançada
Embolia pulmonar aguda ou infarto pulmonar
Miocardite ou pericardite aguda
Dissecção aórtica aguda

Fonte: autoria própria

Conclusão

O exercício regular proporciona uma série de benefícios para a saúde dos idosos, incluindo melhor controle dos níveis da pressão arterial, do diabetes, do perfil lipídico, da osteoartrite, da osteoporose e da função neurocognitiva. A atividade física regular também está associada a diminuição da mortalidade e da morbidade relacionada à idade em idosos. Apesar disso, até 75% dos idosos são insuficientemente ativos para alcançar tais benefícios. Poucas são as contraindicações ao exercício físico, razão pela qual quase toda população geriátrica pode se beneficiar da prática de atividade física adicional. A prescrição do exercício consiste em três componentes: exercício aeróbico, treinamento de força e equilíbrio e flexibilidade. Os médicos desempenham um papel fundamental na motivação de pacientes idosos e devem aconselhá-los em relação às suas limitações físicas e/ou comorbidades. A motivação dos pacientes para iniciar o exercício é mais bem alcançada concentrando-se nos objetivos individuais do paciente, nas preocupações e barreiras ao exercício. As estratégias incluem o modelo de "estágios de mudança", terapia comportamental individualizada e um estilo de vida ativo. Para aumentar a adesão a longo prazo, a prescrição do exercício deve ser direta, divertida e voltada para as necessidades, crenças e objetivos individuais de saúde do paciente.

Referências Bibliográficas

1. Ministério da Saúde. Secretaria Executiva. Datasus. Informações de Saúde. Informações epidemiológicas e morbidade. Disponível em: http://www.datasus.gov.br.
2. Keadle S, McKinnon R, Graubard BI, Troiano RP. Prevalence and trends in physical activity among older adults in the United States: A comparison across three national surveys. Prev Med. Aug 2016; 89:37–43. doi: 10.1016/j.ypmed.2016.05.009.
3. Lachman S, Boekholdt SM, Luben RN, Sharp SJ, Brage S, Khaw KT, Peters RJG, Wareham NJ. Impact of physical activity on the risk of cardiovascular disease in middle-aged and older adults: EPIC Norfolk prospective population study. European Journal of Preventive Cardiology 2018; 25(2): 200-8.
4. Lillo N, Palomo-Velez G, Fuentes E, Palomo I. Role of physical activity in cardiovascular disease prevention in older adults. Sport Sci Health 2015, doi 10.1007/s11332-015-0233-1.
5. Wessel TR, Arant CB, Olson MB, et al. Relationship of physical fitness vs. body mass index with coronary artery disease and cardiovascular disease events in women. JAMA 2004; 292:1179-87.
6. Sui X, Laditka JN, Hardin JW, et al. Estimated functional capacity predicts mortality in older adults. J Am Geriatr Soc 2007; 55:1940-7.
7. Lachman S, Boekholdt SM, Luben RN, Sharp SJ, Brage S, Khaw KT, Peters RJG, Wareham NJ. Impact of physical activity on the risk of cardiovascular disease in middle-aged and older adults: EPIC Norfolk prospective population study. European Journal of Preventive Cardiology 2018; 25(2): 200-8.
8. Shiroma EJ, Sesso HD, Moorthy MV, et al. Do moderate-intensity and vigorous-intensity physical activities reduce mortality rates to the same extent? J Am Heart Assoc 2014; doi: 10.1161/JAHA.114.000802.3: e000802.
9. Nied RJ, Franklin BP. Promoting and prescribing exercise for the elderly Am Fam Physician 2002;65:419-26,427-8.
10. Wang Y, Xu D. Effects of aerobic exercise on lipids and lipoproteins. Lipids in Health and Disease 2017; 16:132.
11. Kodama S, Tanaka S, Saito K, et al. Effect of aerobic exercise training on serum levels of high-density lipoprotein cholesterol: a meta-analysis. Arcb Intern Med. 2007; 167:999-1008.
12. Ghorayeb N, Costa RVC, Castro I, Daher DJ, Oliveira Filho JA, Oliveira MA. Diretriz em cardiologia do esporte e do exercício da Sociedade Brasileira de Cardiologia e da Sociedade Brasileira de Medicina do Esporte. Arq Bras Cardiol. 2013;100 (1Suppl 2):1-41.
13. Piepoli MF, Hoes AW, Agewall S, et al. Authors/Task Force Members. 2016 European Guidelines on cardiovascular disease prevention in clinical practice: the Sixth Joint Task Force of the European Society of Cardiology and Other Societies on Cardiovascular Disease Prevention in Clinical Practice (constituted by representatives of 10 societies and by invited experts): developed with the special contribution of the European Association for Cardiovascular Prevention and Rehabilitation (EACPR). Eur J Prevent Cardiol 2016; 23: NP1-NP96.
14. Physical Activity Guidelines Advisory Committee. Physical Activity Guidelines Advisory Committee Report, 2018. Washington, DC: U.S. Department of Health and Human Services; 2018. https://health.gov/paguidelines/guidelines/report.aspx.

Capítulo 13

ECG do Atleta

- Cléa Simone Sabino de Souza Colombo • Dalmo Antonio Ribeiro Moreira
- Nabil Ghorayeb

Introdução

O treinamento físico intenso realizado de maneira sistemática e regular pelos atletas, usualmente maior que 6 horas por semana, promove alterações cardíacas consideradas fisiológicas e secundárias à adaptação funcional ao exercício, chamado "coração de atleta". Habitualmente, os atletas apresentam um aumento do tônus vagal, bem como um remodelamento cardíaco do ponto de vista estrutural e elétrico, proporcionando o aumento do tamanho e espessura das câmaras cardíacas, alterações do ritmo, da condução elétrica e da repolarização ventricular. Tais adaptações se refletem no ECG do atleta e alterações eletrocardiográficas secundárias ao treinamento podem ser observadas em até 80% dos casos. Algumas populações parecem estar mais predispostas a apresentar alterações cardíacas, sendo observadas mais frequentemente em adolescentes, homens e afrodescendentes, o que denota a importância da idade, do gênero e da etnia na resposta fisiológica cardíaca. O tipo de exercício realizado pelo atleta também exerce influência na adaptação do coração, sendo as alterações eletrocardiográficas mais frequentes em praticantes de esportes de endurance (resistência prolongada), como ciclistas, maratonistas e remadores.[1]

Com base nos dados relatados, pode-se compreender como o ECG pode trazer informações relevantes e ser útil na avaliação do atleta. Desse modo, o ECG tem se consolidado como importante ferramenta na avaliação pré-participação esportiva (APP) e na prevenção de morte súbita no esporte. Porém, para que sua utilização adicione impacto positivo no resultado da APP, proporcionando bom custo-benefício, o conhecimento das adaptações comuns e do padrão normal do ECG do atleta é fundamental para sua correta interpretação, a fim de não serem confundidas com alterações sugestivas de cardiopatias. Devido ao risco da existência de falso-positivos e ao impacto socioeconômico, ético e psicológico, a padronização do ECG como parte da APP ainda tem sido discutida, e diferentes modelos de avaliação propostos de acordo com a população e local onde é realizada.

A boa anamnese, composta por história pessoal detalhada e familiar focada em antecedentes de morte súbita precoce, e o exame físico completo fazem parte de todos os protocolos de APP. Entretanto, a sensibilidade para detectar anormalidades cardíacas neste modelo é baixa, descrita como cerca de 20% com anamnese e 9% com exame físico quando utilizados isoladamente. O acréscimo do ECG aumenta a sensibilidade para mais de 94% na detecção de cardiopatias relacionadas à morte súbita.[2]

O ECG pode apresentar alterações que levem à suspeita de cardiopatias que figuram entre as principais causas de morte súbita em atletas jovens (< 35 anos), como a miocardiopatia hipertrófica (MCH) e a displasia arritmogênica de ventrículo direito (DAVD). As alterações eletrocardiográficas podem preceder o fenótipo na MCH e ser a única manifestação da doença, sendo o ECG anormal em até 93% dos indivíduos portadores de MCH, mesmo assintomáticos. Com relação à DAVD, até 80% dos indivíduos acometidos apresentam ECG anormal. Outras cardiopatias hereditárias quiescentes, porém, que apresentam coração estruturalmente normal mas com anormalidades elétricas, como a síndrome do intervalo QT longo e a síndrome de Brugada, são causas importantes de morte súbita no esporte e também podem ser identificadas pelo ECG.

Um grande estudo italiano abrangendo um grande número de atletas e não atletas observou, num período de 27 anos (1979-2004), um decréscimo acentuado (89%) no número de mortes súbitas em jovens atletas após a introdução do ECG como parte obrigatória da APP.[3] Em contrapartida, a incidência de morte súbita na população de não atletas (que não foram submetidos a APP) não apresentou mudança no período. Provavelmente, esse dado é consequência da desqualificação daqueles atletas portadores de cardiopatias que passaram a ser identificados a partir da realização do ECG, o qual passou a ser mandatório na Itália desde 1982.

No Brasil, segundo as Diretrizes Brasileiras de Cardiologia do Esporte, o ECG é recomendado e deve ser realizado na APP de atletas.[4]

Interpretação do ECG do atleta

O ECG do atleta tem sido amplamente estudado na última década com o objetivo de aumentar a acurácia na sua interpretação, melhorando a especificidade e diminuindo as possibilidades de falso-positivos, sem perder a sensibilidade do método.

É essencial lembrar que o ECG assume papel mais importante no diagnóstico de patologias nos indivíduos assintomáticos. Independentemente dos critérios adotados para sua interpretação, um ECG normal não exclui a necessidade de investigação complementar em atletas com sintomas ou histórico familiar sugestivo de cardiopatias relacionadas à morte súbita.

Uma revisão sobre os critérios para a interpretação do ECG do atleta foi realizada em 2010 pela Sociedade Europeia de Cardiologia (ESC), porém ainda apresentando um alto número de falso-positivos, especialmente em atletas afrodescendentes. Os critérios foram revisados em 2012 ("Critérios de Seattle"), e um estudo publicado em 2014 envolvendo mais de 4.000 atletas entre 2010 e 2012, comparando caucasianos e afrodescendentes, propôs critérios "refinados" para a interpretação do ECG do atleta, com modificações no padrão de normalidade para os afrodescendentes.[5] Dessa maneira, observou-se uma diminuição significativa no número de falso-positivos, de 23,5% para 2,4% em atletas caucasianos e de 34% para 5,7% em atletas afrodescendentes, com uma especificidade de 94%. Recentemente, *experts* do mundo todo na área elaboraram um documento reunindo todo esse conhecimento nas "Recomendações internacionais para a interpretação do ECG do atleta", publicadas em 2017, e que servem de referência no momento.[6]

Com base nesses critérios, o ECG do atleta foi classificado como "normal", "anormal" e "*borderline*" ou "intermediário", dependendo das alterações observadas (Figura 13.1).

Quando as alterações observadas podem estar relacionadas a cardiopatias e são incomuns, encontradas em menos de 5% dos atletas, e quando as alterações são consideradas inespecíficas e podem ou não se relacionar com patologias.

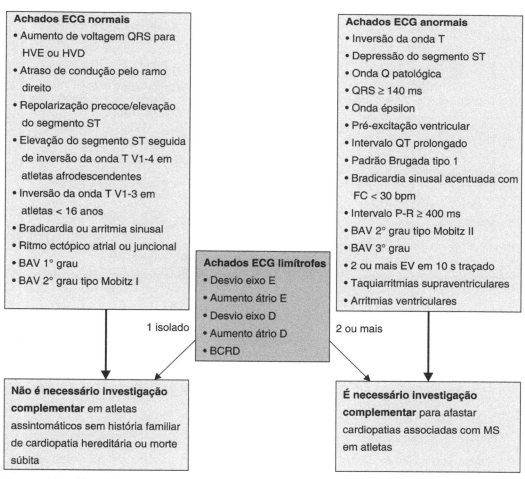

Figura 13.1. Classificação das alterações do ECG do atleta.[3]

BAV: bloqueio atrioventricular; BCRD: bloqueio completo do ramo direito; BCRE: bloqueio completo do ramo esquerdo; D: direito; E: esquerdo; HVE: hipertrofia ventricular esquerda; HVD hipertrofia ventricular direita.

Alterações Normais do ECG do Atleta

Esse grupo é composto por aquelas alterações consideradas secundárias a adaptações fisiológicas ao exercício, comuns nos atletas e presentes em até 80% deles. São classificadas como normais do atleta e, na ausência de sintomas ou história familiar suspeita, não necessitam de investigação complementar. As definições para os achados desse grupo podem ser observadas na Tabela 13.1.

TABELA 13.1 – Definições dos achados normais do ECG do atleta

Alteração eletrocardiográfica	Definição
Bradicardia sinusal	Frequência cardíaca < 60 bpm (Consenso Internacional) ou < 50 bpm (Diretriz Brasileira) e ≥ 30 bpm
Arritmia sinusal	Variação respiratória da frequência cardíaca, que aumenta na inspiração e diminui na expiração
Ritmo ectópico atrial	Ondas P com morfologia diferente da P sinusal
Ritmo juncional	A frequência do QRS é maior que a da onda P ou do ritmo sinusal de repouso e tipicamente < 100 bpm, sendo o QRS estreito, a menos que haja condução aberrante
Bloqueio atrioventricular de 1º grau	Intervalo P-R ≥ 200 ms ≤ 400 ms
Bloqueio atrioventricular de 2º grau tipo Mobitz I (Wenckebach)	Aumento progressivo do intervalo P-R, com onda P não conduzida (o primeiro intervalo P-R após o batimento falho é mais curto que o último P-R conduzido)
Distúrbio de condução pelo ramo direito	Padrão rSR' em V1 e qRS em V6 com aumento na duração do QRS < 120 ms
Sobrecarga ventricular (critério isolado de aumento de voltagem do QRS)	Sobrecarga ventricular esquerda: S em V1 + R em V5 > 3,5 mV. Sobrecarga ventricular direita: R em V1 + S em V5 ou V6 > 1,1 mV
Repolarização precoce	Elevação do ponto J ≥ 0,1mV, com concavidade do segmento ST, em derivações inferiores e/ou laterais
Alteração da repolarização ventricular chamada de "variante" em afro	Elevação do ponto J com convexidade do segmento ST, seguida de inversão da onda T nas derivações V1-V4
Inversão da onda T de V1-V3 em atletas < 16 anos	Considerado padrão juvenil, normal para a faixa etária

• Bradicardia sinusal, arritmia sinusal, ritmo ectópico atrial, ritmo juncional

A frequência cardíaca, no ritmo sinusal normal, é determinada pelo balanço entre sistema simpático e parassimpático. Em atletas bem treinados, o aumento do tônus vagal pode levar a essas alterações (particularmente prevalentes em atletas de endurance), que são observadas no ECG de repouso, mas desaparecem com o exercício.

• Bloqueio atrioventricular de primeiro e segundo graus tipo Mobitz I (Fenômeno de Wenckebach)

O bloqueio atrioventricular de primeiro grau é observado em até 35% dos atletas. Representam um atraso na condução atrioventricular secundária a hiperatividade vagal ou a alterações intrínsecas do nó AV do atleta. Em atletas assintomáticos, são considerados normais e devem desaparecer com o início do exercício.

- Distúrbio de condução pelo ramo direito (ou bloqueio incompleto do ramo direito - BIRD)

É uma alteração frequente e está presente em até 60% dos atletas. Representa apenas o atraso na ativação do ventrículo direito e pode estar relacionada ao remodelamento desse, secundário ao treinamento. Devem-se ressaltar as diferentes características desse padrão em comparação com os patológicos observados na síndrome de Brugada e na DAVD, pois estas apresentam outras anormalidades associadas, enquanto o atleta apresenta o BIRD isolado. O padrão do ECG na DAVD abrange alterações como a inversão da onda T nas derivações precordiais direitas (além de V2), presença de ondas épsilon e complexos QRS de baixa amplitude nas derivações periféricas. Na síndrome de Brugada, há a elevação rápida e acentuada do ponto J seguida pelo segmento ST convexo e descendente com onda T negativa em V1, V2 e/ou V3. A presença de onda S em DI e V6 é típica do BIRD (Figura 13.2).

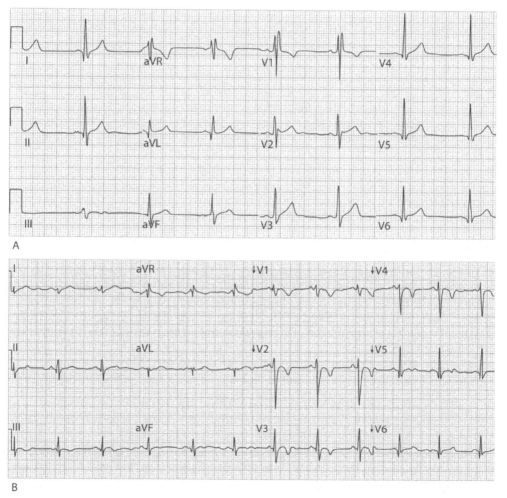

Figura 13.2. (A) Padrão normal do atraso de condução do ramo direito observado em atletas. (B) Padrão observado na displasia arritmogênica do ventrículo direito, com ondas T invertidas em derivações precordiais sem atraso na condução do ramo direito. [Continua]

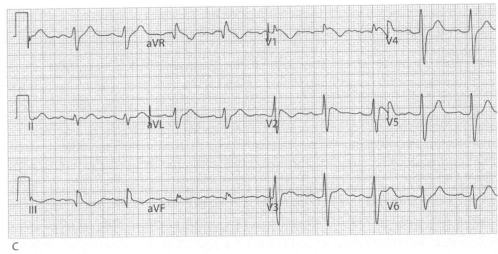

Figura 13.2. [Continuação] (C) Padrão tipo 1 da síndrome de Brugada.

- **Critério de voltagem compatível com hipertrofia ventricular esquerda (HVE)**

A presença de hipertrofia ventricular esquerda caracterizada pelo critério de Sokolow-Lyon pode ser observada em mais de 50% dos atletas bem treinados e sofre influência da idade, do gênero e da etnia, sendo mais frequente em homens, jovens e afrodescendentes. Pode refletir a magnitude da massa ventricular esquerda, mas não é confiável para o diagnóstico de HVE. Essa alteração também pode ser observada em algumas miocardiopatias, porém ocorre de modo isolado em apenas 2% dos pacientes com MCH. Portanto, em atletas assintomáticos e sem outras alterações sugestivas de patologia, não necessita de investigação adicional.

- **Repolarização precoce**

Essa é uma alteração muito prevalente nos atletas, presente em cerca de 88% nos de alto rendimento, especialmente naqueles de endurance e nos afrodescendentes (até 91%), porém menos frequente nas mulheres (31%). Pode ser observada em qualquer derivação, é considerada uma alteração comum e benigna, não havendo dados que a correlacionem a maior risco de morte súbita em atletas aparentemente saudáveis e assintomáticos.

- **Alterações do padrão de repolarização ventricular consideradas "variantes" normais**

Os últimos critérios para interpretação do ECG do atleta reconheceram padrões específicos de normalidade para a repolarização ventricular de acordo com a idade e a etnia.

Atletas adolescentes, com idade inferior a 16 anos, podem apresentar onda T negativa nas derivações precordiais (V1 até V3), chamado padrão "juvenil". Esse padrão reflete a dominância ventricular direita, presente até essa faixa etária, e é considerado normal até os 16 anos em atletas assintomáticos e sem antecedentes familiares.

Estudos demonstraram que atletas afrodescendentes frequentemente apresentam uma forma "variante" de repolarização ventricular (23%), caracterizada pela elevação do segmento ST com convexidade em "forma de cúpula", seguida pela inversão da onda T nas precordiais (exceto V5 e V6) (Figura 13.3). Esse padrão diferencia-se do observado na DAVD, na qual o segmento ST que precede a onda T invertida é habitualmente isoelétrico.[7] O padrão da repolarização ventricular em subgrupos afrodescendentes, como caribenhos e latino-americanos (incluindo brasileiros), tem sido estudado, mas ainda não está bem estabelecido nessas populações, especialmente naquelas em que a miscigenação ocorre de maneira ampla, devendo ser avaliado com cautela, em conjunto com outras alterações eletrocardiográficas, histórico pessoal e familiar.[8]

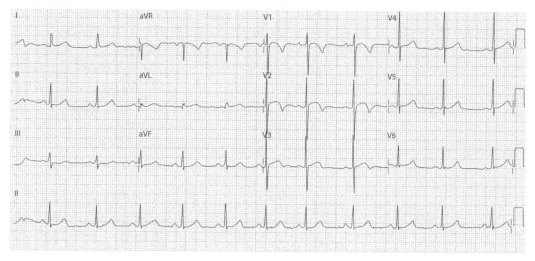

Figura 13.3 – Padrão eletrocardiográfico observado em atletas afrodescendentes, considerado "variante" normal.

Alterações anormais do ECG do atleta

As alterações listadas neste grupo são incomuns em atletas e requerem investigação complementar, pois são sugestivas de cardiopatia quando presentes. As definições utilizadas para o ECG podem ser observadas na Tabela 13.2.

TABELA 13.2 – **Definições dos achados anormais do ECG do atleta**

Alteração eletrocardiográfica	Definição
Inversão da onda T	Ondas T com profundidade ≥ 1 mm em duas ou mais derivações contíguas, excluindo AVR, DIII e V1
Depressão do segmento ST	Depressão ≥ 0,5 mm em duas ou mais derivações contíguas
Onda Q patológica	Relação Q/R ≥ 0,25 ou duração ≥ 40 ms em duas ou mais derivações contíguas, exceto DIII e AVR
Bloqueio completo do ramo esquerdo	Quando a duração do QRS ≥ 120 ms
Acentuado atraso de condução intraventricular inespecífico	Duração do QRS ≥ 140 ms

Continua

Continuação

Alteração eletrocardiográfica	Definição
Onda épsilon	Nítido sinal, de baixa amplitude (pequena deflexão positiva ou entalhe), entre o final do complexo QRS e início da onda T de V1-V3
Pré-excitação ventricular	Intervalo P-R < 120 ms com uma onda delta (espessamento da porção inicial do complexos QRS) e QRS largo (≥ 120 ms)
Prolongamento do intervalo QT	Intervalo QT corrigido pela FC (QTc) ≥ 470 ms em homens, ≥ 480 ms em mulheres. Considerado QTc acentuadamente prolongado e muito sugestivo de patologia ≥ 500 ms
Padrão tipo 1 de Brugada	Elevação inicial no segmento ST ≥ 2 mm (ascensão súbita), com queda seguida por onda T negativa e simétrica em uma ou mais derivações de V1-V3
Ectópicos ventriculares	Complexos QRS com duração maior que 120 ms, não precedidos por ondas P
Bradicardia sinusal acentuada	Frequência cardíaca < 30 bpm ou pausas sinusais ≥ 3 s
Bloqueio atrioventricular de 1° grau acentuado	Intervalo P-R ≥ 400 ms
Bloqueio atrioventricular tipo Mobitz II	Ondas P intermitentemente não conduzidas com intervalo P-R fixo
Bloqueio atrioventricular de 3° grau	Bloqueio atrioventricular completo
Taquiarritmias atriais	Taquicardias supraventriculares, fibrilação atrial, *flutter* atrial
Arritmias ventriculares	Ectopia pareada ou acoplada, taquicardia ventricular não sustentada

• Inversão da onda T

A presença de ondas T invertidas não é sempre patológica, pode ser normal nas derivações DIII, aVR e V1, independentemente da prática de exercícios. Entretanto, é um sinal frequentemente observado em miocardiopatias, como a DAVD, a MCH, a miocardiopatia dilatada, o miocárdio não compactado e as miocardites. Na DAVD, cerca de 55 a 85% dos indivíduos acometidos apresentam ondas T invertidas, comumente em parede anterior (V1-V3 podendo chegar até V6). Na MCH, a inversão da onda T é encontrada em até 85% dos casos, predominantemente em paredes inferior e/ou lateral. Portanto, a distribuição das ondas T invertidas pode sugerir qual a cardiopatia mais provável. A etnia e a idade do atleta também são fatores importantes na avaliação do padrão do ECG com inversão de onda T.

• Inversão da onda T em parede anterior

É considerada normal no padrão juvenil observado em adolescentes, geralmente restrita a V1 e V2 (2% dos caucasianos), e quando presente além de V2 deve-se suspeitar de DAVD, especialmente quando o segmento ST tem um padrão isoelétrico. Em atletas afrodescendentes, também é normal quando presente no contexto do padrão descrito como "variante", sendo observada em mais de 2/3 desses atletas.

• Inversão da onda T em parede lateral

A presença de ondas T invertidas em parede lateral é sempre suspeita de patologia, independentemente da idade ou da etnia, e o atleta deve ser investigado e mantido sob supervisão periodicamente. Geralmente são indicativas de miocardiopatias, caracteristicamente com profundidade maior ou igual a 2 mm, associadas a depressão do segmento ST, podendo se estender para a parede inferior. Entretanto, onda T com profundidade < 2 mm não significa menor risco e também deve levantar suspeita.

Um grande estudo que acompanhou por 9 anos atletas com inversão da onda T no ECG mas que tinham ecocardiograma normal demonstrou que 6% deles desenvolveram miocardiopatias (MCH, DAVD e miocardiopatia dilatada) ao longo do tempo.[9] Todos apresentavam ondas T invertidas em parede lateral. Outro estudo com atletas, em que 0,2% deles foram diagnosticados com HCM, demonstrou que 93% apresentavam inversão de onda T em parede lateral.[10]

• *Inversão da onda T em parede inferior*

Quando isolada, a presença de ondas T invertidas em parede inferior tem significado incerto, mas ocasionalmente pode representar miocardiopatias. É observada em cerca de 6% dos atletas afrodescendentes e 2% dos caucasianos saudáveis.

• Depressão do segmento ST

Esta alteração é extremamente rara em atletas, sendo observada em apenas 0,5% dos saudáveis, mas comum nas miocardiopatias. Deve sempre ser motivo de investigação complementar.

• Ondas Q patológicas

Ondas Q patológicas podem ser observadas em várias cardiopatias, como MCH, DAVD, miocardiopatias infiltrativas, vias acessórias e infarto do miocárdio. Em atletas, podem ser observadas em 1 a 2% deles, mais frequentemente em adolescentes, homens e afrodescendentes. O critério anterior utilizado para definir a onda Q como patológica (> 3 mm de profundidade ou > 40 ms de duração) se correlacionava com um grande número de falso-positivos em atletas. Um estudo que observou e comparou o padrão de ECG em um grande grupo de atletas caucasianos e afrodescendentes, incluindo casos de MCH, propôs o novo critério utilizado para atletas, que se demonstrou mais específico, sem perder a sensibilidade para a detecção de doença.[5]

• Bloqueio do ramo esquerdo

A presença de bloqueio do ramo esquerdo deve sempre ser considerada patológica. É raro na população geral (0,1-0,8%) e, mais ainda, em atletas saudáveis.

• Atraso na condução intraventricular e QRS fragmentado

O aumento da duração do QRS é uma alteração inespecífica, mas se maior ou igual a 140 ms deve ser considerado suspeito de patologia. QRS fragmentado é caracterizado pela presença de um R' adicional ou R/S entalhados em duas ou mais derivações. Está relacionado a uma distorção do sinal elétrico ou do processo de despolarização, podendo estar associado a cicatriz e/ou fibrose miocárdica, tendo sido descrito como presente em 85% dos portadores de DAVD.

• Intervalo QT prolongado

O atleta apresenta um prolongamento fisiológico do intervalo QT, sendo os parâmetros de normalidade diferentes dos da população geral. Novos valores limítrofes foram definidos para atletas, no intuito de diminuir falso-positivos. Como a síndrome do

CARDIOESPORTE: CARDIOLOGIA DO EXERCÍCIO E DO ESPORTE

QT longo figura entre as causas comuns de morte súbita em atletas jovens, a avaliação da duração do intervalo QT deve ser cautelosa.

• Outras anormalidades na repolarização ventricular

Outras alterações como a presença de onda épsilon e o padrão tipo 1 de Brugada não são alterações normais do atleta e devem ser investigadas.

• Outras alterações do ritmo cardíaco e da condução atrioventricular

A bradicardia acentuada, o encurtamento ou o aumento exagerado da duração do intervalo P-R, os bloqueios atrioventriculares de 2º grau tipo Mobitz II e de 3º grau, a presença de extrassistolia ventricular frequente, as taquiarritmias atriais e as arritmias ventriculares também não são considerados normais dos atletas e requerem avaliação complementar.

Alterações limítrofes do ECG do atleta

Esses são os achados eletrocardiográficos considerados inespecíficos, e podem estar presentes nas adaptações fisiológicas ao exercício, assim como se correlacionar com patologias. Quando encontrados de modo isolado ou associados a outras alterações normais do atleta, não são motivo de preocupação. Porém, quando aparecem dois ou mais juntos, requerem investigação complementar, pois podem estar associados a cardiopatias. As definições utilizadas para essas alterações encontram-se na Tabela 13.3.

TABELA 13.3 – Definições dos achados intermediários do ECG do atleta

Alteração eletrocardiográfica	Definição
Desvio do eixo para a esquerda	- 30° a - 90°
Desvio do eixo para a direita	> 120°
Aumento do átrio esquerdo	Duração da onda P > 120 ms em DI ou DII, com componente negativo da onda P em V1 ≥ 1 mm de profundidade e ≥ 40 ms de duração
Aumento do átrio direito	Aumento da onda P ≥ 2,5 mm em DII, DIII ou AVF
Bloqueio completo do ramo direito	Padrão rSR' em V1 e S mais larga que R em V6, com QRS ≥ 120 ms

• Bloqueio completo do ramo direito (BCRD)

O significado do bloqueio completo do ramo direito isolado em atletas ainda não está bem definido. O bloqueio completo do ramo direito é descrito em cerca de 1% da população geral e em cerca de 2,5% dos atletas. Um estudo com jovens atletas sugere que o BCRD pode estar relacionado ao remodelamento das câmaras direitas secundário ao treinamento, e nenhum dos atletas foi diagnosticado com patologia cardíaca estrutural.[11]

• Desvio do eixo e aumento atrial

A presença de desvio do eixo cardíaco para a direita ou a esquerda e de critérios para aumento do átrio esquerdo ou direito, isoladamente, não demonstrou ser preditora patologias. Porém, quando associados entre si ou ao BCRD, devem ser considerados anormais e requerem investigação adicional.

ECG da mulher atleta

A mulher atleta apresenta características diferentes de adaptações cardíacas ao exercício, e, consequentemente, seu ECG tem padrões um pouco diferentes dos homens atletas. A prevalência das alterações é diferente entre os gêneros, sendo o critério para hipertrofia ventricular esquerda menos frequente nas mulheres (14%) e a presença de ondas T invertidas em parede anterior mais comum (4,4% em V1-V2 e 2,1% além de V2 × 1,8% e 0,3%, respectivamente, nos homens).[12] O padrão do segmento ST isoelétrico é mais comum nas mulheres atletas, e a interpretação do ECG visando a identificação de patologias deve ser mais cautelosa, visto que esse padrão tem sido recentemente associado à presença de miocardiopatias em atletas com inversão de ondas T.[7] Maiores detalhes sobre a mulher atleta também podem ser consultados no Capítulo 10 – A Mulher Atleta e duas Diferenças.

Conclusão

O ECG é uma ferramenta importante da APP para a prevenção de morte súbita em atletas. A interpretação adequada do ECG do atleta é fundamental para o diagnóstico correto, tornando possível a identificação de doenças potencialmente fatais no esporte sem aumentar o número de falso-positivos. É um método altamente sensível e útil, pode ser custo-efetivo desde que seja interpretado por médicos treinados, com habilidade e experiência na interpretação do ECG do atleta, seguindo os critérios atualizados de normalidade em atletas. Devem-se conhecer as alterações consideradas secundárias ao treinamento, a fim de diferenciá-las daquelas sugestivas de cardiopatias, evitando a desqualificação desnecessária de alguns atletas e/ou o aumento dos custos com exames complementares para diagnóstico. A Sociedade Brasileira de Cardiologia e a Sociedade Brasileira de Medicina do Exercício e do Esporte recomendam a realização do ECG na APP de atletas.[13]

Referências Bibliográficas

1. Zaidi A; Sharma S. The athlete's heart. Br J Hosp Med [Internet]. 2011 May;72(5):275-81.
2. Harmon KG; Zigman M; Drezner JA. The effectiveness of screening history, physical exam, and ECG to detect potentially lethal cardiac disorders in athletes: A systematic review/meta-analysis. J Electrocardiol. 2015;48(3):329-38.
3. Corrado D; Basso C; Pavei A; Michieli P; Schiavon M; Thiene G. Trends in sudden cardiovascular death in young competitive athletes after implementation of a preparticipation screening program. JAMA. 2006 Oct 4;296(13):1593.
4. Ghorayeb N; Costa RVC; Daher DJ; Oliveira Filho JA OMAB et al. Diretriz em Cardiologia do Esporte e do Exercício da Sociedade Brasileira de Cardiologia e da Sociedade Brasileira de Medicina do Esporte. Arq Bras Cardiol. 2013;100(1):01-41.
5. Sheikh N; Papadakis M; Ghani S; Zaidi A; Gati S; Adami PE, et al. Comparison of electrocardiographic criteria for the detection of cardiac abnormalities in elite black and white athletes. Circulation. 2014;129(16):1637-49.
6. Sharma S; Drezner JA; Baggish A; Papadakis M; Wilson MG; Prutkin JM, et al. International recommendations for electrocardiographic interpretation in athletes. J Am Coll Cardiol. 2017 Feb;69(8):1057-75.
7. Calore C; Zorzi A; Sheikh N; Nese A; Facci M; Malhotra A, et al. Electrocardiographic anterior T-wave inversion in athletes of different ethnicities: differential diagnosis between athlete's heart and cardio-myopathy. Eur Heart J. 2016 Aug 21;37(32):2515-27.

8. Colombo CSSS; Daher DJ; Francisco RC; Garcia TG; Santos DFP; Avanza Jr AC; Smith P; Santos RHN GN. Electrocardiographic analysis of professional soccer players from different ethnicity. Is there a typical South American pattern? Eur Heart J. 2017;38(1):529-30.

9. Pelliccia A; Di Paolo FM; Quattrini FM; Basso C; Culasso F; Popoli G, et al. Outcomes in athletes with marked ECG repolarization abnormalities. N Engl J Med. 2008 Jan 10;358(2):152-61.

10. Papadakis M; Carre F; Kervio G; Rawlins J; Panoulas VF; Chandra N, et al. The prevalence, distribution, and clinical outcomes of electrocardiographic repolarization patterns in male athletes of African/Afro-Caribbean origin. European Heart Journal. 2011; 32: 2304-13.

11. Finocchiaro G; Papadakis M; Dhutia H; Zaidi A; Malhotra A; Fabi E, et al. Electrocardiographic differentiation between 'benign T-wave inversion' and arrhythmogenic right ventricular cardiomyopathy. EP Eur. 2018 Aug 29;(September):1-7.

12. Malhotra A; Dhutia H; Gati S; Yeo T-J; Dores H; Bastiaenen R, et al. Anterior T-wave inversion in young white athletes and nonathletes. J Am Coll Cardiol. 2017 Jan;69(1):1-9.

13. Ghorayeb N; Stein R; Daher DJ; Silveira AD; Ritt LEF; Santos DFP, et al. Atualização da Diretriz em Cardiologia do Esporte e do Exercício da Sociedade Brasileira de Cardiologia e da Sociedade Brasileira de Medicina do Esporte - 2019. Arq Bras Cardiol. 2019; 112(3):326-68.

Capítulo 14

O Teste Ergométrico e o Teste Cardiopulmonar de Exercício no Atleta: Particularidades e Protocolos

• Carlos Alberto Cordeiro Hossri • Susimeire Buglia • Antonio Sergio Tebexreni

Teste Ergométrico nos Atletas

Introdução

O estresse da atividade física esportiva implica significativa sobrecarga cardiovascular, exigindo grande demanda metabólica e hemodinâmica periférica. Para atendê-la, ocorre aumento progressivo do consumo de oxigênio pelo miocárdio, com o objetivo de possibilitar a elevação do débito cardíaco. O atleta competitivo necessita de uma perfeita saúde cardiovascular para executar adequadamente a atividade esportiva, sem acarretar riscos adicionais de morbimortalidade, e a avaliação pode ser feita utilizando o teste ergométrico (TE) convencional e, quando disponível, o teste cardiopulmonar de exercício máximo (TCPE).

O teste ergométrico em atletas permite a avaliação da função cardiovascular, a capacidade funcional diante do esforço físico incremental e seus limites fisiológicos. Adicionalmente, pode demonstrar a evolução da preparação física, além de possibilitar o diagnóstico de cardiopatias silenciosas.

O TE convencional está indicado na avaliação inicial de atletas, em qualquer faixa etária, para identificação precoce de doença cardiovascular (DCV), análise do prognóstico dessa doença em assintomáticos e na presença de sintoma potencialmente indicativo de patologia (Grau de recomendação (GR): I/Nível de evidência (NE): A).[1]

Em suma, um teste ergométrico em atletas pode ser utilizado para:

- Avaliar e melhorar a aptidão cardiorrespiratória;
- Avaliar atletas com sintomas cardíacos;
- Avaliação com fins de diagnósticos (p. ex., dor torácica, síncope);
- Estratificação de risco de atletas com doença estabelecida;

- Monitoramento/resposta ao tratamento;
- Atletas de resistência.

Protocolos do TE em Atletas

O ergômetro mais utilizado ainda é a esteira, no entanto, o cicloergômetro também poderá ser utilizado, dependendo da modalidade esportiva e da aptidão do atleta, assim como a escolha do ergômetro, a depender da modalidade esportiva: por exemplo, ciclistas devem fazer o teste preferencialmente em cicloergômetro, assim como corredores devem fazê-lo em esteira rolante.[1,3]

Podem-se utilizar os chamados protocolos ortodoxos (preestabelecidos classicamente, como o Ellestad original[2] (ou Memorial Hospital, conforme a Tabelas 14.1 e 14.2, que são os mais utilizados, com incrementos escalonados de cargas a cada 2 ou 3 minutos), ou realizar adaptações para determinadas modalidades esportivas.

Nesse sentido, protocolos para atletas foram criados a fim de possibilitar adequada avaliação cardiovascular diante das cargas intensas e velozes próprias dessa população.

No Hospital do Coração, foram desenvolvidos protocolos específicos para futebolistas e também para atletas amadores, em que a grande maioria atinge a exaustão entre 8 e 12 minutos, que é o tempo adequado para análise e obtenção do consumo

TABELA 14.1 – Protocolo de Ellestad (original)[1] ou Memorial Hospital[1]

Etapa	Tempo (min)	Velocidade (m.p.h⁻¹)	Velocidade (km.h⁻¹)	Inclinação (%)	METs estimados
1	3:00	1,7	2,7	10	4,6
2	2:00	3,0	4,8	10	7,4
3	2:00	4,0	6,4	10	9,6
4	3:00	5,0	8,0	10	12,0
5	2:00	6,0	9,6	15	16,2
6	2:00	7,0	11,3	15	18,8
7	2:00	8,0	12,9	15	21,3

TABELA 14.2 – Protocolo do Memorial Hospital[1]

Etapa	Tempo (min)	Velocidade (m.p.h⁻¹)	Velocidade (km.h⁻¹)	Inclinação (%)	METs estimados
1	3:00	1,7	2,7	10	4,6
2	2:00	3,0	4,8	10	7,4
3	2:00	4,0	6,4	10	9,6
4	2:00	5,0	8,0	10	12,0
5	2:00	5,0	8,0	15	13,9
6	2:00	6,0	9,6	15	16,2
7	2:00	7,0	11,3	15	18,8
8	2:00	8,0	12,9	15	21,3

O TESTE ERGOMÉTRICO E O TESTE CARDIOPULMONAR DE EXERCÍCIO NO ATLETA: PARTICULARIDADES E PROTOCOLOS **147**

máximo de oxigênio (estimado no TE, ou mensurado diretamente no TCPE), km.h^{-1}. Tais protocolos estão nas Tabelas 14.3 e 14.4.

TABELA 14.3 – Protocolo Rampa Atleta Amador 5/15 – Hospital do Coração (HCor)

Etapa	Tempo (min)	Velocidade (m.p.h^{-1})	(km.h^{-1})	Inclinação (%)	METs estimados
1	1:00	3,1	4,9	0	3,4
2	1:00	3,8	6,1	0	4,0
3	1:00	4,4	7,0	0	6,3
4	1:00	5,0	8,0	0	8,6
5	1:00	5,6	9,0	0	9,5
6	1:00	6,3	10,1	0	10,6
7	1:00	7,5	12,1	0	12,4
8	1:00	8,3	13,3	0	13,6
9	1:00	9,0	14,5	0	14,7
10	1:00	9,5	15,3	0	15,5
11	1:00	9,5	15,3	3,0	17,4
12	1:00	9,5	15,3	5,0	18,7
13	1:00	9,5	15,3	7,0	20,0
14	1:00	9,5	15,3	10,0	22,0
15	1:00	9,5	15,3	15,0	25,2
16	1:00	9,5	15,3	20,0	28,5
17	1:00	9,5	15,3	25,0	31,1

TABELA 14.4 – Protocolo Rampa Futebol – Hospital do Coração (HCor)

Etapa	Tempo (min)	Velocidade (m.p.h^{-1})	(km.h^{-1})	Inclinação (%)	METs estimados
1	1:00	3,1	4,9	0	3,4
2	1:00	4,3	6,9	0	6,0
3	1:00	5,0	8,0	0	8,6
4	1:00	6,2	10,0	0	10,4
5	1:00	6,8	11,0	0	11,4
6	1:00	8,1	13,0	0	13,3
7	1:00	8,7	14,0	0	14,3
8	1:00	9,3	15,0	0	15,2
9	1:00	9,5	15,3	3,0	17,4
10	1:00	9,5	15,3	5,0	18,7
11	1:00	9,5	15,3	7,0	20,0
12	1:00	9,5	15,3	10,0	22,0

Continua

Continuação

Etapa	Tempo (min)	Velocidade (m.p.h⁻¹)	(km.h⁻¹)	Inclinação (%)	METs estimados
13	1:00	9,5	15,3	15,0	25,2
14	1:00	9,5	15,3	20,0	28,5
15	1:00	9,5	15,3	22,0	29,8
16	1:00	9,5	15,3	25,0	31,5

Rampa Atleta Amador: para atletas amadores que apresentam boa *performance* foi criado esse protocolo, que possibilita boa adaptação ao atleta e indivíduo bem condicionado, além de permitir atingir altas cargas de trabalho. Protocolo desenvolvido no Hospital do Coração (SP).

Rampa Futebol – HCor: Embora a grande maioria dos futebolistas realize a prova no tempo entre 8 e 12 minutos, caso não atinjam a exaustão o protocolo segue até os possíveis 16 minutos com a inclinação máxima final de 25% com a velocidade pico da esteira ergométrica convencional até a velocidade pico de 15,3 km.h⁻¹.

No Instituto Dante Pazzanese de Cardiologia, utilizam-se três protocolos preestabelecidos para atletas com base em seu nível de condicionamento e preparo atual: Protocolo atleta alto (alta *performance*), atleta médio (*performance* boa) ou baixo (*performance* regular ou retorno ao treinamento), conforme as Tabelas 14.5 a 14.7.

TABELA 14.5 – Protocolo Atleta Baixo[4]

Etapa (Tempo- min)	Velocidade (m.p.h⁻¹)	Velocidade (km.h⁻¹)	Inclinação (%)	Mets
1	4,4	6,0	0	4,0
1	4,4	7,0	0	7,7
1	5,0	8,0	0	8,6
1	5,6	11,0	0	9,6
1	6,8	12,0	0	10,5
1	7,5	12,0	0	11,5
1	7,5	12,0	0	12,4
1	7,5	12,0	5	15,0
1	7,5	12,0	10	17,6
1	7,5	12,0	15	20,1

TABELA 14.6 – Protocolo Atleta Médio[4]

Etapa (Tempo min)	Velocidade (km.h⁻¹)	Velocidade (m.p.h⁻¹)	Inclinação (%)	Mets
1	7,0	4,4	0	7,7
1	8,0	5,0	0	8,6
1	9,0	5,6	0	9,6

Continua

Continuação

Etapa (Tempo min)	Velocidade (km.h⁻¹)	Velocidade (m.p.h⁻¹)	Inclinação (%)	Mets
1	10,0	6,8	0	10,5
1	11,0	7,5	0	11,5
1	12,0	8,1	0	12,4
1	13,0	8,7	0	13,4
1	14,0	8,7	5	14,3
1	14,0	8,7	10	17,3
1	14,0	8,7	15	20,3
1	14,0	8,7	15	23,3

TABELA 14.7 – **Protocolo Atleta Alto[4]**

Etapa (Tempo min)	Velocidade (km.h⁻¹)	Velocidade (m.p.h⁻¹)	Inclinação (%)	Mets
1	8,0	4,4	0	8,6
1	10,0	5,0	0	9,6
1	11,0	5,6	0	10,5
1	12,0	6,8	0	11,5
1	13,0	7,5	0	12,4
1	12,0	8,1	0	13,4
1	14,0	8,7	0	14,3
1	15,0	9,9	0	15,2
1	16,0	9,9	0	16,2
1	14,0	8,7	5	19,7
1	14,0	8,7	10	23,1
1	14,0	8,7	15	26,5
1	14,0	8,7	15	23,3

Esses protocolos foram desenvolvidos pelo grupo de estudos do Centro de Medicina da Atividade Física e do Esporte da Escola Paulista de Medicina da Universidade Federal de São Paulo (EPM/Unifesp),[4] para o atendimento de uma população voltada para algum tipo de atividade desportiva ou com finalidades específicas, e suprem, de modo bastante satisfatório, a maior parte dos atletas, de todos os níveis, durante sua avaliação funcional (TCPE). Também, em publicação bastante recente, encontramos a experiência do grupo do Fleury Medicina e Saúde, São Paulo – SP, Brasil, utilizando esses mesmos protocolos na população referenciada.[5]

Teste Ergoespirométrico nos Atletas (Teste Cardiopulmonar de Exercício)

O teste cardiopulmonar de exercício máximo (TCPE) diferencia-se primariamente do TE convencional pela adição de medidas e análises dos gases expirados objetivando

CARDIOESPORTE: CARDIOLOGIA DO EXERCÍCIO E DO ESPORTE

avaliação do desempenho e prescrição do treinamento aeróbico. Algumas das principais diferenças entre o TE convencional e o TCPE estão descritas na Tabela 14.8.

TABELA 14.8 – Principais diferenças entre o TE convencional e o TCPE

Informações	Teste ergométrico convencional	Teste cardiopulmonar de exercício
Capacidade funcional	Estimada	Aferida
Potência aeróbica máxima (VO_2)	Estimada	Aferida
Limiar anaeróbico	Indeterminado	Aferido
Relação VE/Q (ventilação/perfusão)	Não avaliada	Avaliada
Resposta inotrópica	Avaliação limitada	Avaliação adequada (curva do pulso de O_2)
Eficiência mecânica	Presumida	Medida
Respostas ventilatórias	Não avaliadas	Analisadas
Respostas metabólicas	Estimadas	Aferidas

Além das informações contidas na Tabela 14.8, o TCPE identifica de modo mais objetivo os fatores limitantes à continuidade ao exercício, ou seja, identifica de fato se o esforço é máximo realmente ou submáximo, pela análise do coeficiente respiratório (RER – *respiratory exchange ratio*). Adicionalmente, permite avaliar o comportamento do volume sistólico através dos valores e comportamento da curva do pulso de O_2, bem como análise do padrão ventilatório e de trocas gasosas por meio dos equivalentes ventilatórios de O_2 e CO_2, além da pressão expiratória final de CO_2 ($PETCO_2$) em protocolo incremental.

O TCPE é o procedimento de escolha, com reconhecimento de inúmeras diretrizes nacionais e internacionais nas seguintes condições:[1,6-8]

- Para obter uma medida válida e precisa da condição aeróbica e da determinação da frequência cardíaca dos limiares para prescrição do exercício (Grau de recomendação (GR) I/Nível de evidência (NA): A);
- Estratificação mais precisa do fator limitante do exercício (GR: II.a/NE: A);
- Presença de alterações do eletrocardiograma de repouso que possam interferir na sua interpretação ao exercício ou respostas hemodinâmicas suspeitas (GR: II.a/NE: B).

O protocolo habitualmente escolhido para realização do TCPE em atletas é o Protocolo de Rampa incremental, no qual ocorrem incrementos contínuos que são aplicados na forma de carga (Watts) durante a prova em cicloergômetro, ou de velocidade (km.h^{-1} ou m.p.h^{-1}) em curtos espaços de tempo com graus de inclinação fixos ou crescentes durante a prova em esteira rolante.[6,9]

Em suma, o TCPE permite avaliação mais acurada da capacidade funcional dos atletas com detalhamento das variáveis hemodinâmicas cardiovasculares, metabólicas, ventilatórias e de trocas gasosas. Adicionalmente, possibilita levar o atleta ao grau máximo de tolerância ao exercício, a despeito das diferenças ambientais e do tipo de prova, avaliar a presença de sinais e sintomas em elevada carga metabólica, possibilitando uma análise cardiovascular completa em níveis extremos de sua capacidade física.

Referências Bibliográficas

1. Meneghelo RS, Araújo CGS, Stein R, Mastrocolla LE, Albuquerque PF, Serra SM, et al. Sociedade Brasileira de Cardiologia. III Diretrizes da Sociedade Brasileira de Cardiologia sobre Teste Ergométrico. Arq Bras Cardiol 2010; 95 (5 supl.1): 1-262.
2. Meneghelo RS. O Verdadeiro Protocolo de Ellestad. Rev DERC. 2011;17(3):74.
3. Gibbons RJ, Balady GJ, Bricker JT, Chaitman BR, Fletcher GF, Froelicher VF, et al. American College of Cardiology/American Heart Association Task Force on Practice Guidelines. Committee to Update the 1997 Exercise Testing Guidelines. ACC/AHA 2002 guideline update for exercise testing: summary article. A report of the American College of Cardiology/American Heart Association Task Force on Practice Guidelines (Committee to Update the 1997 Exercise Testing Guidelines). J Am Coll Cardiol. 2002 Oct 16;40(8):1531-40. doi: 10.1016/s0735-1097(02)02164-2. Erratum in: J Am Coll Cardiol. 2006 Oct 17;48(8):1731. PMID: 12392846. Disponível em: www.acc.org/clinical/giodelines/exercise/dirIndex.htm. Acesso em 23 de fevereiro de 2021.
4. Barros Neto TL, Tebexreni AS, Tambeiro VL. Aplicações práticas da ergoespirometria no atleta. Rev Soc Cardiol Estado de São Paulo 2001;11(3):695-705.
5. Rossi Neto JM, Tebexreni AS, Alves ANF, Smanio PEP, de Abreu FB, Thomazi MC, et al. PloS One. 2019 Jan 9;14(1):e0209897.doi:10.1371/journal.pone.0209897. eCollection 2019.
6. Costa RCV, Carreira MAMQ. Ergometria: Ergoespirometria, Cintilografia e Ecocardiografia de Esforço. São Paulo: Editora Atheneu, 2007. pp. 53; 59-64.
7. ACM'S Guidelines for Exercise Testing & Prescription – Seven Edition, 2006. American College of Sports Medicine.
8. Wasserman K, Hansen JE, Sue DY, Whipp BJ. Principles of Exercise Testing and Interpretation. Philadelphia: Lea & Febiger, 1987.
9. Herdy AH, Ritt LEF, Stein R, Araújo CGS, Milani M, Meneghelo RS, Ferraz AS, et al. Teste Cardiopulmonar de Exercício: Fundamentos, Aplicabilidade e Interpretação. Arq Bras Cardiol. 2016; 107(5):467-48.

Capítulo 15

Ecocardiograma do Atleta – Particularidades

• Mohamed Hassan Saleh • Vera Marcia Gimenes • Antonio Tito Paladino Filho

Introdução

O uso do ecocardiograma com doppler colorido no estudo do coração de atletas tem adquirido importância fundamental na diferenciação entre adaptações fisiológicas decorrentes do treinamento físico e patologias cardíacas primárias. O uso adequado dessa ferramenta pode implicar liberação para prática desportiva, orientação e avaliação de tratamento, tentar detectar o diagnóstico mais precoce de patologias cardíacas que levam à morte súbita, e interrupção precoce de carreira, evitando gastos dispendiosos e riscos, inerentes a procedimentos invasivos, com outros exames complementares.[1]

As alterações na função e forma cardíacas encontradas após treinamento físico são consequências das adaptações morfológicas que ocorrem na tentativa de melhorar a *performance* cardíaca e incluem: aumento da massa miocárdica, principalmente no ventrículo esquerdo, aumento do diâmetro diastólico do ventrículo esquerdo, aumento da espessura das paredes cardíacas, melhora da função diastólica do ventrículo esquerdo e redução da frequência cardíaca. Esse conjunto de alterações recebe o nome de coração de atleta.[1,2]

Essas adaptações relacionadas ao histórico esportivo de cada atleta, que envolve o tempo de atividade esportiva, o tempo de atividade física regular, a carga horária semanal de treinamento, a qualidade do trabalho físico (p. ex., a posição do atleta na equipe) e o genótipo de cada indivíduo, irão determinar as características ou alterações anatômicas encontradas nos atletas, e que possam ser confundidas com alterações patológicas.[1-3]

Três formas morfológicas do coração de atleta podem ser distinguidas: isotônica, isométrica e mista. Na forma isotônica, que é a adaptação a exercícios contra resistência, o atleta recebe sobrecarga de volume sobre o ventrículo esquerdo, aumentando o diâmetro diastólico final da cavidade, ocasionando hipertrofia excêntrica.

Um exemplo é o caso do maratonista, quando o atleta é submetido a exercício isométrico, sofre aumento da espessura das paredes do ventrículo esquerdo, ocasionando a hipertrofia concêntrica da cavidade, como acontece com o halterofilista.[1,2,3,4]

Pode existir a sobreposição das duas formas naqueles indivíduos que combinam exercícios isotônicos e isométricos, chamadas mistas, como é o caso do ciclista, quando o atleta pode apresentar aumento da espessura miocárdica e do diâmetro das cavidades cardíacas e, consequentemente, maior massa do ventrículo esquerdo.[5,6]

Com base nessas alterações que ocorrem nos atletas, tornou-se de suma importância distinguir entre adaptações fisiológicas que possam ocorrer de acordo com o tipo de atividade esportiva e as cardiopatias patológicas de ordem estrutural que possam levar ao maior risco de morte súbita.[6,7]

Atualmente é imprescindível a utilização do doppler tecidual, e em algumas situações as técnicas de *strain*, *strain rate*, para avaliação das diferentes modalidades de exercício, e na diferenciação com cardiomiopatia hipertrófica, cardiopatia hipertensiva, bem como na avaliação do ventrículo direito.[8,9]

Apesar de a atenção médica estar direcionada mais frequentemente a atletas jovens, o risco de morte súbita é maior em praticantes de esporte com mais de 35 anos, e tem seu pico em esportistas na quinta década de vida.[21]

Achados Ecocardiográficos na Síndrome do "Coração de Atleta"

A ecocardiografia tem se mostrado ferramenta essencial para se distinguir entre síndrome do coração de atleta e cardiomiopatias. Como existe um *continuum* do aumento cardíaco fisiológico até o patológico, a distinção nem sempre é clara e de fácil definição.

Sua descrição clássica tem como característica principal o remodelamento do ventrículo esquerdo, com aumento da espessura parietal e aumento das dimensões da cavidade, com preservação e melhoria das suas funções sistólica e diastólica.[10,11]

Atletas de endurance apresentam mais comumente uma hipertrofia excêntrica, enquanto o exercício mais direcionado para "força" promove frequentemente uma hipertrofia concêntrica. Uma superposição de fenótipos pode ser encontrada em atletas de treinamento combinado, mantendo características de força e endurance. No geral, o achado mais comum em atleta é a hipertrofia concêntrica (Tabela 15.1).[15-17]

A função diastólica do atleta é normal. A relação E/A (fluxo mitral) apresenta geralmente valores acima do normal em atletas treinados (habitualmente maiores que 2). A bradicardia frequentemente encontrada nesses indivíduos promove uma maior duração do período de diástole e maior tempo de enchimento ventricular, diminuindo relativamente o componente da contração atrial e a velocidade de pico da onda A, consequentemente aumentando a relação E/A.[12]

A análise da função sistólica deve levar em consideração a fração de ejeção e a análise de deformidade miocárdica, ferramenta importante mais recentemente adicionada aos exames de rotina. Em atletas, ambas se encontram dentro da normalidade. O *strain* e o *strain rate* sistólicos do ventrículo esquerdo conseguem distinguir entre remodelamento patológico e fisiológico, com o *strain* global longitudinal (SGL) preservado em atletas sadios.[18]

TABELA 15.1 – Características do ventrículo esquerdo em atletas e não atletas

Função do ventrículo esquerdo	Atletas	Não atletas
Morfologia		
Espessura do septo interventricular	8-13	6-10
Diâmetro diastólico do ventrículo esquerdo	49-65	42-59
Massa do ventrículo esquerdo	113-400	88-224
Volumes/Fração de ejeção		
Volume diastólico final do ventrículo esquerdo (mL)	130-240	67-155
Fração de ejeção do ventrículo esquerdo (FEVE)	45-70	> 55
Doppler tissular		
Onda S (cm/s)	6,5-14	> 6
Onda e' (cm/s)	7,5-16	> 8
Parâmetros mecânicos		
Strain/Strain Rate	SLG > -18%	SLG > -18%

Fonte: Paterick TE, Jan MF, Paterick ZR, Umland MM, Krammer C, Lake P, et al. Cardiac evaluation of collegiate student athletes: a medical and legal perspective. Am J Med 2012;125:742-52.

Assim como o ventrículo esquerdo, o ventrículo direito precisa aumentar sua função sistólica para conseguir manter o fluxo sanguíneo acompanhando o aumento do débito cardíaco do atleta. Em estudo com atletas de endurance encontrou-se dilatação das cavidades direitas, associada a aumento de sua espessura, quando comparados a pacientes sedentários do grupo-controle.[19] A morfologia do ventrículo direito, em outro estudo, não mostrou alteração quando comparada à de grupo-controle sedentário.[20]

O átrio esquerdo tem como medida linear considerada normal em indivíduos saudáveis até 40 mm (paraesternal eixo longo). Estudos observacionais descrevem como valores normais limites um pouco superiores para atletas treinados (mulher = 46 mm e homens = 50 mm). Esse incremento no diâmetro atrial vem acompanhado de pressões das câmaras esquerdas e direitas normais, corroborando uma adaptação fisiológica ao exercício. Assim como na análise ventricular, os valores de strain e strain rate atrial em atletas se mantêm normais.

O aumento atrial tem certa relação com o diâmetro ventricular esquerdo, sendo estimado um aumento aproximado de 0,4 mm para cada milímetro de aumento do ventrículo esquerdo.[13]

Outros achados frequentes são um diâmetro de veia cava inferior aumentado e aumento da pressão sistólica da artéria pulmonar durante o exercício, sem ainda dados da consequência desse aumento crônico.[14]

Entre os achados mais frequentes, temos também a regurgitação mitral e tricúspide em atletas, sem aparente significância clínica.[4]

Outro achado comum, incluindo o ventrículo direito, é o aumento das dimensões diastólicas. Mesmo quando corrigidas para superfície corpórea, foram significativamente maiores do que as do grupo-controle.[8]

Em um estudo, observou-se função sistólica preservada do ventrículo direito quando comparados atletas e não atletas. Em contrapartida, alterações regionais de contratilidade foram encontradas na análise pelo doppler tissular e pela técnica de *speckle tracking (ST)*, predominantemente nos segmentos basais e em menor monta no segmento médio naqueles atletas com dilatação ventricular.[22]

Cardiomiopatia hipertrófica × coração de atleta

Considerada a cardiomiopatia genética mais comum (autossômica dominante), a cardiomiopatia hipertrófica (CMPH) é definida por uma hipertrofia ventricular não explicada por alguma doença ou condição preexistente. Entre atletas jovens, é considerada a maior causa de morte súbita (Figura 15.1).[61]

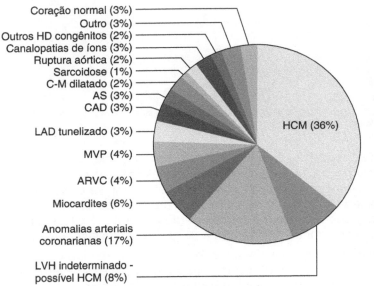

Figura 15.1. Causas de morte súbita em jovens atletas.
Fonte: Maron BJ, Thompson PD, Ackerman MJ, Balady G, Berger S, Cohen D, et al., American Heart Association Council on Nutrition, Physical Activity, and Metabolism. Recommendations and considerations related to preparticipation screening for cardiovascular abnormalities in competitive athletes: 2007 update: a scientific statement from the American Heart Association Council on Nutrition, Physical Activity, and Metabolism: endorsed by the American College of Cardiology Foundation. Circulation. 2007 Mar 27;115(12):1643-455. Epub 2007 Mar 12.

A ecocardiografia é essencial para o diagnóstico e o acompanhamento dos portadores de CMPH (cardiomiopatia hipertrófica). Durante o exame devem-se analisar todos os segmentos, da base ao ápice, com o objetivo de analisar todos os segmentos cardíacos. Preferencialmente, acomete o septo interventricular nos segmentos basais, podendo acometer também a parede lateral e o ápice ventricular. Lembrando sempre que a hipertrofia ventricular em qualquer localização é o parâmetro isolado mais importante para o diagnóstico.[23]

O diagnóstico de cardiomiopatia hipertrófica em adultos consiste no achado de hipertrofia ≥ 15 mm em um ou mais segmentos miocárdicos, sem uma condição preexistente que explique tal achado (Figura 15.2 e Tabela 15.2).

ECOCARDIOGRAMA DO ATLETA – PARTICULARIDADES

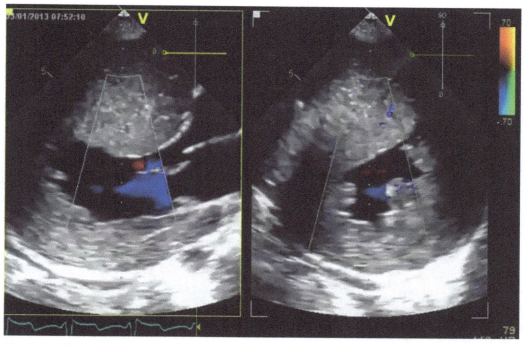

Figura 15.2. Eixo curto em paciente portador de cardiomiopatia hipertrófica com predomínio septal (septo = 34 mm e parede posterior = 23 mm).

TABELA 15.2 – **Diferenciação entre coração de atleta e cardiomiopatia hipertrófica**

Ecocardiograma	Coração de atleta	Cardiomiopatia hipertrófica
Diâmetro do ventrículo esquerdo	Normal/discretamente aumentado	Normal/diminuído
Movimento sistólico posterior da valva mitral	Ausente	Ausente/presente
Densidade do miocárdio	Normal	Aumentada
Espessura do septo	< 15 mm	> 15 mm
Relação septo/parede posterior	< 1,3	> 1,3
Função diastólica do ventrículo esquerdo	Normal	E/E' > 15
Átrio esquerdo	Normal/discretamente aumentado	Aumentado
Doppler tecidual/*strain*	Normal	Diminuído
Índice de remodelamento 3D	Normal	Aumentado

Fonte: Modificada de Morganroth et al.[11]

Algumas desordens genéticas e não genéticas podem apresentar um espessamento miocárdico em torno de 13-14 mm. Nesses casos devemos abrir mão de outros achados, como história familiar, sinais e sintomas não cardíacos, alterações no eletrocardiograma, resultados de outros exames de imagem e testes laboratoriais.[34]

Em parentes de primeiro grau de portadores de CMPH, o diagnóstico pode ser dado encontrando-se um aumento da espessura inexplicado, ≥ 13 mm em um ou mais segmentos miocárdicos.[34]

158 CARDIOESPORTE: CARDIOLOGIA DO EXERCÍCIO E DO ESPORTE

A obstrução na via de saída do ventrículo esquerdo é encontrada em um terço dos pacientes, resultado de movimento anterior sistólico da valva mitral (MAS), enquanto outro terço apresenta obstrução latente, que se manifesta através de manobras que mudem as condições de volume ou contratilidade ventricular.[24-27]

O refluxo mitral ocasionado pelo MAS costuma ser mesotelessistólico, com direção inferolateral. Alterações estruturais dos músculos papilares (hipertrofia, deslocamento, inserção direta no folheto anterior da mitral) e da valva mitral (alongamento ou estruturas acessórias) também contribuem para o aparecimento de MAS.[28,29-33]

Apesar de mais comum em CMPH, a obstrução da via de saída do ventrículo esquerdo também ocorre em outras situações (calcificação do anel mitral posterior, hipertensão, hipovolemia e estados hipercontráteis). Considera-se obstrução da via de saída do ventrículo esquerdo como gradiente instantâneo de pico $\geq$ 30 mmHg em repouso ou durante provocação (Valsalva/exercício). Gradientes acima de 50 mmHg são considerados, a princípio, hemodinamicamente importantes.[28]

Com o avanço das novas tecnologias, outras formas de diferenciarmos alterações fisiológicas e patológicas foram sugeridas. O *strain rate* (SR), apesar de limitações pela dependência do ângulo de insonação, se mostrou útil para diferenciar hipertrofias: hipertensão arterial sistêmica × MCPH.[35] Lembrando sempre que, em atletas, o SR e o ST têm valores normais (Figura 15.3).[62]

Já o *speckle tracking* (ST) se mostrou reduzido em portadores de MCPH em relação ao grupo-controle.[36]

Tem grande vantagem em relação ao SR, por não depender do ângulo de insonação do ultrassom.

A função sistólica, geralmente, está preservada ou acima dos padrões da normalidade na cardiomiopatia hipertrófica. No entanto, com a evolução da doença, 2 a 5% dos pacientes experimentam a forma "terminal", definida pela fração de ejeção do ventrículo esquerdo < 50%.[44]

A disfunção diastólica também é uma maneira de diferenciarmos a MCPH e o coração de atleta. Lembrando que mesmo sem hipertrofia importante já se observa alteração nas pressões de enchimento dos pacientes com MCPH, diferentemente dos atletas.

Conforme a nova diretriz da Sociedade Americana de Ecocardiografia, as variáveis que devem ser utilizadas para avaliar a função diastólica dos portadores de CMPH são:

- Relação E/e';
- Volume do átrio esquerdo indexado;
- Fluxo reverso da veia pulmonar (Ar); e
- Velocidade de pico da regurgitação tricúspide.[37-43]

Cuidado especial: Hipertrofia isolada de músculo papilar

A hipertrofia isolada de músculo papilar (HIMP) tem sido descrita como uma variante fenotípica da MCPH ou alteração precoce da MCPH, justificando o padrão eletrocardiográfico de hipertrofia do ventrículo esquerdo, observado nesses pacientes sem hipertrofia das paredes ventriculares.[45]

A HIMP não é achado comum no ecocardiograma, como mostram Kobashi et al.[46] Em 6.731 ecocardiogramas, 29 mostravam HIMP em pelo menos um dos MP com

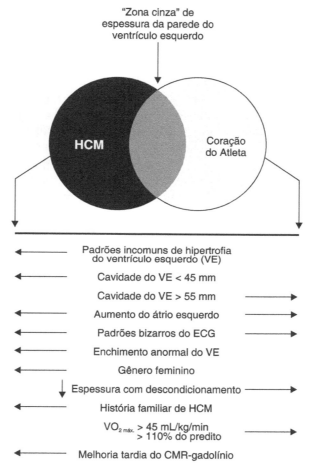

Figura 15.3. Diferenças entre cardiomiopatia hipertrófica e coração de atleta.[62]

espessura maior que 11 milímetros, alta voltagem no VE e ondas T negativas semelhantes às observadas na hipertrofia apical, principalmente na HIMP posteromedial.

A inserção do MP (músculo papilar) pode ser apical, o que confunde com a variante apical da MCPH ou septal. O ecocardiograma é o método de escolha como exame de seleção para atletas com ECG anormal. São importantes as medidas de espessura e ecogenicidade dos músculos papilares.[47]

Desde 1988, quando reconhecemos nosso primeiro paciente com HIMP sem hipertrofia do VE e alterações importantes no ECG em dois atletas, passamos a prestar atenção nos músculos papilares desses pacientes, que geralmente são atletas que jogaram futebol de salão desde 5-7 anos até 12-14 anos, ou até a idade adulta. Porém, geralmente a hipertrofia é de ambos os músculos papilares,[48] diferentemente do que foi descrito por Kobashi et al.[46] como HIMP anterolateral ou MP implantado no ápice, como descrito por Reddy et al.,[49] ou HIMP posteromedial descrito por Ferreira et al.[45]

O ecocardiograma de estresse pode ser importante para determinar a presença de gradiente ventricular e gradiente na via de saída do VE.

Sempre é necessária a avaliação genética para diferenciar entre hipertrofia isolada de MP e variante de MCPH.

A presença de ondas "T" negativas gigantes e ondas "U" é achado comum na MCH e tem sido atribuída a hipertrofia do músculo papilar posterior. A HIMP pode ser uma nova síndrome ecoeletrocardiográfica.

Kobashi et al.[46] sugerem que a HIMP seja um subtipo de miocardiopatia hipertrófica ou simplesmente fase precoce de MCPH. Hasegawa et al.[50] observaram um paciente com HIMP posterior com alterações no ECG de MCPH no qual, após infarto posterior com envolvimento do músculo papilar posterior, as alterações no ECG desapareceram.

Concluindo, pacientes com HIMP mostram hipertrofia ventricular no ECG sem etiologia evidente, e alguns deles com familiares com MCPH. Poderia ser consequente à prática de esportes muito jovem, um subtipo ou fase precoce de MCPH. Além da análise genética, estudo com número significativo de pacientes é necessário para melhor esclarecer todas as dúvidas, além de excluir as doenças de Fabry, Danon ou síndrome de Noonan.[46]

Origem Anômala de Coronárias e Suas Variantes

Como citado previamente, consiste na terceira causa mais comum de morte súbita em atletas jovens. As variantes ditas normais como: origem "alta" das coronárias, alternância coronariana de suprimento sanguíneo do nodo sinoatrial ou do nó atrioventricular e origem do ramo conal não apresentam valor clínico e não necessitam de avaliações sequenciais.[51,52] São achados dos exames de imagem. A única variação do normal a que devemos prestar atenção é a presença de ponte miocárdica. Definida por segmento da coronária com trajeto intramiocárdico, pode apresentar diferentes comprimentos, sendo encontrada predominantemente na descendente anterior. Apresenta prevalências diferentes, dependendo do método utilizado: angiografia (0,15-25%), angiotomografia de coronárias (25%) e autópsias (5-86%).[53]

Mesmo sendo comum o estreitamento luminal durante a sístole, em torno de 50% dos pacientes se mantêm assintomáticos, e devemos estar atentos à profundidade e à extensão da ponte miocárdica, parâmetros que aparentemente estão relacionados aos sintomas e alterações isquêmicas.[53-55]

Já a origem anômala de coronária propriamente dita pode causar sintomas e algumas vezes levar à morte. O risco relacionado a origem anômala de coronária depende da origem e do seu curso. Quando a coronária apresenta um curso interarterial (aorta-pulmonar), aumenta o risco de morte súbita. Com o exercício, uma das teorias seria que ocorre uma expansão da aorta e do tronco pulmonar, aumentando a angulação da coronária e diminuindo seu diâmetro efetivo. O eletrocardiograma de repouso geralmente é inocente, só se encontrando alterações em exames com estresse demonstrando isquemia induzida.

Segundo Vincenzo et al., o diagnóstico precoce de origem anômala de coronária esquerda ou direita em atletas pode ser feito por ecocardiograma transtorácico, com a ressalva de que apenas um terço apresentava sintomas ou isquemia documentada.[58]

Com isso podemos concluir que o ecocardiograma pode ser útil em identificar a origem e o segmento proximal das coronárias, sugerindo origem anômala e direcionando investigação posterior.[56,57]

Outros Diagnósticos em Atletas

Miocardite

O diagnóstico de miocardite depende de critérios clínicos e resultados de exames complementares. A ressonância magnética tem o papel principal nesse caso, demonstrando edema e fibrose em casos suspeitos. O ecocardiograma transtorácico tem seu papel coadjuvante, demonstrando derrame pericárdico, aumento de câmaras cardíacas, alterações valvares e principalmente alterações segmentares, aumentando a suspeita diagnóstica.[59]

A técnica do *speckle tracking* vem crescendo em aplicabilidade. O *strain* longitudinal global mostrou-se um parâmetro importante no diagnóstico de miocardite, em alguns casos com alteração contrátil segmentar de difícil definição.[59]

Cardiopatia arritmogênica do ventrículo direito

É uma doença autossômica dominante com penetrância incompleta e expressão variável. Sua prevalência mundial é de 1:5.000 indivíduos (pouco maior em alguns países europeus, como Itália e Alemanha). Tem como característica fisiopatológica principal a substituição progressiva dos cardiomiócitos por tecido fibrogorduroso (predominantemente ventrículo direito). Essa substituição se dá do epicárdio para o endocárdio, promovendo espessamento e formação de aneurismas na região denominada "triângulo da displasia" – parede inferior, apical e infundíbulo. Nos casos em que atinge o ventrículo direito, fica restrita à parede posteroinferior.

Os fatores associados a arritmias letais são:

- Sexo masculino;
- Fibrilação atrial;
- Síncope;
- Exercício extenuante; e
- Taquicardia ventricular sustentada (estável).

O ecocardiograma tem papel importante no diagnóstico da cardiopatia arritmogênica do ventrículo direito, pelos critérios previamente definidos.[60]

A Tabela 15.3 mostra os critérios maiores e menores analisados pelo ecocardiograma transtorácico.

TABELA 15.3 – Disfunção global e/ou segmentar com alterações estruturais

Critérios Maiores	*Acinesia, discinesia ou aneurisma ventricular ao ecocardiograma associado a um dos critérios abaixo:* • Via de saída do ventrículo direito (paraesternal $\geq$ 32 mm ($\geq$ 19 mm/m^2) • Via de saída do ventrículo direito (eixo curto $\geq$ 36 mm ($\geq$ 21 mm/m^2) • FAC $\leq$ 33%
Critérios Menores	*Acinesia, discinesia ou aneurisma ventricular ao ecocardiograma associado a um dos critérios abaixo:* • Via de saída do ventrículo direito (paraesternal $\geq$ 29 e < 32 mm ($\geq$ 16 e < 19 mm/m^2) • Via de saída do ventrículo direito (eixo curto $\geq$ 32 e < 36 mm ($\geq$ 18 e < 21 mm/m^2) • FAC $\leq$ 40% e > 33%

Fonte: Marcus FI, McKenna WJ, Sherrill D, Basso C, Bauce B, Bluemke DA, Calkins H, et al. Diagnosis of arrhythmogenic right ventricular cardiomyopathy/dysplasia: proposed modification of the task force criteria. Circulation.2010 Apr 6;121(13):1533-41. doi: 10.1161/CIRCULATIONAHA.108.840827.

Referências Bibliográficas

1. Camarozano A, Maciel BC, Brindeiro Filho D, Horowitz ES, Pena JLB, et al. Diretrizes das indicações de ecocardiografia. Sociedade Brasileira de Cardiologia. Arq Bras Cardiol. 2009;93(6 supl. 3):e265-302.
2. Ghorayeb N, Vivaquaca R. Diretrizes da Sociedade Brasileira de Cardiologia sobre Cardiologia do Esporte e Prevenção de Morte Súbita na Prática Esportiva. Arq Bras Cardiol 2013;100(1Suppl.2)1-41. https://doi.org/10.5935/abc.2013s002
3. Ljungqvist A. The International Olympic Committee (IOC) Consensus Statement on Periodic Health Evaluation of Elite Athletes – March 2009. Br J Sports Med. 2009;43;631-43.
4. Maron BJ, Zipes DP. 36th Bethesda Conf: recommendations for determining eligibility for competition in athletes with cardiovascular abnormalities. J Am Coll Cardiol. 2005;45:1373-5.
5. Andre SM, Marina PO, Carlos RP, Katashi O. Doppler echocardiography in athletes from different sports, Med Sci Monit, 2013; 19: 187-93.
6. Adler Y, Fisman Ez, Koren-Morag N, et al. Left Ventricular Diastolic Function In Trained Male Weight Lifters At Rest And During Isometric Exercise. Am J Cardiol 2008;102:97-101.
7. Martin S. Athletes' heart and echocardiography: Athletes´s heart. Echocardiography. 2008;25 (7)749-54.
8. Arco JT, Moniek GC, Bart WDB, Pieter A, Doevendans P. Echocardiographic tissue deformation imaging quantifies abnormal regional right ventricular function in arrhythmogenic right ventricular dysplasia/cardiomyopathy. J Am Soc Echocardiogr. 2009;22:9207.
9. Galanti G, Toncelli L, Del Furia F, Cappelli B, De Luca A, Vono MC. Tissue Doppler Imaging can be useful to distinguish pathological from physiological left ventricular hypertrophy: a study in master athletes and mild hypertensive subjects. Cardiovascular Ultrasound. 2009;7:48.
10. Rost R.The athlete's heart: historical perspective. In: Maron B, editor. Cardiology Clinics, the Athlete's Heart. Philadelphia: Saunders Co, 1992. pp.197-207.
11. Morganroth J, Maron BJ, Henry WL, et al. Comparative left ventricular dimensions in trained athletes. Ann Intern Med.1975; 82:521-4.
12. Fagard R, Van den Broeke C, Bielen E, Vanhees L, Amery A. Assessment of stiffness of the hypertrophied left ventricle of bicyclists using left ventricular inflow Doppler velocimetry. J Am Coll Cardiol. 1987 Jun;9(6):1250-4.
13. Goldhammer E, Mesnick N, Abinader EG, Sagiv M. Dilated inferior vena cava: a common echocardiographic finding in highly trained elite athletes. J Am Soc Echocardiogr. 1999 Nov;12(11):988-93.
14. Bossone E,, Rubenfire M, Bach DS, Ricciardi M, Armstrong WF. Range of tricuspid regurgitation velocity at rest and during exercise in normal adult men: implications for the diagnosis of pulmonary hypertension. J Am Coll Cardiol. 1999 May;33(6):1662-6.
15. Pelliccia A, Maron BJ, Spataro A, Proschan MA, Spirito P. The upper limit of physiologic cardiac hypertrophy in highly trained elite athletes. N Engl J Med 1991;324:295-301
16. Grossman W, Jones D, McLaurin LP. Wall stress and patterns of hypertrophy in the human left ventricle. J Clin Invest 1975;56:56-64.
17. Katz AM. Cardiomyopathy of overload. A major determinant of prognosis in congestive heart failure. N Engl J Med 1990;322:100-10.
18. Saghir M, Areces M, Makan M. Strain rate imaging differentiates hypertensive cardiac hypertrophy from physiologic cardiac hypertrophy (athlete's heart). J Am Soc Echocardiogr 2007;20:151-7.
19. Hauser AM, Dressendorfer RH, Vos M, Hashimoto T, Gordon S; Timmis GC. Symmetric cardiac enlargement in highly trained endurance athletes: a two-dimensional echocardiographic study. Am Heart J 1985; 109:1038-44.
20. Pagourelias ED, Kouidi E, Efthimiadis GK, Deligiannis A, Geleris P, Vassilikos V. Right atrial and ventricular adaptations to training in male Caucasian athletes: an echocardiographic study. J Am Soc Echocardiogr 2013;26:1344-52.
21. Marijon E, Tafflet M, Celermajer DS, et al. Sports-related sudden death in the general population. Circulation 2011;124:672–81.
22. Teske AJ, Prakken NH, De Boeck BW, Velthuis BK, Martens EP, Doevendans PA, Cramer MJ. Echocardiographic tissue deformation imaging of right ventricular systolic function in endurance athletes. Eur Heart J. 2009 Apr;30(8):969-77.

23. Klues HG, Schiffers A, Maron BJ. Phenotypic spectrum and patterns of left ventricular hypertrophy in hypertrophic cardiomyopathy: morphologic observations and significance as assessed by two-dimensional echocardiography in 600 patients. J Am Coll Cardiol 1995;26:1699-708.

24. Maron MS, Olivotto I, Betocchi S, Casey SA, Lesser JR, Losi MA, et al. Effect of left ventricular outflow tract obstruction on clinical outcome in hypertrophic cardiomyopathy. N Engl J Med 2003;348:295-303.

25. Elliott P, Gimeno J,Tome M, McKenna W. Left ventricular outflow tract obstruction and sudden death in hypertrophic cardiomyopathy. Eur Heart J 2006;27: 3073-4.

26. Maron MS, Olivotto I, Zenovich AG, Link MS, Pandian NG, Kuvin JT, et al. Hypertrophic cardiomyopathy is predominantly a disease of left ventricular outflow tract obstruction. Circulation 2006;114: 2232-9.

27. Shah JS, Esteban MT, Thaman R, Sharma R, Mist B, Pantazis A, et al. Prevalence of exercise-induced left ventricular outflow tract obstruction in symptomatic patients with non-obstructive hypertrophic cardiomyopathy. Heart 2008; 94:1288-94.

28. Wigle ED, Sasson Z, Henderson MA, Ruddy TD, Fulop J, Rakowski H, et al. The importance of the site and the extent of hypertrophy. A review. Prog Cardiovasc Dis 1985;28:1-83.

29. Klues HG, Roberts WC, Maron BJ. Anomalous insertion of papillary muscle directly into anterior mitral leaflet in hypertrophic cardiomyopathy. Significance in producing left ventricular outflow obstruction. Circulation 1991;84:1188-97.

30. Klues HG, Proschan MA, Dollar AL, Spirito P, Roberts WC, Maron BJ. Echocardiographic assessment of mitral valve size in obstructive hypertrophic cardiomyopathy. Anatomic validation from mitral valve specimen. Circulation 1993;88: 548–555.

31. Harrigan CJ, Appelbaum E, Maron BJ, Buros JL, Gibson CM, Lesser JR, et al. Significance of papillary muscle abnormalities identified by cardiovascular magnetic resonance in hypertrophic cardiomyopathy. Am J Cardiol 2008;101:668-73.

32. Kwon DH, Setser RM, Thamilarasan M, Popovic ZV, Smedira NG, Schoenhagen P, et al. Abnormal papillary muscle morphology is independently associated with increased left ventricular outflow tract obstruction in hypertrophic cardiomyopathy. Heart 2008;94:1295–301.

33. Maron BJ, Nishimura RA, Danielson GK. Pitfalls in clinical recognition and a novel operative approach for hypertrophic cardiomyopathy with severe outflow obstruction due to anomalous papillary muscle. Circulation 1998;98:2505-8.

34. Authors/Task Force members, Elliott PM, Anastasakis A, Borger MA, Borggrefe M, Cecchi F, Charron P, Hagege AA, Lafont A, Limongelli G, Mahrholdt H, McKenna WJ, Mogensen J, Nihoyannopoulos P, Nistri S, Pieper PG, Pieske B, Rapezzi C, Rutten FH, Tillmanns C, Watkins H. 2014 ESC Guidelines on diagnosis and management of hypertrophic cardiomyopathy: the Task Force for the Diagnosis and Managementof Hypertrophic Cardiomyopathy of the European Society of Cardiology (ESC). Eur Heart J. 2014 Oct 14;35(39):2733-79. doi: 10.1093/eurheartj/ehu284.

35. Kato TS, Noda A, Izawa H, Yamada A, Obata K, Nagata K, et al. Discrimination of nonobstructive hypertrophic cardiomyopathy from hyperten- sive left ventricular hypertrophy on the basis of strain rate imaging by tissue Doppler ultrasonography. Circulation 2004;110:3808-14.

36. Serri K, Reant P, Lafitte M, Berhouet M, Le Bouffos V, Roudaut R, et al. Global and regional myocardial function quantification by two- dimensional strain: application in hypertrophic cardiomyopathy. J Am Coll Cardiol 2006;47:1175-81.

37. Nagueh SF, Lakkis NM, Middleton KJ, Spencer WH III, Zoghbi WA, Quinones MA. Doppler estimation of left ventricular filling pressures in patients with hypertrophic cardiomyopathy. Circulation 1999;99: 254-61.

38. Geske JB, Sorajja P, Nishimura RA, Ommen SR. Evaluation of left ventric- ular filling pressures by Doppler echocardiography in patients with hypertrophic cardiomyopathy: correlation with direct left atrial pressure measurement at cardiac catheterization. Circulation 2007;116:2702-8.

39. McMahon CJ, Nagueh SF, Pignatelli RH, Denfield SW, Dreyer WJ, Price JF, et al. Characterization of left ventricular diastolic function by tis- sue Doppler imaging and clinical status in children with hypertrophic cardiomyopathy. Circulation 2004;109:1756-62.

40. Geske JB, Sorajja P, Nishimura RA, Ommen SR. The relationship of left atrial volume and left atrial pres- sure in patients with hypertrophic cardiomyopathy: an echocardiographic and cardiac catheterization study. J Am Soc Echocardiogr 2009;22:961-6.

41. Biagini E, Spirito P, Rocchi G, Ferlito M, Rosmini S, Lai F, et al. Prognostic implications of the Doppler restrictive filling pattern in hypertrophic cardiomyopathy. Am J Cardiol 2009;104:1727-31.

42. Kitaoka H, Kubo T, Hayashi K, Yamasaki N, Matsumura Y, Furuno T, et al. Tissue Doppler imaging and prognosis in asymptomatic or mildly symptomatic patients with hypertrophic cardiomyopathy. Eur Heart J Cardiovasc Imaging 2013;14:544-9.

43. Kitaoka H, Kubo T, Okawa M, Takenaka N, Sakamoto C, Baba Y, et al. Tissue Doppler imaging and plasma BNP levels to assess the prognosis in patients with hypertrophic cardiomyopathy. J Am Soc Echocardiogr 2011;24:1020-5.

44. Thaman R, Gimeno JR, Murphy RT, Kubo T, Sachdev B, Mogensen J, et al. Prevalence and clinical significance of systolic impairment in hypertrophic cardiomyopathy. Heart 2005;91:920-5.

45. Ferreira C, Delgado C, Vasquez M et al. Isolated papillary muscle hypertrophy: a gap in our knowledge of hypertrophic cardiomyopathy? Rev Port Cardiol. 2014;33:379 e.1-5.

46. Kobashi A, Suwa M, Ito T, et al. Solitary papillary muscle hypertrophy as a possible form of hypertrophic cardiomyopathy. Jpn Circ J. 1998;62:811-6.

47. Cresti A, Aquaro GD, Picotti A, et al. Morphological and tissue alterations in one papillary muscle: an early sign of hypertrophic cardiomyopathy? Int Card Res J. 2016:10(4): e.9818.

48. Batlouni M, Gimenes VML, Ghorayeb N. Ondas T negativas gigantes associadas a hipertrofia isolada dos músculos papilares do ventrículo esquerdo em atletas. Relato de dois casos. Arq Bras Cardiol 1988;50:183-7.

49. Reddy V, Korcarz C, Weinet L, et al. Apical hypertrophic cardiomyopathy. Circulation1998;98:2354.

50. Hasegawa K, Sawayama T, Nezuo S, et al. Possible pathogenesis of giant negative T and negative U waves in hypertrophic cardiomyopathy: a report of two cases. J Cardiol. 1992;22:271-9.

51. Shriki JE, Shinbane JS, Rashid MA, Hindoyan A, Withey JG, De France A, et al. Identifying, characterizing, and classifying congenital anomalies of the coronary arteries. Radiographics 2012; 32: 453-68. [PMID: 22411942 DOI: 10.1148/rg.322115097].

52. Karadag B, Ayan F, Ismailoglu Z, Goksedef D, Ataev Y, Vural VA. Extraordinary cause of ischemic chest pain in a young man: congenital ostial atresia of the right coronary artery. J Cardiol 2009; 54: 335-8. [PMID: 19782277 DOI: 10.1016/j.jjcc.2009.01.008].

53. Clemente A, Del Borrello M, Greco P, Mannella P, Di Gregorio F, Romano S, Morra A. Anomalous origin of the coronary arteries in children: diagnostic role of three-dimensional coronary MR angiography. Clin Imaging 2010; 34: 337-43. [PMID: 20813295 DOI: 10.1016/j.clinimag.2009.08.030].

54. Morales AR, Romanelli R, Tate LG, Boucek RJ, de Marchena E. Intramural left anterior descending coronary artery: significance of the depth of the muscular tunnel. Hum Pathol 1993; 24: 693-701. [PMID: 8319950 DOI: 10.1016/0046-8177(93)90004-Z].

55. Ferreira AG, Trotter SE, König B, Décourt LV, Fox K, Olsen EG. Myocardial bridges: morphological and functional aspects. Br Heart J 1991; 66: 364-7. [PMID: 1747296 DOI: 10.1136/hrt.66.5.364]

56. Menke DM, Waller BF, Pless JE. Hypoplastic coronary arteries and high takeoff position of the right coronary ostium. A fatal combination of congenital coronary artery anomalies in an amateur athlete. Chest 1985; 88: 299-301. [PMID: 4017686 DOI: 10.1378/ chest.88.2.299].

57. Shriki JE, Shinbane JS, Rashid MA, Hindoyan A, Withey JG, DeFrance A, et al. Identifying, characterizing, and classifying congenital anomalies of the coronary arteries. Radiographics 2012; 32: 453-68. [PMID: 22411942 DOI: 10.1148/rg.322115097].

58. Palmieri V, Gervasi S, Bianco M, Cogliani R, Poscolieri B, Cuccaro F, et al. Anomalous origin of coronary arteries from the "wrong" sinus in athletes: Diagnosis and management strategies. Int J Cardiol. 2018 Feb 1;252:13-20. doi: 10.1016/j.ijcard.2017.10.117. Epub 2017 Nov 8.

59. Hsiao JF, Koshino Y, Bonnichsen CR, Yu Y, Miller FA Jr, Pellikka PA, et al. Speckle tracking echocardiography in acute myocarditis. Int J Cardiovasc Imaging. 2013 Feb;29(2):275-84. doi: 10.1007/s10554-012-0085-6. Epub 2012 Jun 27.

60. Marcus FI, McKenna WJ, Sherrill D, Basso C, Bauce B, Bluemke DA, et al. Diagnosis of arrhythmogenic right ventricular cardiomyopathy/dysplasia: proposed modificationof the task force criteria. Circulation. 2010 Apr 6;121(13):1533-41. doi: 10.1161/CIRCULATIONAHA.108.840827.

61. Maron BJ, Thompson PD, Ackerman MJ, Balady G, Berger S, Cohen D, et al American Heart Association Council on Nutrition, Physical Activity, and Metabolism. Recommendations and considerations related to preparticipation screening for cardiovascular abnormalities in competitive athletes: 2007 update: a scientific statement from the American Heart Association Council on Nutrition, Physical Activity,

and Metabolism: endorsed by the American College of Cardiology Foundation. Circulation. 2007 Mar 27;115(12):1643-455. Epub 2007 Mar 12.

62. Maron BJ. Distinguishing hypertrophic cardiomyopathy from athlete's heart physiological remodelling: clinical significance, diagnostic strategies and implications for preparticipation screening. Br J Sports Med. 2009 Sep;43(9):649-56. doi: 10.1136/bjsm.2008.054726.

Capítulo 16

Síncope e *Tilt-test* em Atletas

• Dalmo Antonio Ribeiro Moreira • Ricardo Garbe Habib

SÍNCOPE

Introdução

Na evolução do homem, quando ele se fixou na postura ereta, tornou o cérebro suscetível à condição de hipóxia,[1] iniciando-se aí a "batalha" para o controle da pressão sanguínea contra os efeitos da gravidade. Foram aprimorados mecanismos especiais para o rápido restabelecimento da condição hemodinâmica cerebral normal condicionada pela nova posição do corpo. Esse fato permitiu que o ser humano pudesse realizar as atividades diárias sem restrição. Por outro lado, eventuais falhas transitórias desses mecanismos acarretariam o descontrole do fluxo sanguíneo cerebral seguida da perda postural normal.

A síncope é definida como perda súbita e momentânea da consciência e do tônus postural, causada pelo hipofluxo cerebral, seguida de recuperação espontânea, geralmente sem sequelas neurológicas.[2] A magnitude das manifestações clínicas é variável na dependência da intensidade e da duração das alterações hemodinâmicas. Sabe-se que redução significativa do fluxo cerebral por 6 a 8 segundos é suficiente para causar síncope; o mesmo acontece quando há uma redução da pressão arterial a 60 mmHg ou uma queda de 20% do aporte de oxigênio para o cérebro. A síncope é uma manifestação clínica não rara, mesmo na população aparentemente normal, sendo responsável por 1 a 6% das admissões hospitalares e por até 3% de atendimento em serviços de emergência. Apesar de ocorrer em todas as idades, 80% dos pacientes têm mais de 65 anos.[3] Em atletas, não há informações definitivas sobre a prevalência da síncope, mas não parece ser diferente da população geral.

A síncope reflexa, de origem neurovascular, particularmente a do tipo neurocardiogênica, é a forma mais comum de apresentação clínica. A redução da resistência vascular periférica associada ou não a queda da frequência cardíaca é a causa do distúrbio hemodinâmico que culmina com a perda da consciência. Tipicamente, a maioria dos indivíduos acometidos não apresenta qualquer doença associada. A história clínica fornece informações valiosas para o diagnóstico, não sendo necessários exames sofisticados e dispendiosos para sua confirmação, na maioria das vezes. Do mesmo modo, o tratamento costuma ser simples e altamente eficaz, reduzindo o risco de recorrências. Já nos indivíduos com cardiopatia, além do prognóstico mais sombrio, o diagnóstico precoce é de fundamental importância para que o tratamento seja implementado a fim de se reduzir o risco das recidivas, evitar traumas físicos e também de morte. Doenças cardíacas que limitam o débito cardíaco por alterações na frequência cardíaca (bradi ou taquiarritmias) ou por obstruções ao fluxo sanguíneo periférico, como acontece na estenose valvar aórtica ou na miocardiopatia hipertrófica, estão associadas a complicações graves que podem culminar com a morte do indivíduo caso não sejam corretamente diagnosticadas e tratadas. Esses aspectos permitem a conclusão de que quando o coração está envolvido o quadro clínico geralmente é mais grave. E por fim, as síncopes de origem neurológica, menos comuns, apresentam um quadro clínico diferente das formas reflexas e daquelas de origem cardíaca, evoluem com menor risco de morte e o tratamento é bem-sucedido na maioria das vezes. Para o médico que aborda indivíduos com síncope, portanto, a capacidade de identificar as causas e os seus mecanismos pode significar o sucesso do tratamento e determinar o prognóstico.

O objetivo deste capítulo será discutir os conceitos relacionados à etiologia e ao diagnóstico da síncope em atletas, incluindo aspectos do exame físico, história clínica e quais os métodos complementares indicados na sua elucidação diagnóstica.

Tipos de Síncope

Pode-se dividir os tipos de síncope em três grupos principais:

- Síncope reflexa ou neuralmente mediada;
- Síncope de causa cardíaca;
- Pseudossíncope (quadros semelhantes a síncope, mas que não preenchem critérios clássicos para o seu diagnóstico).

A síncope neuralmente mediada é a mais frequente, ocorrendo em 58% dos casos, seguida pela de origem cardíaca, 23% dos casos, e as formas neurológica e psiquiátrica, em 1%. A causa da síncope permanece indeterminada em cerca de 18% dos casos.[4] Na Tabela 16.1, está a classificação da síncope de acordo com as mais recentes diretrizes europeias sobre esse assunto. Fica claro que, nessa classificação, as causas da síncope estão divididas em não cardíacas e as de origem cardíaca. Essa divisão é fundamental para o diagnóstico e o planejamento terapêutico (Tabela 16.1).

TABELA 16.1 – Classificação da síncope[2]

Reflexa (síncope neuromediada)
Vasovagal • Mediada por estresse emocional: dor, medo, instrumentação para realização de exames (p. ex., punção venosa), fobia a sangue • Mediada pelo estresse ortostático
Situacional • Tosse, espirro • Estimulação gastrointestinal (deglutição, defecação, dor visceral) • Micção (pós-miccional) • Pós-exercício • Pós-prandial • Outros (levantamento de peso) • Síncope do seio carotídeo • Formas não clássicas (sem pródromos ou gatilhos aparentes ou apresentação atípica)

Síncope causada por hipotensão ortostática
• Hipotensão induzida por fármacos
  ■ álcool, vasodilatadores, diuréticos, fenotiazinas, antidepressivos
• Depleção volumétrica
  ■ hemorragia, diarreia, vômito etc.
• Insuficiência autonômica primária
  ■ insuficiência autonômica pura, atrofia sistêmica múltipla, doença de Parkinson com insuficiência autonômica, demência de Lewy
• Insuficiência autonômica secundária
  ■ *diabetes mellitus*, amiloidose, uremia, lesões medulares, neuropatia autonômica autoimune, insuficiência renal

Síncope cardíaca (cardiovascular)
• Arritmia como causa primária
• Bradicardia
  ■ disfunção sinusal (incluindo síndrome taquicardia-bradicardia)
  ■ doença do sistema de condução atrioventricular
• Taquicardia
  ■ supraventricular
  ■ ventricular
• Cardiopatia estrutural
• Estenose aórtica, infarto agudo do miocárdio/isquemia, miocardiopatia hipertrófica, massas cardíacas (mixomas, tumores etc.), doenças do pericárdio/tamponamento, origem anômala de coronária, disfunção de próteses valvares
• Cardiopulmonar e grandes vasos: embolia pulmonar, dissecção aguda da aorta, hipertensão pulmonar

Síncope neurocardiogênica ou vasovagal

É considerado o tipo mais comum de síncope reflexa, também conhecida por "desmaio"; é induzida pela emoção ou estresse ortostático, tendo sido descrita por Lewis no século XX,[5] geralmente precedida por sintomas que sugerem ativação autonômica tais como salivação intensa, sudorese fria, náuseas, dor epigástrica e palidez cutânea. Essas manifestações se devem a estimulação de centros autonômicos centrais, particularmente no sistema límbico (ver adiante).

• Mecanismo da síncope neuralmente mediada

Nessa forma de apresentação, os reflexos cardiovasculares responsáveis pelo controle da pressão arterial tornam-se inapropriados de maneira intermitente e transitória, em resposta a um estímulo, resultando em vasodilatação e/ou bradicardia, culminando com queda da pressão arterial e hipoperfusão cerebral.

O mecanismo da síncope pode ser explicado da seguinte maneira: normalmente 25% do volume sanguíneo circulante localiza-se no tórax e ao assumir a posição ortostática a gravidade desloca aproximadamente 500 a 800 mL daquele volume para o abdômen e membros inferiores. Cinquenta por cento desse volume é redistribuído em poucos segundos, graças aos mecanismos neurais de compensação. Assim, na fase inicial da correção, a queda lenta da pressão arterial e do enchimento cardíaco causados pelo deslocamento do sangue é compensada pela ativação do sistema barorreceptor carotídeo e do arco aórtico, causando aumento da frequência cardíaca. Essa nova condição, por si só, pode causar estabilização hemodinâmica.[6,7]

Entretanto, em alguns indivíduos a redução do retorno venoso e a queda da pressão arterial reduzem as aferências vagais do seio carotídeo para o centro vasomotor. A consequência dessa situação é o aumento da atividade neural simpática, que causa aumento da frequência cardíaca e vasoconstricção sistêmica. O aumento do inotropismo acarretado pela hiperatividade adrenérgica estimula as fibras C localizadas na parede dorsal do ventrículo esquerdo. As aferências conduzidas por essas fibras chegam ao bulbo e inibem o centro vasomotor, cansando vasolfilastação periférica e bradicardia, resultando em hipotensão arterial, hipoperfusão cerebral e síncope.[7,8]

Esses episódios, geralmente, são acompanhados por pródromos, tais como tonturas, náuseas, sudorese, dor abdominal e palidez e estão, frequentemente, associados ao estresse ortostático (como ficar em pé em ônibus, fila de banco etc.). Outros fatores podem influenciar funcionalmente e diretamente os centros autonômicos cerebrais, alterando o funcionamento normal do centro vasomotor. Portanto, em alguns indivíduos com síncope reflexa, o mecanismo desencadeador estaria localizado no córtex cerebral. Os fatores desencadeantes podem ser estímulos externos como medo, estresse, apreensão, visão de coisas ou percepção de odores desagradáveis. Em cerca de 40% dos casos de síncope em jovens e adolescentes, a síncope é desencadeada pelo medo gerado, por exemplo, pelo ato de instrumentação para realização de um exame, como puncionar uma veia. Nessa condição, destaca-se a íntima relação entre o fator desencadeante e o surgimento da síncope. Possivelmente, a estimulação do sistema límbico, particularmente na região do giro do cíngulo, seria a responsável pelo desencadeamento desse quadro, conforme sugerido por Lofring na década de 1960.[9]

Um outro mecanismo descrito para alguns quadros sincopais não associados a queda da pressão arterial e/ou da frequência cardíaca é aquele causado pela vasoconstrição das arteríolas cerebrais. O hipofluxo cerebral ocorreria por mecanismo intravascular cerebral sem a participação da circulação periférica ou do coração propriamente.[10] Situações de hipocapnia desencadeada por taquipneia durante ou após o esforço poderiam estar envolvidas, como acontece no atleta.[11]

Além dos mecanismos comentados acima, as respostas neuro-humorais envolvem particularmente o sistema renina-angiotensina e a produção de vasopressina e serotonina. A angiotensina e a vasopressina (hormônio antidiurético) são potentes vasoconstritores, cuja função é restabelecer o quadro hemodinâmico através de aumento da resistência periférica. Como a resposta vasodepressora foi demonstrada em corações transplantados denervados, acredita-se que os mecanismos humorais têm participação na síncope, tanto na vasodilatação periférica direta como na sensibilização dos centros cardiovasculares no bulbo.[7,8,12]

Síncope situacional

A síncope situacional é causada por um reflexo desencadeado por estímulos viscerais, tais como a micção e a deglutição. Na síncope miccional, mais comum em homens jovens e de meia-idade, o desmaio ocorre de maneira súbita, muitas vezes sem pródromos, durante ou logo após a micção.[13] Fatores que colaboram para o quadro são a posição ortostática imóvel antes de urinar, a urgência miccional, a manobra de Valsalva realizada no início da micção, além de fatores tais como ingesta de álcool, uso de medicamentos para o tratamento da hiperplasia prostática, história de infecção do trato respiratório, fadiga e redução da ingesta de alimentos.[13] A abolição do quadro após administração de atropina indica que a estimulação vagal durante o esvaziamento da bexiga pode ser o fator primário na causa desse tipo de desmaio. Por outro lado, do ponto de vista fisiológico, a distensão da bexiga urinária causada pela retenção prolongada de urina causa aumento da pressão arterial.[14] Logo após o ato de urinar, a redução súbita do estímulo que causa a hipertensão pode seguir-se de queda abrupta da pressão arterial, que, dependendo da sua magnitude, associada ao ortostatismo e à manobra de Valsalva, pode causar o desmaio.

No processo da deglutição, possivelmente na fase faríngea desse reflexo, áreas sensitivas na região posterior da garganta transmitem informações para o centro da deglutição, na área reticular do tronco cerebral e ponte e, em parte, para o trato solitário. A partir daí, impulsos eferentes que trafegam pelos nervos trigêmeo, abducente, vago e glossofaríngeo desencadeiam uma série de contrações musculares necessárias para a progressão do bolo alimentar para o esôfago.[15] Durante esse processo, ocorre inibição transitória do centro respiratório por cerca de 6 segundos, para evitar que o alimento entre na traqueia.[15] É possível que aqueles estímulos inibitórios também exerçam algum efeito simultâneo no centro vasomotor, causando a hipotensão que culmina com a síncope ou, então, pelo efeito inibitório vagal direto sobre o coração, causando bradicardias ou bloqueio atrioventricular de graus variados.[16]

Em outras situações, o aumento da pressão intratorácica, tal como ocorre na tosse, espirro ou durante o ato da defecação, causa diminuição do retorno venoso, do débito cardíaco que culmina com a síncope. Segundo alguns estudos, na verdade a síncope por tosse ocorreria antes da queda da pressão arterial, e, segundo os mesmos autores, o mecanismo mais provável seria o de uma "concussão" cerebral desencadeada pela tosse, seguida de aumento transitório da pressão no liquido cefalorraquidiano, da pressão intracraniana, causando hipóxia cerebral, seguida de perda da consciência.[16]

A síncope do seio carotídeo é mais comum em indivíduos maiores de 40 anos e em homens (razão 2:1 com relação às mulheres). Nessa situação, a hipersensibilidade carotídea à compressão gera estímulos aferentes que deprimem o centro vasomotor, causando hipotensão (com ou sem bradicardia) e síncope.[2,18] Do ponto de vista clínico, considera-se hipersensibilidade do seio carotídeo quando a compressão dessa estrutura gera uma pausa com duração maior que 3 segundos ou provoca queda da pressão arterial acima de 50 mmHg. É fundamental para o diagnóstico que a pausa reproduza os sintomas. Esse modo de apresentação clínica pode ocorrer pela rotação da cabeça, ato de barbear, colarinho apertado ou por tumores cervicais que comprimem o seio carotídeo.

Síncope ortostática

Esse tipo de síncope ocorre com a mudança de posição de supina para a ereta. Há queda da pressão sistólica de pelo menos 20 mmHg e/ou da diastólica de 10 mmHg dentro de 3 minutos após assumir a posição ereta. Muitas vezes não se consegue detectar essas alterações, pois elas ocorrem rapidamente. Nesses casos, outros métodos de registro contínuo são necessários para o diagnóstico.

A hipotensão ortostática é definida pela incapacidade de manter a pressão arterial quando o paciente fica em pé. A intolerância ortostática caracteriza-se pela presença de sinais e sintomas que se manifestam secundariamente a uma anormalidade circulatória.[20] Os tipos de intolerância ortostática são:

- Intolerância ortostática inicial, que ocorre até 30 segundos após a posição ereta e se manifesta por tontura ou pré-síncope e distúrbios visuais. Há queda de > 40 mmHg da pressão sistólica e de > 20 mmHg da diastólica. Ocorre por um desequilíbrio entre débito cardíaco e resistência periférica;

- Hipotensão ortostática clássica (falência autonômica), que ocorre de 30 segundos a 3 minutos após a posição ereta, causada pela incapacidade de aumentar a resistência periférica. Manifesta-se com tontura, pré-síncope, fraqueza, fadiga, distúrbios visuais ou auditivos; a síncope, nesse quadro, é incomum. Acredita-se ser secundária a falência inicial da atividade simpática;

- Hipotensão ortostática progressiva, que surge de 3 a 30 minutos após estar em pé e se caracteriza por queda gradual da pressão arterial, baixo débito cardíaco e incapacidade de aumentar a resistência periférica. O paciente tem pródromos prolongados como tontura, pré-síncope, fraqueza, palpitação, distúrbios visuais ou auditivos, hiper-hidrose, dores nas costas, no pescoço ou no peito, frequentemente culminando com síncope. Nessa condição, não ocorre bradicardia reflexa, o que a diferencia da síncope neuromediada.[20]

A síncope causada pelo ortostatismo ocorre pela incapacidade de reverter um quadro de vasodilatação ou de realizar vasoconstrição adequada para manutenção da pressão arterial, secundária a um distúrbio autonômico primário ou a falência autonômica crônica. Quando o paciente permanece em posição ortostática, a pressão arterial cai gradualmente, podendo ocorrer perda lenta da consciência, acompanhada, algumas vezes, por tontura e turvação visual. O quadro pode estar associado a outras manifestações de disfunção autonômica tais como distúrbios termorregulatórios, perda da transpiração, disfunção vesical e intestinal, sintomas piramidais, cerebelares ou parkinsonianos.

A síndrome da taquicardia postural ortostática (também conhecida como POTS), achado mais comum em mulheres, é um tipo de intolerância ortostática, secundária a falência autonômica, na qual o paciente apresenta taquicardia reflexa como mecanismo para compensar uma hipotensão arterial, desencadeada pelo ortostatismo. Por essa razão, não ocorre a perda da consciência, mas o paciente permanece com elevações da frequência cardíaca (acima de 30 bpm da frequência basal ou elevação acima de 120 bpm) enquanto o estímulo que gera o quadro persistir. Esse tipo de compensação hemodinâmica não acontece com os pacientes com outros tipos de falência autonômica crônica. Os pacientes costumam apresentar sintomas mesmo deitados, mas que se intensificam com o aumento da taquicardia, enquanto permanecerem em pé. Outros sintomas associados são fadiga crônica, intolerância ao esforço, tontura e pré-síncope.[20,21]

Hipovolemia, causada por desidratação, diarreia ou vômito, pode facilitar o aparecimento de hipotensão ortostática, particularmente em indivíduos idosos. Atletas podem ser vulneráveis a esse tipo de complicação quando durante a atividade física perdem muito líquido ou não se reidratam adequadamente. A disautonomia causada pelo metabolismo celular alterado pode ser a consequência do *diabetes mellitus* a longo prazo, causando incapacidade de vasoconstrição quando da mudança de posição de supina para ereta ou durante a atividade física. Não raramente esses pacientes apresentam outros sintomas disautonômicos associados, tais como déficit de controle da micção, sudorese facial excessiva, diarreia alternando com períodos de obstipação e deficiências no mecanismo de acomodação do cristalino, causando presbiopia, além de outros.

• Síncope neuromediada no atleta

Também conhecida como síncope reflexa, é a forma mais comum de síncope em atletas.[22] Pode ocorrer durante a prática de exercícios, bem como na fase de recuperação pós-esforço. Na síncope durante o esforço, o ortostatismo associado à perda de líquidos pela sudorese e respiração, além da vasodilatação própria do esforço, causa redução do retorno venoso ao coração, resultando em hipotensão de magnitudes variáveis, até síncope. A síncope no atleta pode ocorrer após a interrupção de uma carga de esforço, diferente daquela que se manifesta durante o exercício, que faz levantar a suspeita de se tratar de causa cardíaca, condição bem menos frequente e mais grave nessa população. Por essa razão, antes de tipificar uma síncope como reflexa, os atletas devem se submeter a uma avaliação clínica minuciosa associada a exames complementares para se afastarem causas cardiológicas.

A síncope pós-exercício parece resultar de dois mecanismos:

- Hipotensão arterial, devido a um prejuízo da vasoconstrição pós-exercício;
- Hipocapnia.[22]

Os mecanismos da hipotensão pós-exercício podem ser divididos em:

- Um componente obrigatório, ou seja, que está sempre presente e inclui inibição da atividade simpática, vasodilatação histaminérgica e regulação negativa do barorreflexo cardiovagal;
- Um componente situacional, que inclui desidratação, hipertermia e estresse gravitacional. Com relação à hipocapnia pós-exercício, a hiperventilação durante a fase de recuperação e a hipocapnia induzida pela posição ereta na fase de recuperação podem causar vasoconstrição cerebral pós-esforço.[22]

Já se demonstrou que, de maneira geral, atletas exibem diferentes respostas ortostáticas comparados a não atletas. No primeiro caso ocorreriam aumento do volume sistólico e aumento da vasodilatação periférica com menor propensão à intolerância ortostática em comparação aos indivíduos não atletas.

Síncope cardíaca

A síncope causada por uma doença cardíaca está associada a pior prognóstico, com mortalidade maior em comparação aos casos de origem não cardíaca. Esse fato se deve ao tipo de cardiopatia, associada ou não a uma arritmia, muitas vezes grave nessa condição. As síncopes cardiovasculares podem ser causadas por dois mecanismos básicos:

- distúrbios do ritmo cardíaco (taqui ou bradiarritmias);
- disfunções mecânicas ou funcionais ao fluxo sanguíneo (formas obstrutivas).[2]

Nessas situações, ocorre redução significativa do débito cardíaco e da oxigenação cerebral, causando a síncope. A mortalidade dos indivíduos com síncope de origem cardíaca varia entre 18 e 33% em 1 ano,[23] além de estar relacionada a uma maior incidência de morte súbita, quando comparada com síncope de origem não cardíaca. O assunto relacionado a síncope de origem cardíaca foi discutido nos Capítulos 22 (Síndromes Elétricas Primárias em Atletas) e 23 (Arritmias Cardíacas em Atletas).

Avaliação Diagnóstica de Atleta com História de Síncope

Nessa abordagem, é fundamental definir o diagnóstico etiológico do quadro para se determinar se é uma síncope mediada por neurorreflexo ou de origem cardíaca. Conforme comentado várias vezes em parágrafos anteriores, o tratamento e o prognóstico são diferentes nessas duas condições. Para isso, história clínica, exame físico e exames complementares são fundamentais.

Na síncope, é necessário que ocorra a perda da consciência, diferentemente de outras situações nas quais a queda do paciente ocorre, mas a consciência não se altera. Isso acontece, por exemplo, nos casos de tonturas, vertigens, "ataques de queda" (*drop atacks,* geralmente associados a causa neurológica ou a um tipo de epilepsia), síncope psicogênica ou ataque isquêmico transitório. Na síncope verdadeira, há, além da perda da consciência, perda do tônus muscular, o início é relativamente rápido e a recuperação é espontânea e completa, geralmente de maneira rápida.

História Clínica

Apesar de a história clínica ter sido muito valorizada para o diagnóstico diferencial da síncope, um estudo realizado por Alboni et al. demonstrou que tanto a síncope de origem cardíaca como a neurorreflexa apresentam muitos pontos em comum na anamnese, devendo os critérios ser empregados com cautela.[4] Os sintomas que eram muito sugestivos de origem neuromediada ocorriam também nos pacientes com síncope de origem cardíaca. Segundo esses autores, a suspeita clínica ou a presença de cardiopatia teve sensibilidade de 95% para o diagnóstico da causa da síncope; a especificidade, entretanto, foi de apenas 45%.[4] Favoreceriam a causa cardíaca síncope em posição supina, história de visão borrada, síncope ao esforço e quadro que se manifesta com convulsão. Ausência de cardiopatia permitiu que se afastasse causa de síncope cardíaca em 97% dos casos. As informações que foram preditoras de síncope neuromediada foram tempo prolongado entre os episódios de desmaio (acima de 4 anos), desconforto abdominal antes da perda de consciência, além de náusea e diaforese na fase de recuperação, síncope que ocorria em meio a multidão, ortostase prolongada, as de ocorrência no período pós-prandial e a sensação de frio.

Palpitações foram preditoras de síncope de origem cardíaca, mas não relacionada à presença de cardiopatia.[4]

Exame Físico

Nos casos de síncope neuromediada, o exame físico é frequentemente normal. Analisam-se os sinais vitais com medida da pressão arterial deitado e em pé para avaliação de hipotensão ortostática.

A ausculta cardíaca com a percepção de sopros em área aórtica ou pulmonar sugere as respectivas estenoses valvares; a ausculta de ritmo cardíaco irregular sugere a presença de extrassístoles, gatilhos para algumas taquiarritmias, ou então a fibrilação atrial, que pode ser causa de hipofluxo cerebral, quer pela frequência cardíaca muita rápida ou muito lenta, ou secundária a tromboembolismo.

Com base em informações de seis estudos clínicos relacionados a síncope, Lizer et al. confirmaram que a história clínica dirigida e o exame físico juntos são capazes de identificar cerca de 45% das causas de síncope, sejam atletas ou não. Causas secundárias a cardiopatias e mesmo neurológicas podem ser suspeitadas pelas informações assim obtidas. Por exemplo, a história deve focar em sintomas posturais (em ortostase ou não, síncope reflexa ou neuromediada), se ocorreram durante o esforço (favorece causa cardíaca) ou após (sugere síncope reflexa); história familiar de síncope (sugere cardiopatia como a síndrome do QT longo, por exemplo), palpitações (sugerem arritmias); sintomas pós-ictais (cefaleia, por exemplo) sugerem síncope neurológica; sintomas situacionais (deglutição, micção).[24,25]

Portanto, com a história e o exame físico, uma vez sugerida a causa da síncope, devem-se utilizar métodos que ajudem na confirmação do diagnóstico.

Métodos Complementares

Não existe um método diagnóstico padrão-ouro para o diagnóstico etiológico da síncope. A Tabela 16.2 apresenta os principais exames complementares e o que se espera deles para o diagnóstico. Sempre que possível, empregam-se inicialmente exames não invasivos. Pela análise da tabela fica claro que, quando os métodos complementares estão alterados, na grande maioria das vezes o diagnóstico favorece a síncope secundária a uma cardiopatia.

O eletrocardiograma é o exame mais utilizado inicialmente, mas é positivo para identificar causa de síncope em apenas 5% dos casos.[24] Pela facilidade de obtenção e de reprodutibilidade e por não ser um exame caro, permite que seja utilizado como método para esclarecimento diagnóstico. Se normal, tem grande probabilidade de afastar cardiopatia como causa de síncope. Por outro lado, deverá orientar outros métodos mais complexos na dependência do tipo de alteração encontrada.

O Holter deve ser empregado em situações nas quais as arritmias são as principais suspeitas de causas da perda da consciência (Figura 16.1). É um método que apresenta baixa sensibilidade na avaliação da síncope, porém tem elevada especificidade.[24-26] É útil quando os pacientes têm sintomas diários, nesse caso o Holter pode esclarecer o diagnóstico em cerca de 19% dos casos, quer com arritmia presente (4%) ou ausente (15%), segundo Linzer et al.[27] Quando a síncope ocorre durante a gravação, confirma-se ou afasta-se a presença de uma arritmia como causa do quadro clínico. Síncope com Holter normal afasta causa arrítmica.

TABELA 16.2 – Exames complementares mais empregados para esclarecimento da causa da síncope e o resultado que se espera nas síncopes neuromediadas e de origem cardíaca

	Neuromediada	Cardíaca
Eletrocardiograma		
Normal	X	
Bradiarritmia		X
Taquiarritmia		X
Bloqueio de ramo		X
Bloqueio divisional esquerdo		X
Bloqueio de ramo associado		X
Bloqueio de ramo alternante		X
Bloqueio atrioventricular segundo/terceiro graus		X
Pré-excitação ventricular		X
Intervalo QT longo/curto		X
Ondas épsilon (displasia arritmogênica)		X
Padrão Brugada		X
Ectopias atriais/ventriculares		X
Holter de 24 horas		
Ritmo cardíaco normal	X	
Bradicardia		X
Bloqueios atrioventriculares		
Primeiro grau	X	X
Segundo/terceiro graus		X
Looper		
Mesmo que o Holter		
Ecocardiograma		
Fração de ejeção normal	X	
Fração de ejeção deprimida		X
Alterações contráteis regionais		X
Teste ergométrico		
Bradi/taquiarritmias		X
Alterações da repolarização ventricular		X
ECGAR		
Normal	X	
Alterado		X
Estudo eletrofisiológico		
Normal	X	
Bradiarritmias		X
Taquiarritmias		X

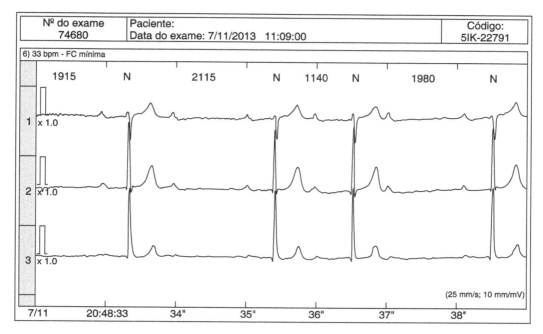

Figura 16.1. Traçado de Holter de 24 horas de um maratonista amador de 60 anos (corre em média 30 km por semana) que apresentava bloqueio atrioventricular de primeiro grau e períodos de bloqueio atrioventricular de segundo grau tipo I ou Wenckebach mesmo na fase de vigília (no traçado obtido às 20h48min). Esse atleta teve a documentação de 1.240 pausas com duração acima de 2,5 segundos durante os períodos de bloqueio AV (a maior com duração de 8,2 segundos, quando do registro de bloqueio AV de grau avançado ainda em vigília).

Sintomas apenas esporádicos ou que se manifestam com mais de uma semana entre si devem ser avaliados por meio do *looper recording*, Holter de 7 dias ou pelo *looper* implantado no subcutâneo. Os pacientes que se beneficiam desse teste são aqueles que foram avaliados por outros métodos de diagnóstico, como o teste da mesa inclinada ou estudo eletrofisiológico e permaneceram sem diagnóstico. Alguns estudos mostram que o diagnóstico da síncope pode ser confirmado em até 68% dos pacientes.[28,29]

O ecocardiograma é importante para se determinar o estado da função ventricular e identificar ou não uma cardiopatia (miocardiopatia dilatada, hipertrófica etc.) ou doença valvar (estenose aórtica, por exemplo). A presença de alterações anatômicas e estruturais auxilia no planejamento diagnóstico e terapêutico.

O teste ergométrico deve ser realizado em indivíduos com suspeita de síncope aos esforços, causada por uma taquiarritmia, como a taquicardia ventricular catecolaminérgica (Figura 16.2) ou bradiarritmia, secundária a incompetência cronotrópica ou bloqueio atrioventricular de segundo ou terceiro grau.

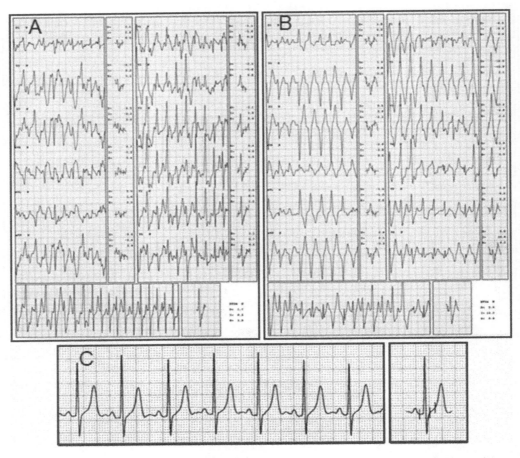

Figura 16.2. Teste ergométrico em um adolescente de 13 anos com história de síncopes durante aulas de educação física. Taquicardia ventricular polimórfica catecolaminérgica registrada no pico do esforço (A), no início da recuperação (B) e sua interrupção de cerca de 3 minutos na fase de recuperação (C). O diagnóstico só foi possível quando o paciente foi submetido ao esforço físico controlado.

O eletrocardiograma de alta resolução (ECGAR) tem indicação limitada atualmente na avaliação de atletas com síncope. Pode ser empregado como método coadjuvante ao Holter na avaliação de indivíduos com arritmias ventriculares complexas, quando a causa suspeita é uma miocardiopatia ou insuficiência coronariana, por exemplo. A melhora da acurácia diagnóstica desse procedimento (maior valor preditivo positivo) ocorre quando outras variáveis são incluídas na avaliação, tais como a presença de arritmias ventriculares complexas frequentes e disfunção ventricular.[30] Quando alterado, sugere a presença de um substrato arritmogênico para gerar e manter uma taquicardia ventricular. Esse método tem valor particularmente quando se suspeita de cardiopatia arritmogênica do ventrículo direito. É útil como método auxiliar para estratificar o risco quanto a morte súbita em indivíduos com essa cardiopatia como, também, para acompanhar a evolução da doença.[31] Os pós-potenciais tardios aumentam quando a fibrose tecidual se expande.

Estudo Eletrofisiológico

Raramente está indicado para avaliar síncope em indivíduos sem cardiopatia e que apresentam outros exames complementares normais. Aqueles que não apresentam doença cardíaca, mas apresentam alterações do sistema de condução ao eletrocardiograma ou ao Holter de 24 horas (bloqueio atrioventricular, pausas sinusais ou bloqueios de ramo) podem se submeter ao estudo eletrofisiológico. A probabilidade diagnóstica desse procedimento varia amplamente de 50% em pacientes cardiopatas para 10% ou menos em pacientes com coração normal. O diagnóstico de maior importância ao realizar esse estudo é a taquicardia ventricular. Outros diagnósticos de potencial importância incluem taquicardias supraventriculares e bradiarritmias.

Para que o estudo eletrofisiológico tenha valor diagnóstico, deve-se encontrar algum dos seguintes resultados:

- Taquicardia ventricular monomórfica sustentada (não inclui taquicardia ventricular polimórfica ou fibrilação ventricular, que podem ser respostas inespecíficas);
- Tempo de recuperação do nódulo sinusal corrigido acima a 1000 milissegundos (automatismo sinusal deprimido);
- Intervalo HV prolongado, acima de 90 milissegundos (retardo da condução infranodal) (Figura 16.3);
- Bloqueio infra-hissiano espontâneo ou induzido;
- Taquicardia supraventricular com hipotensão.

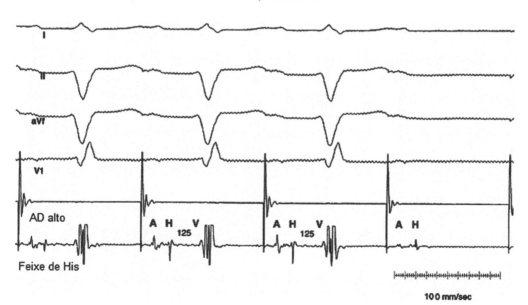

Figura 16.3. Paciente de 40 anos, maratonista, com história de síncope sem pródromos. Submetido a estudo eletrofisiológico que mostrou bloqueio de ramo esquerdo e bloqueio atrioventricular de segundo grau Mobitz tipo II. O bloqueio ocorreu abaixo do feixe de His, conforme demonstrado no final do registro (potencial atrial seguido do potencial do feixe de His, não seguido de potencial ventricular). Os registros mostram dois canais intracavitários correspondentes ao átrio direito alto e outro ao registro do potencial do feixe de His, além das derivações eletrocardiográficas D2, aVF e V1.

Teste da Mesa Inclinada (TMI)

É o exame utilizado para confirmar o diagnóstico de síncope com suspeita de ser secundária a um neurorreflexo, seja nos indivíduos com coração normal, ou ainda naqueles cardiopatas nos quais não se chegou a nenhuma conclusão até mesmo com os exames invasivos. Vale lembrar a baixa sensibilidade desse procedimento em atletas treinados, mesmo quando são sensibilizados com isossorbida ou isoproterenol durante o procedimento.

A técnica consiste em submeter o paciente a um estresse ortostático com inclinação que pode variar de 60 a 80 graus por período variável (70 graus é a angulação mais empregada em nosso meio), monitorizando de modo não invasivo a pressão arterial e o eletrocardiograma. O quadro clínico pode ser reproduzido durante o procedimento, confirmando-se assim a influência do reflexo neural como causador do desmaio. Quando o resultado é positivo confirma-se o diagnóstico, mas, quando negativo, não afasta a possibilidade de síncope neurocardiogênica. Além disso, esse procedimento não deve ser empregado para avaliar o resultado do tratamento, pois se permanecer positivo não indica necessariamente insucesso do tratamento. Tenta-se, com essa técnica, reproduzir a sequência de eventos que ocorre durante a síncope. Na Figura 16.4, descrevem-se os padrões de resposta mais frequentemente encontrados com esse procedimento.

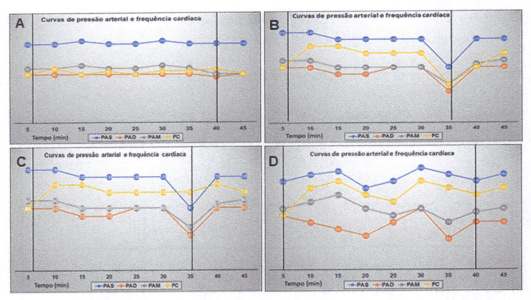

Figura 16.4. Padrões de resposta mais frequentes observados após a realização do teste da mesa inclinada. Nas figuras são apresentadas as curvas de frequência cardíaca, além das pressões sistólica, diastólica e média. As linhas verticais indicam o momento da inclinação (primeira linha à esquerda, próximo de 5 minutos de exame) e à direita, retornando a mesa a zero grau ou até mesmo para a posição de Trendelemburg, se necessário, quando a síncope se instala. Em A, padrão de resposta normal. Observe que há pouca alteração nas curvas pressóricas e da frequência cardíaca após a inclinação. Em B, próximo dos 30 minutos ocorreu queda súbita tanto da frequência cardíaca como das pressões (conhecida como síncope mista, ou seja, cardiodepressora e vasodepressora). Quando se retorna a mesa a zero grau, essas variáveis se normalizam. Em C, note que houve queda das curvas de pressão arterial, mas a frequência

cardíaca se manteve normal. Esse fato é típico da síncope vasodepressora. As curvas se normalizam com o retorno da maca à posição horizontal. Em D registra-se a taquicardia postural ortostática. Observe que após a inclinação ocorre intensa variação da frequência cardíaca, com grandes oscilações também da pressão arterial.

Avaliação Neuropsiquiátrica

Alterações psiquiátricas como ansiedade e depressão encontram-se numa porcentagem alta dos indivíduos com história de síncope,[32,33] particularmente em jovens. As doenças mais comuns que levam a síncope são: ansiedade, pânico, depressão maior e abuso de álcool. Indivíduos com alterações psiquiátricas apresentaram maior taxa de recorrência de síncope, superior àqueles com síncope por outra etiologia.[32] É importante salientar que o afastamento de jovens da atividade desportiva é uma causa não rara de depressão e ansiedade que pode culminar com o suicídio. A prática de esporte tende a reverter essa condição potencialmente grave. Por essa razão, a avaliação de atletas com síncope deve ser criteriosa, afastando-os da atividade física somente mesmo em casos de cardiopatias graves. Vale salientar que cardiopatias que antes eram consideradas motivo para afastamento, como acontece com as cardiopatias elétricas primárias (síndrome dos intervalos QT longo ou curto, síndrome de Brugada, taquicardia ventricular catecolaminérgica), tiveram essa condição reavaliada, e a grande maioria hoje tem permissão para que o esporte seja praticado de maneira saudável e segura (ver capítulo sobre síndromes elétricas primárias).

A Figura 16.5 resume de maneira prática a abordagem diagnóstica num atleta com história de síncope. Com essas orientações, consegue-se realizar o diagnóstico em cerca de 85% dos casos.

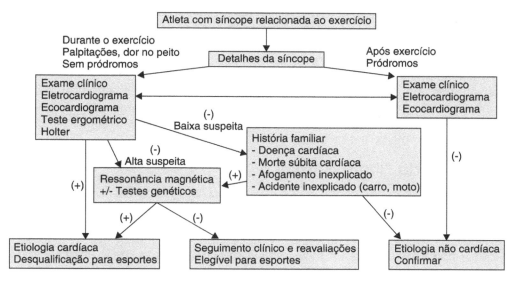

Figura 16.5. Algoritmo para o diagnóstico da causa etiológica da síncope. Inicialmente, avaliam-se dados da história clínica e do exame físico que vão orientar quanto ao tipo de exames complementares que deverão ser realizados. De acordo com os resultados desses exames se decidirá pela presença ou não de uma cardiopatia como causa da síncope. A conduta será tomada a partir desses resultados, particularmente quanto à liberação ou não do atleta para a prática de esportes.

HOLTER EM ATLETAS

Introdução

A monitorização eletrocardiográfica contínua, também conhecida como sistema Holter, é um método não invasivo utilizado para avaliar se sintomas relatados por um indivíduo se correlacionam ou não a alguma arritmia que possa justificá-los. Pelo fato de não ficar restrito ao ambiente hospitalar, propicia que as atividades rotineiras sejam mantidas, permitindo que a avaliação seja realizada em condições normais da rotina diária do indivíduo. A interpretação dos resultados deve ser baseada no tempo em que foi realizada a gravação, bem como do tipo de população que está sendo investigada.[35] Em atletas, devido ao treinamento regular, podem ocorrer alterações do ritmo cardíaco causadas por influências autonômicas simpáticas próprias do esforço, ou pela atividade parassimpática que se manifesta no repouso, na fase pós-esforço. Tais achados não indicam, necessariamente, alterações do ritmo cardíaco causadas por alguma cardiopatia. Por outro lado, podem sim, também, ocorrer em razão de algum grau de disfunção ventricular, alterações das válvulas cardíacas (prolapso valvar mitral, por exemplo) ou secundárias a insuficiência coronária. Os resultados devem ser interpretados com cautela para que não sejam implementados tratamentos desnecessários.

Neste capítulo serão discutidos a utilização do Holter na avaliação de atletas, os resultados mais frequentemente esperados, a correlação clínico-eletrocardiográfica e a utilização do exame na avaliação das alterações mais comuns do ritmo cardíaco.

Indicações do Holter em Atletas

O Holter não deve ser considerado um exame de rotina em atletas, apesar da facilidade para sua realização e de ser um procedimento não invasivo. Apresenta indicações específicas baseadas nas informações obtidas após história clínica e exame físico detalhados. Na dependência da sintomatologia e dos achados de ausculta, se houver sinais que indiquem uma eventual alteração dos batimentos, o passo seguinte é a avaliação do ritmo cardíaco por períodos mais prolongados, para se detectar uma possível arritmia e estabelecer sua correlação com os sintomas. Assim, o relato de palpitações, dores no peito, tonturas, tanto no repouso ou durante a atividade física, além de ausculta de ritmo cardíaco irregular, dá suporte para indicação do Holter como exame complementar na investigação do atleta.[36]

Alterações do Ritmo Cardíaco

Devido à atividade autonômica intensa sobre o coração de atleta, são comuns as alterações do ritmo cardíaco. Bradicardia sinusal é o achado mais frequente, particularmente na fase de sono, quando a frequência pode variar entre 30 e 45 batimentos por minuto,[36] um pouco mais ou menos na dependência do grau de treinamento do indivíduo. Podem ser registrados ritmos atriais ectópicos, marca-passo atrial migratório e ritmos de escape juncionais (Figura 16.6).[36-38] Tais ritmos surgem secundariamente à bradicardia, obedecendo à hierarquia normal da atividade automática das células marca-passo do coração. O remodelamento de canais iônicos celulares, não apenas o estímulo neural autonômico, são os principais responsáveis pelo remodelamento elétrico sinusal causador da bradicardia.[39,40]

FAS, masc, 15 a

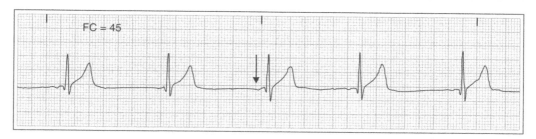

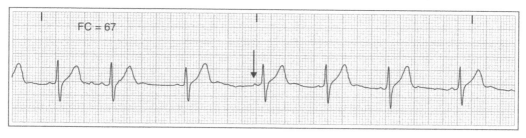

Figura 16.6. Traçados de Holter (derivação MC5) de um jovem atleta de 15 anos (praticante de natação) registrados em dois períodos distintos. Observe a variação da morfologia das ondas P (setas) em ambos os registros com frequências cardíacas distintas. A mudança ocorre pela atividade vagal aumentada que desloca o marca-passo sinusal para outras regiões dentro do próprio nódulo ou para o tecido atrial (marca-passo atrial migratório).

O bloqueio atrioventricular do primeiro grau e o de segundo grau tipo I (Wenckebach) podem ser frequentemente documentados, particularmente na fase noturna, na qual há o predomínio da atividade vagal. Raramente registram-se bloqueios de graus maiores.[41,42] O registro de bloqueios de segundo grau Mobitz tipo II, de grau avançado ou de terceiro grau é raro em atletas sem cardiopatia. A presença desses tipos de bloqueio indica a necessidade de avaliações mais detalhadas para identificar a necessidade de implante de marca-passo e a reavaliação quanto à prática de esportes.

Quanto às ectopias, extrassístoles atriais isoladas e aos pares podem ser registradas tal como acontece na população geral não atleta. As extrassístoles ventriculares são comuns, mas a média geralmente fica abaixo dos 50 ectópicos por hora. Raramente são registrados batimentos aos pares, e mais rara ainda deve ser a documentação de taquicardia ventricular não sustentada.[38-42] O registro de distúrbios mais complexos do ritmo cardíaco faz com que os atletas sejam encaminhados para realização de outros procedimentos, como o estudo eletrofisiológico, ou, então, para se descartar a possibilidade de alguma cardiopatia por meio do ecocardiograma.

A fibrilação atrial e o *flutter* atrial são arritmias raras em atletas. A documentação de fibrilação atrial orienta o médico a investigar a presença de outras doenças elétricas primárias, tais como as síndromes dos intervalos QT curto ou longo, a síndrome de Brugada e a taquicardia ventricular catecolaminérgica (ver capítulo sobre síndromes elétricas primárias em atletas).

Avaliação de Sintomas e Correlação Clínico-Eletrocardiográfica

O Holter é o método não invasivo mais indicado para esclarecimento diagnóstico de sintomas que podem ou não estar relacionados a alterações do ritmo cardíaco. O objetivo do exame é alcançado quando o sintoma que motivou sua indicação é reproduzido, com ou sem qualquer alteração do ritmo cardíaco concomitante. A ausência de sintomas é uma situação que pode ocorrer; entretanto, a documentação de arritmia clinicamente significativa é indicação de que outros métodos de avaliação cardíaca para descobrir alterações do coração devem ser realizados.

A frequência com que os sintomas se manifestam bem como a sua duração são fatores que influenciam a interpretação do procedimento. Para sintomas raros/esporádicos, de curta duração, o Holter auxilia muito pouco, já que é uma gravação de apenas 24 horas, embora possa ser estendida para 72 horas a até uma semana. Se os sintomas forem frequentes, a sua correlação com o eletrocardiograma poderá ser facilmente estabelecida. De qualquer maneira, se os sintomas que motivaram a indicação do exame forem relatados durante a gravação e não houver alteração eletrocardiográfica concomitante, alterações do ritmo cardíaco não são as causas daqueles sintomas. Se houver grande quantidade de arritmias e o atleta for assintomático, é possível que as alterações do ritmo encontradas não sejam importantes na origem de sintomas, mas podem motivar uma investigação mais ampla do coração, como métodos de imagem, para descartar cardiopatias graves. Um achado não raro é a relação parcial entre sintomas com arritmias, ou seja, parte da sintomatologia acompanha-se de arritmias e outra não. Indivíduos jovens e ansiosos frequentemente referem sintomas inespecíficos sem qualquer correlação com arritmias cardíacas.

Quando a sintomatologia é apenas esporádica, a realização de apenas 24 horas de gravação pode não ser suficiente, e, nesse caso, a monitorização pelo *looper* estará indicada. Com esse sistema, o atleta realiza as gravações diárias durante suas atividades habituais. Quando o sintoma aparece, ele aciona um dispositivo no gravador que mantém na memória registros realizados cerca de 30 segundos antes e 1 a 2 minutos depois de iniciados os sintomas. A seguir a gravação é transmitida pelo telefone a uma central que decodifica o sinal e registra o traçado eletrocardiográfico correspondente. Deve ficar claro que essa técnica só pode ser realizada se o indivíduo estiver consciente para acionar o dispositivo que confirma a gravação dos sinais. Sistemas de avaliação mais modernos, como o implante de monitores no subcutâneo, permitem avaliações do ritmo cardíaco por 6 meses, 1 ano ou mais, se necessário.

Significado dos Sintomas ao Holter

Os sintomas são manifestações subjetivas que podem variar de tempos em tempos e sujeitos a múltiplas influências do meio externo e do estado emocional do indivíduo. As palpitações são as queixas mais frequentes que motivam a realização do Holter. São definidas como a percepção dos batimentos cardíacos no peito ou nas suas imediações.[43] Podem estar relacionadas a diferentes tipos de arritmias, mas, também, podem não ter qualquer associação com elas, tal como ocorre na tireotoxicose, na ansiedade, em ataques de pânico e depressão e no consumo de estimulantes como chá ou café, álcool, fármacos psicoestimulantes e antidepressivos. As palpitações

SÍNCOPE E *TILT-TEST* EM ATLETAS **185**

rítmicas, com início e término abruptos, podem estar relacionadas a episódios de ta-quicardia supraventricular, e quando documentadas ao Holter são assinaladas como a causa daqueles sintomas. Palpitações irregulares e rápidas podem ser causadas por episódios de fibrilação atrial.

Dor no peito é outro sintoma frequentemente relatado nos diários. Em atletas jovens pode estar associada a extrassístoles ventriculares. Em indivíduos de idade mais avançada, pode ser manifestação de insuficiência coronariana. Labilidade das ondas T, alterações do segmento ST caracterizadas por supradesnivelamentos do ponto J, define o que se conhece por repolarização ventricular precoce, muito frequentemente associada a coração normal e hiperatividade vagal comum no atleta. O diagnóstico diferencial deve ser feito com a insuficiência coronariana, rara em jovens atletas sem fatores de risco, que costuma se intensificar em bradicardias, ao contrário da doença coronária na qual o segmento ST se altera em episódios de taquicardia. O Holter é um método útil para detecção de alterações isquêmicas silenciosas do segmento ST, em pacientes que já têm a coronariopatia documentada por outros métodos, como a cinecoronariografia ou a cintilografia miocárdica. A sensibilidade e a especificidade do Holter são baixas para o diagnóstico de insuficiência coronariana em indivíduos sem fatores de risco ou história clínica.

Tonturas podem ser documentadas em atletas com história de bradiarritmias secundárias a bradicardia sinusal ou a bloqueios atrioventriculares. Em muitas situações, entretanto, a interpretação dos achados do Holter é difícil devido à frequente documentação de bradicardias em atletas treinados. Mais difícil ainda é a interpretação da bradicardia que ocorre durante toda a gravação, mas há relatos de tonturas em apenas alguns momentos. Nesses casos, com o descondicionamento físico, a elevação da frequência cardíaca documentada durante uma segunda gravação poderá esclarecer a real importância da bradicardia como causa dos sintomas na primeira gravação. À ausência de distúrbios graves do ritmo cardíaco, como taquicardias ventriculares ou bloqueios cardíacos de graus elevados, quando o atleta relata tontura, descartam-se alterações potencialmente graves que poderiam afastar o atleta da atividade esportiva.

O grande avanço observado em anos recentes na monitorização eletrocardiográfica foi o advento de *smartphones* com possibilidade de detecção eletrocardiográfica ou apenas do pulso arterial. Esses equipamentos vêm se tornando fortes aliados da prática médica, permitindo o diagnóstico precoce e o tratamento de eventuais arritmias responsáveis pelos sintomas. Devido à sua ampla utilização, vem ganhando muitos adeptos na atualidade.[44,45]

Avaliação de Atletas com Bradiarritmias

As bradiarritmias em atletas podem se manifestar com bradicardia sinusal ou bloqueios atrioventriculares de graus variados (segundo ou terceiro grau). A bradicardia sinusal pode ser manifestação de hiperatividade vagal e também ao remodelamento da atividade elétrica das células do nódulo sinusal e do sistema de condução atrioventricular, causado pelo treinamento físico.[39] Raramente, como acontece em atletas jovens com mutações dos genes que controlam a despolarização das células do nódulo sinusal, documenta-se na clínica a forma congênita da doença do nódulo sinusal.[46-48] Essa síndrome clínico-eletrocardiográfica pode se manifestar com bradicardia sinusal, bloqueio sinoatrial de graus variados, pausas sinusais (geralmente com duração maior que 3,5 segundos), fibrilação atrial paroxística com baixa resposta ventricular (abaixo de 60 batimentos por minuto) e alternância entre períodos de bradicardia e taquicardia.[46] O quadro clínico é muito variado, podendo apresentar sintomas muito ou pouco frequentes (tonturas, síncopes ou pré-síncope) ou ser totalmente assintomáticos. Quando o eletrocardiograma simples não auxilia no diagnóstico, o Holter está indicado para sua confirmação e o estabelecimento da possível relação entre a sintomatologia e aquelas arritmias. A importância do Holter aumenta em atletas com suspeita clínica de doença do nódulo sinusal, pois o diagnóstico é definitivo quando as alterações típicas da síndrome se manifestam durante a gravação. Devido à intermitência dos sintomas, muitas vezes é necessário mais de um dia de gravação ou então a utilização do sistema *looper*.

Após o descondicionamento físico por cerca de 3 meses, o comportamento da frequência cardíaca sem as influências da atividade vagal típica do treinamento regular pode ser reavaliado. Entretanto, há controvérsias quanto aos efeitos do descondicionamento devido ao remodelamento elétrico do nódulo sinusal ser mais importante em comparação com as influências do sistema nervo autonômico.

Quando se suspeita de bloqueio cardíaco como causa da sintomatologia, o procedimento é semelhante ao aplicado à bradicardia sinusal.[49,50] O bloqueio pode ser desencadeado durante o esforço, evento que se manifesta nas doenças nodais, hissianas ou infra-hissianas, e indica claudicação do sistema de condução diante de frequências sinusais ou atriais mais rápidas. Por outro lado, o bloqueio pode surgir durante a fase de repouso, após um treino. Geralmente, essa condição, acontece devido ao tônus vagal aumentado. Raramente os bloqueios infranodais ocorrem durante a fase de repouso ou imediatamente após a interrupção de uma atividade física intensa. Nos bloqueios que se manifestam durante o esforço, o estudo eletrofisiológico poderá estar indicado para se avaliar a localização do bloqueio se nodal ou infranodal. Quando o bloqueio cardíaco acontece na fase de recuperação pós-esforço, um período de descondicionamento físico poderá confirmar, numa segunda gravação, o desaparecimento do bloqueio com a redução da atividade vagal.

O Holter de 24 horas é a principal ferramenta diagnóstica não invasiva de que o clínico dispõe para a avaliação das bradiarritmias em atletas.

Avaliação de Atletas com Arritmias Supraventriculares

Atletas com taquicardia supraventricular

A taquicardia supraventricular é definida como aceleração da frequência cardíaca acima de 100 batimentos por minuto, originada e mantida por estruturas localizadas acima da bifurcação do feixe de His. Fazem parte desse diagnóstico as seguintes taquicardias: taquicardia atrial, taquicardia juncional não paroxística, taquicardia paroxística supraventricular por reentrada nodal e taquicardia supraventricular por reentrada atrioventricular utilizando via acessória.

O Holter está indicado na avaliação de atletas com esses tipos de arritmias quando há sintomas frequentes e se deseja confirmar o diagnóstico e estabelecer sua relação com a sintomatologia. Em casos de taquicardia supraventricular (por reentrada nodal ou atrioventricular), a frequência de aparecimento das crises não costuma ser elevada na maioria dos casos, e esse comportamento natural da taquicardia dificulta o seu diagnóstico. Uma outra observação interessante é que os episódios de taquicardia supraventricular não têm qualquer relação entre si, ou seja, uma crise num determinado momento não implica o aparecimento de outra logo a seguir ou algumas horas ou dias depois.[50,51] Vale lembrar que a taquicardia por reentrada nodal costuma ser mais comum na fase de sono, enquanto a que envolve vias acessórias é mais comum na vigília.

Atletas com taquicardia supraventricular incessante, seja atrial ou envolvendo via acessória, podem se beneficiar do Holter quando são avaliadas as características da taquicardia, tais como: duração, frequência cardíaca nos diferentes períodos do dia, influências do sistema nervoso autônomo (fases de vigília e sono), comportamento da taquiarritmia durante o esforço, parâmetros importantes para se planejar a forma de tratar. A suspeita clínica da taquicardia é feita quando o atleta refere acelerações persistentes da frequência cardíaca, desproporcionais ao grau de esforço realizado durante a prática do esporte, ou, então, quando a frequência cardíaca permanece elevada após a interrupção do esforço. A confirmação do diagnóstico da taquicardia persistente orienta quanto à indicação de ablação do circuito arritmogênico com radiofrequência como forma de tratamento definitivo. Do ponto de vista clínico, as taquicardias incessantes associam-se a quadros de taquicardiomiopatia, que prejudicam o desempenho do atleta devido ao surgimento de intolerância aos esforços habituais. Com a cura por meio da ablação com radiofrequência, observa-se a reversão completa da disfunção ventricular após o restabelecimento do ritmo sinusal normal.

Atletas com fibrilação atrial

A fibrilação atrial é mais comum em atletas do que na população geral, e diversas causas estão envolvidas, tais como: alterações genéticas de canais iônicos de miócitos atriais, sobrecargas atriais e ventriculares comuns no atleta, processos inflamatórios gerados pela excessiva carga desportiva, além, é claro, da hiperatividade vagal.[52,53] Em jovens com fibrilação atrial é fundamental a investigação quanto à presença de síndromes elétricas primárias (síndrome de Brugada, QT curto, QT longo, taquicardia ventricular catecolaminérgica). O Holter pode identificar os horários de aparecimento da arritmia e sua possível relação com a atividade física ou repouso. Os episódios que ocorrem predominantemente na fase de sono ou até mesmo nos períodos pós-esforço físico estão relacionados com tônus vagal aumentado. Esse é o tipo mais comum de fibrilação atrial que ocorre em corações normais e é definido como do tipo vagotônico.[54] Aquela que ocorre durante a vigília e ao esforço é conhecida como simpaticotônica. A forma vagotônica é precedida de bradicardia ou de pausas sinusais, enquanto a do tipo simpaticotônica ocorre frequentemente com a aceleração da frequência sinusal.[54] A identificação desses dois tipos é importante quanto à estratégia terapêutica.

Com o Holter, os fenômenos elétricos que precedem os episódios de fibrilação atrial, tais como extrassístoles atriais, taquicardia atrial, períodos de bradicardia ou taquicardia sinusal, podem ser identificados e auxiliar na caracterização do tipo de fibrilação atrial. Está demonstrado que episódios intermitentes de taquicardia atrial ou extrassístoles atriais com curto intervalo de acoplamento identificam os indivíduos com a possibilidade de serem os portadores da chamada fibrilação atrial focal, cujas ectopias estão localizadas no território de veias pulmonares (Figura 16.7).[55] Esses indivíduos podem ser curados pela ablação das veias pulmonares com cateter e radiofrequência. Gravações de Holter realizadas nas semanas seguintes podem confirmar o sucesso do procedimento ablativo e permitir a liberação do atleta para a prática desportiva um mês depois. A prática do esporte após ablação não interfere nos resultados da ablação.[56]

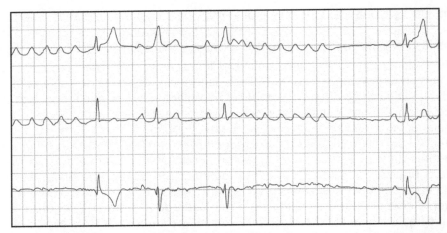

Figura 16.7. Traçados de gravação de Holter de 24 horas, em três canais simultâneos mostrando o surgimento de curtos episódios de fibrilação atrial secundária a taquicardia atrial rápida. Observar a intermitência do distúrbio do ritmo atrial e sua alternância com ritmo sinusal normal. Esses achados são bem característicos dos indivíduos que apresentam a fibrilação atrial "focal", por exemplo, no território de veias pulmonares.

O Holter pode ser realizado em atletas com fibrilação atrial crônica para se avaliar o comportamento da frequência cardíaca ao esforço. Se não houver elevações acentuadas da frequência ventricular, e se esta se reduz de maneira gradual com a interrupção do esforço, tal como ocorre com indivíduos em ritmo sinusal, e ao mesmo tempo se comprova que o atleta não apresenta sintomas ou fique limitado ao esforço, ele poderá ser liberado para a prática de esportes competitivos.[57] Essa é uma condição clínica especial na qual o Holter desempenha papel fundamental na decisão clínica.

Na miocardiopatia hipertrófica a causa de síncope pode estar relacionada a taquiarritmias ventriculares, supraventriculares e bloqueios cardíacos de graus variados.[58] Monitorizações eletrocardiográficas realizadas por meio de cardiodesfibriladores automáticos em indivíduos com esse tipo de miocardiopatia demonstram que o ritmo que precede a fibrilação ventricular que aciona a descarga do CDI é a fibrilação atrial.[59] Esse fato demonstra a importância do comprometimento hemodinâmico que ocorre durante a fibrilação atrial em indivíduos com essa cardiopatia.

Atletas com síndrome de Wolff-Parkinson-White

Em indivíduos com síndrome de Wolff-Parkinson-White, o registro de pré-excitação ventricular intermitente é um sinal que sugere benignidade com relação a frequências cardíacas rápidas durante a fibrilação atrial (Figura 16.8). Esse achado indica que a via conduz o impulso com precariedade, ao contrário daqueles, cuja condução é persistente.[60] O que define a intermitência é o prolongamento do intervalo PR, o surgimento de ondas "q" e a normalização dos complexos QRS quando a condução ocorre pelo sistema normal, alternando com padrões típicos de pré-excitação ventricular (intervalo PR curto, ondas delta, alargamento do QRS e alteração da repolarização ventricular). Em alguns poucos casos, pode-se documentar crises de taquicardia supraventricular ortodrômica principalmente nos atletas muito sintomáticos. Em atletas com história de síncope ou pré-síncope, o Holter pode detectar episódios de fibrilação atrial com resposta ventricular muito rápida. Esse achado, contudo, é extremamente raro, indicando que o Holter é um método muito pouco sensível para esse tipo de avaliação. Em outros casos, crises de fibrilação atrial podem ser documentadas sem repercussão clínica. Entretanto, na dependência da frequência cardíaca, pode ser uma arritmia potencialmente maligna (Figura 16.9). O que caracterizaria a malignidade da fibrilação atrial seria, além da frequência ventricular muito rápida, o registro de um intervalo RR com morfologia de pré-excitação máxima (ou seja, intervalo entre dois complexos QRS com ondas delta proeminentes) menor que 250 ms.[61]

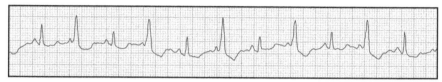

Figura 16.8. Traçado de Holter (derivação MC5) de um indivíduo de 38 anos com síndrome de pré-excitação ventricular. Observar a alternância entre complexos QRS normais com complexos QRS alargados com ondas delta positivas e intervalo PR curto. Simula a aparência de um bigeminismo ventricular.

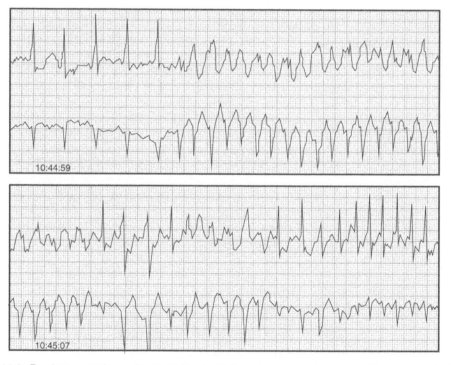

Figura 16.9. Registro contínuo de traçado de Holter de um paciente de 35 anos portador de síndrome de Wolff-Parkinson-White. O paciente referiu intensa palpitação durante esse registro. Observe o início da fibrilação atrial com resposta ventricular rápida, caracterizada pela irregularidade dos intervalos RR, complexos QRS alargados e distintas morfologias indicando condução variável pela via acessória e pelo sistema normal de condução. No início do traçado os complexos QRS apresentam onda delta proeminente.

CARDIOESPORTE: CARDIOLOGIA DO EXERCÍCIO E DO ESPORTE

Raramente, em indivíduos com essa síndrome, outros tipos de arritmias podem ser documentados, como as extrassístoles atriais e ventriculares e a taquicardia atrial paroxística não sustentada. A real importância clínica dessas arritmias está relacionada com o potencial delas em desencadear a taquicardia por reentrada atrioventricular ou fibrilação atrial paroxística.

Avaliação de Arritmias Ventriculares

O Holter está indicado em atletas que apresentam extrassístoles ventriculares, sintomáticas ou não, confirmadas ao eletrocardiograma e que foram suspeitadas ao exame físico. O objetivo da gravação é a quantificação das ectopias, sua complexidade (monomórficas ou polimórficas, ocorrência aos pares, taquicardia ventricular não sustentada) e a correlação clínico-eletrocardiográfica.

Atletas sem cardiopatia podem apresentar extrassístoles ventriculares frequentemente isoladas, menos frequentes na forma acoplada (pares), e raramente a taquicardia ventricular não sustentada. A importância clínica de tais arritmias é a presença de cardiopatia subjacente ou síndrome elétrica primária, particularmente quando se manifestam as formas mais complexas, além do relato de sintomas que podem limitar o desempenho na prática do esporte, tais como palpitações, tonturas ou síncopes, por exemplo (Figura 16.10).

As formas idiopáticas de extrassístoles ventriculares, taquicardia ventricular não sustentada ou sustentada, podem ser desencadeadas durante o esforço e ser documentadas durante a gravação. As formas mais comuns são as arritmias originadas na via de saída do ventrículo direito e as originadas na região inferosseptal do ventrículo esquerdo. De maneira geral essas arritmias têm caráter benigno e não necessariamente associam-se a mau prognóstico. Entretanto, na dependência da frequência de surgimento, podem causar sintomas de repercussão clínica variável. A detecção de episódios frequentes de taquicardia ventricular não sustentada ou sustentada deve orientar o cardiologista a encaminhar o atleta para avaliação mais detalhada a fim de descartar cardiopatia. Miocardiopatia hipertrófica, displasia arritmogênica de ventrículo direito, miocardites, além de insuficiência coronariana, particularmente em atletas com idade acima de 35 anos, são as causas mais comuns de arritmias complexas. Geralmente técnicas de imagem, como a ressonância magnética, podem categorizar melhor esses casos. A presença de ectopias ventriculares frequentes, com densidades acima de 20%, pode ser causa de taquicardiomiopatia.[62] A detecção dessas ectopias associadas a baixa fração de ejeção faz com que o clínico indique terapia mais agressiva para impedir a progressão da doença. A ablação do circuito da ectopia reverte o quadro de disfunção ventricular na grande maioria das vezes.

Em atletas com suspeita diagnóstica de síndrome do intervalo QT longo, o Holter pode ser o método de eleição para confirmação diagnóstica, visto que o prolongamento desse intervalo pode variar ao longo do dia, o que impediria que o diagnóstico fosse realizado por meio de um eletrocardiograma simples. Exceto quando há queixas frequentes de palpitações, tonturas ou pré-síncopes, é rara a documentação de *torsades de pointes* ao Holter de 24 horas em indivíduos com intervalo QT longo congênito. Além desse intervalo, pesquisa-se a frequência cardíaca média nas 24 horas, pois a bradicardia persistente é um dos critérios utilizados no escore de Schwartz para caracterizar a síndrome do intervalo QT longo, além da alternância das ondas T, outro fator diagnóstico da síndrome, juntamente com outros critérios clínicos[63] (Figura 16.11). A duração do intervalo QT propriamente parece ser mais longa durante os períodos da noite e madrugada, e deve-se tolerar uma variabilidade espontânea de até 76 ms na aferição desse intervalo, de acordo com estudos de Morganroth.[64]

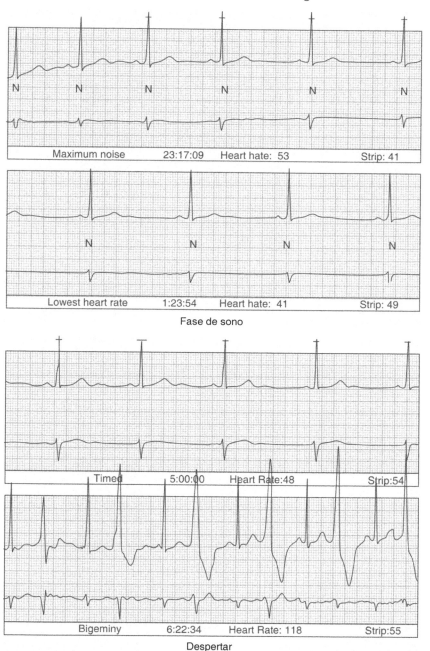

Figura 16.10. Traçados de Holter (canais MC1 acima e MC5 abaixo) obtidos em três momentos distintos de uma atleta de 23 anos que praticava natação. Às 23:17:09 h, enquanto dormia, mostrando ritmo sinusal normal e bradicardia sinusal; às 06:22:34 h, ao despertar. Observe o início de extrassístoles ventriculares frequentes na forma de bigeminismo ventricular. (Continua)

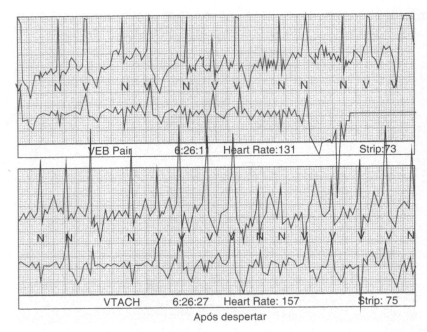

Figura 16.10. (Continuação) No traçado às 6:26:11 h, há intensificação de taquicardia ventricular polimórfica não sustentada durante o início do esforço físico realizado em bicicleta. A arritmia era desencadeada sempre com a atividade física caracterizando a taquicardia ventricular do tipo catecolaminérgica. Como a paciente era sintomática nesses horários, ela interrompia o esforço com a redução da frequência das ectopias ventriculares. (Traçado cedido pela Dra. Claudia Fragata).

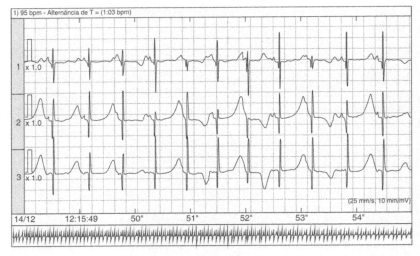

Figura 16.11. Traçado de Holter de 24 horas de uma criança de 1 ano de idade com síndrome de Timothy caracterizada por sindactilia óssea e síndrome do intervalo QT longo. Observe a alternância das ondas T nos três canais (ondas T positivas alternando com ondas T negativas).[64] A alternância de onda T que pode ser também documentada em jovens e adultos é sinal de risco maior de taquicardia ventricular e morte súbita nessa síndrome.

Alguns sistemas de Holter na atualidade definem a duração dos intervalos QT durante a gravação, fornecendo os valores automaticamente. A confiabilidade dessa medida, entretanto, ainda não foi definitivamente estimada nos sistemas disponíveis em nosso meio. Outra variável que deverá ser incorporada nos sistemas de análise digital de Holter é a microalternância elétrica das ondas T, tida como informação sensível para caracterização de pacientes de alto risco para morte súbita, particularmente aqueles com insuficiência coronariana.[61]

Na miocardiopatia hipertrófica, o surgimento de taquicardia ventricular monomórfica não sustentada está associado ao maior risco de morte súbita, em comparação àqueles sem essas arritmias durante a gravação.[66-69] A importância desse achado isoladamente como fator de risco é baixa. Entretanto, quando se associam outras informações como a história de síncope, história familiar de morte súbita, o comportamento da pressão arterial ao esforço ou a espessura da parede ventricular ao ecocardiograma, o risco de morte súbita pode variar entre 4 e 5% ao ano. Distúrbios da condução atrioventricular também podem ser detectados nessa população, caracterizados principalmente por bloqueios de primeiro e segundo graus. A documentação de bloqueio atrioventricular de segundo grau Mobitz tipo II na miocardiopatia hipertrófica é indicativa de grave distúrbio da condução infra-hissiana,[55] devendo-se tomar conduta mais agressiva, com a confirmação pelo estudo eletrofisiológico culminando com o implante de marca-passo definitivo.

Outras Variáveis Avaliadas pela Eletrocardiografia Dinâmica

Além da avaliação de variações do ritmo cardíaco e da presença de arritmias e sua correlação com os sintomas, o Holter de 24 horas permite identificar a influência do sistema nervoso autônomo sobre o coração. As duas principais variáveis são a variabilidade da frequência cardíaca e a turbulência da frequência cardíaca. Esse assunto, entretanto, foge aos objetivos deste capítulo.

Referências Bibliográficas

1. Wieling W, Lieshout J. Maintenance of postural normotension in humans. In Low PA. Clinical Autonomic Disorders. Boston: Little Brown, 1993. p. 69-78.
2. Brignole M, Moya A, de Lange FJ, Deharo JC, Elliott PM, Fanciulli A, et al, ESC Scientific Document Group. 2018 ESC Guidelines for the diagnosis and management of syncope. Eur Heart J. 2018;39:1883-948.
3. Day SC. Evaluation and outcome of emergency room patients with transient loss of consciousness. Ann J Med 1982; 73: 15.
4. Alboni P, Brignole M, Menozzi C, Raviele A, Del Rosso A, Dinelli M, et al. Diagnostic value of history in patients with syncope with or without heart disease. J Am Coll Cardiol 2001; 37:1921-8.
5. Lewis T. Vasovagal syncope and carotid mechanism. BR Med J 1932; 1:873-6.
6. Grubb BPI. A symposium: treatment for patients with vasovagal syncope. Am J of Cardiol 1999; 84 (8A): 3Q-9Q.
7. Kauffmann H. Neurally mediated syncope. Pathogenesis, diagnosis and treatment. Neurology 1995; 45 (suppl 5):S 12-18.
8. Mosqueda-Garcia R, Furlan R, Tank J, Fernandez-Violante R. The elusive pathophysiology of neurally mediated syncope. Circulation 2000; 102:2898-906.
9. Lofring V. Cardiovascular adjustments induced from the rostral cingulated gyrus: with specific referente to sympatho-inhibiting mechanisms. Acta Physiol Sand 1961;51(Suppl 184):5-82.
10. Grubb BP, Samoli D, Kosinski D, Wolfe D, Brewster P, Elliott L, Hahn H. Cerebral syncope: loss of consciousness associated with cerebral vasoconstriction in the absence of systemic hypotension. Pacing Clin Electrophysiol 1998; 21(4 Pt1):652-8.
11. Christou GA, Christou KA, Kiortsis DN. Pathophysiology of noncardiac syncope in athletes. Sports Med. 2018; 48:1561-73.

12. Kosinski D, Grubb BP, Temesy-Armos P. Pathophysiological aspects of neurocardiogenic syncope: currents concepts and new perspectives. PACE Pacing Clin Electrophysiol 1995; 18: 716-24.
13. Shoemberg BS, Kuglitsch JF, Karnes WE. Micturition syncope: not a single entity. JAMA 1974; 229:1631-3.
14. Fagius J, Karhuvaara S. Sympathetic activity and blood pressure increases with bladder distention in humans. Hypertension 1989; 14:511-7.
15. Guyton AC, Hall JE. Textbook of Medical Physiology. Philadelphia: Elsevier; 2011. p. 763-72.
16. Mitra S, Ludka T, Rezkalla SH, Sharma PP, Luo J. Swallow syncope: a case report and review of the literature. Clin Med Res. 2011;9:125-9.
17. Kerr A Jr, Eich RH. Cerebral concussion as cause of syncope. Arch Interm Med 1961; 112: 138-42.
18. Tea SH, Mansourati J, L'Heveder G, Mabin D, Blanc JJ. New insights into the pathophysiology of carotid sinus syndrome. Circulation 1996;93:1411-6.
19. Grubb BP, Kosinski DJ, Boehm K, Kip K. The postural orthostatic tachycardia syndrome: a neurocardiogenic variant identified during head-up tilt table testing. Pacing Clin Electrophysiol 1997;20:2205–12.
20. Freeman R, Wieling W, Axelrod FB, Benditt DG, Benarroch E, Biaggioni I, et al. Consensus statement on the definition of orthostatic hypotension, neurally mediated syncope and the postural tachycardia syndrome. Clin Auton Res 2011;21:69–72.
21. Alboni P, Menozzi C, Brignoli M, et al. An abnormal neural reflex plays a role in causing syncope in sinus bradycardia. J Am Coll Cardiol. 1993; 22: 1130-4.
22. Colivicchi F, Ammirati F, Santini M. Epidemiology and prognostic implications of syncope in young competing athletes. Eur Heart J. 2004;25:1749-53.
23. Day SC, Cook EF, Funkestein H, et al. Evaluation and outcome of emergency room patients with treatment loss of consciousness. Am J Med. 1992; 73: 15-23.
24. Linzer M, Yang EH, Estes NA 3rd, Wang P, Vorperian VR, Kapoor WN. Diagnosing syncope. Part 1: Value of history, physical examination, and electrocardiography. Clinical Efficacy Assessment Project of the American College of Physicians. Ann Intern Med. 1997;126:989-96.
25. Bass EB, Curtiss EI, Arena VC, Hanusa BH, Cecchetti A, Karpf M, et al. The duration of Holter monitoring in patients with syncope. Is 24 hours enough? Arch Intern Med. 1990;150:1073-8.
26. Jonas S, Klein I, Dimant J. Importance of Holter monitoring in patients with periodic cerebral symptoms. Ann Neurol. 1977;1:470-4.
27. Linzer M, Yang EH, Estes NA 3rd, Wang P, Vorperian VR, Kapoor WN. Diagnosing syncope. Part 2: Unexplained syncope. Clinical efficacy assessment project of the American College of Physicians. Ann Intern Med. 1997;127:76-86.
28. Krahn AD, Klein GJ, Yee R, Takle-Newhouse T, Norris C. Use of an extended monitoring strategy in patients with problematic syncope. Reveal Investigators. Circulation. 1999;99:406-10.
29. Subbiah R, Chia PL, Gula LJ, Klein GJ, Skanes AC, Yee R, Krahn AD. Cardiac monitoring in patients with syncope: making that elusive diagnosis. Curr Cardiol Rev. 2013;9:299-307.
30. Steinberg JS, Prystowsky E, Freedman RA, Moreno F, Katz R, Kron J, et al. Use of the signal-averaged electrocardiogram for predicting inducible ventricular tachycardia in patients with unexpected syncope: relation to clinical variables in a multivariate analysis. J Am Coll Cardiol. 1994;23:99-106.
31. Nasir K, Rutberg J, Tandri H, Berger R, Tomaselli G, Calkins H. Utility of SAECG in arrhythmogenic right ventricle dysplasia. Ann Noninvasive Electrocardiol. 2003;8:112-20.
32. Linzer M, Felder A, Hackel A, Perry AJ, Varia I, Melville ML, et al. Psychiatric syncope: a new look at an old disease. Psychosomatics 1990; 31: 181-8.
33. Kapoor WN, Fortunato M, Hanusa BH, Shulberg HC. Psychiatric Illnesses in patients with syncope. Am J Med. 1995;99:505-12.
34. Etheridge SP, Saarel EV, Martinez MW. Exercise participation and shared decision-making in patients with inherited channelopathies and cardiomyopathies. Heart Rhythm. 2018;15:915-20.
35. Hepp WR, Horowitz LN. Ambulatory Electrocardiographic Monitoring. In: Horowitz LN ed. Current Management of Arrhythmias. Philadelphia: B.C Decker, Inc, 1991. pp.21-24.
36. Fletcher GF. Ambulatory Monitoring in the Athlete. In: Estes III NAM, Salem DN, Wang PJ (eds). Sudden Cardiac Death in the Athlete. Armonk: Futura Publishing Company, Inc; 1998. pp. 115-21.
37. Bjornstad H, Storstein L, Meen HD, Hals G. Ambulatory electrocardiographic findings in top athletes, athletic students and control subjects. Cardiology 1994; 84:42-50.
38. Talan DA, Bauernfeind RA, Ashley WW, et al. Twenty-four hour continuous ECG recordings in long-distance runners. Chest 1982; 82:19-24.

39. Stein R, Medeiros CM, Rosito GA, Zimerman LI, Ribeiro JP. Intrinsic sinus and atrioventricular node electrophysiologic adaptations in endurance athletes. J Am Coll Cardiol. 2002;39:1033-8.
40. D'Souza A, Bucchi A, Johnsen AB, Logantha SJ, Monfredi O, Yanni J, et al. Exercise training reduces resting heart rate via downregulation of the funny channel HCN4. Nat Commun. 2014;5:3775.
41. Pantano JA, Oriel FJ. Prevalence and nature of cardiac arrhythmias in apparently normal well-trained runners. Am Heart J 1982; 104:762-8.
42. Pilcher GF, Cook AJ, Johnston BL, Fletcher GF. Twenty-four continuous electrocardiography during exercise and free activity in 80 apparently healthy runners. Am J Cardiol 1983; 52:859-61.
43. Giada F, Raviele A. Clinical approach to patients with palpitations. Card Electrophysiol Clin. 2018;10:387-96.
44. Haberman ZC, Jahn RT, Bose R, et al. Wireless smartphone ECG enables large-scale screening in diverse populations. J Cardiovasc Electrophysiol 2015;26:520–6.
45. Dimarco AD, Onwordi EN, Murphy CF, Walters EJ, Willis L, Mullan NJ. Diagnostic utility of real-time smartphone ECG in the initial investigation of palpitations. Brit J Cardiol. 2018. https://doi.org/10.5837/bjc.2018.006.
46. Smith ML, Hudson DL, Graitzer HM, Raven PB. Exercise training bradycardia: the role of the autonomic balance. Med Sci in Sports Exerc.1989; 21:40-4.
47. Schott JJ, Alshinawi C, Kyndt F, et al. Cardiac conduction defects associated with mutations in SCN5A. Nat Genet 1999;23:20-1.
48. Benson DW, Wang DW, Dyment M, et al. Congenital sick sinus syndrome caused by recessive mutations in the cardiac sodium channel gene (SCN5A). J Clin Invest 2003;112:1019-28.
49. Zeppilli P, Fenici R, Sassara M, et al. Wenckebach second degree A-V block in top-ranking athletes: an old problem revisited. Am Heart J 1980; 100:281-94.
50. Zehender M, Meinertz T, Keul J, et al. ECG variants and cardiac arrhythmias in athletes: clinical relevance and prognostic importance. Am Heart J 1990; 119:1378-91.
51. Pritchett EL, Smith MS, McCarthy EA, Lee KL. The spontaneous occurrence of paroxysmal supraventricular tachycardia. Circulation 1984; 70:1-6.
52. Mont L, Sambola A, Brugada J, et al. Long-lasting sport practice and lone atrial fibrillation. Eur Heart J. 2002;23:477–82.
53. Elosua R, Arquer A, Mont L, et al. Sport practice and the risk of lone atrial fibrillation. Int J Cardiol 2006; 108:332-7.
54. Coumel P. Neural Aspects of Paroxysmal Atrial Fibrillation. In: Falk RH & Podrid PJ eds. Atrial Fibrillation. Mechanisms and Management. New York: Raven Press Ltd., 1992. pp.109-25.
55. Ventura R, Weiss C, Willems S, Sturm N, Klemm H, Meinertz T. Atrial premature beats in patients with focal atrial fibrillation: incidence at baseline and impact of provocative maneuvers. Pacing Clin Electrophysiol. 2002;25:1467–73.
56. Decroocq M, Ninni S, Klein C, et al. No impact of sports practice before or after atrial fibrillation ablation on procedure efficacy in athletes: a case-control study 22]. Europace. 2019;21:1833-42.
57. Zipes DP, Link MS, Ackerman MJ, Kovacs RJ, Myerburg RJ, Estes NA 3rd. Eligibility and Disqualification Recommendations for Competitive Athletes With Cardiovascular Abnormalities: Task Force 9: Arrhythmias and Conduction Defects: A Scientific Statement From the American Heart Association and American College of Cardiology. J Am Coll Cardiol. 2015;66(21):2412-23.
58. Fananapazir L, Tracy CM, Leon MB, Winkler JB, et al. Electrophysiologic abnormalities in patients with hypertrophic cardiomyopathy. A consecutive analysis of 155 patients. Circulation 1989; 80:1259-68.
59. Elliott PM, Sharma S, Varnava A, Poloniecki J, Rowland E, McKenna WJ. Survival following cardiac arrest or sustained ventricular tachycardia in patients with hypertrophic cardiomyopathy. J Am Coll Cardiol 1999;33:1596-601.
60. Klein GJ, Gulamhusein SS. Intermittent preexcitation in the Wolff-Parkinson-White syndrome. Am J Cardiol 1983; 52:292-6.
61. Fujimura O, Kuo CS, Smith BA. Pre-excited RR intervals during atrial fibrillation in the Wolff-Parkinson-White syndrome: influence of the atrioventricular node refratory period. J Am Coll Cardiol 1991; 18:1722-6.
62. Latchamsetty R, Bogun F. Premature ventricular complexes and premature ventricular complex induced cardiomyopathy. Curr Probl Cardiol. 2015;40(9):379–422.
63. Schwartz PJ, Moss AJ, Vincent GM, et al. Diagnostic criteria for the long QT syndrome. An update. Circulation. 1993;88:782–4.

64. Morganroth J, Brozovich FV, McDonald JT, Jacobs RA. Variability of the QT measurement in health men, with implications for selection of an abnormal QT value to predict drug toxicity and proarrhtyhmia. Am J Cardiol 1991; 67:774-6.

65. Fragata CS, Moreira DAR, Andalaft RB, Habib RG, Khader HM, Saboya PV, et al. Síndrome de Timothy: relato de caso. Journal of Cardiac Arrhythmias 2014; 27:264-7.

66. McKenna WJ, England D, Doi YL, et al. Arrhythmias in hypertrophic cardiomyopathy: I. Influence on prognosis. Br Heart J 1981; 46:168-72.

67. Maron BJ, Savage DD, Wolfson JK, et al. Prognostic significance of 24- hour ambulatory electrocardiographic monitoring in patients with hypertrophic cardiomyopathy: a prospective study. Am J Cardiol 1981; 48: 252-7.

68. Spirito P, Rapezzi C, Autore C, et al. Prognosis of asymptomatic patients with hypertrophic cardiomyopathy and nonsustained ventricular tachycardia. Circulation 1994;90:2743-7.

69. Elliott PM, Poloniecki J, Dickie S, Sharma S, Monserrat L, Varnava A, et al. Sudden death in hypertrophic cardiomyopathy: identification of high risk patients. J Am Coll Cardiol. 2000;36:2212-8.

Capítulo 17

Estudo Eletrofisiológico e Intervenção no Atleta

• Bruno Pereira Valdigem • Angelo Amato Vincenzo de Paola

Introdução

O estudo eletrofisiológico foi criado há cerca de 50 anos e se tornou terapêutico em 1979. Um procedimento jovem, que foi utilizado inicialmente como uma ferramenta diagnóstica e, então, para teste terapêutico de drogas antiarrítmicas. A fulguração nasceu em 1979 como uma opção terapêutica através de cateter, mas foi substituída em 1989 pelo uso de energia de radiofrequência pelo maior controle da lesão e assim maior segurança.[1] Nos últimos dez anos, a lesão a frio (crioablação) tem obtido adeptos por oferecer uma lesão transitória antes da definitiva, bem como penetração mais superficial. Vamos discutir neste capítulo, brevemente, as indicações de estudo eletrofisiológico em atletas e em quais momentos a ablação por cateter pode se tornar atraente.

Estudo Eletrofisiológico

O estudo é um procedimento geralmente realizado em sala de hemodinâmica, com o paciente sob sedação leve ou anestesia.[2] São realizadas duas a três punções em veia femoral, por onde são posicionados cateteres metálicos revestidos, que permitem estimular e registrar a atividade elétrica cardíaca na porção onde eles tocam. Um equipamento chamado polígrafo registra e nos permite interagir com a atividade elétrica, "criando" extrassístoles atriais e ventriculares através da estimulação feita pelos cateteres. Podemos ver, na Figura 17.1, um exemplo de traçado intracavitário obtido através dos cateteres.

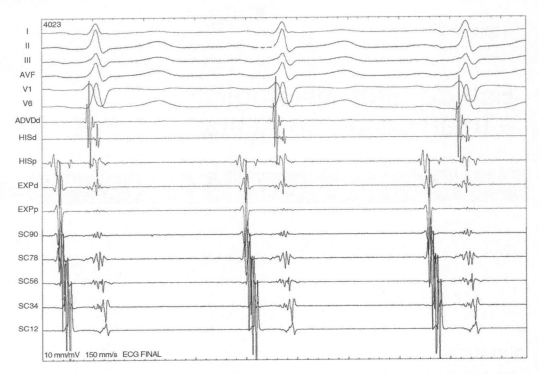

Figura 17.1. Traçado intracavitário. Uma forma mais fácil de relacionar os traçados com os eventos é comparar o momento do QRS (as atividades ventriculares são simultâneas ao QRS) e as ondas p (as atividades atriais são simultâneas as ondas p). Cada dipolo cria um canal intracavitário, que mostra a ativação local onde o dipolo do cateter está encostado.

Com essas medidas, podemos responder dúvidas sobre a integridade do sistema de condução e iniciação do impulso e avaliar a função do nó sinusal e nó atrioventricular (tempo de recuperação do nó sinusal e tempo de condução sinoatrial, bem como o ponto de Wenckebach), e também o sistema his-purkinje (intervalo HV, ou His-Ventrículo). Também podemos estimular átrios e ventrículos para tentar induzir taquicardias quando existe essa suspeita.

As medidas normais para tempo de recuperação do nó sinusal são:
- Ponto de Wenckebach: > 150 bpm;
- HV: entre 35 e 55 ms;
- Não indução de arritmias.

Ablação

A ablação por cateter, quando indicada, é feita no mesmo tempo cirúrgico do estudo eletrofisiológico. Após os primeiros minutos de diagnóstico, o cateter terapêutico é introduzido. Com ele, é possível localizar o foco ou o istmo da arritmia. Então, é liberada da ponta do cateter energia de radiofrequência que aquece o tecido até causar lesão irreversível no miocárdio. No caso da crioablação, a ponta resfria até causar lesão tecidual no foco da arritmia.

ESTUDO ELETROFISIOLÓGICO E INTERVENÇÃO NO ATLETA

A probabilidade de sucesso varia com o tipo de arritmia. A duração do procedimento também. Enquanto em taquicardias supraventriculares a duração é de, em média, 90 minutos em procedimentos mais complexos, como fibrilação atrial e taquicardia ventricular, a duração pode chegar a mais de 4 horas. A recuperação se dá em enfermaria ou UTI e, geralmente, a alta acontece no dia seguinte ao procedimento. O retorno às atividades laborais pode se dar em cerca de cinco dias e retorno à prática de esportes em seis semanas, de acordo com a cardiopatia subjacente.

A suspensão de treinamento por 3 a 6 meses permite identificar quais arritmias são oriundas do coração de atleta e quais são secundárias a doença subjacente do miocárdio. É uma opção que sempre deve ser oferecida ao paciente antes do procedimento invasivo, em especial em arritmias com origem focal (como extrassistolias).

Particularidades dos atletas

Os atletas são bradicárdicos pela própria prática desportiva. Essa bradicardia se deve ao tônus vagal exacerbado e à frequência que se eleva adequadamente no esforço. Não é raro encontrarmos atletas apresentando fenômeno de Wenckebach em repouso. Isso torna extremamente difícil o controle de arritmias com uso de drogas antiarrítmicas, pela bradicardia que ocorre como efeito colateral. Betabloqueadores, em especial, podem ser considerados *dopping* em várias práticas desportivas e podem reduzir a *performance* do atleta, por restringir a frequência cardíaca máxima. Propafenona é contraindicada em hipertrofias com parede igual ou superior a 14 mm, bem como em bloqueios intraventriculares. Abordando pelo aspecto de relacionamento médico-paciente, o atleta tem uma dificuldade maior de aceitação do uso de medicações que o paciente usual.[3] A percepção de doença é frequentemente negada ante o estilo de vida saudável escolhido por esse paciente. Assim, procedimentos intervencionistas se tornam uma opção atraente nesse grupo.

Procedimentos e indicações de acordo com cada condição

• Estudo eletrofisiológico

Indicações: o estudo diagnóstico para bradicardias pode ser utilizado para avaliação do nó atrioventricular, nó sinusal e sistema His-Purkinje de atletas que apresentam sinais de lesão nesses locais e as informações obtidas por testes não invasivos foi insuficiente. Em sua maioria, a avaliação de bradicardias pode ser realizada de forma segura através de holter, teste ergométrico e, se necessário, monitor de eventos externo.

É muito frequente a preocupação do clínico com bradiarritmias, uma particularidade muito usual em atletas. É importante frisar que a imensa maioria das bradiarritmias assintomáticas, na ausência de cardiopatia estrutural, não necessita de estudo eletrofisiológico nem qualquer restrição às competições. Merecem as mesmas recomendações os atletas com bloqueios AV do 1° grau e os do 2° grau do tipo I (Wenckebach), que melhoram com o exercício. Quando eles não melhorarem com o exercício ou apresentarem bloqueio de ramo associado e dúvida de risco de progressão para BAVT, o estudo eletrofisiológico pode auxiliar importantemente na definição do diagnóstico e conduta. As outras situações de bradiarritmias podem seguir a investigação não invasiva tradicional, não necessitando de EEF para definir a restrição ao esporte ou eventual indicação de marcapasso definitivo. Do mesmo modo, pacientes com síncope ou taquiarritmias ventriculares têm as mesmas indicações de pacientes não esportistas.[4]

- Ablação
- *Fibrilação atrial*

Indicação: Pacientes com episódios documentados de fibrilação atrial, refratários a uma droga antiarrítmica classe I (bloqueadores de canais de sódio, como propafenona) ou classe III (como amiodarona ou sotalol), ou que não desejem ou não tolerem as mesmas. Alguns autores sugerem benefício no uso da ablação por cateter como primeira linha de tratamento de fibrilação atrial paroxística (previamente ao uso de drogas antiarrítmicas), com o objetivo de redução de desfechos cardiovasculares, internações por insuficiência cardíaca, recorrências e melhoria de qualidade de vida.[5,6] É importante excluir causas reversíveis, como hipertireoidismo, intoxicação exógena e apneia obstrutiva do sono.[7]

Procedimento: anestesia geral, duração de cerca de 3-4 horas, alta em 24 horas. Anticoagulação plena e uso de antiarrítmicos são necessários por 3 meses após ablação. A anticoagulação após esse período depende dos escores clínicos de risco. Chance de sucesso em 1 ano entre 60-75%. Os melhores resultados são obtidos em pacientes com átrios de tamanho normal, fibrilação atrial paroxística ou persistente há menos de um ano e sintomáticos (Figura 17.2).

Complicações: apesar de raras (< 4%), complicações como AVC periprocedimento com sequela (< 1%), derrame pericárdico que requer drenagem imediata (1%) e hematoma/fístula arteriovenosa em locais de punção (1%), lesão de nó sinusal ou nervo frênico (< 0,5%).

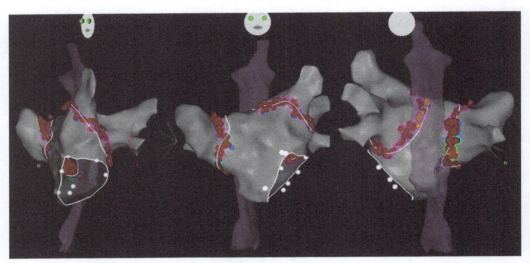

Figura 17.2. Ablação de fibrilação atrial. As imagens demonstram um mapa tridimensional do átrio esquerdo. O objetivo da ablação de fibrilação atrial é isolar eletricamente as veias pulmonares dos átrios. Podemos ver os locais de ablação em pontos de cor vinho sobre uma linha branca. Em roxo vemos a sombra do esôfago.

O treinamento intensivo e ininterrupto pode promover alterações no tônus vagal e remodelamento de atletas, que têm mais chance de ter FA que a população normal. Após aconselhamento, exclusão de causas estruturais, metabólicas ou drogas, os atletas podem ser submetidos à ablação da fibrilação atrial para controle clínico, sem a necessidade de drogas para controle de frequência ou ritmo. Algumas séries mostram que as recorrências a longo prazo são maiores nos atletas que continuam treinamento intenso de resistência

- Flutter *atrial*

Indicação: pelo baixo sucesso no controle de ritmo com medicações (inferior a 50% ao ano), a ablação de *flutter* atrial é uma opção cada vez mais indicada após o primeiro diagnóstico.

Procedimento: sedação ou anestesia geral, duração de cerca de 90 minutos, alta em 24 horas. Anticoagulação plena por 30 dias (se houver reversão a ritmo sinusal durante ablação). Taxa de sucesso em um ano superior a 90%. Os melhores resultados são obtidos em pacientes com átrios de tamanho normal, sem cirurgia cardíaca prévia ou fibrilação atrial (Figura 17.3).

Complicações: Em pacientes com frequência ventricular baixa durante *flutter* ou distúrbio da condução intraventricular, pode ocorrer o diagnóstico de doença do nó sinusal após a ablação com sucesso do *flutter* atrial. Não é uma complicação, mas a ausência de ritmo sinusal competente pode levar ao implante de marcapasso definitivo. Derrame pericárdico que requer drenagem imediata (< 1%) e hematoma/fístula arteriovenosa em locais de punção (1%).

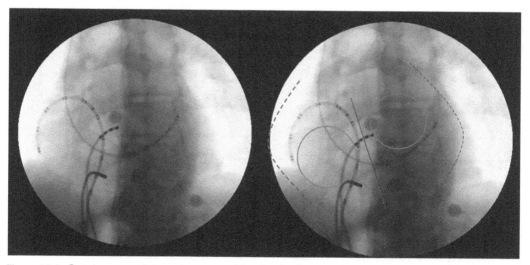

Figura 17.3. Cateteres posicionados para ablação de *flutter* atrial. Na imagem da direita, observamos as estruturas anatômicas (válvulas atrioventriculares em amarelo e borda cardíaca em vermelho pontilhado). A linha vermelha continua delimita o septo interatrial.

Da mesma forma que a FA, o *flutter* atrial é mais frequente nos atletas e necessitam da mesma investigação clínica. A ablação do *flutter* é mais simples e eficaz que o da FA e tem sido proposta como primeira escolha para esses pacientes

- *Taquicardias supraventriculares*

   Indicações: Quando existe pré excitação ventricular, como na síndrome de Wolff-Parkinson-White, mesmo assintomática, os esportes competitivos devem ser restritos. A ablação por cateter fornece uma alternativa para liberação de atividades sem restrição. Nas demais taquicardias, existe a opção de controle medicamentoso, ainda que a ablação tenha se mostrado segura e eficaz. Em vias anômalas, localizadas próximo ao feixe de His ou em crianças pequenas com taquiarritmias septais, podemos utilizar crioablação, por ser mais segura e tornar o risco de bloqueio atrioventricular desprezível (Figura 17.4).

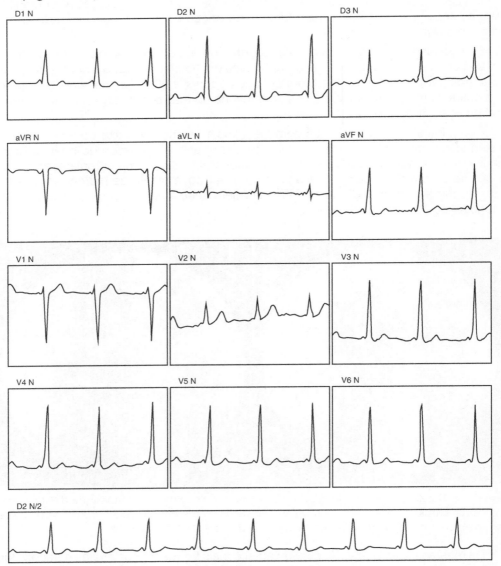

Figura 17.4. ECG com pré excitação ventricular. Podemos observar o intervalo pr menor que 120 ms e onda delta deformando o início do complexo QRS.

Procedimento: sedação ou anestesia geral, duração de cerca de 90 minutos, alta em 24 horas. Taxa de sucesso em um ano superior a 90%.

Complicações: Derrame pericárdico que requer drenagem imediata (< 1%) e hematoma/fístula arteriovenosa em locais de punção (1%), bloqueio atrioventricular total (< 0,5%).

Os altos níveis de eficácia e segurança da ablação reforçam a sua indicação em pacientes sintomáticos com taquicardia supraventricular. Nos casos de WPW assintomáticos, ela se aplica nos casos de WPW presente em todos os registros e onde existe dúvida de períodos refratários curtos (< 250 ms).[8]

- *Extrassistolias ventriculares/taquicardia ventricular*

Indicações: não existe um consenso sobre o número de extrassístoles ventriculares que deveria ser impeditivo à prática desportiva (Figura 17.5). Alguns grupos acreditam que valores maiores de 2.000 extrassístoles ventriculares ou presença de taquicardia ventricular não sustentada, bem como arritmias que aumentam no esforço deveriam ser tratadas antes da liberação, pelo potencial de degeneração de arritmias malignas, podendo sugerir presença de cardiopatia estrutural insipiente que precisa ser cuidadosamente investigada.[9,10] Presença de taquicardia ventricular sustentada é impeditiva de práticas desportivas, exceto se eliminada e com coração estruturalmente normal.[11]

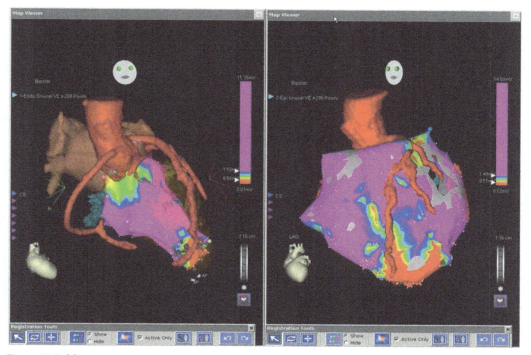

Figura 17.5. Mapa endocavitário para ablação de taquicardia ventricular em paciente com aneurisma apical. Podemos observar o tecido normal em rosa e o tecido com eletrogramas anormais (fibrose) em vermelho.

Procedimento: sedação ou anestesia geral, duração de cerca de 3-4 horas, alta em 24 horas. Chance de sucesso em 1 ano entre 80 e 90%. Os melhores resultados são obtidos em pacientes com átrios de tamanho normal, sem doença cardíaca estrutural e sem cirurgia cardíaca previa.

Complicações: apesar de raras (< 4%), derrame pericárdico que requer drenagem imediata (1%) e hematoma/fistula arteriovenosa em locais de punção (1%).[12]

Conclusão

A intervenção em atleta é uma alternativa interessante para evitar efeitos colaterais de drogas antiarrítmicas em pacientes mais suscetíveis a isto. Ainda que o arsenal diagnóstico não invasivo permita a maior parte dos diagnósticos, em especial através de monitorização de longo prazo, o estudo eletrofisiológico permiti dirimir dúvidas remanescentes. O risco e benefício de cada uma delas deve ser discutido individualmente com os pacientes em consulta.

Referências Bibliográficas

1. Fontaine G. The serendipitous discovery of fulguration (high energy DC ablation). Cardiol J. 2009;16(3):294-6.
2. Valdigem B. Estudo eletrofisiologico invasivo. In: Fatima Dumas Cintra. (Org.). Arritmias Cardiacas. Rotinas do Centro de Arritmia do Hospital Israelita Albert Einstein. 1. ed. São Paulo: Manole, 2015. v. 1, p. 123-30.
3. Kirchhof P, Benussi S, Kotecha D. 2016 ESC Guidelines for the management of atrial fibrillation developed in collaboration with EACTS European Heart Journal, Volume 37, Issue 38, 7 October 2016, Pages 2893-962.
4. Al-Khatib SM, Stevenson WG, Ackerman MJ. 2017 AHA/ACC/HRS Guideline for Management of Patients With Ventricular Arrhythmias and the Prevention of Sudden Cardiac Death A Report of the American College of Cardiology/American Heart Association Task Force on Clinical Practice Guidelines and the Heart Rhythm Society Circulation. 2018;138:e272-e391.
5. Kirchhof P, Camm AJ, Goette A, Brandes A, et al. Early Rhythm-Control Therapy in Patients with Atrial Fibrillation. N Engl J Med 2020; 383:1305-16.
6. Conti S, et al. Should ablation be first-line therapy for patients with paroxysmal AF? Curr Treat Options Cardiovasc Med 2017 May;19(5):38.
7. Calkins H, Hindricks G, Capato R, et al. 2017 HRS/EHRA/ECAS/APHRS/SOLAECE expert consensus statement on catheter and surgical ablation of atrial fibrillation Heart Rhythm, Vol 14, No 10, October 2017.
8. Brugada J, Katritsis DG, Arbelo E, et al. 2019 ESC Guidelines for the Management of Patients With Supraventricular Tachycardia: The Task Force for the management of patients with supraventricular tachycardia of the European Society of Cardiology (ESC): Developed in collaboration with the Association for European Paediatric and Congenital Cardiology (AEPC). Eur Heart J 2020;41:655-720.
9. Cronin EM, Bogun FM, Maury P, et al. 2019 HRS/EHRA/APHRS/LAHRS expert consensus statement on catheter ablation of ventricular arrhythmias. Europace. 2019 Aug 1;21(8):1143-4.
10. Priori SG, Blomström-Lundqvist C, Mazzanti A. 2015 ESC Guidelines for the management of patients with ventricular arrhythmias and the prevention of sudden cardiac death: The Task Force for the Management of Patients with Ventricular Arrhythmias and the Prevention of Sudden Cardiac Death of the European Society of Cardiology (ESC). Endorsed by: Association for European Paediatric and Congenital Cardiology (AEPC) European Heart Journal, Volume 36, Issue 41, 1 November 2015, Pages 2793-867.
11. Ackerman MZ, et all. 36th Bethesda Conference: Eligibility Recommendations for Competitive Athletes With Cardiovascular Abnormalities JACC Vol. 45, No. 8, 2005.
12. Maron B, Zipes DP, Kovacs. Eligibility and Disqualification Recommendations for Competitive Athletes with Cardiovascular Abnormalities: A Scientific Statement from the American Heart Association and American College of Cardiology. J Am Coll Cardiol 2015; Nov 2.

Capítulo 18

Dispositivos Eletrônicos Implantáveis e a Prática Esportiva

- Karen Cunha Pachón • José Carlos Pachón Mateos
- Juán Carlos Pachón Mateos • Nabil Ghorayeb

Uma Pequena História e Muitas Cirurgias...

A estimulação cardíaca artificial moderna foi iniciada na Suécia, em outubro de 1958, quando o cirurgião Åke Senning implantou o primeiro marca-passo interno construído pelo engenheiro Rune Elmqvist. O paciente de 43 anos foi Arne Larsson (Figura 18.1). Apresentava síndrome de Stockes-Adams com dezenas de síncopes diárias, por bloqueio AV total adquirido por miocardite devida a uma virose dois anos antes. O primeiro gerador durou somente 8 horas! Entretanto, Larsson faleceu em 2001, com 86 anos, devido a um melanona, após ter utilizado 22 geradores de pulso e realizado 25 cirurgias. Seu último marca-passo estava normofuncionante.

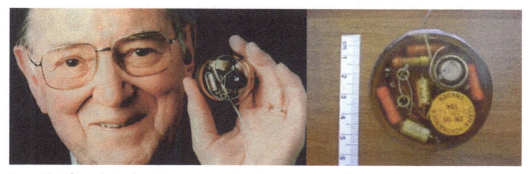

Figura 18.1. O paciente Arne Larsson e o primeiro marca-passo implantado em outubro de 1958.

A estimulação cardíaca artificial é uma das áreas da medicina com maior sucesso e resolubilidade. Devido à grande utilização no mundo todo, estima-se que em 2021 dois milhões de pacientes sejam portadores de marca-passos.

Tipos de Dispositivos

Os principais dispositivos cardíacos eletrônicos implantáveis (DCEI) atualmente utilizados estão representados na Figura 18.2.

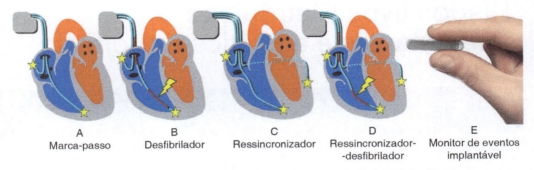

A Marca-passo
B Desfibrilador
C Ressincronizador
D Ressincronizador--desfibrilador
E Monitor de eventos implantável

Figura 18.2. Tipos de dispositivos cardíacos eletrônicos implantáveis (DCEIs) utilizados na moderna estimulação cardíaca.

O médico do esporte estará cada vez mais envolvido com portadores desses sistemas, para os quais existem restrições e liberdades específicas quanto à prática de esportes. Na Figura 18.2A, está esquematizado o marca-passo convencional, que pode se apresentar em três formas: unicameral ventricular, atrial ou atrioventricular. Recentemente, estão começando a ser utilizados sistemas intracardíacos, sem eletrodos. Em 18.2B, vemos o desfibrilador cardíaco na sua versão atrioventricular. Pode, entretanto, ser somente unicameral ventricular. Em 18.2C, está representado o marca-passo ressincronizador, com eletrodos no átrio direito, ventrículo direito e ventrículo esquerdo. Em 18.2D, vemos o mesmo ressincronizador cardíaco, porém, com o desfibrilador agregado. Finalmente, em 18.2E vemos um monitor de eventos que tem o objetivo de monitorar e registrar alterações do ritmo cardíaco, mas sem estimular. É um dispositivo subcutâneo de diagnóstico e não tem eletrodos no coração.

Atividade Esportiva nos Portadores de DCEIs

A prática de esportes nos portadores de DCEIs tem algumas peculiaridades, como o risco dano ao sistema e o risco de disfunção do DCEI devido à interferência da atividade muscular e aumento da frequência cardíaca que podem originar pausas e/ou choques inapropriados. Sempre que um portador de DCEI solicita autorização e orientação para realizar atividade esportiva, três condições precisam ser avaliadas em paralelo:

1. É mandatório avaliar o risco da cardiopatia de base frente a atividade esportiva;
2. É necessário avaliar o risco de disfunção devido ao aumento da frequência induzida por esforço, aos ruídos musculares e efeito sobre biossensores;
3. Deve-se ter em conta o risco de dano físico ao gerador e eletrodos do dispositivo por impactos, golpes e tracionamentos potencialmente resultantes da prática dos mais variados esportes.

Risco da Cardiopatia de Base Frente à Atividade Esportiva

É bastante conhecido que diversas cardiopatias podem ser agravadas pela prática de esportes. Podem ocorrer indução de arritmias, indução de isquemia, edema pulmonar, hipotensão ao esforço, obstrução dinâmica das vias de saída ventriculares, agravamento de *shunts* etc. Isso está claramente provado na displasia arritmogênica do ventrículo direito, na qual o aumento da carga hemodinâmica no ventrículo direito induzida por esforços aumentam a desconexão celular com deposição fibroadiposa ventricular entre os cardiomiócito.[1] Na cardiomiopatia hipertrófica o esporte, além de estimular a hipertrofia, pode agravar a obstrução da via de saída, provocar hipotensão e risco de fibrilações atrial e ventricular. Cardiopatias dilatadas e pacientes com isquemia coronariana residual também podem ter agravamento pelo exercício intenso e repetido.[2] Diante desses riscos, a primeira impressão é que a prática de esportes nos usuários de DCEIs deve ser contraindicada! No entanto, deve-se ter em mente que alguns desses riscos não são totalmente cientificamente comprovados. Além do mais, a atividade física tem um papel importante na redução da morbidade e da mortalidade cardiovascular. Adicionalmente, a proibição da atividade física, principalmente para o paciente que a pratica regularmente, pode ter graves implicações psicológicas, podendo conduzir à depressão grave.[3] Em portadores adolescentes, foi demonstrado que a restrição da atividade esportiva degrada a qualidade de vida, sendo a limitação mais reclamada pelos pacientes.[4] Adicionalmente, diversos trabalhos envolvendo grande quantidade de portadores de desfibriladores, que são as próteses mais críticas, submetidos a reabilitação cardiovascular, mostra a ausência de eventos durante esta atividade física, bem como melhora significativa da capacidade aeróbica.[5] Esses aspectos denotam que, se possível, a prática de esportes deve ser permitida aos portadores de DCEIs e, principalmente, a reabilitação cardíaca. Entretanto, deve se selecionar o tipo de esporte para cada conjunto paciente-DCEI, orientar rigorosamente os níveis de frequência cardíaca permitidos, indicar o uso de proteção física, se necessário, e programar o DCEIs conforme o esporte escolhido para evitar interações incompatíveis. Tendo isso em mente, deve-se considerar que no Brasil e na Europa, caso o portador de DCEI venha a ter um problema com a prática de esportes, a responsabilidade é do médico que autorizou ao passo que, nos Estados Unidos, quem reponde por esse fato é a entidade esportiva à qual o paciente está filiado.[6]

Recomendações Atuais sobre a Participação Esportiva de Atletas com Cardiopatias que Causam Morte Súbita em Atletas Jovens (Tabela 18.1)

TABELA 18.1 – **Recomendações atuais sobre a participação atlética de atletas com problemas cardíacos que causam morte súbita em atletas jovens**

Diagnóstico	Recomendação
Cardiomiopatia hipertrófica	• Suspender a maioria dos esportes competitivos com a possível exceção daqueles de baixa intensidade • Atletas mais idosos podem participar, dependendo da estratificação dos fatores de risco
Displasia arritmogênica do ventrículo direito	• Suspender esportes competitivos

Continua

Continuação

Diagnóstico	Recomendação
Anomalias das artérias coronárias	• Suspender esportes competitivos • Atletas sem isquemia no teste de esforço podem participar de esportes > 6 meses após o tratamento intervencionista/cirúrgico
Síndrome de Wolff-Parkinson-White/feixes anômalos	• Atletas sem doença cardíaca estrutural, palpitações ou taquicardia podem participar de todos os esportes competitivos desde que considerados sem risco por avaliação eletrofisiológica especializada • Atletas com taquicardias por reentrada, flutter ou fibrilação atrial devem ser tratados com ablação por radiofrequência • Atletas com ablação bem-sucedida da via acessória que são assintomáticos, têm condução atrioventricular normal no estudo eletrofisiológico e não têm recorrência de taquicardia por 3-6 meses podem participar em todos os esportes
Canalopatias	• Suspender esportes competitivos • Outros esportes poderão ser permitidos em casos selecionados, desde que sem doença cardíaca estrutural, palpitações ou síncopes e após avaliação eletrofisiológica especializada
Cardiomiopatia dilatada	• Não deve participar de esportes competitivos
Doença arterial coronariana	• Se considerada de baixo risco,† pode participar de esportes de baixa e moderada intensidade. Deve ser reavaliada anualmente • Se for considerada de alto risco,† só pode participar de esportes de baixa intensidade. Deve ser reavaliada a cada 6 meses
Síndrome de Marfan	• Atletas sem história familiar de morte cardíaca súbita prematura e sem dilatação da raiz da aorta podem participar de esportes competitivos de baixa e moderada intensidade. Monitoramento semestral da raiz da aorta deve ser repetido • Atletas com dilatação da raiz da aorta podem participar apenas de esportes de baixa intensidade
Miocardite	• Devem ser suspensos esportes competitivos por cerca de 6 meses após o início dos sintomas • Pode retornar aos esportes competitivos após a normalização da função ventricular e ausência de arritmias clinicamente relevantes no Holter e no teste ergométrico
Estenose aórtica	• Atletas com estenose aórtica leve (< 20 mmHg) podem participar de todos os esportes competitivos • Atletas com estenose aórtica leve a moderada (21 a 40 mmHg) podem participar de todos os esportes de baixa intensidade. Alguns, dependendo do teste de esforço, podem participar de esportes de baixa e moderada intensidade • Atletas com estenose aórtica grave (> 40 mmHg) ou sintomas não devem praticar esportes competitivos • Atletas com valva aórtica bicúspide, mesmo sem estenose, mas com dilatação aórtica, podem participar apenas de esportes de baixa intensidade. Recomenda-se monitorização ecocardiográfica semestral com seguimento da raiz aórtica e da aorta ascendente.

† Baixo risco definido pela função sistólica normal, tolerância normal ao exercício para a idade, ausência de isquemia nos testes de esforço, ausência de arritmia ventricular complexa induzida por exercício e ausência de estenose da artéria coronária hemodinamicamente significativa. Nesses casos, alguns esportes podem ser adicionalmente permitidos após implante de cardioversor desfibrilador implantável (CDI). Modificado de Fioroozi, et al.[7]

Risco de Disfunção e Interação dos Marca-Passos e Ressincronizadores com Esportes

Os marca-passos (Figura 18.2-A) e ressincronizadores (Figura 18.2-C) têm funções de estimulação e detecção (sense) das câmaras cardíacas. São aplicados essencialmente para corrigir bradiarritmias e insuficiência cardíaca, respectivamente. Os portadores de ressincronizadores são naturalmente limitados de práticas esportivas devido à existência de cardiopatia grave. Não obstante, devem ser liberados, sempre que possível, para os exercícios de reabilitação cardíaca.

Durante atividades físicas podem ocorrer as seguintes interações:

1. Conflito com a detecção de potenciais musculares esqueléticos (miopotenciais):

   Os músculos esqueléticos produzem potenciais que podem ser detectados pelo circuito de sensibilidade dos marca-passos. Devido à existência de filtros e de recursos eletrônicos incluídos nos modernos geradores, esse fenômeno é raro com os sistemas atuais, entretanto, pode ocorrer em marca-passos programados com alta sensibilidade, quando a sensibilidade é unipolar e, principalmente, nos esforços isométricos da musculatura do tórax. A detecção de miopotenciais pode ocasionar dois tipos de interferências:

2. Inibição ou deflagração sincrônica:

   a. Quando os miopotenciais apresentam frequência relativamente baixa, ocorre inibição do estímulo gerando pausas nos geradores unicamerais (Figura 18.3). Nos geradores atrioventriculares e nos ressincronizadores, podem ocorrer pausas quando os miopotenciais são detectados pelo eletrodo ventricular. As pausas podem ocasionar tonturas ou pré-síncopes. Todavia, quando a detecção ocorre pelo eletrodo atrial pode haver aumento indesejável da frequência ventricular já que na programação DDD, que é a mais frequente, o ventrículo segue a atividade elétrica atrial (reversão sincrônica, como mostra a Figura 18.4). Nesse caso, podem ocorrer palpitações ou aumento inadequado da frequência;

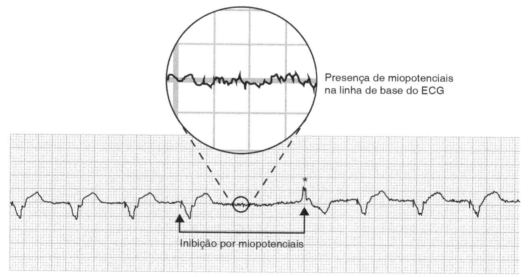

Figura 18.3. Efeito do esforço físico sobre o funcionamento de um marca-passo ventricular (modo VVI). Nesse modo, o marca-passo estimula o ventrículo e se inibe quando detecta um QRS. Entretanto, durante o esforço pode haver detecção dos potenciais elétricos musculares (miopotenciais) originando inibição temporária com pausas que podem ser suficientes para provocar sintomas de baixo débito. Como exemplo, num marca-passo peitoral esse fenômeno pode ser facilmente ocasionado por halterofilismo. * batimento de escape ventricular.

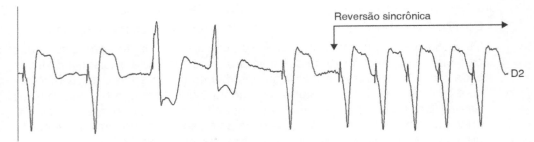

Figura 18.4. Reversão sincrônica de um marca-passo AV sequencial pela detecção de potenciais musculares pelo eletrodo atrial e deflagração nos ventrículos, com limitação de frequência pelo parâmetro de frequência máxima de seguimento atrial (UTR). O segundo batimento é uma estimulação ventricular seguindo uma onda P. O 3° e 4° são extrassístoles ventriculares que inibem a estimulação ventricular. O 6° batimento também é uma estimulação ventricular seguindo uma onda P. Do sétimo batimento em diante ocorre a reversão sincrônica.

b. Quando os miopotenciais são detectados com alta frequência (> 600 ppm), o marca-passo interpreta como um ruído não fisiológico e pode mostrar uma reversão assincrônica (VOO, AOO, DOO, como mostra a Figura 18.5). Nesse modo, o sistema torna-se momentaneamente assincrônico estimulando com uma frequência de *backup* (70 ppm). Nesse caso, se houver ritmo espontâneo do paciente, poderá ocorrer competição momentânea, podendo ocasionar palpitações ou mesmo indução de taquiarritmias indesejáveis, originadas por estimulação sobre a onda T;

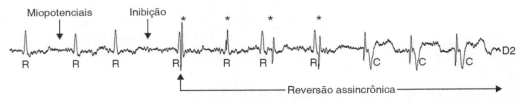

Figura 18.5. ECG na derivação D2. Paciente portador de fibrilação atrial e marca-passo ventricular (VVI) durante levantamento de peso com membros superiores. Observam-se os miopotenciais na linha de base que foram detectados pelo gerador, ocorrendo uma curta inibição e reversão assincrônica na sequência. Os asteriscos mostram espículas competindo com o ritmo próprio do paciente. R: batimentos espontâneos; C: batimentos comandados pelo marca-passo. Estes fenômenos persistem enquanto durar o esforço. Dependendo da frequência detectada dos miopotenciais, esses podem originar inibição ou reversão assincrônica.

Qual é a importância da reversão assincrônica nos marca-passos?

Esse recurso foi criado para evitar assistolia no caso de detecção de ruídos em marca-passos de pacientes totalmente dependentes da estimulação artificial. Tipicamente, são ocasionados por interferência da rede elétrica doméstica que tem frequência de 60 Hz no Brasil. Entretanto, quando os miopotenciais são detectados com alta frequência, provocam o mesmo efeito. Nos pacientes dependentes não há problema, pois o marca-passo continua comandando. Todavia, nos portadores de ritmo próprio, ocorre competição indesejável, conforme indicado na Figura 18.5 com asteriscos (*).

1. **Aumento da frequência intrínseca e conflito com a frequência máxima de seguimento atrial:**

   Nos sistemas que estimulam o ventrículo seguindo a atividade atrial (modo DDD), existe um parâmetro que é a frequência máxima de seguimento ou *upper-tracking rate* (UTR). Quando a frequência atrial chega a esse valor, ocorre estimulação AV tipo Wenckebach ou 2:1. O resultado, geralmente, é uma redução repentina e importante da frequência ventricular que pode levar à perda súbita do rendimento físico ou mesmo a tonturas e síncope durante o esforço. Nos portadores de ressincronizadores, geralmente existe condução AV por vias normais, mesmo porque a indicação típica é bloqueio de ramo esquerdo. Portanto, quando o paciente atinge a UTR, o estímulo ventricular é bloqueado e a estimulação ventricular passa a depender da condução por vias normais com QRS largo. Dessa forma, apesar de não ocorrer bradicardia, o alargamento do QRS determina o retorno da dissincronia ventricular com perda imediata de rendimento físico.

Noções Básicas de Desfibriladores

Os CDIs, além de terem todas as funções dos marca-passos modernos, agregam o recurso de detecção de taquicardias com aplicação automática de terapias de reversão, tais como *overdrive*, cardioversão e desfibrilação. A decisão de aplicar terapias automáticas depende da programação definida pelo médico e é determinada por limite de frequência alta. Dessa forma, qualquer ritmo acima de uma determinada frequência será tratado pelo CDI. Entretanto, aumentos fisiológicos da frequência cardíaca podem ser respeitados através de programação específica.

O eletrodo ventricular é constituído por um eletrodo bipolar igual ao dos marca-passos convencionais, comumente dotado de mecanismo de fixação ativa, e serve para monitorar o ritmo cardíaco e estimular o ventrículo na função marca-passo. Adicionalmente, esse eletrodo apresenta em seu corpo dois elementos tubulares flexíveis metálicos (um posicionado na veia cava superior e outro no ventrículo direito) que são utilizados para aplicar os choques de alta energia para cardioversão e desfibrilação. Esses eletrodos compõem um desfibrilador unicamente ventricular (VVI). Entretanto, o modelo mais utilizado tem, adicionalmente, um eletrodo de marca-passo convencional, de fixação ativa, colocado no átrio direito, que serve para monitorar e estimular o átrio, caracterizando o desfibrilador atrioventricular (DDD), cuja proposta é manter o sincronismo AV e a resposta cronotrópica conforme a função sinusal espontânea (Figura 18.6A). Alguns modelos, além da função de cardioversão e desfibrilação ventricular, podem também aplicar cardioversão e desfibrilação atriais deferindo o choque entre o eletrodo de veia cava superior e a carcaça do gerador. Finalmente, os desfibriladores atrioventriculares podem incorporar um ressincronizador cardíaco, com a adição de um segundo eletrodo para estimulação ventricular (Figura 18.6B). Após o implante, o CDI monitora o ritmo cardíaco analisando continuamente cada intervalo detectado. Isso permite classificá-lo nas seguintes categorias básicas:

1. Bradicardia;
2. Ritmo sinusal;

3. Taquicardia;
4. Fibrilação ventricular
5. Interferência.

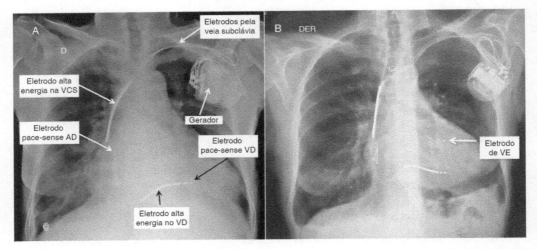

Figura 18.6. (A) Imagem radiológica de um desfibrilador cardíaco implantado de forma convencional. A maioria absoluta dos casos é implantada por via endocárdica, através de punção da veia subclávia esquerda e/ou dissecção da cefálica esquerda. Observa-se o implante septal do eletrodo ventricular, desenvolvido pelo Serviço de Arritmias do HCor na década de 1990, com objetivo de reduzir o grau de dissincronia ventricular na função marca-passo. (B) Marca-passo-desfibrilador-ressincronizador. Esse é o dispositivo cardíaco eletrônico implantável mais complexo. Com relação à figura A, observam-se os mesmos elementos com um eletrodo adicional colocado pelo seio coronário numa veia cardíaca posterolateral.

Da mesma forma que o marca-passo convencional, o CDI estimula, se houver bradicardia, ou se inibe, se existir ritmo próprio adequado. Se for detectada uma taquicardia ventricular, o CDI poderá revertê-la por estimulação ventricular programada e/ou com choque de cardioversão sincronizada (Figura 18.3), conforme a programação estabelecida pelo médico. Finalmente, caso seja detectada uma fibrilação ventricular, o CDI aplica rapidamente um choque de alta energia para desfibrilação (Figura 18.4). Atualmente já existem CDIs bicamerais capazes de aplicar terapias automáticas independentes em átrio e ventrículo (Figura 18.7).

Inicialmente, os CDIs eram implantados por via epicárdica, através de toracotomia. Atualmente, devido à grande redução de volume das próteses e ao surgimento de eletrodos para desfibrilação endocárdica, são implantados por via endocárdica com técnica muito semelhante ao implante de um marca-passo convencional.

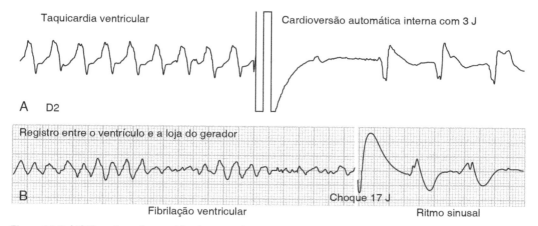

Figura 18.7. (A) Taquicardia ventricular tratada com cardioversão automática por CDI com choque de 3J. (B) Fibrilação ventricular tratada com aplicação automática de choque não sincronizado de 17J.

Interação dos Cardioversores Desfibriladores com Esportes

Durante a prática de atividades esportivas, podem ocorrer várias interações e interferências nos CDIs. Pelo fato de incorporarem um marca-passo, todas as interações descritas no item "Interação dos Marca-passos e Ressincronizadores com Esportes" podem também ocorrer nesses dispositivos. Entretanto, duas condições adicionais de extrema importância podem ocorrer nos CDIs: interação inapropriada com taquicardia sinusal fisiológica e detecção de miopotenciais.

1. Interação inapropriada com taquicardia sinusal fisiológica:

    Durante esforços físicos ocorre, naturalmente, o aumento da frequência sinusal. Nesse caso, se esta frequência atingir a frequência programada de detecção de taquicardia ou de fibrilação, o CDI poderá aplicar uma terapia inapropriada de *overdrive*, cardioversão ou desfibrilação. Para evitar esse problema, os geradores modernos apresentam vários algoritmos para identificar a taquicardia fisiológica, evitando terapia nessa eventualidade. Esses algoritmos podem, inclusive, analisar a morfologia do QRS e inibir a terapia caso a morfologia durante a taquicardia seja igual à morfologia do ritmo sinusal.

2. Detecção de miopotenciais:

    A detecção de miopotenciais nos CDIs é altamente indesejável, pelo risco de serem interpretados incorretamente como falsa taquicardia ou fibrilação ventricular. Caso isso aconteça, pode ocorrer terapia inapropriada também na forma de *overdrive*, cardioversão ou desfibrilação. Para evitar esse problema, os modernos CDIs apresentam circuitos avançados capazes de diferenciar com grande precisão entre atividade cardíaca, miopotenciais e interferências extracardíacas. Adicionalmente, os eletrodos dos CDIs apresentam uma distância entre os polos de detecção dos potenciais cardíacos muito reduzida (2 mm), tornando altamente improvável a detecção de miopotenciais e de interferências externas.

Interferência dos Esportes nos Biossensores

Todos os dispositivos representados na Figura 18.2A, 18.2B, 18.2C e 18.2D apresentam biossensores capazes de promover aumento da frequência cardíaca com atividade física. Os mais comuns detectam movimento/vibração corporal, respiração ou atividade simpática. Como consequência, durante a atividade física esses dispositivos promovem aumento da frequência cardíaca que poderá ser inadequado, ideal ou mesmo excessivo, dependendo da programação realizada pelo médico. Dessa forma, é fundamental que a frequência máxima determinada pelo biossensor seja ajustada pelo médico para que a resposta cronotrópica seja a mais fisiológica possível. Esse recurso deverá proporcionar o melhor rendimento físico e o máximo conforto durante a prática de esportes. É também importante considerar que alguns sistemas mecânicos ou elétricos de apoio à realização de esportes, assim como alguns tipos específicos de práticas esportivas, podem ocasionar vibrações excessivas que poderão aumentar a resposta dos biossensores.

Riscos dos DCEI durante os esportes

1. Bradiarritmia

   Pode ser induzida por inibição do dispositivo por miopotenciais, entretanto, apesar de muito raro, pode ocorrer por dano ao gerador e eletrodos em caso de impacto, colisão, golpe ou deslocamento de eletrodos. Quando miopotenciais são detectados, pode ocorrer inibição momentânea passando o ritmo do paciente a depender do ritmo de escape natural. Esse risco é muito raro nos modernos geradores programados com sensibilidade bipolar, porém, pode representar risco nos pacientes dependentes da estimulação e em sistemas com sensibilidade unipolar. Nos casos com bom ritmo próprio subjacente, pode ocorrer o fenômeno sem que haja sintomas. Nos ressincronizadores e desfibriladores, é menos provável que isso ocorra porque, além dos recursos eletrônicos, os pacientes comumente não são dependentes da estimulação. Nos desfibriladores, é rara a detecção de miopotenciais conforme demonstrado no item 5.

2. Risco de inibição por miopotenciais

   Durante atividade física, principalmente nos esforços isométricos que envolvem o tórax, podem ser produzidos potenciais musculares esqueléticos capazes de interferir nos DCEIs. Os marca-passos, desfibriladores e ressincronizadores poderão apresentar inibições, entretanto, devido ao avanço da tecnologia e ao avanço do software e hardware embarcados nos modernos dispositivos, essa possibilidade tem sido muito rara.

3. Risco de estimulação rápida por seguimento atrial

   Os DCEIs bicamerais, quando programados nos modos de seguimento atrial (DDD e VDD), podem estimular o ventrículo com alta frequência quando detectam alta frequência no eletrodo atrial. Isso pode ocorrer por taquicardia sinusal, taquicardia atrial, fibrilação atrial, *oversensing* atrial, detecção de miopotenciais pelo eletrodo atrial, detecção de ruídos ou de interferência eletromagnética pelo eletrodo atrial. Diversos recursos são implementados nos modernos geradores para evitar essa possibilidade, como eletrodos com pequena distância intereletródica, frequência máxima de seguimento atrial programada em valor baixo, sensibilidade atrial automática, reversão automática para modo ventricular quando detectada uma fibrilação atrial, filtros seletivos e inteligentes para ignorar miopotenciais e interferência eletromagnéticas etc.

4. Risco de terapia/choque inapropriado por taquicardia ou fibrilação atriais ou *oversensing* de T

Obviamente, essa complicação não existe nos marca-passos e sincronizadores exclusivos, podendo ocorrer somente nos desfibriladores e desfibriladores-ressincronizadores. Durante a prática de esportes, existe liberação de catecolaminas que aumentam a frequência sinusal e favorecem o surgimento de taquiarritmias atriais. Nesses casos, quando o paciente tem condução AV preservada, a frequência ventricular poderá aumentar além do limite programado para detecção de taquicardia ventricular. Adicionalmente, pode ocorrer aumento do tamanho da onda T, que poderá ser detectada pelo canal ventricular, resultando em dupla contagem e falso diagnóstico de taquiarritmia ventricular. Nessas condições, a frequência resultante detectada pelo canal ventricular pode ser maior do que a frequência programada de detecção de taquicardia ou fibrilação ventriculares, podendo provocar a deflagração de uma terapia por *overdrive*, cardioversão ou mesmo desfibrilação. Obviamente, essa complicação é altamente indesejável, pois pode levar a desconforto e a efeito proarrítmico, sendo a principal responsável por terapias inapropriadas. Os desfibriladores modernos dispõem de diversos recursos altamente eficazes para minimizar essa possibilidade, como algoritmos para identificar a taquicardia sinusal, taquicardias atriais e a fibrilação atrial, filtros para eliminar a detecção de onda T, algoritmos para identificar a detecção inapropriada da onda T e inibir terapias, além de numerosos recursos de programação que o médico poderá utilizar para prevenir esta ocorrência. Por exemplo, nos sistemas com eletrodos atriais a detecção de uma frequência atrial maior que a ventricular é um recurso simples e decisivo para evitar uma terapia desnecessária, já que pressupõe uma taquiarritmia de origem supraventricular.

5. Risco de Terapias/Choque por Miopotenciais

Esta é uma das complicações mais temidas que, entretanto, tem sido muito rara devido à grande evolução dos dispositivos modernos. Os miopotenciais podem ser detectados pelos eletrodos ventriculares dos desfibriladores, conduzindo a eventuais terapias inapropriadas, como *overdrive*, cardioversão e desfibrilação. Os modernos desfibriladores possuem diversos recursos para prevenção, como detecção bipolar exclusiva, eletrodos com reduzida distância intereletródica, filtros inteligentes e específicos para rejeitar os miopotenciais, análise morfológica, algoritmos de detecção baseados em número de eventos numa janela de detecção programável, detecção simultânea do mesmo sinal nos canais atrial e ventricular etc. Com esses recursos, tem sido cada vez mais rara a ocorrência de terapias indesejada por miopotenciais. Essa evolução tem sido fundamental para permitir que portadores de desfibriladores sejam cada vez mais liberados para a prática de atividades esportivas.

Risco de Dano ao Gerador e Eletrodos

Obviamente, nos esportes de alto contato e que utilizam instrumentos de alto poder de impacto, podem ocorrer golpes sobres os DCEIs com risco de dano físico aos geradores. Entretanto, os sistemas modernos são encapsulados em cápsulas metálicas de titânio, altamente resistentes, capazes de resistir a grandes impactos. Todavia, os eletrodos que emergem do gerador são relativamente mais frágeis, podendo ocorrer risco de fraturas ou lesão do revestimento, sendo mais vulneráveis a golpes nessa região. Dessa forma, é conveniente recomendar cuidado absoluto no sentido de evitar impactos e golpes na área de implante do gerador. Adicionalmente, com o objetivo de reduzir o risco de impactos e golpes sobre a loja do gerador, foram desenvolvidas jaquetas protetoras que podem ser usadas pelos portadores de DCEIs durante as atividades esportivas. Essas vestimentas, geralmente, possuem um compartimento superposto à região de implante do gerador, no qual deve ser inserido um anteparo com grande capacidade de absorção de impactos, conforme a Figura 18.8.

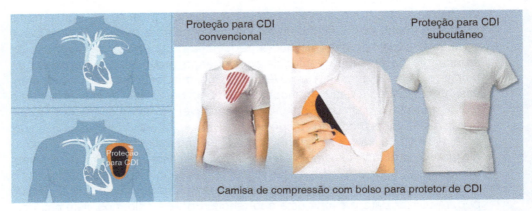

Figura 18.8. Camisas de proteção para CDIs, que podem ser aplicadas a todos os DCEIs. Esse recurso é produzido sob medida para cada paciente, de modo que o anteparo de absorção de impacto cubra a região do gerador com segurança.

Risco de dano físico dos eletrodos

Diferente do gerador, que é resistente devido ao encapsulamento metálico, os eletrodos são estruturas muito delicadas, já que são constituídos de finos condutores revestidos de silicone ou poliuretano. Dessa forma, movimentos excessivamente repetitivos que promovam tracionamento e deformação desses eletrodos poderão ocasionar fadiga dos materiais, com lesão do isolante e/ou fratura dos condutores. Da mesma forma, impactos de grande intensidade sobre a região de emergência dos eletrodos do gerador podem ocasionar dano permanente. Esses riscos podem ser reduzidos evitando-se movimentos que promovam extensão excessiva do tórax, ombros e braços, além do uso da vestimenta protetora mostrada na Figura 18.8. Adicionalmente, é importante considerar que os eletrodos sofrem um gradual revestimento endotelial e fixação progressiva no ambiente intravascular. Dessa forma, deve-se orientar os pacientes a respeitar um período de pelos seis meses após o implante sem realizar atividades físicas de impacto (Tabela 18.2).

TABELA18.2 – Risco dos DCEIs durante atividades esportivas

	MP	MP-DF	MP-RS	MP-DF-RS	MEI
Risco de bradiarritmia[1]	+/-	-	+/-	-	-
Risco de inibição por miopotenciais[2]	+	-/+	+	-/+	-
Risco de estimulação rápida por seguimento atrial	+	+	+	+	-
Risco de estimulação rápida por seguimento de miopotenciais[3]	+	-/+	+	-/+	-
Risco de terapia/choque inapropriado (taquiarritmia sinusal, FA, oversensing de T)	-	+	-	+	-
Risco de choque por miopotenciais	-	-/+	-	-/+	-
Risco de dano do gerador[4]	-	-	-	-	-
Risco de dano físico dos eletrodos (> 6 meses de implante)	+	+++	++	++++	-

(1) A bradiarritmias pode ocorrer devido a inibições por miopotenciais em pacientes dependentes da estimulação, principalmente se a sensibilidade estiver programada no modo unipolar. Isso praticamente não ocorre nos CDIs, pois nesses a sensibilidade é obrigatoriamente bipolar; (2) A inibição por miopotenciais é muito rara com os DCEIs com sensibilidade bipolar e ainda mais rara nos CDIs que apresentam eletrodos com distância intereletródica muito reduzida; (3) A presença de filtros inteligentes e específicos fazem com que, além dos eletrodos especiais, a detecção de miopotenciais pelos CDIs seja extremamente rara; (4) Os DCEIs podem ser danificados com grandes impactos mecânicos sobre a loja. Dessa forma, se a atividade esportiva tiver esse risco, o paciente deverá usar a vestimenta protetora; o monitor de eventos (MEI) poderá registrar ruídos durante atividades físicas com falsos eventos de arritmia, porém, a análise dos traçados retidos na memória geralmente permite o diagnóstico de artefato.

Orientações Gerais para a Prática de Esportes nos Portadores de DCEIs

O uso de marca-passo ou CDI não impede a participação atlética. Nesse cenário, devem ser considerados a presença ou ausência e o grau de doença cardíaca estrutural subjacente, o nível de dependência do marca-passo, o risco de danos ao dispositivo e a presença de sintomas. Todos os portadores de marca-passo ou CDIs devem ser avaliados previamente pelo especialista para orientação detalhada e para programação específica do marca-passo ou CDI, de forma a permitir a prática do esporte de modo mais seguro possível. Os monitores de eventos não impedem a realização de esportes, entretanto, o aumento de frequência cardíaca e a presença de ruídos musculares podem produzir registros e alarmes de falsas arritmias.

Recomendações de esporte nos portadores de marca-passo conforme a American Heart Association e American College of Cardiology[8]

1. Geralmente, atletas com marca-passos permanentes devem ser liberados para participação atlética, se não houver condições cardíacas ou sintomas estruturais limitantes (Classe I; Nível de Evidência C).

2. Atletas que são completamente dependentes de marca-passo não devem praticar esportes em que haja risco de colisão que possa resultar em danos ao sistema de marca-passo (Classe I; Nível de evidência C).

3. Atletas com marca-passo que não sejam dependentes da estimulação artificial podem participar de esportes com risco de colisão, impacto ou trauma se

entenderem e aceitarem o risco de danos ao sistema de marca-passo e não tiverem doença cardíaca estrutural que impeça a participação (Classe I; Nível de evidência C).

4. Para atletas com marca-passos permanentes, equipamentos ou indumentárias de proteção devem ser considerados para participação em esportes de contato que têm o potencial de danificar o dispositivo implantado (Classe I; Nível de evidência C).

Recomendações de esporte nos portadores de CDI conforme a American Heart Association e American College of Cardiology[77]

1. As indicações do CDI para atletas competitivos não devem diferir daquelas aplicáveis à população geral (Classe I; Nível de evidência C).

2. As recomendações devem basear-se nas evidências existentes de benefício e risco e incluir considerações sobre o impacto potencial da participação e do desempenho em esportes específicos (Classe I; Nível de evidência C).

3. A participação em esportes classificados como IA (Tabela 18.3) para atletas com CDI é razoável se eles estiverem livres por 3 meses de episódios de *flutter* ou de fibrilação ventriculares, que precisaram terapia (Classe IIa; Nível de evidência C).

4. A participação em esportes com maiores picos de componentes estáticos e dinâmicos do que os a classe IA (Tabela 18.3) pode ser considerada se o atleta estiver livre por 3 meses de episódios de *flutter* ou de fibrilação ventriculares exigindo terapia. A decisão sobre a participação deve ser feita levando-se em consideração e aconselhando o atleta quanto à maior probabilidade de choques apropriados e inapropriados e o potencial de trauma relacionado ao dispositivo em esportes de alto impacto (Classe IIb; Nível de evidência C).

5. O desejo do atleta de continuar a competindo não deve se constituir no motivo primário para indicar um CDI (Classe III; Nível de evidência C).

É importante considerar que, até 2015, os consensos eram muito restritivos quanto à participação de portadores de desfibriladores implantáveis em atividades esportivas vigorosas, pois consideravam os riscos de morte súbita por falha do dispositivo, choques deflagrados por interferências musculares ou de aparelhos, arritmias deflagradas pelo esforço ou mesmo pelos riscos de dano físico ao dispositivo. Entretanto, o mais atual registro multinacional, prospectivo e observacional de segurança desportiva em portadores de CDI já se apresenta mais permissivo diante dos resultados positivos de estudos com esportistas e atletas que demonstram ausência de mortes por arritmias ou danos do dispositivo.[9]

As discussões diante desses registros consideram a avaliação individual das patologias e substratos cardíacos para a possível elegibilidade dos atletas em atividades competitivas. Alguns casos continuam impedidos de práticas esportivas, como na taquicardia ventricular polimórfica catecolaminérgica, em que o exercício é um gatilho crucial.

Esses registros levantam, ainda, a discussão sobre o impacto psicológico dos choques após observarem que cerca de 30% dos portadores que receberam um choque, apropriado ou não, interromperam a prática esportiva.[10]

DISPOSITIVOS ELETRÔNICOS IMPLANTÁVEIS E A PRÁTICA ESPORTIVA

TABELA 18.3 – Classificação de esportes

		Baixo (< 40% Máx. O₂)	Moderado (40-70% Máx. O₂)	Elevado (> 70% Máx. O₂)
III. Elevado (> 50% CVM)		Corrida de trenó*# Eventos de campo (arremesso) Ginástica*# Artes marciais* Vela Alpinismo Esqui aquático*# Levantamento de peso*# Windsurfe*#	Musculação*# Esqui alpino*# *Skate*# *Snowboard*# Luta livre*#	Boxe* Canoagem Ciclismo*# Decatlo Remo Patinação de velocidade Triatlo*#
II. Moderado (20-50% CVM)		Arco e flecha Automobilismo*# Mergulho*# Hipismo*# Motociclismo*#	Futebol americano* Salto Patinação artística* Rúgbi* Corrida *sprint* Surfe*# Nado sincronizado	Basquete* Hóquei no gelo* Esqui *cross-country* *Lacrosse*# Corrida (meia distância) Natação Handebol de equipe
I. Baixo (< 20% CVM)		Bilhar Boliche Críquete *Curling* Golfe Tiro ao alvo	Beisebol/*Softbol*# Esgrima Tênis de mesa Voleibol	*Badminton* *Cross-country* Esqui (técnica clássica) Hóquei de campo* Orientação Corrida a pé *Squash* Corrida (longa distância) Futebol Tênis

Aumento do componente estático →

Aumento do Componente Dinâmico →

Essa classificação é baseada em componentes estáticos e dinâmicos de pico obtidos durante a competição. Deve-se notar, no entanto, que valores mais altos podem ser alcançados durante o treinamento. O componente dinâmico crescente é definido em termos da porcentagem estimada de consumo máximo de oxigênio (Max. 2) alcançada e resulta em um débito cardíaco crescente. O aumento do componente estático está relacionado com a porcentagem estimada de contração voluntária máxima (CVM) alcançada e resulta em uma carga de pressão arterial crescente. As menores demandas cardiovasculares totais (débito cardíaco e pressão arterial) são mostradas em verde e as mais altas em vermelho. Azul, amarelo e laranja retratam demandas cardiovasculares totais moderadas-baixas, moderadas e altas. * Perigo de colisão corporal. # Maior risco em caso de síncope.

Recomendações para a Programação do CDI para a Prática de Esportes

Todo portador de CDI, quando liberado para prática esportiva, deve ser orientado e seu dispositivo deve ser programado de forma apropriada.

Orientações gerais

1. O médico deve informar ao paciente a frequência de detecção da taquicardia programada no dispositivo;

2. O paciente deve dispor de um monitor de frequência cardíaca de detecção óptica e deve reduzir a intensidade do esforço pelo menos 20 batimentos abaixo da frequência detecção de taquicardia programado no CDI;

3. Caso a frequência cardíaca atinja o valor da frequência programada, deve imediatamente interromper o esforço e assumir a posição de decúbito dorsal;

CARDIOESPORTE: CARDIOLOGIA DO EXERCÍCIO E DO ESPORTE

4. Caso perceba a deflagração de um choque, deve imediatamente interromper o esforço, assumir decúbito dorsal e relaxar o máximo possível;

5. Nos esportes com risco de contato, o paciente deve usar a indumentária de proteção.

Orientações de programação

1. O especialista em CDI deve programá-lo com frequência de detecção de taquicardia o mais alta possível;

2. Deve programar todos os recursos de discriminação entre ritmo sinusal e taquicardias existentes no aparelho de forma a impedir que uma taquicardia fisiológica determine uma terapia inapropriada;

3. Deve programar a menor sensibilidade possível de detecção de onda R desde que a onda R detectada em ritmo espontâneo seja de boa amplitude;

4. A frequência de detecção de fibrilação ventricular deve ser programada em valor elevado (220 a 240 ppm), desde que a onda R do ritmo sinusal tenha amplitude normal;

5. Nos pacientes dependentes da estimulação e sem fibrilação atrial, a frequência de seguimento atrial deve ser elevada para evitar queda súbita da frequência e do débito cardíaco durante o esforço.

Referências Bibliográficas

1. James CA, Bhonsale A, Tichnell C, Murray B, Russell SD, Tandri H, et al. Exercise increases age-related penetrance and arrhythmic risk in arrhythmogenic right ventricular dysplasia/cardiomyopathy-associated desmosomal mutation carriers. J Am Coll Cardiol 2013;62:1290-7.

2. Fagard RH, Bjornstad HH, Borjesson M, Carre F, Deligiannis A, Vanhees L, et al. ESC Study Group of Sports Cardiology recommendations for participation in leisure-time physical activities and competitive sports for patients with hypertension. Eur J Cardiovasc Prev Rehabil 2005;12:326-31.

3. Dechert BE. Behavioural and emotional implications of implantable cardioverter-defibrillators in the young and in athletes. Cardiol Young 2017;27:S138-42.

4. Rahman B, Macciocca I, Sahhar M, Kamberi S, Connell V, Duncan RE. Adolescents with implantable cardioverter defibrillators: a patient and parent perspective. Pacing Clin Electrophysiol 2012;35:62-72.

5. Isaksen K, Morken IM, Munk PS, Larsen AI. Exercise training and cardiac rehabilitation in patients with implantable cardioverter defibrillators: a review of current literature focusing on safety, effects of exercise training, and the psychological impact of programme participation. Eur J Prev Cardiol 2012;19:804-12.

6. Pelliccia A, Zipes DP, Maron BJ. Bethesda Conference #36 and the European Society of Cardiology Consensus Recommendations revisited a comparison of U.S. and European criteria for eligibility and disqualification of competitive athletes with cardiovascular abnormalities. J Am Coll Cardiol 2008;52:1990-6.

7. Firoozi S, Sharma S, McKenna WJ. Risk of competitive sport in young athletes with heart disease. Heart. 2003 Jul;89(7):710-4. Review. PubMed PMID: 12807837; PubMed Central PMCID: PMC1767726.

8. Zipes DP, Link MS, Ackerman MJ, Kovacs RJ, Myerburg RJ, Estes NAM 3rd. Eligibility and Disqualification Recommendations for Competitive Athletes With Cardiovascular Abnormalities: Task Force 9: Arrhythmias and Conduction Defects: A Scientific Statement From the American Heart Association and American College of Cardiology. J Am Coll Cardiol. 2015 Dec 1;66(21):2412-2423. doi: 10.1016/j.jacc.2015.09.041.

9. Lampert R, Olshansky B, Heidbuchel H, Lawless C, Saarel E, Ackerman M, Calkins H, Estes NAM, Link MS, Maron BJ, Marcus F, Scheinman M, Wilkoff BL, Zipes DP, Berul CI, Cheng A, Jordaens L, Law I, Loomis M, Willems R, Barth C, Broos K, Brandt C, Dziura J, Li F, Simone L, Vandenberghe K, Cannom D. Safety of Sports for Athletes With Implantable Cardioverter-Defibrillators: Long-Term Results of a Prospective Multinational Registry. Circulation. 2017 Jun 6;135(23):2310-2312. doi: 10.1161/CIRCULATIONAHA.117.027828. PubMed PMID: 28584032.
10. Lampert R, Olshansky B, Heidbuchel H, Lawless C, Saarel E, Ackerman M, Calkins H, Estes NA, Link MS, Maron BJ, Marcus F, Scheinman M, Wilkoff BL, Zipes DP, Berul CI, Cheng A, Law I, Loomis M, Barth C, Brandt C, Dziura J, Li F, Cannom D. Safety of sports for athletes with implantable cardioverter--defibrillators: results of a prospective, multinational registry. Circulation. 2013; 127:2021– 2030. doi: 10.1161/CIRCULATIONAHA.112.000447.

Capítulo 19

Quando a Medicina Nuclear Está Indicada no Atleta

• Paola Emanuela Poggio Smanio

Introdução

Nos últimos anos, o foco nos benefícios da atividade física, bem como na relação entre o exercício e a saúde cardiovascular em todas as idades, vem aumentando.[1] Vários estudos epidemiológicos observacionais mostraram que a inatividade e hábitos de vida sedentários também são reconhecidos como fatores de riscos importantes para o desenvolvimento de doença cardiovascular, elevando os índices de eventos cardiovasculares e mortalidade.[2]

O treinamento físico predominantemente aeróbico, quando intenso e prolongado, gera adaptações cardíacas tanto estruturais como funcionais. Esse remodelamento cardíaco, conhecido como "coração de atleta", representa uma adaptação benigna que inclui o aumento do volume das câmaras cardíacas ventriculares e espessamento da parede ventricular esquerda.[3]

A hipertrofia fisiológica secundária ao treinamento apresenta variações de acordo com o tipo de esporte praticado. No treinamento com alto componente estático e dinâmico conjuntamente, foi observado aumento da cavidade, da espessura das paredes e da massa do ventrículo esquerdo (VE). Os esportes de força, como levantamento de pesos e luta, apresentaram grande alteração na parede ventricular, com poucas alterações sobre o volume da cavidade, sugerindo um impacto desproporcional sobre as dimensões do volume ventricular.[4]

A distinção entre a hipertrofia cardíaca secundária ao treinamento e à miocardiopatia hipertrófica tem sido o alvo de estudos de muitos pesquisadores, que buscam estabelecer critérios fidedignos capazes de excluir a hipertrofia patológica, que representa risco de vida para o atleta.[5]

CARDIOESPORTE: CARDIOLOGIA DO EXERCÍCIO E DO ESPORTE

Nos exames diagnósticos, achados relativamente frequentes no teste ergométrico, por exemplo, são as alterações da repolarização ventricular esquerda sugestivas de isquemia durante o exercício, a presença de arritmias complexas desencadeadas pelo esforço e os distúrbios da condução e do ritmo cardíaco.[6]

Os exames de medicina nuclear na área cardiológica podem auxiliar na diferenciação do coração normal ou patológico no atleta, em particular nos casos de atletas com teste ergométrico sugestivo de isquemia. Podem, ainda, realizar avaliação da função ventricular esquerda em repouso e sob estresse; avaliação terapêutica, como após procedimentos de revascularização miocárdica, realizando a programação do recomeço da atividade esportiva e também na programação da intensidade e frequência da atividade física para os atletas ou esportistas portadores de doença cardiológica estrutural ou coronária.

O treinamento físico intenso e prolongado induz adaptações cardiovasculares que permitem ao coração de atleta desempenho fisiológico excepcional.[3] Entretanto, como consequência do exercício vigoroso praticado durante longos períodos, essas adaptações provocam uma variedade de alterações funcionais e anatômicas que podem estar fora dos limites de normalidade e cujo significado clínico e prognóstico em longo prazo tem sido objeto de intensa discussão.[4]

Na atualidade, o arsenal diagnóstico disponível é vasto e deve-se, portanto, escolher o exame a ser solicitado de acordo com as características de cada atleta, bem como com o tipo de informação que esperamos obter.

Indicações para Métodos de Imagem Cardíaca no Atleta

As técnicas de medicina nuclear na área cardiológica são utilizadas desde a década de 60 e já têm seu papel comprovado no diagnóstico e manejo de algumas alterações cardiológicas. Sua aplicação é muito importante na investigação e estratificação de risco da doença arterial coronária, que é a principal causa de morte no atleta acima de 35 anos.[7]

É muito empregada na investigação de isquemia em atletas assintomáticos com alterações eletrocardiográficas ao esforço, o que ocorre com muita frequência.

De acordo com as recomendações contemporâneas de interpretação do ECG do atleta, as anormalidades do eletrocardiograma (ECG) são divididas em três grupos, de acordo com sua prevalência: as relacionadas com o treinamento físico, as associadas com maior risco cardiovascular e aquelas com necessidade de investigação clínica para confirmar (ou excluir) a presença de doenças cardiovasculares.[8]

O atleta apresenta ainda, muito frequentemente, bradicardia sinusal, bloqueio AV de primeiro grau e repolarização precoce resultante de alterações fisiológicas e adaptação do sistema nervoso autônomo cardíaco ao treinamento, isso é, aumento do tônus vagal e/ou a atividade simpática reduzida. Além disso, o ECG de atletas bem treinados, geralmente, exibe critérios para hipertrofia ventricular esquerda, refletindo o remodelamento fisiológico do ventrículo esquerdo (VE). Embora as alterações no ECG possam ser consideradas "anormais", não implicam na presença de distúrbios cardiovasculares ou um aumento do risco cardiovascular no atleta. Esses achados no ECG devem ser claramente separados dos padrões de ECG não associados ao treinamento, como depressão do segmento ST e inversão da onda T, ondas Q patológicas, entre outras alterações da condução intraventricular, pré-excitação ventricular, intervalo QT longo ou curto e arritmias que podem ser uma expressão de distúrbios cardiovasculares, principalmente cardiomiopatias e doenças dos canais iônicos cardíacos, com risco potencial de morte súbita durante a prática esportiva.[9]

Avaliação da Perfusão Miocárdica e da Função Ventricular Esquerda pelas Técnicas da Medicina Nuclear

Tanto o estudo da perfusão miocárdica pela técnica tomográfica (SPECT) quanto a tomografia por emissão de pósitrons (PET) podem ser utilizados para a avaliação de isquemia miocárdica nos casos de origem anômala das artérias coronárias, de desequilíbrio da perfusão (doença coronária, hipertrofias graves do VE) ou doença microvascular.

O teste de esforço deve ser o passo inicial na avaliação diagnóstica de atletas com suspeita de CAD, podendo também predizer a sobrevida livre de eventos.

É, ainda, recomendado que atletas veteranos (*masters*), portadores de moderado a alto risco cardiovascular[10] e que desejam participar de competições, sejam submetidos a uma avaliação cardiovascular pelo teste ergométrico. Em caso de testes inconclusivos, métodos de imagens são associados às provas de estresse. A cintilografia miocardica é a técnica que traz informações funcionais sobre o comprometimento da perfusão segundo o território de irrigação. Com frequência, os atletas têm hipertrofia ventricular esquerda (HVE) e, nesse caso, os testes de esforço podem ser sugestivos para isquemia, mesmo na ausência de aterosclerose coronariana. Nesses casos, a cintilografia de perfusão do miocárdio mostra-se com o mesmo valor diagnóstico em relação aos pacientes sem HVE.[11]

Harris, em 1973,[12] observou em 38% a 50% dos atletas estudados testes ergométricos sugestivos de isquemia com cinecoronariografia normal. A cintilografia ao esforço consegue diferenciar a presença de alterações secundárias a HVE ou DAC significativa (Figuras 19.1 e 19.2).

Os exames diagnósticos considerados de avaliação de pré-participação em eventos esportivos são de valor limitado por baixa especificidade, baixa prevalência de DAC na população estudada, além do custo excessivo. Entretanto, para um atleta com probabilidade de pré-teste variando de intermediária a alta para DAC (por exemplo, os diabéticos), o teste ergométrico pode ser útil como avaliação cardiológica de rotina.[13]

A frequente presença de testes sugestivos de isquemia decorrentes de sobrecarga ventricular esquerda torna os métodos de imagens não-invasivos, como a medicina nuclear, de grande importância na avaliação cardiológica do atleta.

A medicina nuclear dispõe de algumas técnicas úteis na avaliação cardiológica do atleta:

- Cintilografia de perfusão do miocárdio esforço/repouso;
- Ventriculografia radioisotópica esforço/repouso;
- Cintilografia de perfusão do miocárdio ao esforço associada a teste cardiopulmonar.

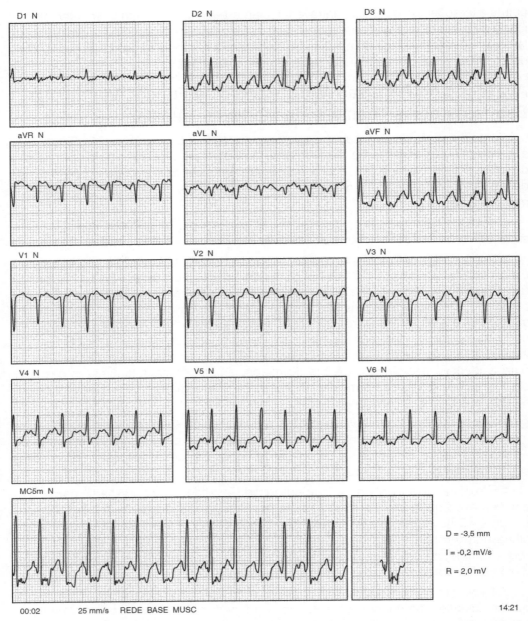

Figura 19.1. Indivíduo atleta *master* querendo retomar atividade física após implante de *stent*. Ao teste de esforço, nota-se infradesnível significativo do segmento ST, sugerindo resposta isquêmica do miocárdio.

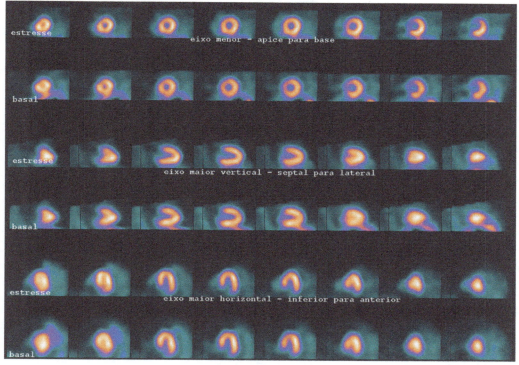

Figura 19.2. As imagens da cintilografia de perfusão miocárdica mostram captação homogênea do radiofármaco em todas as paredes do ventrículo esquerdo, em repouso e no estresse.

O grande número de aplicações clínicas da cintilografia de perfusão do miocárdio (CM) é fundamentado na possível identificação e verificação do grau de repercussão funcional de uma eventual obstrução coronariana por meio de análises qualitativas e quantitativas da gravidade e da extensão dos defeitos da perfusão. Sua ampla utilização é decorrente do fato de sua maior acurácia diagnóstica no teste de esforço na detecção de DAC.[14]

Metanálise incluindo 147 estudos e 24.047 indivíduos descreveu valores de sensibilidade e especificidade para o teste ergométrico, em média, iguais a 68% e 77%, respectivamente.[6] Em oito estudos incluindo 8.016 pacientes com LVE, os valores encontrados de sensibilidade foram iguais, enquanto a especificidade diminuiu para 69%.[15] Os valores encontrados na cintilografia de perfusão do miocárdio não sofrem influência da presença de alterações eletrocardiográficas ao esforço, sugestivas de isquemia, sendo descritos valores iguais a 93% e 88%, respectivamente.[16] A especificidade da cintilografia de perfusão miocárdica não se altera nos atletas sem hipertrofia ventricular esquerda.

As imagens cardíacas podem ser adquiridas de forma sincronizada com o ECG do paciente, permitindo a análise da função ventricular adicionalmente e de forma simultânea à análise da perfusão miocárdica (Gated-SPECT). Essas informações adicionais têm um valor diagnóstico e prognóstico muito importante. O avanço tecnológico que permitiu a análise adicional da função ventricular tem contribuído de maneira significativa na rotina clínica, possibilitando um diagnóstico e uma avaliação prognóstica mais precisos, aumentando também a especificidade de alguns achados do estudo de perfusão. Em situações em que haja dúvida entre um defeito perfusional persistente e um artefato, a análise da motilidade e do espessamento das paredes ventriculares pode contribuir na diferenciação dessas duas causas. Quando a hipoconcentração se deve a um artefato, a motilidade dessa parede é normal, assim como o espessamento sistólico.[17]

Como uma das indicações da cintilografia de perfusão do miocárdio é para o diagnóstico de pacientes com probabilidade pré-teste intermediária por discordância entre a clínica e a prova funcional, os atletas assintomáticos com teste ergométrico sugestivo de isquemia devem realizar o estudo antes de participarem de competições.

Cintilografia de Perfusão do Miocárdio Associada ao Teste Cardiopulmonar

O teste cardiopulmonar (TCP) é um procedimento diagnóstico não-invasivo que utiliza, simultaneamente, o método do teste ergométrico e a análise dos gases respiratórios, fornecendo informações eletrocardiográficas, hemodinâmicas e clínicas além de índices de aptidão física que permitem avaliar a capacidade funcional[18]

Pelo teste cardiopulmonar, podem ser obtidos importantes parâmetros funcionais e de trocas gasosas em repouso e ao esforço, assim como os índices de limitação funcional, o consumo máximo de oxigênio (VO_2 máximo), o limiar anaeróbico ventilatório (LAV), além de outras variáveis, como o pulso de oxigênio (pulso O_2), que representa o volume sistólico de ejeção ventricular.[19]

Sabe-se que as informações obtidas pelo teste de esforço, associadas às variáveis funcionais obtidas no teste cardiopulmonar, podem discriminar indivíduos saudáveis dos portadores de disfunção ventricular esquerda.[20]

Quando se associam os dados clínicos e eletrocardiográficos obtidos durante o esforço, os parâmetros funcionais acima descritos e as informações da perfusão do miocárdio nos limiares ventilatórios, obtém-se um conjunto de informações muito importante para a programação física adequada e completa do atleta portador de DAC.

Relaciona as informações da perfusão do miocárdio ao exercício com os limiares ventilatórios podendo, inclusive, avaliar se o atleta apresenta isquemia nas faixas de frequência cardíaca dos limiares de treinamento ou ao esforço máximo, mostrando a carga isquêmica e se há queda da fração de ejeção no pico do esforço (Figura 19.3).

a. Cintilografia mostrando isquemia nas paredes anterior e anterosseptal e mostrando a carga isquêmica.

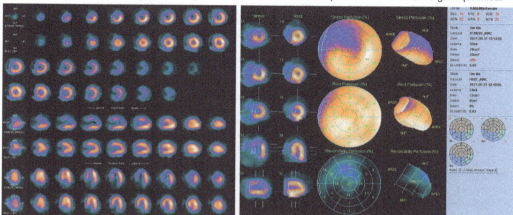

b. Cintilografia mostrando queda da fração de ejeção em teste com VO_2pico atingido.

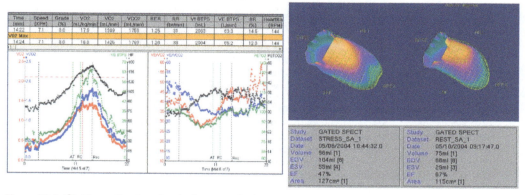

Figura 19.3. Cintilografia do miocárdio associada ao teste cardiopulmonar.

Conclusão

Em resumo, a medicina nuclear é uma ferramenta valiosa na diferenciação do coração normal e anormal dos atletas, devendo, sempre que possível, ser empregada para a liberação do atleta para a prática esportiva contínua e principalmente para participação nas competições.

Referências Bibliográficas

1. Fletcher GF, Blair SN, Blumenthal J et al. Statement on exercise. Benefits and recommendations for physical activity programs for all americans. A statement for health professionals by the Committee on Exercise and Cardiac Rehabilitation of the Council on Clinical Cardiology, AHA. Circulation 1992; 86(1):340-4.
2. Fletcher GF. How to implement physical activity in primary and secondary prevention. A statement for healthcare-professionals from the Task Force on Risk-reduction, American Heart Association. Circulation 1997; 96(1):355-7.
3. Pluim BM, Zwindermann AH, Van Der Laarse A, Van Der Wall EE. The athlete´s heart: a meta-analysis of cardiac structure and function. Circulation, 2000; 101:336-44.

4   Urhausen A, Monz T, Kindermann W. Sports-specific adaptation of left ventricular muscle mass in athlete´s heart. I. An echocardiographic study with combined isometric an dynamic exercise trained athletes (male and female rowers). Int J Sports Med. 1996; 17(supp): 145-51.

5. Frick MH, Konttinen A, Sarajas HS. Effects of physical training on circulation at rest and during exercise. Am J Cardiol 1963; 12:142-7.

6. Maron BJ. How should we screen competitive athletes for cardiovascular disease? Eur Heart J 2005; 26(5):428-30.

7. Ragosta M, Crabtree J, Sturner WQ, Thompson PD. Death during recreational exercise in the State of Rhode Island. Med Sci Sports Exerc 1984; 16(4):339-42.

8. Gibbons RJ, Balady GJ, Beasley JW, et al. ACC/AHA Guidelines for Exercise Testing. A report of the ACC/AHA Task Force on Practice Guidelines (Committee on Exercise Testing). J Am Coll Cardiol 1997; 30(1):260-311.

9. Van GW, Versee L, Eylenbosch W, Vuylsteek K. The electrocardiogram of athletes. Comparison with untrained subjects. Br Heart J 1970; 32(2):160-4.

10. Maron BJ. How should we screen competitive athletes for cardiovascular disease? Eur Heart J 2005; 26(5):428-30.

11 Pellicia A, Culasso F, Di Paolo FM, Maron BJ. Physiologic left ventricular cavity dilatation in elite athletes. Annais Internal Medicine, 1999; 130: 23-31.

12. Harris CN, Aronow WS, Parker DP, Kaplan MA. Treadmill stress test in left ventricular hypertrophy. Chest 1973; 63(3):353-7.

13. Maron BJ, Zipes DP. 36th Bethesda Conference: Eligibility Recommendations for Competitive Athletes with Cardiovascular Abnormalities. Task Force 5: coronary artery disease. J Am Coll Cardiol. 2005; 45(8).

14. Ficaro EP, Fessler JA, Shreve PD, Kritzman JN, Rose PA, Corbett JR. Simultaneous transmission/emission myocardial perfusion tomography. Diagnostic accuracy of attenuation-corrected 99mTc-sestamibi single-photon emission computed tomography. Circulation 1996; 93(3):463-73.

15. Chalela WA, Meneghetti JC, Ximenes AAB, et al. I Diretriz da Sociedade Brasileira de Cardiologia sobre Cardiologia Nuclear. Arq Bras Cardiol 2002; 78(3):1-42.

16. Klocke FJ, Baird MG, Lorell BH, et al. ACC/AHA/ASNC guidelines for the clinical use of cardiac radionuclide imaging-executive summary: a report of the American College of Cardiology/American Heart Association Task Force on Practice Guidelines (ACC/AHA/ASNC Committee to Revise the 1995 Guidelines for the Clinical Use of Cardiac Radionuclide Imaging). J Am Coll Cardiol 2003; 42(7):1318-33.

17. Smanio PE, Watson DD, Segalla DL, Vinson EL, Smith WH, Beller GA. Value of gating of technetium-99m sestamibi single-photon emission computed tomographic imaging. J Am Coll Cardiol. 1997 Dec;30(7):1687-92.

18. Meyer K, Samek L, Pinchas A, Baier M, Betz P, Roskamm H. Relationship between ventilatory threshold and onset of ischaemia in ECG during stress testing. Eur Heart J 1995; 16(5):623-30.

19. Taylor HL, Buskirk E, Henschel A. Maximal oxygen intake as an objective measure of cardio-respiratory performance. J Appl Physiol 1955; 8(1):73-80.

20. Belardinelli et al. Exercise-induced myocardial ischemia detected by cardiopulmonary exercise testing. Eur Heart J 2003;24:1304-13.

Capítulo 20

Ressonância Magnética e Angiotomografia do Atleta

- Ibraim Masciarelli Francisco Pinto • Tiago Senra Garcia
- Luciano Aguiar Filho • Andrei Skromov Albuquerque

Introdução

A realização sistemática e constante de atividades físicas intensas, em atletas profissionais, leva ao desenvolvimento de alterações adaptativas que decorrem da necessidade do coração atender às necessidades de oxigênio do organismo frente ao esforço realizado.[1] Dentre essas, destacam-se o aumento dos volumes ventriculares e a hipertrofia miocárdica em graus que variam conforme características genéticas, sexo, idade, intensidade, volume e frequência do treinamento e do tipo do esporte praticado.[2-5]

Muitas vezes, na prática clínica, a distinção entre a adaptação fisiológica e algumas cardiopatias, especialmente aquelas que se encontram em estados incipientes, pode representar um desafio diagnóstico em particular diante de sintomas que tanto podem estar relacionados a doenças do coração como a outras condições, por exemplo: desequilíbrios hidroeletrolíticos, fadiga e erros nutricionais, entre outras, como diante de casos de palpitações e síncopes.[1-2,6-8] Por outro lado, a investigação em atletas sintomáticos é de extrema importância, pois cardiopatias nesta população associam-se à ocorrência de eventos adversos significativos, sendo o mais temível deles a morte súbita.[5,9,10] Em diferentes países do mundo, diversas cardiopatias figuram como importante causa de mortalidade nesses indivíduos, que muitas vezes apresentam consequências sociais, éticas e jurídicas relevantes.[6,8,10-12]

Por outro lado, muitas vezes o uso indiscriminado de exames diagnósticos pode implicar em aumento desnecessário de custos médicos e levar à decisões clínicas impróprias, até com a suspensão desnecessária de atividades profissionais, sendo, portanto, importante que se analise de forma crítica as principais indicações e limitações de cada exame de imagem, considerando as limitações e o real valor relativo de cada um dos métodos diagnósticos em atletas.[13]

CARDIOESPORTE: CARDIOLOGIA DO EXERCÍCIO E DO ESPORTE

A ressonância magnética permite a análise funcional de excelência e a caracterização tecidual não invasiva e a tomografia possibilita a avaliação anatômica não invasiva pormenorizada, contribuições específicas que podem, desde que corretamente solicitadas, auxiliar no esclarecimento da presença de cardiopatias em atletas e na tomada de decisão terapêutica.

Princípios Básicos de Formação de Imagem

A seguir, apresentaremos algumas informações sobre o processo de obtenção de imagem por ressonância e por tomografia, pois isso se associa à segurança dos exames e as suas potenciais contribuições clínicas.

Ressonância magnética

A aquisição de imagens por ressonância é baseada na interação de potentes imãs com átomos no interior do corpo humano que sejam sensíveis ao efeito dos magnetos. Desses, destaca-se o hidrogênio que, ao ser exposto a um campo magnético potente, passa a ter comportamento conhecido e pode ser estimulado com o uso de ondas de radiofrequência.[14] Os prótons absorvem a energia fornecida por essas ondas e faz com que esses prótons passem a uma nova posição. Ao se interromper a emissão das ondas magnéticas, esses elementos retornam ao estado inicial, liberando a energia acumulada. A imagem é gerada captando-se as diferentes magnetizações transversais (sinais) residuais que cada ponto do corte possui após cessar a radiofrequência, uma vez que o tempo desse retorno à situação inicial varia conforme a molécula à qual o próton se encontra ligado. Dependendo da forma como o estímulo e a captação de sinais é feita, pode-se obter tipos distintos de imagens que trarão informações predominantemente anatômicas ou funcionais. O material de contraste gadolínio (Gd) acelera o retorno dos prótons à condição original e isso faz com que os locais onde o Gd estiver presente fiquem com hiperintensidade de sinal, em sequências específicas, manifestada pela cor branca. Isso ocorrerá quando existirem áreas com processo inflamatório, necrose ou fibrose, fazendo com que essa técnica, chamada de realce tardio, seja muito útil para a caracterização tecidual. Em algumas condições clínicas, porém, não existem zonas de fibrose suficientemente grandes para que sejam identificadas por essa técnica. Sendo assim, mais recentemente, nova forma de análise de imagem foi desenvolvida, de modo a detectar casos em que exista fibrose intersticial, não vistas pela abordagem tradicional, mas que têm importância diagnóstica e prognóstica.[14] Essa abordagem compreendem a criação de um mapa que meça os parâmetros de relaxamento T1 e T2 e vem ganhando papel na prática clínica, em especial por potencializarem a contribuição diagnóstica da ressonância. Por dispensar o uso de radiação ionizante, possuir resolução espacial satisfatória (até 1,5 mm), adequada resolução temporal (45 ms pelo menos) e, por facultar a tipificação histológica não invasiva, a ressonância vem ganhando destaque na avaliação de atletas, em especial nos casos de hipertrofia nos quais a distinção entre processos patológicos e adaptação fisiológica ao esforço intenso oferece desafios diagnósticos, assim como na avaliação de atletas com arritmias.[8,14,15]

As contraindicações à ressonância são cada vez menores e incluem a presença de clips metálicos cerebrais, certos tipos de próteses cocleares e alguns dispositivos, tais como marca-passos, cardioversores e desfibriladores implantáveis, bem como seus eletrodos. Deve-se ressaltar o fato, porém, que alguns desses dispositivos manufaturados nos últimos anos são compatíveis com equipamentos de ressonância, em especial quando o campo magnético for de 1,5T.[14,16] Com relação ao contraste paramagnético, trata-se de agente seguro, de baixa nefrotoxicidade, que raramente provoca reações adversas. Seu uso deve ser evitado, porém, em casos em que o *clearance* de creatinina seja inferior a 30 mL/min/1,73 m², ou em pacientes dialíticos, uma vez que, nessas condições, há risco do desenvolvimento de fibrose nefrogênica sistêmica, entidade grave de prognóstico muito desfavorável. Também nesse sentido, porém, há progressos notáveis e materiais mais estáveis de segurança ainda maior têm sido desenvolvidos e podem, em casos selecionados, com absoluta indicação de serem submetidos à ressonância magnética, sem incorrer em risco elevado do desenvolvimento dessa entidade.[16]

Tomografia computadorizada

Esse exame é o resultado da interação entre um tipo de radiação ionizante (raio X) com o corpo humano e estruturas e materiais no seu interior, que atenuem a radiação aplicada. A tomografia é disponível na prática clínica há mais de 40 anos e em especial, nos últimos 20 anos, passou a ocupar papel central na investigação cardiológica. O tomógrafo é composto de um tubo gerador de raios X, de elementos detectores que captam a radiação que atravessou o corpo do paciente e da maca de exames, sobre a qual o paciente se posiciona e que avança pelo interior do equipamento. A grande contribuição do exame resulta da sua elevada resolução espacial, que permite imagear, de modo não invasivo, estruturas milimétricas. A resolução temporal da tomografia é inferior àquela da ressonância, assim como a capacidade de caracterização tecidual, muito embora alguns estudos tenham demonstrado que, em certo grau, pode-se identificar a existência de necrose ou fibrose com o uso desse exame.[16] A dose de radiação à qual o paciente é exposto é habitualmente medida em milisievert, unidade que reflete não apenas a energia à qual o paciente foi exposto, mas também o efeito biológico causado por essa exposição, e é reduzida a níveis muito seguros, que correspondem hoje a 10% ou menos do que se empregava nos primeiros anos do uso da tecnologia, ao mesmo tempo em que o aprimoramento dos detectores e das técnicas de processamento de imagem levam à obtenção de imagens cada vez melhores.[16] Exames para determinar a presença ou não de cálcio nas artérias coronárias podem ser feitos sem contraste, mas a maioria dos casos de atletas submetidos à tomografia requer o uso de meio de contraste iodado. O iodo é utilizado por suas características físicas que fazem com que seu uso possibilite a análise das estruturas vasculares, bem como da irrigação e perfusão do coração. Dá-se preferência aos materiais não iônicos de baixa osmolalidade e com alta concentração de iodo, pois apresentam baixa taxa de reações adversas (0,2-0,6%), que raramente são graves (0,01-0,02%). Quando ocorrem, essas reações (que podem ser anafilactoides/idiossincrásicas ou não anafilactoides) ocorrem habitualmente até 1 hora após a injeção, mas há as tardias, que surgem em até 7 dias depois do exame. São fatores de risco para as reações anafilactoides: reação alérgica prévia ao contraste iodado e histórico de doenças alérgicas. Não existe associação confiável com alergia a frutos do mar. A utilização de corticoides e de anti-histamínicos em pacientes com reações alérgicas prévias ao contraste moderadas ou graves pode ser recomendada. As reações não anafilactoides (arritmias, sintomas vasovagais, edema agudo de pulmão e nefropatia induzida) estão relacionadas também ao volume de contraste. São fatores de risco: diabetes, insuficiência renal, paraproteinemias, idade avançada, anemia falciforme, feocromocitoma, hipertireoidismo e uso de betabloqueadores adrenérgicos. A nefropatia pós contraste surge em 48 horas e tende a reverter em até 10 dias. Hidratação endovenosa antes do exame tem-se mostrado a forma mais efetiva de prevenir essa complicação.

Uso Racional da Tomografia e da Ressonância em Atletas

Tendo em vista disseminar o uso racional de exames diagnóstico, discutiremos a seguir as potenciais contribuições da tomografia e da ressonância, em relação aos demais exames diagnósticos, com a finalidade de contribuir com o manejo de atletas com suspeita de apresentar cardiopatias na prática clínica.

Exames de imagem e aspectos morfológicos

A identificação de alterações anatômicas é fundamental para confirmar o diagnóstico de várias condições associadas à morte súbita em atletas, tais como a cardiopatia arritmogênica do ventrículo direito, cardiomiopatia hipertrófica, cardiomiopatia dilatada, cardiomiopatia restritiva e a origem anômala de artérias coronárias.[7,8,17] Os exames de imagem devem incluir a análise da morfologia das quatro câmaras cardíacas, deve ser feita a medida dos eixos das cavidades e a determinação do aspecto dos átrios e ventrículos, incluindo a determinação da proporção dos eixos. Embora a mensuração dos volumes ventriculares seja habitualmente considerada como parte da análise funcional, a interpretação dos aspectos anatômicos deve incluir o cálculo dos volumes do átrio esquerdo, dos ventrículos ao final de diástole e a relação entre a espessura parietal e os volumes dos ventrículos.

Deve haver cautela, contudo, em relação ao uso isolado dos dados anatômicos, pois em alguns indivíduos pode haver resposta fisiológica exacerbada, com dificuldade de distinguir entre processos adaptativos e cardiomiopatias.[8,9,11,15,17] Uma dúvida frequente ao se avaliar atletas é definir se há ou não hipertrofia patológica, pois a presença de cardiomiopatia hipertrófica é potencialmente grave e pode exigir a suspensão de atividades físicas. Essa dificuldade é ainda maior em atletas de elite.[18] Em virtude disso, desenvolveram-se índices que consideram a relação entre os diferentes parâmetros morfológicos, como a espessura miocárdica e os volumes dos ventrículos ao final de diástole. Esse índice, que pode ser calculado rapidamente a partir dos dados obtidos na análise rotineira, pode ser utilizado por diferentes exames de imagem, já tendo sido validado para o ecocardiograma e para a ressonância magnética em estudos que deixaram clara sua utilidade para diferenciar jogadores de futebol saudáveis de portadores de cardiomiopatia hipertrófica, tendo-se mostrado particularmente útil nos casos de haver espessura miocárdica no limite superior da normalidade.[4,18]

A avaliação da morfometria cardíaca, em especial do ventrículo esquerdo, também pode contribuir para determinar a normalidade ou a presença de doenças cardíacas. Schiros et al. compararam atletas com pacientes portadores de insuficiência mitral e indivíduos sedentários e sem cardiopatia diagnosticada.[19] Eles demonstraram que tanto os atletas de elite como os portadores de regurgitação mitral apresentavam

RESSONÂNCIA MAGNÉTICA E ANGIOTOMOGRAFIA DO ATLETA **235**

cardiomegalia com aumento significantivo dos volumes ventriculares em relação aos casos controles, nos quais a morfologia elíptica, característica de corações saudáveis, era mantida.[19] Esse achado confirma, na prática clínica, o conceito fisiológico de que a forma das diferentes câmaras cardíacas tem implicação direta na função e na qualidade de contração dos ventrículos e que a mudança da relação dos eixos cardíacos, com perda da forma elíptica do ventrículo esquerdo, pode traduzir a existência de danos teciduais.[20]

A detecção de obstruções nas artérias coronárias também faz parte da análise morfológica e deve ser realizada sempre que houver suspeita clínica condizente com a existência de limitação ao fluxo naquele território arterial. Duas condições distintas podem representar obstáculos mecânicos ao fluxo coronário: a origem anômala dessas artérias e a doença arterial coronária consequente à aterosclerose que, embora seja uma condição mais prevalente em atletas com idade acima dos 35 anos, tem tido sua presença aumentada também em populações mais jovens.[10,21] Nessas condições, o exame não invasivo com maior utilidade clínica é a tomografia computadorizada de múltiplos detectores, que possibilita a análise incruenta daqueles vasos. A proporção de doença coronária como causa de morte súbita tem aumentado nos últimos anos, pois os atletas têm exercido suas atividades até faixas etárias mais avançadas e, ao mesmo tempo, indivíduos na quinta e sexta década de vida dedica-se a atividades físicas intensas, tais como a prática de maratonas, corridas de longa distância e até mesmo competem em categorias sêniores.[10] Nesse subgrupo, assim como na população em geral, a principal indicação desse exame se dá quando o objetivo principal é excluir a presença de doença arterial coronária como causa dos sintomas, especialmente em casos de pacientes de baixo e intermediário risco.[22] Exames funcionais, por sua vez, são indicados quando se planeja avaliar indivíduos de risco mais elevado, quando o objetivo principal do exame é o de confirmar a presença de aterosclerose que provoque obstruções funcionalmente significativas e, nesses casos, a escolha pode levar ao uso da ecocardiografia por estresse, da ressonância magnética com estresse farmacológico ou da cintilografia de perfusão miocárdica (Figuras 20.1 e 20.2).[10,22] Quando a suspeita clínica é mais compatível com origem anômala desses vasos, pode-se escolher a ressonância magnética para evitar a exposição do paciente à radiação ionizante, mas a acurácia da reprodução da anatomia é mais fiel pela tomografia computadorizada.[13]

Outras condições clínicas também podem ser definidas a partir da análise da morfologia das câmaras cardíacas, como a endomiocardiofibrose, a presença de cardiopatias congênitas e de doenças da aorta. Uma condição, porém, exige cautela e se refere ao diagnóstico de miocárdio não compactado, que se baseia na relação entre miocárdio não compactado e compactado igual ou superior a 2,3:1, na ausência de outra anormalidade estrutural. A dificuldade maior se dá porque esses achados já foram relatados por diferentes tipos de imagem como achados incidentais em atletas assintomáticos e que não apresentavam outras anormalidades. Isso reforça o aspecto de que os achados dos exames subsidiários devem ser analisados e valorizados conforme as características clínicas dos atletas a serem avaliados, em especial pelas consequências sociais danosas que a suspensão de atividade física pode ter em atletas profissionais.[13]

236 CARDIOESPORTE: CARDIOLOGIA DO EXERCÍCIO E DO ESPORTE

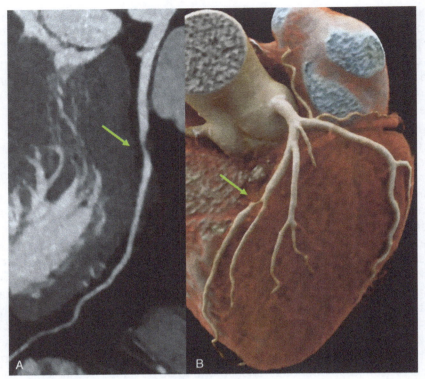

Figura 20.1. Tomografia de artérias coronárias de atleta de 37 anos, com dor precordial. A tomografia mostrou estenose grave, não calcificada, na artéria descendente anterior, que foi tratada com o implante de *stent* farmacológico.

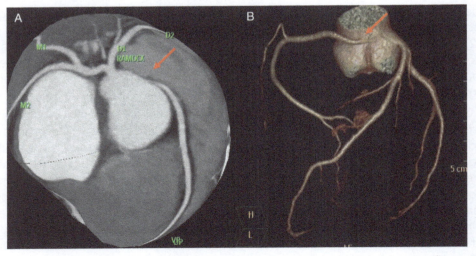

Figura 20.2. Atleta de 23 anos, jogador de handebol, com dor precordial. A tomografia mostrou origem da artéria coronária direita deslocada para a esquerda com trajeto entre a via de saída do ventrículo direito e a aorta, que promovia importante compressão extrínseca do vaso. O paciente foi submetida a tratamento cirúrgico, com reimplante das artérias coronárias

Exames de imagem e aspectos funcionais

A despeito da relevância da avaliação anatômica, a análise funcional de atletas com suspeita de cardiomiopatias é fundamental em diversas circunstâncias e deve incluir a análise da função diastólica e/ou sistólica dos ventrículos, a análise da contração regional das paredes ventriculares e o estudo do funcionamento das valvas cardíacas e. Além disso, é a partir da documentação da existência de anormalidades ao esforço, seja espontâneo ou induzido pelo estresse físico ou farmacológico, que se pode confirmar a presença de alterações como cardiomiopatia hipertrófica com estenose subaórtica, cardiopatia arritmogênica do ventrículo direito, disfunção ventricular associada à hipertensão, hipertensão pulmonar, doenças da aorta e isquemia miocárdica, dentre outras.

É fundamental que se realize as medidas dos parâmetros funcionais da maneira mais objetiva possível. Caso não se disponha de programas de computador para realizar as medidas de forma automática, recomenda-se fortemente que a análise seja feita por dois observadores, de forma independente, em especial nos casos em que houver dúvidas na interpretação das imagens. A medida da deformação miocárdica deve ser feita, assim como devem ser quantificados anomalias de fluxo que possam traduzir refluxo ou estenoses valvares. Também é fundamental que se ajuste as medidas obtidas à área de superfície corpórea, que varia de modo importante conforme a modalidade esportiva praticada e o programa de treinamento físico. Esse aspecto ganha em importância ao lembrarmos que o conceito de atletas envolve atividades tão distintas como tênis de mesa, esgrima, corredores de diferentes distâncias, nadadores, ciclistas, futebolistas e halterofilistas, entre outras, cada uma delas com impacto específico e distinto sobre o praticante.[5,17,23,24]

A avaliação da contratilidade regional não pode ser negligenciada, especialmente porque algumas manifestações de cardiopatias, como arritmias e síncope, podem surgir antes que exista perda da função global do ventrículo esquerdo ou do ventrículo direito.[2,10,15,17,23,25-27] Duas condições podem ser utilizadas como exemplo: algumas modalidades esportivas, como o esqui alpino e a corrida de longa distância, associam-se com aumento mais pronunciado da espessura da parede do ventrículo esquerdo e a distinção entre adaptação normal e a presença de hipertrofia patológica pode ser muito difícil.[28] Uma possibilidade de exploração é o uso de técnicas mais sofisticadas de ecocardiografia, como a imagem tridimensional,[29] mas muitas vezes é preciso lançar mão de outras modalidades de imagem, com particular destaque para a ressonância magnética.[28,30,31] Usando apenas a avaliação funcional, Petersen et al. afirmaram que podiam identificar coração de atleta com acerto de 100% em relação aos casos de hipertrofia patológica. Nesses últimos, os valores indexados eram mais de 35% superiores em relação aos dados encontrados na população saudável não atleta.[7] Por outro lado, essa estratégia confirmou o diagnóstico de 80% dos casos de portadores de cardiomiopatia hipertrófica e definiu que, em 22%, a hipertrofia era secundária à presença de hipertensão arterial sistêmica.[7] Além disso, a prática clínica também demonstra que, a despeito destes resultados animadores, pode haver dificuldade diagnóstica adicional em casos cujo grau de hipertrofia não seja tão pronunciado. Nesses, a avaliação da intensidade e da direção do deslocamento no miocárdio ao longo do ciclo cardíaco pode dar informações adicionais, assim como a determinação da presença de estenose subaórtica, que não faz parte do espectro de adaptações típicas do coração de atleta.[7,8,29]

Outra condição na qual a avaliação da contratilidade regional é de extrema importância é a suspeita de cardiopatia arritmogênica do ventrículo direito.[27,32] A cavidade ventricular direita passa por adaptações semelhantes às vistas no ventrículo contralateral em casos de atletas, com aumento das dimensões e da espessura parietal, que podem gerar artefatos que, por sua vez, podem simular a presença de pequenas áreas de hipocinesia ou de discinesia ventricular.[23] Em muitos casos de cardiomiopatia arritmogênica do ventrículo direito (CAVD), alterações contráteis regionais sutis antecedem as modificações mais evidentes e há a necessidade de se analisar em pormenores a movimentação, o espessamento e o sincronismo do deslocamento das paredes do ventrículo direito ao longo do ciclo cardíaco.[17,27,33] A análise pela ecocardiografia pode ser suficiente em um expressivo número de casos, mas muitas outras vezes é necessário lançar mão da análise por ressonância magnética, que com maior resolução espacial e de contraste, permitirá maior acurácia na elucidação diagnóstica.[17,27,33] Além disso, a ressonância oferece a possibilidade de se realizar ampla exploração por imagem do ventrículo direito, sem nenhum tipo de restrição, tornando possível encontrar eventuais defeitos de contratilidade regionais que estejam presentes. Contudo, mesmo que se encontrem alterações regionais, é necessário cautela na interpretação desses resultados, pois a presença dessas anormalidades isoladamente não permite confirmar o diagnóstico de CAVD. Para esse fim, outras análises devem ser feitas, como a pesquisa dos volumes indexados (ajustados para a área de superfície corpórea do paciente), a avaliação da função contrátil e a análise comparativa do índice de remodelamento indexado do ventrículo direito em relação ao esquerdo.[27] Mesmo com a possibilidade de se empregar todos esses índices, existem casos nos quais restam dificuldades diagnósticas e, conforme discutiremos em outra parte desse capítulo, há a necessidade de se realizar a avaliação do miocárdio, a exemplo do que ocorre diante de outras suspeitas clínicas (Figura 20.3).

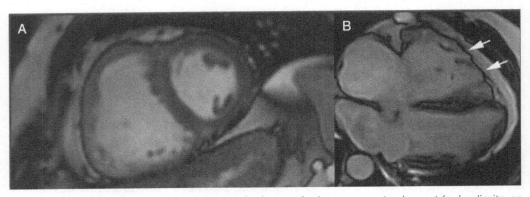

Figura 20.3. Maratonista de 42 anos com arritmia ventricular e aumento do ventrículo direito ao ecocardiograma. A ressonância confirmou o aumento da cavidade ventricular e a presença de discinesias na mesma câmara, achados frequentes na cardiopatia arritmogênica do ventrículo direito.

A avaliação funcional também dá informações fundamentais quando se avalia portadores de cardiopatias congênitas. Atletas profissionais raramente apresentam anomalias complexas, mas já foram publicados casos de portadores de defeitos sutis, sem grande repercussão hemodinâmica, que participavam de competições internacionais.[34,35] Uma dessas condições é a presença de valva aórtica bicúspide, cuja interação com a prática de esportes profissionais, ou em alto nível, é complexa e, frequentemente, exige a realização de exames adicionais.[35,36] Relatos apontam que essa anomalia pode comprometer até 2,5% dos atletas e parte significativa desses encontra-se sob risco de morte súbita de causa cardíaca,[35] recomendando-se, portanto, o acompanhamento cuidadoso desses pacientes, mesmo se a presença do defeito não impedir a prática de esportes competitivos. Na verdade, a decisão quanto a suspender ou não a prática de atividades físicas é complexa nessa população. Parece existir consenso no sentido de que a prática de atividade física não provoca piora funcional, nem mesmo implica em aumento adicional das dimensões ventriculares. Mas já foi relatado que os portadores desses tipos de anomalia evoluem com mais frequência para sobrecarga volumétrica e redução da função contrátil do que atletas sem alterações cardíacas[35] e, por isso, devem ser alvo de monitoração e acompanhamento por meio de métodos de imagem. Isso leva à recomendação de que essa anomalia deve ser procurada ativamente, até como consequência de sua prevalência, e os pacientes acompanhados, utilizando-se inclusive formas mais sofisticadas de análise do relaxamento e da contratação segmentar,[37] uma vez que a detecção precoce de anormalidades é fundamental no sentido de procurar prevenir a instalação de insuficiência cardíaca e a morte súbita nesses pacientes. Habitualmente, a análise desse tipo de anormalidade é feita com eficácia pela Doppler-ecocardiografia, ficando a realização de outros tipos de exames para casos excepcionais. Há consenso de que a atividade física deveria ser suspensa apenas se houver arritmias complexas documentadas ou quando os exames de imagem demonstram a presença de disfunção ventricular.[38]

Há tendência, no momento, de adotar postura semelhante no que se refere a atletas com defeitos em outras valvas cardíacas. Alguns autores afirmam que, diante de anormalidades com pequeno grau de repercussão hemodinâmica, se poderia realizar o acompanhamento evolutivo, sem a necessidade de interromper a prática de esportes. Langer et al. demonstraram que portadores de insuficiência mitral ou aórtica de grau menor ou igual a II e que não mostrem alterações significativas à ecocardiografia podem praticar esportes, inclusive competitivo, sem restrições.[39] Por outro lado, caso existam modificações dos parâmetros funcionais, mesmo que sutis, o paciente já deve ser considerado como pertencente ao grupo de risco para a incidência de morte súbita e afastado das atividades relacionados à prática de atividades esportivas.[39]

Quando existe suspeita de comprometimento da aorta, seja por doença congênita ou por alterações adquiridas, há necessidade de se realizar avaliação funcional pormenorizada e, se houver algum sinal de piora da função ventricular, a atividade física deve ser suspensa.[40] Porém, também nessas condições, não há unanimidade de que a atividade deva ser interrompida caso o defeito seja de grau leve e não exista repercussão hemodinâmica e há tendência a se tolerar diâmetros mais expressivos da aorta do que na população sedentária para se definir que existe aortopatias.[40] Um cuidado especial deve existir no caso de jogadores profissionais de basquete, pois nesse grupo há maior prevalência de síndrome de Marfan.[13,41] Yim et al. afirmam que o encontro de regurgitação da valva aórtica é mais comum e que qualquer paciente portador de sinais sugestivos de síndrome de Marfan deveriam ser submetidos a avaliação cuidadosa e, se houver incompetência valvar, o atleta deve ser afastado das atividades físicas profissionais,[41] em virtude do maior risco inerente a essa condição. Eles também mencionam que, nessa população, deva-se considerar a complementação da avaliação com tomografia computadorizada ou ressonância magnética para complementar a análise dos defeitos valvares, analisar o impacto sobre a função ventricular e estender a análise para o restante da aorta torácica.[41]

A avaliação funcional pode ser feita em casos com suspeita de disfunção ventricular para definir se há ou não comprometimento do miocárdio ou ainda diante da suspeita de cardiomiopatias ou miocardites. A detecção de defeitos na contratilidade pode indicar a presença de patologia, mas, por vezes, é necessário também realizar avaliações que forneçam mais dados sobre a condição do miocárdio, como discutiremos em outra seção.[13] Isso não permite, contudo, que se negligencie a determinação dos parâmetros funcionais, como a variação da espessura e dos volumes ventriculares ao final de diástole e ao final de sístole, fração de ejeção e débito cardíaco, ou ainda dos índices de remodelamento e de hipocinesia regional, que são dados fundamentais para a tomada de decisão, em especial quanto à necessidade de suspender a realização de atividades físicas.

Muitas vezes, a avaliação funcional deve ser feita sob estresse físico ou farmacológico, com o objetivo de se esclarecer o quadro clínico ou determinar a gravidade de um defeito.[13] Esse tipo de abordagem fornece informações que podem esclarecer a presença de gradientes intraventriculares significantes, em suspeitas de cardiomiopatia hipertrófica, por exemplo, e potencializar defeitos regionais ou globais em pacientes com suspeita de miocardite. Uma das condições nas quais esse tipo de exame é fundamental é diante da suspeita de doença arterial coronária. A realização de exames que definem a qualidade da perfusão miocárdica pode revelar a presença de isquemia, o limiar no qual esse evento ocorre e indicar a necessidade de revascularização percutânea ou cirúrgica.[13] Esse tipo de exame, por sua vez, é particularmente indicado em casos de risco elevado e raramente utilizado em assintomáticos.[13] Da mesma forma, as avaliações funcionais podem ser feitas após exame de tomografia que tenha revelado lesões moderadas ou se havia artefatos que impediam a quantificação precisa do grau de estenose.[22] A ressonância magnética tem apresentado desempenho cada vez mais satisfatório nessa área, sua resolução temporal e de contraste são muito superiores à sua resolução espacial e, em virtude disso, desde o princípio de sua aplicação clínica suas contribuições mais significativas encontram-se no terreno das avaliações funcionais e da caracterização tecidual.[16] Empregando técnicas de estresse farmacológico, a ressonância permite a identificação de áreas hipoperfundidas com grande precisão, que tem impacto na decisão clínica e no manejo de pacientes com suspeita de doença arterial coronária.[14,16] Ademais, ao contrário do que habitualmente se acredita, o exame pode ser feito na maior parte dos equipamentos comercialmente disponíveis, em períodos de duração aceitáveis e em custos competitivos com outras técnicas de pesquisa não invasiva de isquemia (Figura 20.4).[14,42,43] A ressonância pode ser uma ferramenta particularmente útil em mulheres atletas ou que pratiquem atividade física intensa e que necessitem de avaliação de isquemia miocárdicas,[44,45] pois é capaz de oferecer dados clínicos relevantes sem expor as pacientes à radiação ionizante e não apresenta limitações em relação à janela acústica ou à presença de tecido mamário volumoso.

Finalmente, o impacto funcional de estenoses pode ser avaliado também por meio da reserva de fluxo fracionada medida por tomografia computadorizada. Essa é uma forma de avaliar o impacto funcional de uma placa de ateroma, baseada na relação entre o fluxo máximo, em condições de hiperemia e sem obstruções, com o fluxo presente, em condições de hiperemia, em vaso comprometido por aterosclerose.[46] O uso dessa abordagem iniciou-se na cardiologia invasiva e levou a menor número de revascularizações acompanhadas de significativa redução no número de eventos e do custo, quando comparada à decisão terapêutica baseada apenas na analise da cinecoronariografia.[47] A utilidade da tomografia para realizar esse tipo de avaliação foi testada em vários estudos, dentre os quais o estudo PLATFORM, que avaliou 584 pacientes com angina de recente começo, que foram randomizados para serem submetidos ao manejo habitual (287) ou à tomografia com o cálculo da FFRct (297). Ao final do período de acompanhamento, os dados obtidos em 581 indivíduos mostraram que não havia diferença em relação ao número de eventos adversos nos dois braços, mas o número de procedimentos invasivos e o custo eram significativamente menores nos pacientes submetidos à tomografia com FFRct (48). Algumas limitações práticas ainda impedem o uso indiscriminado dessa abordagem e seu desempenho em atletas ainda é desconhecido, mas é uma forma de análise não invasiva que pode vir a ocupar papel relevante na pesquisa de isquemia em pacientes com obstruções coronárias.

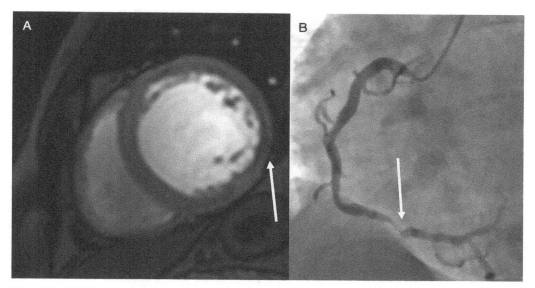

Figura 20.4. Ciclista de 41 anos com dor precordial e história familiar de infarto. A ressonância (A) mostrou isquemia inferolateral, enquanto a cinecoronariografia revelou estenose grave na artéria coronária direita.

Exames de imagem e caracterização tecidual

A possibilidade de fornecer dados a respeito da condição do miocárdio, permitindo assim a correlação entre os achados do músculo cardíaco e o quadro clínico é um dos aspectos mais interessantes dos exames de imagem. Com esse tipo de abordagem, pode-se inferir se há ou não a presença de necrose, fibrose e quantificar a extensão das áreas comprometidas.[5,7,13,31,49,50] Diferentes exames tentam, de algum modo, fornecer dados que traduzam a presença de anormalidades estruturais no miocárdio, incluindo a tomografia computadorizada e o ecocardiograma com Doppler tecidual. A tomografia computadorizada apresenta, perspectiva animadora com o potencial das técnicas de dupla ou múltipla energia para investigar a presença de anormalidades miocárdicas e até de quantificar o fluxo coronário, o que pode vir a ocupar local de destaque na investigação do músculo cardíaco. Contudo, até o momento, o maior volume de dados publicados em estudos avaliando atletas com suspeita de cardiopatia é com a ressonância magnética.[5,7,13,31,49,50] A despeito de, no início, a pesquisa do realce tardio ter sido desenvolvida para avaliar pacientes com cardiopatia isquêmica, experiências posteriores demonstraram que ele poderia ser usado para auxiliar na definição do diagnóstico etiológico de miocardiopatias, além de servir como poderoso marcador prognóstico em diferentes condições clínicas, incluindo atletas com suspeita clínica de cardiopatias.[22] Plaisier et al. demonstraram que esse tipo de análise aumentava a acurácia ação diagnóstica de cardiopatia arritmogênica em atletas com arritmias.[32] Isso é uma contribuição importante porque, conforme mencionado anteriormente, a análise da contratilidade regional do ventrículo direito em atletas pode revelar imagens passíveis de serem confundidas com as alterações da contratilidade regional existentes nos portadores de cardiopatia arritmogênica (Figura 20.5).[27]

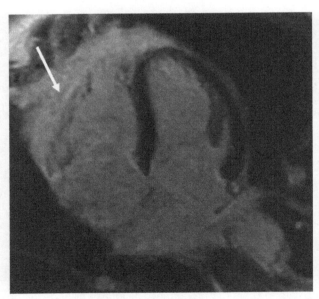

Figura 20.5. A investigação de cardiomiopatias pode se beneficiar da pesquisa de realce tardio, como nesta imagem de um maratonista de 42 anos, que mostrava aumento dos volumes do ventrículo direito e discinesias e que, nas imagens de realce tardio, exibia intenso realce na parede anterior do ventrículo direito.

O realce tardio é, também, um importante marcador em casos de suspeita de pericardite ou miocardite. No caso da inflamação do músculo cardíaco, alguns autores têm associado a forma de apresentação das áreas de realce com o agente etiológico e até mesmo com o prognóstico desses pacientes.[13,22] Embora a real prevalência de miocardite em atletas ainda seja tema de discussão, não há dúvidas de que, quando presente, ela representa uma situação de risco que, caso não seja tratada adequadamente, pode levar à morte.[13] A presença de realce tardio também pode ser útil no sentido de determinar se há ou não fibrose em portadores de cardiomiopatia hipertrófica, um elemento que auxilia na definição do diagnóstico, uma vez que sua presença não é esperada em casos da hipertrofia adaptativa do coração de atleta.[7,12,31,49] Além de ser de relevância para a determinação do diagnóstico, esse dado também tem valor prognóstico e pode indicar a existência de casos nos quais o tratamento da arritmia para prevenir morte súbita necessita ser mais agressivo (Figura 20.6).

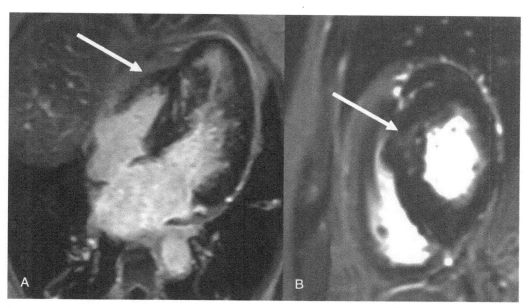

Figura 20.6. Halterofilista de 24 anos com queixa de síncope e ecocardiograma mostrando hipertrofia com predomínio de aumento de espessura na parede septal. As séries obtidas tardiamente após a injeção do meio de contraste mostraram realce no septo, em especial na porção mesocárdica, característico de cardiomiopatia hipertrófica. A massa de fibrose foi estimada como correspondendo a 18% do miocárdio ventricular, quantidade considerada como preditor independente de eventos adversos.

Em decorrência dos resultados expostos acima, entende-se que a avaliação das características do miocárdio em atletas deve fazer parte da investigação de atletas com suspeita de cardiopatias, em especial naqueles casos nos quais os dados morfológicos ou funcionais não forneceram todas as informações necessárias ou não esclareceram plenamente o diagnóstico, devendo ser incorporada na elucidação de arritmias severas.

Alguns serviços tem procurado desenvolver técnicas de realce tardio a partir da tomografia com objetivos e resultados semelhantes aos conseguidos com a ressonância. Temos aplicado esse tipo de metodologia no nosso serviço com sucesso, tanto em casos com suspeita de cardiomiopatia hipertrófica como em casos de miocardite. Contudo, alguns tópicos relacionados à dose de radiação e o uso de contraste iodado devem ser solucionados antes desse tipo de abordagem ganhar uso disseminado.

Com base nos aspectos discutidos até aqui, apresentamos na Figura 20.7 uma proposta para o uso racional e crítico dos exames de imagem, tentando considerar as possibilidades de contribuição de cada exame e as características do paciente avaliado.

244 CARDIOESPORTE: CARDIOLOGIA DO EXERCÍCIO E DO ESPORTE

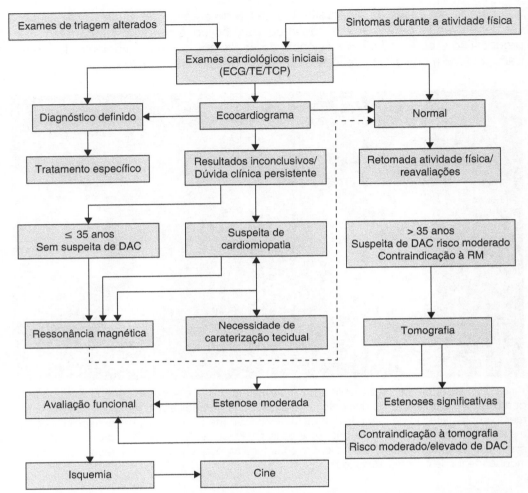

Figura 20.7. A realização de exames de imagem é habitualmente realizada após o encontro alterações nos exames de triagem, habitualmente seguida da realização de ecocardiograma. Se este definir o diagnóstico, pode-se tomar a conduta mais adequada para o caso, incluindo o retorno à prática de esportes, com reavaliações programadas. Caso persistam dúvidas, pode-se considerar avançar na investigação. A escolha pode recair sobre a ressonância (RMC) se a suspeita mais forte for da presença de alterações do miocárdio. Caso a suspeita principal seja de doença coronária (DAC) ou origem anômala de coronária (OAC) a escolha pode recair sobre a tomografia. Caso a tomografia mostre estenoses moderadas, o paciente pode se beneficiar da realização de exames funcionais para analisar a perfusão miocárdica. ECG: eletrocardiograma; TE: ; TCP: .

Uso de métodos de imagem em atletas assintomáticos

Há grande debate envolvendo o uso rotineiro de exames de imagem como primeira linha na triagem de atletas assintomáticos. Alguns autores afirmam que, com essa abordagem, seria possível encontrar casos de cardiopatias graves em fase pré--clínica, mas que podem levar o atleta à morte no nível de esforço que estes realizam. Outros, contudo, apontam a falta de evidências sólidas que deem base para o uso rotineiro dos exames diagnósticos, afirmando que a aplicação indiscriminada desses exames pode levar a erros diagnósticos, a suspensão desnecessária de atividades físicas com potencial ruína financeira desses atletas e que o número de casos diagnosticados não justifica a utilização de métodos sem base clínica para o uso desses. Alguns afirmam que pode haver até realce tardio, em especial em maratonistas, sem que exista nenhuma cardiopatia subjacente. Contudo, não se dispõem de estudos de acompanhamento no longo prazo para definir-se o real impacto destes achados.

Não há dúvidas, porém, que algum tipo de avaliação de triagem deva ser realizada e que diante da presença de alterações clínicas os exames de imagem, quando adequadamente indicados, contribuirão de modo decisivo para o manejo adequado desses casos.

Referências Bibliográficas

1. Baggish AL, Wood MJ. Athlete's heart and cardiovascular care of the athlete: scientific and clinical update. Circulation. 2011;123(23):2723-35.
2. Sechtem U. The athlete's heart revisited. European heart journal. 1996;17(8):1138-40.
3. Shapira Y, Sagie A, Paz R. [Athlete's heart, or: where is the cut-off point between a healthy adaptive response and heart disease? Part I]. Harefuah. 1998;135(12):610-4.
4. De Castro S, Pelliccia A, Caselli S, Di Angelantonio E, Papetti F, Cavarretta E, et al. Remodelling of the left ventricle in athlete's heart: a three dimensional echocardiographic and magnetic resonance imaging study. Heart. 2006;92(7):975-6.
5. Naylor LH, George K, O'Driscoll G, Green DJ. The athlete's heart: a contemporary appraisal of the 'Morganroth hypothesis'. Sports medicine. 2008;38(1):69-90.
6. Shephard RJ. The athlete's heart: is big beautiful? British journal of sports medicine. 1996;30(1):5-10.
7. Petersen SE, Selvanayagam JB, Francis JM, Myerson SG, Wiesmann F, Robson MD, et al. Differentiation of athlete's heart from pathological forms of cardiac hypertrophy by means of geometric indices derived from cardiovascular magnetic resonance. Journal of cardiovascular magnetic resonance: official journal of the Society for Cardiovascular Magnetic Resonance. 2005;7(3):551-8.
8. Zaidi A, Sharma S. The athlete's heart. British journal of hospital medicine. 2011;72(5):275-81.
9. Scharhag J, Urhausen A, Schneider G, Rochette V, Kramann B, Kindermann W. [Left ventricular mass in endurance-athletes with athlete's heart and untrained subjects-comparison between different echocardiographic methods and MRI]. Zeitschrift fur Kardiologie. 2003;92(4):309-18.
10. Prakken NH, Velthuis BK, Cramer MJ, Mosterd A. Advances in cardiac imaging: the role of magnetic resonance imaging and computed tomography in identifying athletes at risk. British journal of sports medicine. 2009;43(9):677-84.
11. Pavlik G, Major Z, Varga-Pinter B, Jeserich M, Kneffel Z. The athlete's heart Part I (Review). Acta physiologica Hungarica. 2010;97(4):337-53.
12. Prakken NH, Cramer MJ, Olimulder MA, Agostoni P, Mali WP, Velthuis BK. Screening for proximal coronary artery anomalies with 3-dimensional MR coronary angiography. The international journal of cardiovascular imaging. 2010;26(6):701-10.
13. La Gerche A, Baggish AL, Knuuti J, Prior DL, Sharma S, Heidbuchel H, et al. Cardiac imaging and stress testing asymptomatic athletes to identify those at risk of sudden cardiac death. JACC Cardiovascular imaging. 2013;6(9):993-1007.
14. Sara L, Szarf G, Tachibana A, Shiozaki AA, Villa AV, de Oliveira AC, et al. [II Guidelines on Cardiovascular Magnetic Resonance and Computed Tomography of the Brazilian Society of Cardiology and the Brazilian College of Radiology]. Arq Bras Cardiol. 2014;103(6 Suppl 3):1-86.

15. Zandrino F, Molinari G, Smeraldi A, Odaglia G, Masperone MA, Sardanelli F. Magnetic resonance imaging of athlete's heart: myocardial mass, left ventricular function, and cross-sectional area of the coronary arteries. European radiology. 2000;10(2):319-25.
16. Sara L, Szarf G, Tachibana A, Shiozaki AA, Villa AV, de Oliveira AC, et al. [In Process Citation]. Arq Bras Cardiol. 2014;103(6 Suppl 3):1-86.
17. Utomi V, Oxborough D, Whyte GP, Somauroo J, Sharma S, Shave R, et al. Systematic review and meta--analysis of training mode, imaging modality and body size influences on the morphology and function of the male athlete's heart. Heart. 2013;99(23):1727-33.
18. Scharf M, Brem MH, Wilhelm M, Schoepf UJ, Uder M, Lell MM. Cardiac magnetic resonance assessment of left and right ventricular morphologic and functional adaptations in professional soccer players. American heart journal. 2010;159(5):911-8.
19. Schiros CG, Ahmed MI, Sanagala T, Zha W, McGiffin DC, Bamman MM, et al. Importance of three--dimensional geometric analysis in the assessment of the athlete's heart. The American journal of cardiology. 2013;111(7):1067-72.
20. Breda JR, Aguiar LF, Branco JN, Catani R, Pinto I, Nakano E, et al. Myocardial revascularization and ventricular restoration through pacopexy. Arquivos brasileiros de cardiologia. 2007;88(2):173-8.
21. Thiene G, Basso C, Corrado D. Sudden death in the young and in the athlete: causes, mechanisms and prevention. Cardiologia. 1999;44 Suppl 1(Pt 1):415-21.
22. Grupo de Estudo em Ressonancia e Tomografia Cardiovascular do Departamento de Cardiologia Clinica da Sociedade Brasileira de C, Rochitte CE, Pinto IM, Fernandes JL, Filho CF, Jatene A, et al. [Cardiovascular magnetic resonance and computed tomography imaging guidelines of the Brazilian Society of Cardiology]. Arquivos brasileiros de cardiologia. 2006;87(3):e60-100.
23. Scharhag J, Schneider G, Urhausen A, Rochette V, Kramann B, Kindermann W. Athlete's heart: right and left ventricular mass and function in male endurance athletes and untrained individuals determined by magnetic resonance imaging. Journal of the American College of Cardiology. 2002;40(10):1856-63.
24. Prakken NH, Velthuis BK, Teske AJ, Mosterd A, Mali WP, Cramer MJ. Cardiac MRI reference values for athletes and nonathletes corrected for body surface area, training hours/week and sex. European journal of cardiovascular prevention and rehabilitation: official journal of the European Society of Cardiology, Working Groups on Epidemiology & Prevention and Cardiac Rehabilitation and Exercise Physiology. 2010;17(2):198-203.
25. Pluim BM, Lamb HJ, Kayser HW, Leujes F, Beyerbacht HP, Zwinderman AH, et al. Functional and metabolic evaluation of the athlete's heart by magnetic resonance imaging and dobutamine stress magnetic resonance spectroscopy. Circulation. 1998;97(7):666-72.
26. Teske AJ, Prakken NH, De Boeck BW, Velthuis BK, Doevendans PA, Cramer MJ. Effect of long term and intensive endurance training in athletes on the age related decline in left and right ventricular diastolic function as assessed by Doppler echocardiography. The American journal of cardiology. 2009;104(8):1145-51.
27. Luijkx T, Velthuis BK, Prakken NH, Cox MG, Bots ML, Mali WP, et al. Impact of revised Task Force Criteria: distinguishing the athlete's heart from ARVC/D using cardiac magnetic resonance imaging. European journal of preventive cardiology. 2012;19(4):885-91.
28. Ghorayeb N, Batlouni M, Pinto IM, Dioguardi GS. [Left ventricular hypertrophy of athletes: adaptative physiologic response of the heart]. Arquivos brasileiros de cardiologia. 2005;85(3):191-7.
29. Bicudo LS, Tsutsui JM, Shiozaki A, Rochitte CE, Arteaga E, Mady C, et al. Value of real time three-dimensional echocardiography in patients with hypertrophic cardiomyopathy: comparison with two-dimensional echocardiography and magnetic resonance imaging. Echocardiography. 2008;25(7):717-26.
30. Teske AJ, Prakken NH, De Boeck BW, Velthuis BK, Doevendans PA, Cramer MJ. Echocardiographic deformation imaging reveals preserved regional systolic function in endurance athletes with left ventricular hypertrophy. British journal of sports medicine. 2010;44(12):872-8.
31. Luijkx T, Cramer MJ, Buckens CF, Zaidi A, Rienks R, Mosterd A, et al. Unravelling the grey zone: cardiac MRI volume to wall mass ratio to differentiate hypertrophic cardiomyopathy and the athlete's heart. British journal of sports medicine. 2013.
32. Plaisier AS, Burgmans MC, Vonken EP, Prakken NH, Cox MG, Hauer RN, et al. Image quality assessment of the right ventricle with three different delayed enhancement sequences in patients suspected of ARVC/D. The international journal of cardiovascular imaging. 2012;28(3):595-601.
33. Luijkx T, Cramer MJ, Prakken NH, Buckens CF, Mosterd A, Rienks R, et al. Sport category is an important determinant of cardiac adaptation: an MRI study. British journal of sports medicine. 2012;46(16):1119-24.

34. Braksator W, Krol W, Hoffman P, Kuch M, Konopka M, Mamcarz A, et al. [The professional athlete with the ventricular septum defect]. Kardiologia polska. 2010;68(9):1067-9.
35. Stefani L, Galanti G, Toncelli L, Manetti P, Vono MC, Rizzo M, et al. Bicuspid aortic valve in competitive athletes. British journal of sports medicine. 2008;42(1):31-5; discussion 5.
36. Galanti G, Stefani L, Toncelli L, Vono MC, Mercuri R, Maffulli N. Effects of sports activity in athletes with bicuspid aortic valve and mild aortic regurgitation. British journal of sports medicine. 2010;44(4):275-9.
37. Stefani L, De Luca A, Maffulli N, Mercuri R, Innocenti G, Suliman I, et al. Speckle tracking for left ventricle performance in young athletes with bicuspid aortic valve and mild aortic regurgitation. European journal of echocardiography: the journal of the Working Group on Echocardiography of the European Society of Cardiology. 2009;10(4):527-31.
38. Hirth A, Reybrouck T, Bjarnason-Wehrens B, Lawrenz W, Hoffmann A. Recommendations for participation in competitive and leisure sports in patients with congenital heart disease: a consensus document. European journal of cardiovascular prevention and rehabilitation: official journal of the European Society of Cardiology, Working Groups on Epidemiology & Prevention and Cardiac Rehabilitation and Exercise Physiology. 2006;13(3):293-9.
39. Langer C, Butz T, Mellwig KP, Oepangat E, Fruend A, Faber L, et al. Elite athletes with mitral or aortic regurgitation and their cardiopulmonary capability. Acta cardiologica. 2013;68(5):475-80.
40. Mellwig KP, van Buuren F, Gohlke-Baerwolf C, Bjornstad HH. Recommendations for the management of individuals with acquired valvular heart diseases who are involved in leisure-time physical activities or competitive sports. European journal of cardiovascular prevention and rehabilitation: official journal of the European Society of Cardiology, Working Groups on Epidemiology & Prevention and Cardiac Rehabilitation and Exercise Physiology. 2008;15(1):95-103.
41. Yim ES. Aortic root disease in athletes: aortic root dilation, anomalous coronary artery, bicuspid aortic valve, and Marfan's syndrome. Sports medicine. 2013;43(8):721-32.
42. Hendel RC, Friedrich MG, Schulz-Menger J, Zemmrich C, Bengel F, Berman DS, et al. CMR First-Pass Perfusion for Suspected Inducible Myocardial Ischemia. JACC Cardiovasc Imaging. 2016;9(11):1338-48.
43. Vincenti G, Masci PG, Monney P, Rutz T, Hugelshofer S, Gaxherri M, et al. Stress Perfusion CMR in Patients With Known and Suspected CAD: Prognostic Value and Optimal Ischemic Threshold for Revascularization. JACC Cardiovasc Imaging. 2017;10(5):526-37.
44. Coelho-Filho OR, Seabra LF, Mongeon FP, Abdullah SM, Francis SA, Blankstein R, et al. Stress myocardial perfusion imaging by CMR provides strong prognostic value to cardiac events regardless of patient's sex. JACC Cardiovasc Imaging. 2011;4(8):850-61.
45. Coelho-Filho OR, Rickers C, Kwong RY, Jerosch-Herold M. MR myocardial perfusion imaging. Radiology. 2013;266(3):701-15.
46. Pijls NH, De Bruyne B, Peels K, Van Der Voort PH, Bonnier HJ, Bartunek JKJJ, et al. Measurement of fractional flow reserve to assess the functional severity of coronary-artery stenoses. N Engl J Med. 1996;334(26):1703-8.
47. Pijls NH, van Schaardenburgh P, Manoharan G, Boersma E, Bech JW, van't Veer M, et al. Percutaneous coronary intervention of functionally nonsignificant stenosis: 5-year follow-up of the DEFER Study. J Am Coll Cardiol. 2007;49(21):2105-11.
48. Douglas PS, De Bruyne B, Pontone G, Patel MR, Norgaard BL, Byrne RA, et al. 1-Year Outcomes of FFRCT-Guided Care in Patients With Suspected Coronary Disease: The PLATFORM Study. J Am Coll Cardiol. 2016;68(5):435-45.
49. Cheng TO. Delayed gadolinium enhancement and elevated plasma brain natriuretic peptide are useful in differentiating hypertrophic cardiomyopathy from athlete's heart. Journal of cardiology. 2009;53(2):314-5; author reply 5.
50. Prakken NH, Cramer MJ, Teske AJ, Arend M, Mali WP, Velthuis BK. The effect of age in the cardiac MRI evaluation of the athlete's heart. International journal of cardiology. 2011;149(1):68-73.

Capítulo 21

Cardiomiopatias no Atleta

• Ana Cristina de Souza Murta • Edileide de Barros Correia • Nabil Ghorayeb

Introdução

A morte cardíaca súbita associada à atividade física é rara, mas devastadora por afetar indivíduos jovens e aparentemente saudáveis, causando grande repercussão na mídia. Doença cardiovascular subjacente não diagnosticada anteriormente ao evento pode ser a sua causa, tornando-se, portanto, de grande relevância a sua detecção precoce e intervenções para prevenção.

O treinamento em atletas competitivos, muitas vezes, excede em duração, intensidade e por períodos prolongados ao exercício recomendado. Esse excesso pode resultar em adaptações cardíacas tanto elétricas, estruturais como funcionais, chamadas de "coração de atleta". Os treinamentos de resistência intensos e prolongados ocasionam muitas adaptações fisiológicas. Com as sobrecargas de volume e pressão, sequencialmente, ocorre no ventrículo esquerdo aumento da massa muscular, da espessura da parede e das dimensões da câmara. Aumenta o volume de ejeção e o débito cardíaco máximo, contribuindo para frequência cardíaca de repouso mais baixa e tempo de enchimento diastólico mais longo. A frequência cardíaca mais baixa decorre principalmente do aumento do tônus vagal, mas a diminuição da ativação simpática e outros fatores não autônomos que diminuem a atividade intrínseca do nó sinusal podem ter algum papel. A bradicardia faz diminuir a demanda miocárdica de oxigênio e, ao mesmo tempo, aumentos da hemoglobina total e do volume sanguíneo exacerbam o transporte de oxigênio. Apesar dessas alterações, as funções sistólica e diastólica permanecem normais. Essas modificações, geralmente, desaparecem com o descondicionamento e não devem ser encaradas como contraindicação à atividade física competitiva. Entre o chamado "coração de atleta" e doença cardíaca, temos uma área de penumbra, sendo muitas vezes difícil sua diferenciação. A hipertrofia fisiológica do ventrículo esquerdo devido à adaptação atlética pode simular um fenótipo leve de cardiomiopatia hipertrófica (CMH). O grau e o padrão da hipertrofia do ventrículo esquerdo podem ser diretamente influenciados por fatores sociodemográficos e esportivos, como sexo, idade, etnia e disciplina esportiva.[1] Saber e compreender como esses fatores influenciam a geometria do ventrículo esquerdo são importantes, pois o risco relativo de morte cardíaca súbita em atletas é maior que em não atletas.[2] Devemos diferenciar também a Cardiomiopatia Dilatada das alterações adaptativas do coração ao exercício. Outra patologia cardíaca em que se faz necessário o afastamento do exercício por determinado tempo é a miocardite. Além da CMH, miocardite e cardiomiopatia dilatada, comentamos neste capítulo a Doença de Chagas e o miocárdio não compactado. A identificação dessas patologias e a diferenciação entre elas e o chamado "coração de atleta" torna-se de fundamental importância para prevenção de eventos súbitos.

Cardiomiopatia Hipertrófica × Coração de Atleta

As cardiomiopatias foram definidas pela Sociedade Europeia de Cardiologia sobre Doenças do Miocárdio e Pericárdio em 2008 como "distúrbios do miocárdio nos quais o músculo cardíaco é estrutural e funcionalmente anormal e nas quais doença arterial coronariana, hipertensão, doença cardíaca valvular e congênita estão ausentes ou não explicam suficientemente a anormalidade miocárdica observada".[3] Dentre as cardiomiopatias temos a hipertrófica (CMH), doença do músculo cardíaco geneticamente determinada que afeta cerca de 1:500 da população e se caracteriza pelo fenótipo de hipertrofia. Em até 60% dos casos, a doença segue uma herança autossômica dominante por mutações nos genes de proteínas do sarcômero cardíaco.[4] CMH é definida pela presença de aumento da espessura da parede ventricular esquerda não explicada apenas por condições de carga anormal[5] com espessura maior que 15 mm. No entanto, em fenótipos leves, menor grau de espessamento da parede, de 13-14 mm pode ser observado. Tais fenótipos leves sobrepõem-se à hipertrofia ventricular esquerda (HVE) devido ao treinamento atlético. Frequentemente, nos deparamos com atletas de alto rendimento apresentando hipertrofia miocárdica que não configura uma patologia. É fundamental, nesse caso, diferenciar uma doença cardíaca subjacente de alterações fisiológicas meramente relacionadas ao treinamento.[6] Espessura de parede superior a 15 mm torna menos provável tratar-se de coração de atleta.

A CMH pode apresentar um envolvimento simétrico (concêntrica) ou assimétrica (septal, medioventricular, apical, lateral e posterior).[7] Em cerca de 50% dos casos de CMH há obstrução do fluxo sanguíneo por aposição do folheto anterior da valva mitral ao septo interventricular. Essa obstrução é dinâmica e largamente influenciada por alterações na carga e contratilidade ventricular esquerda. Essa alteração ocasiona aumento da pressão sistólica do ventrículo esquerdo, que por sua vez dá origem a uma interação complexa de estresse de parede elevado, prolongamento do relaxamento ventricular, impedimento do enchimento ventricular esquerdo, aumento da pressão de enchimento, insuficiência mitral secundária, isquemia miocárdica e redução do débito cardíaco. Às vezes, a CMH ocorre sem obstrução significativa do fluxo sanguíneo (cardiomiopatia hipertrófica não obstrutiva).

História clínica e exame físico

Queixa de síncope ou lipotimia, dor torácica relacionada ao esforço, dispneia desproporcional ao esforço físico ou palpitações, sintomas presentes na CMH, direcionam o diagnóstico à CMH e não de coração de atleta. O exame físico, frequentemente, é normal em ambas as condições, mas se presente um sopro sistólico ejetivo na borda esternal esquerda devido à obstrução da via de saída ventricular ou sinais de insuficiência mitral devido a movimento anterior sistólico da válvula mitral, favorece o diagnóstico de CMH.

Eletrocardiograma

A adaptação atlética ao exercício está associada a alterações eletrocardiográficas, que também dependem da idade, sexo, etnia e disciplina esportiva.[7,8,9] Geralmente, atletas homens negros e os que participam de esporte de resistência apresentam uma maior prevalência de alterações eletrocardiográficas. Conhecendo melhor as alterações no eletrocardiograma em adaptação fisiológica ao exercício e padrões vistos na hipertrofia ajudará a distinguir fisiologia de patologia. Estudos avaliando alterações fisiológicas do eletrocardiograma mostraram que, em atletas, a inversão da onda T pode ser normal quando vista nas derivações V1-V2,[7,10] mais comum em mulheres (4,3% *versus* 1,4% homens) e mais prevalente em atletas quando comparados a controles sedentários saudáveis mulheres (6,5% *versus* 3,8%) e homens (2,1% *versus* 1,1%). Atletas negros são reconhecidos como tendo maior prevalência de inversão da onda T do que brancos atletas e isso pode ser normal nas derivações V1-V4.[7,8] Schnell et al.[11] avaliaram achados de ECG em 904 atletas negros comparados com 1819 atletas brancos, 119 controles negros e 52 pacientes negros com CMH. A inversão da onda T foi observada em 22,8% dos atletas negros e confinada em V1-V4 em 12,7%. Por outro lado, a maioria (77%) das inversões da onda T em pacientes negros com CMH envolveu as derivações laterais. Durante o acompanhamento, três atletas foram diagnosticados com CMH; todos eles tiveram inversão lateral da onda T. Novos estudos em indivíduos atléticos reiteraram a mensagem que a inversão da onda T na parede lateral em qualquer atleta deve ser investigado minuciosamente, pois até 50% podem estar associados à cardiomiopatia e, em particular, à CMH.[11,12]

Achados de ECG que deveriam sugerir uma patologia incluem depressão do segmento ST, ondas Q patológicas e bloqueio de ramo esquerdo, todos raro em indivíduos saudáveis.

Ecocardiograma transtorácico

Nos últimos dez anos, através de coortes em atletas normais, observou-se que os valores devem ser ajustados para estes indivíduos.[13] Uma série de fatores demográficos, como tamanho corporal, idade, sexo e etnia pode influenciar valores normais.[9,14,15,16] Portanto, é importante que a prática contemporânea reflita essa população divergente e a ecocardiografia seja individualizada.

A ecocardiografia nos permitiu determinar a geometria e o padrão de hipertrofia do ventrículo esquerdo. Usando uma combinação de massa do ventrículo esquerdo (VE) indexada (MVEI) à área da superfície corporal (ASC) e a espessura relativa da parede (ERP). A ERP é calculada somando-se septo e espessura da parede posterior na diástole e dividindo-se pela dimensão da cavidade diastólica do VE.

A geometria do VE pode ser relatada como normal, hipertrofia excêntrica ou concêntrica ou remodelamento concêntrico, dependendo das ERP e MVEI. A hipertrofia cardíaca pode ser caracterizada de duas principais formas: a fisiológica e a patológica.

A hipertrofia cardíaca fisiológica está relacionada a uma situação que envolve maior demanda energética por tempo determinado, como em casos de gestantes e atletas. Nessas condições ocorre um modesto aumento da espessura da parede do ventrículo. No outro tipo de hipertrofia, chamada patológica, ocorre aumento do volume dos cardiomiócitos, porém essas mudanças são acompanhadas de necrose ou morte dos miócitos e fibrose no interstício do miocárdio devido à produção de colágeno e deposição de proteínas da matriz, como fibronectina e a lamina.[17]

O estresse biomecânico que induz a hipertrofia patológica é causado por situações que envolvem aumento de volume e/ou pressão sanguínea.[18] Há duas condições que se desenvolvem na hipertrofia patológica e estão relacionadas à sobrecarga de volume e/ou pressão sanguínea. Na hipertrofia excêntrica, o coração está submetido a uma sobrecarga volumétrica que provoca dilatação da cavidade ventricular. Posteriormente, ocorre um espessamento em menor grau da parede do ventrículo, fazendo com que a geometria do órgão altere de elipsoidal para esférica.[19,20] Essa condição leva a um desequilíbrio entre a carga/massa do coração, fazendo com que ocorra uma insuficiência para manter o débito cardíaco necessário para suprir as demandas do organismo.

A hipertrofia concêntrica é resultado de uma sobrecarga de pressão que promove aumento da espessura da parede do ventrículo sem, no entanto, ampliar a cavidade ventricular.[21] Ao longo do tempo, devido à dificuldade em esvaziar o ventrículo por causa da sobrecarga de pressão, o coração tende a aumentar ainda mais a espessura da parede ventricular, obliterando a saída dessa cavidade e, consequentemente, progredindo para insuficiência cardíaca.[22]

A progressão da hipertrofia não depende apenas da resposta mecânica ao estresse promovido pela sobrecarga da pressão arterial elevada, mas também da influência de citocinas e fatores de crescimento [23] e neuro-hormônios.[24]

Morganroth[25] demonstrou que atletas treinados em enduro exibem hipertrofia excêntrica devido à carga de volume predominantemente crônica, em que há um aumento equilibrado na espessura da parede e nas dimensões da câmara, enquanto atletas treinados em resistência demonstram hipertrofia concêntrica devido à carga de pressão predominantemente crônica com aumento desproporcional da espessura da parede. No entanto, o aumento da pressão arterial periférica não corresponde aumento na pressão intratorácica durante Valsalva e, além disso, a maioria dos esportes envolve uma combinação de trabalho de enduro e resistência e mudanças geométricas não são tão dicotômicas como sugerido pela hipótese de Morganroth. Um estudo de Spence et al. (2011)[26] comparara participantes treinados e não treinados após 6 meses de treinamento de força ou resistência. Enquanto os participantes treinados em enduro demonstraram aumento na espessura da parede e na massa do VE, os atletas treinados em força não mostraram nenhuma adaptação do VE.

Finocchiaro et al.[1] demonstrou que a maioria dos atletas altamente treinados apresenta geometria normal do VE. Estudou 1.083 atletas brancos de elite saudáveis (439 mulheres; 644 homens). A coorte estava envolvida em 40 diferentes disciplinas esportivas. No geral, a maioria dos homens (69%) e mulheres (71%) atletas tinham geometria normal do ventrículo esquerdo. Vinte por cento da coorte, competindo em uma mistura de componentes estáticos, dinâmicos e mistos, exibiu hipertrofia excêntrica. Dez por cento da coorte demonstrou hipertrofia concêntrica (4%) ou remodelação concêntrica

(6%). Um ERP > 0,42 foi observado em 8% das mulheres e 12% dos homens. Já um ERP > que 0,48 foi visto em 1,3% dos atletas homens, mas não nas atletas mulheres. Vale ressaltar que a maioria dos estudos da literatura sobre geometria do VE refere-se a atletas brancos. Estudos limitados indicam que a hipertrofia concêntrica ou a remodelação podem ser mais prevalentes em atletas negros.[19]

Normalmente, no atleta a espessura da parede ventricular esquerda (EPVE) é normal. Contudo, aumento da EPVE em atletas pode ser decorrente do aumento da pressão da câmara ou volume isoladamente ou em combinação.[27] A magnitude da modificação é determinada por vários fatores, como idade, sexo, etnia e esporte praticado. Grandes estudos de coorte têm mostrado que os atletas exibem de 15 a 20% de aumento da espessura da parede septal e posterior quando comparados a grupo-controle de saudáveis.[28] A espessura da parede pode exceder ao limite normal de 12 mm convencionalmente aceito, entrando em uma zona de sobreposição a observada em pacientes com CMH de morfologia leve. Em dois grandes países europeus,[28,29] 1,5-1,7% dos atletas apresentaram EPVE maior que 12 mm com um máximo de 16 mm. Atletas com EPVE maior que 12 mm são, quase exclusivamente, do sexo masculino. A ocorrência é muito rara em atletas femininas brancas como resposta à adaptação fisiológica ao exercício.[29,30,31] Estudos mostraram que atletas do sexo masculino negros apresentam uma espessura máxima média da parede maior que a dos brancos, com 11,3 mm *versus* 10 mm. No estudo, viu-se uma proporção maior de atletas negros do que atletas brancos com espessura de parede maior que 12 mm (18% atletas negros do sexo masculino *versus* 4% brancos) e maior que 15 mm (3% atletas do sexo masculino negros *versus* 0% brancos). É raro a hipertrofia fisiológica causando espessura de parede maior que 16 mm, independentemente da etnia.[8,14,32] Um achado semelhante de aumento da EPVE é visto em atletas negras quando comparadas às atletas brancas. Estudos têm demonstrado EPVE maior que 11 mm em 3% das atletas negras *versus* nenhuma em atletas brancas.[9,31]

Atletas adolescentes apresentam um grau de adaptação ao exercício diferente. Em um estudo que incluiu uma coorte de adolescentes predominantemente de atletas brancos (faixa de 14 a 18 anos; 98% de brancos), os atletas apresentaram maior EPVE absoluta quando comparado aos controles sedentários (9,5 ± 1,7 mm *versus* 8,4 ± 1,4 mm; p < 0,0001).[33] Todas as atletas do sexo feminino tinham EPVE ≤ 11 mm e apenas 0,4% dos atletas do sexo masculino um EPVE absoluto maior que 12 mm, máximo de 14 mm.[33] Em um estudo com adolescentes de diferentes etnias, 5,5% dos atletas negros de 14 a 16 anos exibiram uma EPVE maior que 12 mm em comparação com nenhum dos atletas brancos com EPVE registrado de até 15 mm.[9] Sheikh et al.[34] estudaram 106 atletas com CMH e os compararam com 101 pacientes sedentários. Embora atletas com CMH exibam menos hipertrofia que pacientes sedentários (média, 16 mm vs. 20 mm; p 0,001), apenas 14% dos atletas com CMH apresentaram HVE que cairiam na zona cinzenta com um padrão concêntrico bastante simétrico com uma EPVE máxima de 13-16 mm. A maioria dos atletas exibiu um septo de hipertrofia apical.

A maior parte dos atletas, capazes de participar de competições regulares, não exibirá o movimento anterior sistólico significativo do folheto valvar mitral e com VE associado obstrução da via de saída, uma característica bem estabelecida da CMH. O diâmetro diastólico final do ventrículo esquerdo (DDFVE) foi proposto como um marcador confiável para ajudar diferenciar a HVE fisiológica em atletas da CMH. Caselli et al.[35] compararam 28 atletas com hipertrofia de 13-15 mm, com 25 pacientes não treinados com CMH. Um DDFVE menor que 54 mm diferenciou a CMH de coração de atleta com maior sensibilidade. A raiz da aorta era maior nos atletas, embora os valores absolutos permanecessem dentro dos limites da normalidade (ou seja, < 40 mm) em todos os indivíduos. As frações de ejeção foram semelhantes em atletas e pacientes com CMH (63 ± 5% *versus* 64 ± 6%, p = 0,48) e nenhuma apresentou valores < 50% ou apresentou alterações segmentares do movimento da parede.

Sheikh et al. [36] também descreveram um DDFVE maior que 54 mm, sendo menos prevalente em pacientes com CMH (3% da coorte). Eles também descobriram que atletas com CMH tendem a ter função diastólica normal.

Realizada uma análise retrospectiva de 1.510 indivíduos saudáveis atletas e 58 pacientes com CMH por Finocchiaro et al.,[1] na qual foram avaliados índices da função diastólica para diferenciar a hipertrofia fisiológica da patológica. Usados parâmetros e pontos de corte para ajudar a distinguir a fisiologia da patologia, sendo estes:

- E' septal menor que 10 cm/s;
- E' lateral menor que 12 cm/s;
- E/E' maior que 7,9;
- E/A menor que 1.8.

Com estes quatro parâmetros, foi postulado um algoritmo em que a presença de 2 dos 4 é possível um diagnóstico de CMH e se mais de 2 parâmetros positivos CMH é provável. A tensão longitudinal global (TLG) tem sido usada para tentar ajudar a distinguir a fisiológica a partir de HVE patológica em atletas. Estudos anteriores demonstraram que a deformação longitudinal global pode estar alterada em pacientes com CMH em comparação com atletas. Schnell et al.[37] compararam 36 atletas com CMH, 36 pacientes sedentários com CMH, 36 adultos saudáveis sedentários e 36 atletas saudáveis. TLG mais baixas em repouso e exercício foram observadas no grupo CMH sedentário. O TLG em repouso não foi diferente entre atletas com CMH e também grupo-controle, mas o exercício a TLG permitiu a diferenciação entre atletas com CMH e atletas saudáveis. Neste estudo, a dispersão mecânica foi calculada desvio padrão (DP) do tempo para encurtamento máximo do miocárdio de longitudinal e foi encontrado para ter uma melhor capacidade de identificar CMH comparado com o TLG em repouso.

Ressonância magnética cardíaca

A ressonância magnética cardíaca (RMC) apresenta uma alta resolução espacial e em alguns casos pode proporcionar uma melhor definição como nos casos onde a janela ecocardiográfica é ruim. Este método pode localizar a região de hipertrofia e maior acurácia para a mensuração da parede miocárdica.

Com o uso da RMC, Schnell et al.[11] estudou 155 atletas através de exame clínico, ECG apresentando inversão patológica da onda T (IPOT), ecocardiograma, teste ergométrico, Holter de 24 horas e RMC. Doença cardíaca foi encontrada em 44,5% desses atletas, sendo CMH em 81% desses e, portanto, a patologia mais comum. O ecocardiograma foi anormal em 53,6% dos casos positivos e a ressonância magnética cardíaca identificou mais 24 atletas com doença. Cinco atletas (7,2%), considerados normais na apresentação inicial, posteriormente expressaram patologia durante o acompanhamento. A história familiar de morte súbita cardíaca e depressão do segmento ST associada ao IPOT foram preditivas de doença cardíaca. O realce tardio do gadolínio (RTG) permite uma estimativa não invasiva da fibrose miocárdica em pacientes com CMH. Uma alta incidência de RTG foi relatada em coortes que avaliaram pacientes com CMH[36,38] e foi demonstrado que a fibrose é mais prevalente em segmentos hipertrofiados do VE. Sheikh et al.[36] verificaram que 26,7% dos atletas com CMH leve apresentavam RTG na RMC, em comparação com nenhum grupo-controle de atletas com hipertrofia fisiológica leve. O padrão do RTG e outras características fenotípicas da CMH podem ajudar a distinguir a fisiologia da patologia. No entanto, deve-se enfatizar que estudos em atletas jovens e veteranos saudáveis demonstraram a presença de RTG e esse achado, por si só, não é necessariamente indicativo de patologia.[39,40]

Através do mapeamento T1 (antes do contraste) e pós-contraste permite a quantificação do volume extracelular do miocárdio (VEM), que correlaciona com fibrose intersticial difusa. McDiarmid et al.[39] compararam T1 e medidas de VEM em atletas de resistência com grupo-controle com a mesma idade. Enquanto os atletas tinham maior massa ventricular esquerda, houve uma diminuição relativa no VEM que foi postulado como sendo devido ao aumento da massa celular devido ao aumento dos miócitos, em vez de um aumento na quantidade extracelular matriz. Por outro lado, em estados de doença como CMH, há uma expansão do espaço extracelular.[39,41] O mapeamento T1 pode fornecer uma útil ferramenta no futuro para ajudar a diferenciar fisiológica de patológica HVE, mas futuros estudos de validação de grandes coortes são necessários para confirmar.

Destreinamento

Em alguns casos, quando o diagnóstico diferencial não pode ser resolvido com testes convencionais, informações úteis podem ser obtidas com o destreinamento. Estudos ecocardiográficos seriados que demonstram regressão da hipertrofia do VE após um período de três meses de descondicionamento completo em um atleta sem histórico familiar de CMH são consistentes com o diagnóstico de hipertrofia fisiológica do VE.[42]

Segundo a Atualização da Diretriz em Cardiologia do Esporte e do Exercício da Sociedade Brasileira de Cardiologia e da Sociedade Brasileira de Medicina do Exercício e Esporte – 2019,[43] atletas com diagnóstico provável ou inequívoco de CMH devem ser excluídos da maior parte dos esportes competitivos. Parte-se da premissa de que o exercício extenuante possa ser um importante gatilho para MS. Essa recomendação independe de idade, sexo, aparência fenotípica do atleta, presença ou não de sintomas, obstrução da via de saída do VE, tratamento com fármacos, ablação septal, uso de marca-passo ou de desfibrilador implantado.[44] Existem critérios sugeridos para estabelecer o risco de morte súbita,[45,46] mas ressaltamos que não foi incluída a genética e aspectos da RMC, como o grau de fibrose. Aqueles classificados como de baixo risco (principalmente os sem gradiente em repouso e no esforço) podem participar de esportes como golfe, bilhar, boliche e tiro (grupo IA).[47] Os esportes recreativos que requeiram alta intensidade ou mudanças bruscas de intensidade não são recomendados. Os sujeitos com genótipo positivo e fenótipo negativo (sem evidências clínicas de doença) podem participar de esportes, desde que avaliados de forma periódica, haja vista a chance de MS estar diretamente relacionada à presença de hipertrofia e fibrose.

O diagnóstico diferencial entre CMH e coração de atleta é de extrema importância. Na primeira condição, contraindicamos atividade física moderada à intensa e, na segunda, o não treinamento regride as alterações presentes. Muitas vezes podemos prevenir uma morte súbita, mas pode-se também desqualificar um indivíduo sem necessidade.

Miocardite no Atleta

A Miocardite (MCT) é uma causa de morte súbita cardíaca (MS) em jovens atletas.[48,49] Evidências mostraram que níveis elevados de exercício, na presença de uma infecção e particularmente na vigência de MCT podem ser prejudiciais.[50,51]

Em dois estudos através de autópsia de atletas com história de morte súbita, a MCT foi diagnosticada em até 8%.[52,53] A terceira causa mais comum após autópsia de morte súbita inexplicável é a MCT.[54] A ocorrência de arritmias malignas como principal causa de MS não necessariamente foi desencadeada pela atividade física, especialmente na MCT.[54,55]

Através de estudos de autópsia e opiniões de especialistas, recomenda-se que após um caso de MCT, o afastamento do esporte de 3 a 6 meses e até 1 ano é recomendável.[44] Esse afastamento prolongado pode ter consequências indesejáveis, como a piora no desempenho físico, incapacidade de competir e perdas financeiras ao atleta. Diante do exposto, se faz necessária uma investigação diagnóstica mais precisa para evitar perdas maiores.

A apresentação da MCT em atletas é heterogênea e o estabelecimento do diagnóstico é desafiador, sem nenhum padrão ouro clínico uniforme atual. A MCT pode ter diferentes fatores causais, como infecções virais ocasionadas por enterovírus, coxsackie B, parvovírus B19 e vírus do herpes humano 6, como os patógenos infecciosos[57,58] que afetam diretamente o miocárdio, seguido por lesão autoimune, o que acaba resultando em remodelação miocárdica, potencialmente levando à dilatação cardíaca. A MCT também pode ser causada por uma grande variedade de medicamentos, bem como vasculites ou tóxicas.[59] Em geral, causas não infecciosas de miocardite são raras em atletas, mas podem incluir uso de medicamentos,[59] ilustrando a importância de uma avaliação da história de estilo de vida em atletas.

Martin et al. relataram um efeito protetor do exercício moderado na MCT. No entanto, em treinamento de resistência, como na maratona, pode aumentar a probabilidade de uma lesão sistêmica com resposta inflamatória e suscetibilidade a infecções virais do trato respiratório superior.[60]

Têm sido descritas três fases da doença na MCT: viral aguda, imune subaguda e fase crônica, com 12% a 25% desenvolvendo dilatação miocárdica.[61] A fase viral aguda é frequentemente associada a patógenos de vida curta e não detectados clinicamente, que podem atingir o miocárdio e afetá-lo através de lesão miocíta direta, bem como através da ativação do sistema imunológico inato; esta ativação do sistema imunológico pode persistir por tempo mais prolongado, resultando em infecção subaguda e inflamação crônica (segunda fase), determinando necrose de miócitos, fibrose reparativa e, em última análise, à remodelação,[61] levando à predisposição de arritmias.

O exercício, particularmente sob condições extremas, está associado a uma maior propensão à arritmogenicidade.[62] Mont et al.[62] mostraram que a ocorrência de arritmias está relacionada a uma resposta inflamatória intensificada em indivíduos expostos a esforço físico.[62,63] Mesmo com a recuperação do miocárdio, após um episódio de miocardite, o processo inflamatório crônico secundário ocorrido no miocárdico, a autoimunidade patogênica pode persistir, onde as citocinas exercem efeitos pró-arrítmicos e atividade do circuito de gatilho.[64] Portanto, atletas com um história de MCT ou, em certos casos, apenas um infecção menor, podem ter um risco aumentado de eventos cardíacos adversos se o exercício físico for continuado na vigência do processo inflamatório.

Quadro clínico

As MCT têm uma apresentação clínica heterogênea com um diagnóstico clínico muitas vezes difícil. Queixas de dor torácica ou qualquer outro sintoma cardíaco, em atletas, associado a mal-estar geral com biomarcadores anormais, eletrocardiograma (ECG) ou alterações no ecocardiograma transtorácico (ETT) deve levar à suspeita de MCT, particularmente naqueles indivíduos que apresentam nova disfunção ventricular esquerda (DVE), naqueles após infecção viral ou sintomas prodrômicos nas últimas semanas. Contudo, deve-se estar ciente de que os sinais de MCT podem se assemelhar aos de mudanças fisiológicas no coração de atleta. As informações combinadas de sintomas, eletrocardiografia, exames laboratoriais (marcadores de necrose e de inflamação), ecocardiografia, ressonância magnética cardíaca e, em certos casos, biópsia endomiocárdica ajudam a estabelecer o diagnóstico.

Laboratório

O biomarcador específico de lesão miocárdica é a troponina, que costuma estar elevada nos quadros agudos, mas pode estar normal nos quadros subagudos e crônicos. Um estudo caracterizando as causas do aumento da troponina naqueles com 50 anos ou menos, incluindo 6.081 pacientes, mostraram que MCT foi a segunda causa mais comum de aumento de troponinas após infarto do miocárdio. [65], sublinhando ainda mais a importância da MCT como diagnóstico, especialmente em pacientes jovens e de meia idade. Uma metanálise incluindo 33 estudos com 1.045 atletas, participando principalmente de esportes de resistência, variando de pequenas distâncias a ultramaratonas, mostraram que a troponina cardíaca se eleva acima do percentil 99 em até 83% dos indivíduos pelo exercício prolongado.[66] No entanto, a liberação de troponina pelo exercício tende a ser menos proeminente, monofásico ao invés de bifásico e resolve mais rápido do que na lesão do miocárdio causada por MCT ou síndrome coronariana aguda. Portanto, na ausência de uma síndrome coronariana aguda, deve considerar a importância do aumento da troponina, o período de um alto nível de troponina e o tempo decorrido desde o exercício de resistência. Um estudo recente de Berg et al.[67] observou que níveis basais absolutos de enzimas e biomarcadores inflamatórios não se correlacionaram com a intensidade do RTG na RMC e com as mudanças no RTG em três meses. Concluiu que além dos achados clínicos, enzimas cardíacas e marcadores inflamatórios, outros exames complementares como a RMC acrescentam informações adicionais importantes para técnicas de diagnóstico atuais e também para monitorar a evolução da doença.

A realização de sorologia viral não se mostrou eficiente para o diagnóstico, como demonstrado por um estudo de Mahfoud et al.,[68] que determinou a sensibilidade e especificidade da sorologia do vírus em 9% e 77%, respectivamente. Apenas 5 dos 124 pacientes tiveram sorologia viral consistente com o vírus que foi detectado na biópsia endomiocárdica.[68] A alta prevalência dos vírus na população geral, com reativações possíveis, o tempo longo entre a infecção viral e a ocorrência da MCT são fatores que podem justificar a baixa sensibilidade e especificidade da sorologia viral. Quando há suspeita clínica ou alto risco de infecções específicas, como em epidemias, testes para hepatite C, vírus da imunodeficiência humana, doença de Lyme ou rickettsia, bem como de citomegalovírus e de agentes infecciosos da epidemia, a sorologia é justificada.

Eletrocardiograma

O eletrocardiograma (ECG) dos pacientes com MCT pode apresentar alterações inespecíficas do segmento ST, prolongamento do intervalo QTc ou inversão da onda T, sendo em alguns casos difícil de distinguir das variantes normais em atletas saudáveis.[69,70] Utilizando a RMC para avaliar pacientes com suspeita de MCT, 42% dos 670 pacientes com suspeita de MCT apresentavam ECG anormal, sem diferença significativa entre aqueles em que o RTG estava presente e ausente.[71]

Ecocardiograma transtorácico (ETT)

A MCT pode apresentar-se com o fenótipo de miocardiopatia dilatada (mais frequente), hipertrófica ou restritiva, com anormalidades do movimento da parede local e/ou derrame pericárdio.[72] No entanto, o ETT pode ser útil na avaliação do prognóstico na miocardite fulminante, onde o ventrículo esquerdo (VE) se apresenta com cavidade de tamanho normal e função sistólica do VE (FEVE) com importante comprometimento.[73] Foi demonstrado que anormalidades regionais do movimento da parede após MCT em atletas pode ser exacerbada pelo exercício, em contraste com a FEVE normal ou deprimida entre atletas saudáveis, que normalizam durante o exercício.[74]

O índice de remodelamento do VE foi usado para diferenciar atletas de pacientes com cardiomiopatia dilatada e hipertrófica.[75]

Ressonância magnética

A RMC é considerada o método diagnóstico padrão não invasivo no diagnóstico de MCT, por ir além das medidas geométricas[76] e ter sensibilidade particularmente alta (81%), especificidade (71%) e precisão do diagnóstico (79%) na MCT aguda,[77] devido a várias vantagens técnicas. Além da avaliação da movimentação das paredes e FEVE, RMC é uma modalidade não invasiva que permite a caracterização de tecidos com visualização de edema miocárdico e fibrose.[78]

Os critérios de Lake Louise (CLL)[79] utilizados no diagnóstico de suspeita de miocardite combinam diferentes técnicas de RMC para detectar edema intramiocárdico por imagem ponderada em T2, fibrose por RTG, tipicamente em distribuição não isquêmica, bem como hiperemia por realce precoce do gadolínio no miocárdio. A RMC através do realce tardio, pode auxiliar na diferenciação de um evento isquêmico com seu padrão típico de presença do realce subendocárdico no território de distribuição de vasos coronários versus RTG epicárdica em miocardite (por exemplo, em atletas com baixa probabilidade pré-teste e sem indicação de angiografia coronária invasiva).

Afastamento de atividade física

Atletas com MCT aguda precisam abster-se de exercício físico, especialmente de esportes competitivos. Com base nas mais recentes declarações científicas da American Heart Association/American College of Cardiology, recomenda-se que atletas com provável ou definitiva diagnóstico de Miocardite não devam participar de esportes competitivos enquanto a inflamação ativa é presente (Classe III, Nível de Evidência: C), sinais dos quais são mais facilmente detectados usando RMC (por exemplo, imagem ponderada em T2 para edema). Essa recomendação se aplica a grupos etários de pacientes, sexos, e funções do VE. Antes de retornar ao esporte competitivo, os atletas devem passar por uma ecocardiografia, Holter – preferencialmente antes e durante um treino – e um teste ergométrico não inferior a 3 a 6 meses após a doença inicial (Classe I, Nível de Evidência: C). Atualmente, não há evidências disponíveis sobre o nível "seguro" de exercício no período de 3 a 6 meses de "abstinência esportiva competitiva" em atletas com miocardite. Treinamento de alta intensidade seria classificado como esporte competitivo e não deve ser recomendado durante esse período.

O papel do exercício moderado ou isométrico ainda não está claro. É uma decisão individual caso a caso e de acordo com a "evolução da insuficiência cardíaca",[80] exercício moderado com 50% do VO_2 de pico ou 60% da frequência cardíaca máxima prevista é recomendada e também pode ser traduzido para pacientes com MCT. Contudo, ausência clínica e laboratorial de inflamação e ausência de arritmias é um requisito para retornar para qualquer nível de exercício. Outras dúvidas incluem se diferentes níveis de "gravidade" da miocardite, locais, padrões e tamanho da RTG exigem diferentes períodos de abstinência esportiva e se são necessárias varreduras seriais de RMC para orientar a terapia e recomendação sobre comportamento esportivo. Além disso, em que medida a predisposição genética determina a progressão da doença e como a clínica, biomarcadores eletrocardiograma podem ajudar a antecipar resultados adversos ainda não está claro.

Segundo a Atualização da Diretriz em Cardiologia do Esporte e do Exercício da Sociedade Brasileira de Cardiologia e da Sociedade Brasileira de Medicina do Exercício e Esporte – 2019,[43] atletas com o diagnóstico de MCT deverão ser desaconselhados à prática de todos os esportes competitivos e submetidos a um período de convalescença. A maioria dos especialistas recomendam que esse período seja de pelo menos seis meses após o início das manifestações clínicas. No entanto, alguns experts têm sido mais "liberais", recomendando períodos menores de convalescença. Esses atletas poderão ser liberados para treinamentos e competições após:

- A função ventricular esquerda, a motilidade da parede ventricular e as dimensões cardíacas voltarem aos valores normais (com base nos estudos ecocardiográficos e com radionuclídeos em repouso e com esforço).
- Formas complexas ou frequentes de arritmias ventriculares e supraventriculares e arritmias clinicamente relevantes estarem ausentes.
- Marcadores inflamatórios e aqueles para IC estarem normalizados.
- O ECG de repouso estar normalizado, embora a persistência de alterações de ST isoladamente não seja critério impeditivo para retorno aos treinos e competições.

Cardiomiopatia Dilatada

A Cardiomiopatia Dilatada (CMD) é uma doença do miocárdio caracterizada por um VE dilatado e hipocinético ou por ambos os ventrículos, com ou sem disfunção associada do ventrículo direito.[81] A CMD pode ser de origem genética ou secundária a infecção ou inflamação, agentes tóxicos, isquemia ou idiopática. Embora pouco frequente, a CMD é uma causa reconhecida de morte súbita em atletas.

Eletrocardiografia

O ECG pode ser normal ou mostrar alterações semelhantes às do treinamento atlético, como aumento atrial, desvio do eixo ou grandes tensões no QRS nas derivações laterais. Manifestações elétricas reconhecidas da CMD incluem inversão da onda T, defeito de condução intraventricular ou bloqueio de ramo esquerdo (BRE). É importante ressaltar que algumas alterações no ECG, como bloqueio atrioventricular de 1° grau ou ondas Q patológicas nas derivações inferiores e/ou laterais, podem ser expressões de genótipos específicos (isto é, Lamina A/C ou distrofina). A ocorrência de arritmias ventriculares, principalmente durante o exercício, pode ser comum.[81]

Ecocardiografia

Na CMD, a cavidade do VE geralmente é aumentada e a forma do VE torna-se mais esférica com o tempo, quando o anel mitral aumenta com a distorção dos folhetos e a resultante regurgitação valvar. Mais importante ainda, a função sistólica do VE é reduzida e a fração de ejeção geralmente é inferior a 50%. Ocasionalmente, anormalidades do movimento segmentares estão presentes.[82,83]

Reconhece-se que atletas do sexo masculino envolvidos em esportes mistos e de resistência, frequentemente, demonstram um tamanho aumentado da cavidade do VE. Aproximadamente 15% dos atletas de elite do sexo masculino apresentam diâmetro diastólico final do VE > 60 mm.[84] O aumento da cavidade ventricular esquerda em atletas deve ser interpretado no contexto da disciplina esportiva e da superfície corpórea (recomenda-se relacionar a cavidade do VE à área da superfície corporal) e, geralmente, está associado ao aumento da espessura da parede.[84,85] A presença de remodelamento concomitante do VD, com função normal do VD, é consistente com um remodelamento fisiológico do VE.[85]

Ocasionalmente, atletas com uma cavidade aumentada do VE podem demonstrar uma fração de ejeção do VE levemente reduzida (ou seja, > 45%, < 55%) e bradicardia.[86] Nesse cenário, a diferenciação entre remodelação fisiológica do VE e CMD pode ser desafiadora. A ecocardiografia por esforço (ou RMC) é um método eficaz para avaliar a reserva miocárdica e um aumento na fração de ejeção do VE > 10-15%, durante o exercício, apoia o diagnóstico de dilatação fisiológica do VE.[87,89]

Ressonância magnética cardíaca

A RMC é o padrão-ouro para a avaliação das dimensões e função biventriculares em casos ambíguos. Na CMD, o RTG identifica fibrose de substituição focal e é detectável em aproximadamente um terço dos pacientes. A presença de RTG no segmento médio e sua extensão emergiram como uma ferramenta importante na estratificação de risco do CMD.[89,90] A RMC do exercício é útil para avaliar a reserva miocárdica.

Teste ergométrico cardiopulmonar e Holter 24 horas

Em pacientes com CMD, o desempenho do exercício pode ser levemente prejudicado nos estágios iniciais da doença e pode não ser sensível para diferenciar a remodelação fisiológica da patológica do VE. No entanto, a presença de um pico baixo de consumo de oxigênio em um atleta com um aumento do VE e fração de ejeção do VE limítrofe/baixo aponta para CMD.

As arritmias são relatadas em aproximadamente 30% dos pacientes com CMD e podem estar presentes mesmo na presença de cavidade ventricular levemente dilatada.[90,91] O Holter de 24 horas é de particular importância no risco estratificação de pacientes com CMD.

Recomendações

O curso clínico da CMD é variável e os eventos cardíacos estão relacionados à função do VE e à presença de taquiarritmias atriais e ventriculares. O risco de consequências adversas em pacientes com CMD participando de programas regulares de exercícios é amplamente desconhecido, devido à falta de estudos observacionais de longo prazo. No entanto, evidências científicas de estudos de reabilitação em insuficiência cardíaca apoiam o conceito de que programas de exercícios intensivos são viáveis e benéficos em pacientes com CMD idiopática e não estão associados a um risco aumentado de eventos.[92,93] A participação em programas intensivos de exercícios e esportes competitivos deve ser considerada individualmente, após avaliação das características da doença e determinantes de risco. O aconselhamento de um atleta com CMD em relação à participação em esportes competitivos requer uma explicação abrangente e clara, e garantia de compreensão do risco associado em nome do atleta.

A dilatação da cavidade do VE com função preservada do VE (sem histórico familiar de CMD, padrões anormais de ECG ou taquiarritmias atriais/ventriculares) devem ser consideradas remodelação fisiológica cardíaca em vez de CMD. Atletas com diagnóstico inequívoco de CMD, mas apenas função sistólica do VE levemente reduzida (fração de ejeção [FE] ³ 40%) podem praticar esportes de forma seletiva e se forem assintomáticos, sem histórico prévio de síncope inexplicável e sem taquiarritmias ventriculares frequentes/complexas no Holter e teste de esforço. No entanto, pacientes com histórico familiar de morte súbita e/ou com mutações associadas a um risco aumentado de arritmias e com risco de vida (por exemplo, mutação Lamina A/C ou Filamina C) devem ser aconselhados a não praticar esportes competitivos. Atletas com diagnóstico de CMD sintomático ou com FEVE < 40% ou realce tardio prolongado de gadolínio (RTG) (ou seja, > 20%) na ressonância magnética cardíaca e/ou taquiarritmias ventriculares frequentes no Holter de 24 horas e teste de esforço, ou síncope inexplicada, devem ser aconselhados a limitar o exercício a atividades de lazer e a ser submetida a vigilância clínica regular. Os indivíduos com genótipo positivo e com fenótipo negativo podem participar de todos os esportes, mas devem receber pelo menos avaliações anuais.[94]

Cardiomiopatia Chagásica

Na América Latina, a Doença de Chagas ainda é importante causa de cardiomiopatia. A doença costuma manifestar-se em 30% a 40% dos infectados e, geralmente, ocorrem de 10 a 30 anos após a infecção inicial.[95]

Durante a evolução da doença, mesmo nos sem alteração estrutural Importante, poderá ocorrer arritmias e morte súbita. A principal causa de morte súbita é a taquicardia ventricular sustentada e geralmente associada à disfunção do VE, síncope e taquicardia ventricular não sustentada tanto no Holter como no teste ergométrico. Entre as arritmias apresentadas pelos portadores da doença de Chagas está a disfunção do nó sinusal, distúrbios da condução atrioventricular e intraventricular, podendo evoluir para BAV total. Não temos muitas evidências de MS em indivíduos com Chagas durante o exercício intenso e a ausência de sintomas não exclui a presença de cardiomiopatia mesmo em atletas de alto nível.[96] As recomendações brasileiras para o exercício são semelhantes às dos indivíduos com cardiomiopatia dilatada.

Miocárdio Não Compactado

A miocardiopatia não compactada (MNC) é considerada uma doença rara e de conhecimento recente. Doença causada pela interrupção da compactação do miocárdio durante a fase embrionária. As paredes do ventrículo esquerdo ficam compostas em duas camadas: uma camada epicárdica compactada e uma endocárdica com trabeculações e recessos intratrabeculares profundos, sendo esses preenchidos por fluxo sanguíneo. Nessa doença, as cavidades ventriculares estão aumentadas e a fração de ejeção do ventrículo esquerdo reduzida.[97] A MNC pode ser a única patologia, ocorrer de forma isolada, ou estar associada a outras alterações cardíacas congênitas, distúrbios neuromusculares ou síndromes genéticas. Caracteriza-se como doença geneticamente heterogênea, familiar ou esporádica, com mutações patogênicas envolvendo o citoesqueleto, mitocôndrias, sarcômeros e proteína de linha z. Foram descritas formas distintas de transmissão: autossômica dominante, autossômica recessiva, ligadas ao X e com padrões inerentes mitocondriais, mas a forma mais comum é a autossômica dominante.[98]

Considerada doença rara e com uma prevalência de 0,05% através de ecocardiogramas, por Hotta et al.[99] Existem limitações no diagnóstico, sendo muitas vezes necessária a RMC para um diagnóstico de certeza. Atualmente o diagnóstico de não compactação é proposto como a relação do miocárdio não compactado/compactado, no final da sístole, maior que 2,1:1 no ecocardiograma ou 2,3:1 na RMC.[100]

A MNC tem uma evolução clínica heterogênea, desde indivíduos assintomáticos ou até mesmo cursando com insuficiência cardíaca, arritmias ventriculares e/ou supraventriculares, eventos tromboembólicos ou morte súbita. Essa última parece estar relacionada ao grau de disfunção sistólica do ventrículo esquerdo e/ou arritmias ventriculares.[101] Até o momento, não está estabelecido que o treinamento físico poderia alterar as definições da MNC ou a frequência da doença na população de atletas.[102,103]

No momento, segundo a última diretriz Brasileira, atletas com MNC, função sistólica comprometida, presença de importantes taquiarritmias ventriculares no Holter ou teste de esforço ou história de síncope não devem participar de esportes competitivos, exceção para esportes de baixa intensidade.

Resumimos na importância da diferenciação entre o fisiológico e o patológico, sendo que, em muitos casos, a linha que os divide é sutil. Cautela para não desqualificar um indivíduo sem necessidade ou colocar em risco outro, para quem a atividade física moderada/intensa não é recomendada.

Referências Bibliográficas

1. Finocchiaro G, Dhutia H, D'Silva A, Malhotra A, Steriotis A, Millar L, et al. Effect of sex and sporting discipline on LV adaptation to exercise. JACC Cardiovasc Imaging. 2017;10(9):965-72
2. Corrado D, Basso C, Rizzoli G, Schiavon M, Thiene G. Does sports activity enhance the risk of sudden death in adolescents and young adults? J Am Coll Cardiol. 2003;42(11):1959-63.
3. Arbustini E, Narula N, Dec GW, et al. The MOGE(S) classification for a phenotype-genotype nomenclature of cardiomyopathy: endorsed by the World Heart Federation. J Am Coll Cardiol. 2013;62:2046-2072
4. Authors/Task Force members, Elliott PM, Anastasakis A, Borger MA, Borggrefe M, Cecchi F, et al. 2014 ESC Guidelines on diagnosis and management of hypertrophic cardiomyopathy: the Task Force for the Diagnosis and Management of Hypertrophic Cardiomyopathy of the European Society of Cardiology (ESC). Eur Heart J. 2014;35(39):2733-79.
5. Augustine, DX & Howard, L. Curr Treat Options Cardio Med (2018) 20: 96.
6. Goodwin JF, Hollman A, Cleland WP, Teare RD - Obstructive cardiomyopathy simulating aortic stenosis. Br Heart J 1960; 22: 403-14.
7. Sharma S, Drezner JA, Baggish A, Papadakis M, Wilson MG, Prutkin JM, et al. International recommendations for electrocardiographic interpretation in athletes. J Am Coll Cardiol. 2017 Feb 28;69(8):1057-1075. Consensus statement on the interpretation of athletes ECG identifying physiological changes and changes that may be associated with pathology.
8. Papadakis M, Carre F, Kervio G, Rawlins J, Panoulas VF, Chandra N, et al. The prevalence, distribution, and clinical outcomes of electrocardiographic repolarization patterns in male athletes of African/AfroCaribbean origin. Eur Heart J. 2011 Oxford University Press;32(18):2304-13.
9. Papadakis M, Wilson MG, Ghani S, Kervio G, Carre F, Sharma S. Impact of ethnicity upon cardiovascular adaptation in competitive athletes: relevance to preparticipation screening. Br J Sports Med. 2012;46:i22-8.
10. Malhotra A, Dhutia H, Gati S, Yeo T, Dores H, Bastiaenen R, et al. Anterior T-wave inversion in young whiteÂ athletes and nonathletes. J Am Coll Cardiol. 2017;69(1):1.
11. Schnell F, Riding N, O'Hanlon R, Axel Lentz P, Donal E, Kervio G, et al. Recognition and significance of pathological T-wave inversions in athletes. Circulation. 2015;131(2):165-73.
12. Sheikh N, Papadakis M, Wilson M, Malhotra A, Adamuz C, Homfray T, et al. Diagnostic Yield of Genetic Testing in Young Athletes with T-wave Inversion. Circulation. 2018 May;138:1184-1194.
13. CurrTreatOptions CardioMed(2018)20:96Page3of1196.
14. Sheikh N, Sharma S. Impact of ethnicity on cardiac adaptation to exercise. Nat Rev Cardiol. 2014;11(4):198-217.
15. Lang RM, Badano LP, Mor-Avi V, Afilalo J, Armstrong A, Ernande L, et al. Recommendations for cardiac chamber quantification by echocardiography in adults: an update from the American Society of Echocardiography and the European Association of Cardiovascular Imaging. Eur Heart J Cardiovasc Imaging. 2015 Oxford University Press;16(3):233-271.
16. Echocardiographic normal ranges meta-analysis of the left heart (EchoNoRMAL) Collaboration. The Ethnicspecific normative reference values for echocardiographic LA and LV size, LV mass, and systolic function: the EchoNoRMAL study. JACC Cardiovasc Imaging. 2015;8(6):656-65.
17. Osadchii OE. Cardiac hypertrophy induced by sustained beta-adrenoreceptor activation: pathophysiological aspects. Heart failure reviews. 2007;12(1):66-86.
18. Frey N, Olson EN. Cardiac hypertrophy: the good, the bad, and the ugly. Annual review of physiology. 2003;65:45-79.
19. Grossman W, Jones D, McLaurin LP. Wall stress and patterns of hypertrophy in the human left ventricle. J Clin Invest. 1975;56(1):56-64.
20. Weber KT, Clark WA, Janicki JS, Shroff SG. Physiologic versus pathologic hypertrophy and the pressure-overloaded myocardium. J Cardiovasc Pharmacol. 1987;10 Suppl 6:S37-50.
21. Frey N, Katus HA, Olson EN, Hill JA. Hypertrophy of the heart: a new therapeutic target? Circulation. 2004;109(13):1580-9.

22. Katholi RE, Couri DM. Left ventricular hypertrophy: major risk factor in patients with hypertension: update and practical clinical applications. International journal of hypertension. 2011;2011:495349.15.
23. Díez J, Frohlich ED. A translational approach to hypertensive heart disease. Hypertension. 2010;55(1):1-8.
24. Hill JA, Olson EN. Cardiac plasticity. N Engl J Med. 2008;358(13):1370-80.
25. Morganroth J, Maron BJ, Henry WL, Epstein SE. Comparative left ventricular dimensions in trained athletes. Ann Intern Med. 1975;82(4):521-4.
26. Spence AL, Naylor LH, Carter HH, Buck CL, Dembo L, Murray CP, et al. A prospective randomised longitudinal MRI study of left ventricular adaptation to endurance and resistance exercise training in humans. J Physiol (22):5443-52
27. Riding NR, Sharma S, McClean G, Adamuz C, Watt V, Wilson MG. Impact of geographical origin upon the electrical and structural manifestations of the black athlete's heart. Eur Heart J. 2018:ehy521-ehy521
28. Pluim BM, Zwinderman AH, van der Laarse A, van der Wall EE. The athlete's heart. Circulation. 2000 Lippincott Williams & Wilkins;101(3):336-44.
29. Basavarajaiah S, Wilson M, Whyte G, Shah A, McKenna W, Sharma S. Prevalence of hypertrophic cardiomyopathy in highly trained athletes: relevance to preparticipation screening. J Am Coll Cardiol. 2008;51(10):1033-9.
30. Pelliccia A, Maron BJ, Culasso F, Spataro A, Caselli G. Athlete's heart in women: echocardiographic characterization of highly trained elite female athletes. JAMA. 1996;276(3):211-5.
31. Rawlins J, Carre F, Kervio G, Papadakis M, Chandra N, Edwards C, et al. Ethnic differences in physiological cardiac adaptation to intense physical exercise in highly trained female athletes. Circulation. 2010;121(9):1078-85, 27.
32. Basavarajaiah S, Boraita A, Whyte G, Wilson M, Carby L, Shah A, et al. Ethnic differences in left ventricular remodeling in highly-trained athletes: relevance to differentiating physiologic left ventricular hypertrophy from hypertrophic cardiomyopathy. J Am Coll Cardiol. 2008;51(23):2256-62.
33. Sharma S, Maron BJ, Whyte G, Firoozi S, Elliott PM, McKenna WJ. Physiologic limits of left ventricular hypertrophy in elite junior athletes: relevance to differential diagnosis of athlete's heart and hypertrophic cardiomyopathy. J Am Coll Cardiol. 2002;40(8):1431-6.
34. Sheikh N, Papadakis M, Carre F, Kervio G, Panoulas VF, Ghani S, et al. Cardiac adaptation to exercise in adolescent athletes of African ethnicity: an emergent elite athletic population Br J Sports Med 2013;47:585-592.
35. Caselli S, Maron MS, Urbano-Moral J, Pandian NG, Maron BJ, Pelliccia A. Differentiating Left Ventricular Hypertrophy in Athletes from That in Patients With Hypertrophic Cardiomyopathy. Am J Cardiol. 2014 Nov 1;114(9):1383-9.
36. Sheikh N, Papadakis M, Schnell F, Panoulas V, Malhotra A, Wilson M, et al. Clinical profile of athletes with hypertrophic cardiomyopathy. Circ: Cardiovasc Imaging. 2015;8(7):e003454.
37. Schnell F, Matelot D, Daudin M, Kervio G, Mabo P, Carré F, Donal E. J Am Soc Echocardiogr. 2017 Mar;30(3):251-261. doi: 10.1016/j.echo.2016.11.013. Epub 2017 Jan 5. Mechanical Dispersion by Strain Echocardiography: A Novel Tool to Diagnose Hypertrophic Cardiomyopathy in Athletes.
38. Maron MS, Maron BJ, Harrigan C, Buros J, Gibson CM, Olivotto I, et al. Hypertrophic cardiomyopathy phenotype revisited after 50 years with cardiovascular magnetic resonance. J Am Coll Cardiol. 2009;54(3):220-8.
39. McDiarmid AK, Swoboda PP, Erhayiem B, Lancaster RE, Lyall GK, Broadbent DA, et al. Athletic Cardiac Adaptation in Males Is a Consequence of Elevated Myocyte Mass. Circ Cardiovasc Imaging.2016 Apr;9(4):e003579
40. Wilson M, O'Hanlon R, Prasad S, Deighan A, MacMillan P, Oxborough D, et al. Diverse patterns of myocardial fibrosis in lifelong, veteran endurance athletes. J Appl Physiol. 2011;110(6):1622-6.
41. Graham-Brown M, McCann GP. T1 Mapping in Athletes: A Novel Tool to Differentiate Physioloical Adaptation From Pathology. Circ Cardiovasc Imaging 2016 Apr;9(4):e004706.
42. Maron BJ, Pelliccia A, Spataro A, Granata M. Reduction in left ventricular wall thickness after deconditioning in highly trained Olympic athletes. Br Heart J 1993;69:125-128.
43. Ghorayeb N, Stein R, Daher DJ, Silveira AD, Ritt LEF, Santos DFP, et al. The Brazilian Society of Cardiology and Brazilian Society of Exercise and Sports Medicine Updated Guidelines for Sports and Exercise Cardiology - 2019. Arq. Bras. Cardiol. 112(3): 326-368. Disponível em: http://www.scielo.br/scielo.php?script=sci_arttext&pid=S0066-782X2019000300326&lng=en. https://doi.org/10.5935/abc.20190048.

44. Maron BJ, Udelson JE, Bonow RO, Nishimura RA, Ackerman MJ, Estes NA 3rd, et al; American Heart Association Electrocardiography and Arrhythmias Committee of Council on Clinical Cardiology, Council on Cardiovascular Disease in Young, Council on Cardiovascular and Stroke Nursing, Council on Functional Genomics and Translational Biology, and American College of Cardiology. Eligibility and disqualification recommendations for competitive athletes with cardiovascular abnormalities: Task Force 3: Hypertrophic cardiomyopathy, arrhythmogenic right ventricular cardiomyopathy and other cardiomyopathies, and myocarditis: a Scientific Statement from the American Heart Association and American College of Cardiology. Circulation. 2015;132(22):e273-80.

45. Norrish G, Cantarutti N, Pissaridou E, Ridout DA, Limongelli G, Elliott PM, et al. Risk factors for sudden cardiac death in childhood hypertrophic cardiomyopathy: A systematic review and meta-analysis. Eur J Prev Cardiol. 2017;24(11):1220-30.

46. Weissler-Snir A, Adler A, Williams L, Gruner C, Rakowski H. Prevention of sudden death in hypertrophic cardiomyopathy: bridging the gaps in knowledge. Eur Heart J. 2017;38(22):1728-37.

47. Maron MS, Rowin EJ, Olivotto I, Casey SA, Arretini A, Tomberli B, et al. Contemporary natural history and management of nonobstructive hypertrophic cardiomyopathy. J Am Coll Cardiol. 2016;67(12):1399-409.

48. Harmon KG, Asif IM, Maleszewski JJ, et al. Incidence, cause, and comparative frequency of sudden cardiac death in National Collegiate Athletic Association athletes: a decade in review. Circulation 2015;132:10-9.

49. Maron BJ, Doerer JJ, Haas TS, Tierney DM, Mueller FO. Sudden deaths in young competitive athletes: analysis of 1866 deaths in the United States, 1980-2006. Circulation 2009;119: 1085.

50. Corrado D, Basso C, Pavei A, Michieli P, Schiavon M, Thiene G. Trends in sudden cardiovascular death in young competitive athletes after implementation of a preparticipation screening program. JAMA 2006; 296:1593-601.

51. Corrado D, Basso C, Rizzoli G, Schiavon M, Thiene G. Does sports activity enhance the risk of sudden death in adolescents and young adults? J Am Coll Cardiol 2003;42:1959-63.

52. Vassalini M, Verzeletti A, Restori M, De Ferrari F. An autopsy study of sudden cardiac death in persons aged 1-40 years in Brescia (Italy). J Cardiovasc Med (Hagerstown) 2016;17:446-53. 10.

53. Harmon KG, Drezner JA, Maleszewski JJ, et al. Pathogeneses of sudden cardiac death in National Collegiate Athletic Association athletes. Circ Arrhythm Electrophysiol 2014;7:198-204.

54. Harmon KG, Asif IM, Maleszewski JJ, et al. Incidence, cause, and comparative frequency of sudden cardiac death in National Collegiate Athletic Association athletes: a decade in review. Circulation 2015;132:10-9.

55. Phillips M, Robinowitz M, Higgins JR, Boran KJ, Reed T, Virmani R. Sudden cardiac death in Air Force recruits: a 20-year review. JAMA 1986;256: 2696-9.

56. Pelliccia A, Corrado D, Bjørnstad HH, et al. Recommendations for participation in competitive sport and leisure-time physical activity in individuals with cardiomyopathies, myocarditis and pericarditis. Eur J Cardiovasc Prev Rehabil 2006; 13:876-85.

57. Yilmaz A, Klingel K, Kandolf R, Sechtem U. A geographical mystery: do cardiotropic viruses respect national borders? J Am Coll Cardiol 2008; 52:82. author reply 82-3. 13.

58. Breinholt JP, Moulik M, Dreyer WJ, et al. Viral epidemiologic shift in inflammatory heart disease: the increasing involvement of parvovirus B19 in the myocardium of pediatric cardiac transplant patients. J Heart Lung Transplant 2010;29: 739-46.

59. Caforio AL, Pankuweit S, Arbustini E, et al. Current state of knowledge on aetiology, diagnosis, management, and therapy of myocarditis: a position statement of the European Society of Cardiology Working Group on Myocardial and Pericardial Diseases. Eur Heart J 2013;34: 2636-48. 2648a-d.

60. Martin SA, Pence BD, Woods JA. Exercise and respiratory tract viral infections. Exerc Sport Sci Rev 2009;37:157-64.

61. Sagar S, Liu PP, Cooper LT. Myocarditis. Lancet 2012;379:738-47.

62. Mont L, Elosua R, Brugada J. Endurance sport practice as a risk factor for atrial fibrillation and atrial flutter. Europace 2009;11:11-7.

63. Aschar-Sobbi R, Izaddoustdar F, Korogyi AS, et al. Increased atrial arrhythmia susceptibility induced by intense endurance exercise in mice requires TNFa. Nat Commun 2015;6:6018.

64. Saito J, Niwano S, Niwano H, et al. Electrical remodeling of the ventricular myocardium in myocarditis. Circ J 2002;66:97-103.

65. Wu C, Singh A, Collins B, et al. Causes of troponin elevation and associated mortality in young patients. Am J Med 2018;131:284-92.e1.

66. Sedaghat-Hamedani F, Kayvanpour E, Frankenstein L, et al. Biomarker changes after strenuous exercise can mimic pulmonary embolism and cardiac injury—a meta-analysis of 45 studies. Clin Chem 2015;61:1246-55.
67. Berg J, Kottwitz J, Baltensperger N, et al. Cardiac magnetic resonance imaging in myocarditis reveals persistent disease activity despite normalization of cardiac enzymes and inflammatory parameters at 3-month follow-up. Circ Heart Fail 2017;10:e004262.
68. Mahfoud F, Gartner B, Kindermann M, et al. Virus serology in patients with suspected myocarditis: utility or futility? Eur Heart J 2011;32: 897-903.
69. Schnell F, Riding N, O'Hanlon R, et al. Recognition and significance of pathological T-wave inversions in athletes. Circulation 2015;131:165-73.
70. Malhotra A, Dhutia H, Gati S, et al. Anterior Twave inversion in young white athletes and nonathletes: prevalence and significance. J Am Coll Cardiol 2017;69:1-9.
71. Grani C, Eichhorn C, Biere L, et al. Prognostic value of cardiac magnetic resonance tissue characterization in risk stratifying patients with suspected myocarditis. J Am Coll Cardiol 2017;70: 1964-76.
72. Pinamonti B, Alberti E, Cigalotto A, et al. Echocardiographic findings in myocarditis. Am J Cardiol 1988;62:285-91.
73. Felker GM, Boehmer JP, Hruban RH, et al. Echocardiographic findings in fulminant and acute myocarditis. J Am Coll Cardiol 2000;36:227-32.
74. Damm S, Andersson LG, Henriksen E, et al. Wall motion abnormalities in male elite orienteers are aggravated by exercise. Clin Physiol 1999;19: 121-6
75. De Castro S, Caselli S, Maron M, et al. Left ventricular remodelling index (LVRI) in various pathophysiological conditions: a real-time threedimensional echocardiographic study. Heart 2007; 93:205-9.
76. Galderisi M, Cardim N, D'Andrea A, et al. The multi-modality cardiac imaging approach to the athlete's heart: an expert consensus of the European Association of Cardiovascular Imaging. Eur Heart J Cardiovasc Imaging 2015;16:353.
77. Lurz P, Luecke C, Eitel I, et al. Comprehensive cardiac magnetic resonance imaging in patients with suspected myocarditis: the MyoRacer-Trial. J Am Coll Cardiol 2016;67:1800-11.
78. Parsai C, O'Hanlon R, Prasad SK, Mohiaddin RH. Diagnostic and prognostic value of cardiovascular magnetic resonance in nonischaemic cardiomyopathies. J Cardiovasc Magn Reson 2012;14:54.
79. Friedrich MG, Sechtem U, Schulz-Menger J, et al., for the International Consensus Group on Cardiovascular Magnetic Resonance in Myocarditis. Cardiovascular magnetic resonance in myocarditis: a JACC white paper. J Am Coll Cardiol 2009;53:1475-87.
80. Piepoli MF, Conraads V, Corra U, et al. Exercise training in heart failure: from theory to practice: a consensus document of the Heart Failure Association and the European Association for Cardiovascular Prevention and Rehabilitation. Eur J Heart Fail 2011;13:347-57.
81. Pinto YM, Elliott PM, Arbustini E, Adler Y, Anastasakis A, Böhm M, Duboc D, Gimeno J, de Groote P, Imazio M, Heymans S, Klingel K, Komajda M, Limongelli G, Linhart A, Mogensen J, Moon J, Pieper PG, Seferovic PM, Schueler S, Zamorano JL, Caforio AL, Charron P. Proposal for a revised definition of dilated cardiomyopathy, hypokinetic non-dilated cardiomyopathy, and its implications for clinical practice: a position statement of the ESC working group on myocardial and pericardial diseases. Eur Heart J 2016;37:1850-8.
82. Rapezzi C, Arbustini E, Caforio AL, Charron P, Gimeno-Blanes J, Heliö T, Linhart A, Mogensen J, Pinto Y, Ristic A, Seggewiss H, Sinagra G, Tavazzi L, Elliott PM. Diagnostic work-up in cardiomyopathies: bridging the gap between clinical phenotypes and final diagnosis. A position statement from the ESC Working Group on Myocardial and Pericardial Diseases. Eur Heart J 2013;34:1448-58.
83. Gavazzi A, De Maria R, Renosto G, Moro A, Borgia M, Caroli A, Castelli G, Ciaccheri M, Pavan D, De Vita C, Baroldi G, Camerini F. The spectrum of left ventricular size in dilated cardiomyopathy: clinical correlates and prognostic implications. SPIC (Italian Multicenter Cardiomyopathy Study) Group. Am Heart J 1993;125:410-22.
84. Pelliccia A, Culasso F, Di Paolo FM, Maron BJ. Physiologic left ventricular cavity dilatation in elite athletes. Ann Intern Med 1999;130:23-31.
85. Pelliccia A, Caselli S, Sharma S, Basso C, Bax JJ, Corrado D, D'Andrea A, D'Ascenzi F, Di Paolo FM, Edvardsen T, Gati S, Galderisi M, Heidbuchel H, Nchimi A, Nieman K, Papadakis M, Pisicchio C, Schmied C, Popescu BA, Habib G, Grobbee D, Lancellotti P; Internal reviewers for EAPC and EACVI. European Association of Preventive Cardiology (EAPC) and European Association of Cardiovascular Imaging (EACVI) joint position statement: recommendations for the indication and interpretation of cardiovascular imaging in the evaluation of the athlete's heart. Eur Heart J 2018;39:1949-69.

86. Abergel E, Chatellier G, Hagege AA, Oblak A, Linhart A, Ducardonnet A, Menard J. Serial left ventricular adaptations in world-class professional cyclists: implications for disease screening and follow-up. J Am Coll Cardiol 2004;44:144-9.
87. Millar L, Fernandez G, Dhutia H, Myott J, Malhotra A, Finochiaro G, Tome M, Narain R, Papadakis M, Keteepe-Arachi T, Behr E, Prakash K, Sharma S, Sharma R. Exercise echocardiography has a high sensitivity and specificity in differentiating athlete's heart from dilated cardiomyopathy. Circulation 2016;134:A15662.
88. Claessen G, Schnell F, Bogaert J, Claeys M, Pattyn N, De Buck F, Dymarkowski S, Claus P, Carré F, Van Cleemput J, La Gerche A, Heidbuchel H. Exercise cardiac magnetic resonance to differentiate athlete's heart from structural heart disease. Eur Heart J Cardiovasc Imaging 2018;19:1062-70.
89. Gulati A, Jabbour A, Ismail TF, Guha K, Khwaja J, Raza S, Morarji K, Brown TD, Ismail NA, Dweck MR, Di Pietro E, Roughton M, Wage R, Daryani Y, O'Hanlon R, Sheppard MN, Alpendurada F, Lyon AR, Cook SA, Cowie MR, Assomull RG, Pennell DJ, Prasad SK. Association of fibrosis with mortality and sudden cardiac death in patients with nonischemic dilated cardiomyopathy. JAMA 2013;309:896-908.
90. Spezzacatene A, Sinagra G, Merlo M, Barbati G, Graw SL, Brun F, Slavov D, Di Lenarda A, Salcedo EE, Towbin JA, Saffitz JE, Marcus FI, Zareba W, Taylor MR, Mestroni L; Familial Cardiomyopathy Registry. Arrhythmogenic phenotype in dilated cardiomyopathy: natural history and predictors of life-threatening arrhythmias. J Am Heart Assoc 2015;4:e002149.
91. Van Rijsingen IA, Arbustini E, Elliott PM, Mogensen J, Hermans-van Ast JF, van der Kooi AJ, van Tintelen JP, van den Berg MP, Pilotto A, Pasotti M, Jenkins S, Rowland C, Aslam U, Wilde AA, Perrot A, Pankuweit S, Zwinderman AH, Charron P, Pinto YM. Risk factors for malignant ventricular arrhythmias in lamin a/c mutation carriers a European cohort study. J Am Coll Cardiol 2012;59:493-500.
92. Webb-Peploe KM, Chua TP, Harrington D, Henein MY, Gibson DG, Coats AJ. Different response of patients with idiopathic and ischaemic dilated cardiomyopathy to exercise training. Int J Cardiol 2000;74:215-24.
93. Haykowsky MJ, Timmons MP, Kruger C, McNeely M, Taylor DA, Clark AM. Meta-analysis of aerobic interval training on exercise capacity and systolic function in patients with heart failure and reduced ejection fractions. Am J Cardiol 2013;111:1466-9.
94. Sport Recommendations for Athletes With Cardiomyopathies, Myocarditis, Pericarditis Jul 19, 2019 I Eugene H. Chung, MD, FACC.
95. Traina MI, Hernandez S, Sanchez DR, Dufani J, Salih M, Abuhamidah AM, et al. Prevalence of Chagas Disease in a U.S. population of Latin American immigrants with conduction abnormalities on electrocardiogram. PLoSNegl Trop Dis. 2017;11(1):e0005244.
96. Matos LD,Azevedo LF, Brum PC, Sosa EA, Martinelli M, Negrão CE. Long distance runner with dilated cardiomyopathy and excellent performance. Arq Bras Cardiol. 2011; 96(1):e3-6.
97. Towbin JA, Lorts A, Jefferies JL. Left ventricular non-compaction cardiomyopathy. Lancet. 2015;386(9995):813-25.
98. Hotta VT, Tendolo SC, Rodrigues AC, Fernandes F, Nastari L, Mady C. Limitation in the diagnosis of noncompaction cardiomyopathy by echocardiography.ArqBraCardiol.2017;109(5):483-8.
99. Thavendiranathan P, Dahiya A, Phelan D, Desai MY, Tang WH. Isolated left ventricular non-compaction controversies in diagnostic criteria, adverse outcomes and management. Heart.2013;99(10):681-9.
100. Finsterer J, Söllberger C, Towbin Ja. Left ventricular noncompaction cardiomyopathy:cardiac, neuromuscular, and genetic factors. Nat Rev Cardiol. 2017; 14(4):224-37.
101. Ganga HV, Thompson PD. Sports participation in non-compaction cardiomyopathy: a systematic review. Br J SportsMed. 2014;48(20):1466-71.
102. Coris EE, Moran BK, De Cuba R, Farrar T, Curtis AB. Left ventricular non-compaction in athletes: to play or not to play. SportsMed.2016;46(9):1249-59.

Capítulo 22

Síndromes Elétricas Primárias em Atletas

• Dalmo Antonio Ribeiro Moreira

As síndromes elétricas primárias correspondem a um tipo de cardiopatia que se manifesta com taquiarritmias ventriculares. São de origem genética, causadas por alterações da constituição de canais iônicos devido à mutações de genes que codificam proteínas envolvidas na sua estrutura.[1] Esse defeito genético é o substrato arritmogênico que gera e mantém as arritmias. São uma das principais causas de morte súbita de origem cardíaca em indivíduos jovens, na maioria com coração normal. O diagnóstico é suspeitado pelos achados eletrocardiográficos típicos e também pelas características dos fatores deflagradores das taquicardias. Neste capítulo, serão abordadas as principais síndromes elétricas primárias:

- Taquicardia ventricular polimórfica catecolaminérgica;
- Síndrome dos intervalos QT longo e curto;
- Síndrome de Brugada;
- Repolarização precoce.

Taquicardia Ventricular Polimórfica Catecolaminérgica

A taquicardia ventricular polimórfica catecolaminérgica (TVPC) é uma síndrome elétrica que se caracteriza pelo surgimento de ectopias ventriculares, taquicardia ventricular e até fibrilação ventricular em situações que cursam com níveis elevados de catecolaminas plasmáticas.[2] É classificada em dois tipos, de acordo com o gene afetado: tipo I, causada por um transtorno hereditário autossômico dominante de receptores de rianodina[3] presentes no retículo sarcoplasmático do miócito e corresponde a por 65% dos casos; tipo II, forma menos frequente, secundária à mutação do gene CASQ2 relacionada à síntese da calsequestrina,[2] uma proteína que auxilia a reter o cálcio na cisterna do retículo sarcoplasmático após a contração cardíaca. As alterações nesses genes culminam com acúmulo de cálcio dentro do miócito, que deflagra pós-potenciais precoces, ectopias ventriculares e taquicardia/fibrilação ventricular após uma descarga adrenérgica gerada pelo esforço físico ou emoções.[3]

A manifestação clínica mais frequente é a síncope ou a parada cardíaca que ocorre logo após um esforço físico ou emoção intensa. Cerca de 30% dos casos a parada cardíaca é a primeira manifestação, fato que confirma a gravidade dessa síndrome clínica.[4] Além disso, a TVPC está associada a uma taxa anual de eventos potencialmente fatais e fatais de 1,9% e 0,8%, respectivamente, em pacientes tratados. Entre 25 e 30% dos pacientes com idade < 40 anos têm histórico familiar de morte súbita.[1] Outras arritmias presentes nessa síndrome são a fibrilação atrial[5] e a bradicardia sinusal, encontrada em aproximadamente 20% dos pacientes.[1] O registro de fibrilação atrial em jovens sem cardiopatia, com histórico de síncopes ou ectopias ventriculares orienta o clínico a investigar essa síndrome elétrica.

Diagnóstico eletrocardiográfico

O diagnóstico de taquicardia ventricular polimórfica catecolaminérgica pode ser facilmente realizado pelo teste de esforço (Figura 22.1) ou após a infusão de isoproterenol.[4,5] Testes genéticos podem ser empregados, mas nem sempre necessários porque as alterações eletrocardiográficas são muito características. O teste de esforço na fase de repouso é normal. Com a mudança da posição supina para ortostática já se observam ectopias ventriculares. Com a progressão do esforço, há aumento gradual da frequência cardíaca logo seguida por taquicardia ventricular polimórfica do tipo bidirecional. O surgimento da taquicardia ventricular geralmente coincide com elevação crítica da frequência sinusal, sugerindo relação com nível plasmático

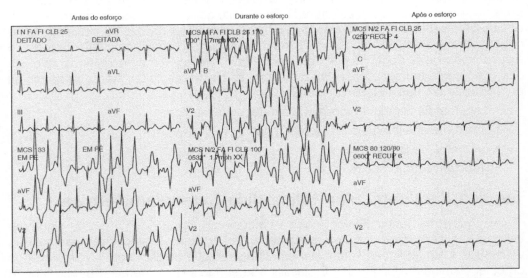

Figura 22.1. Atleta do sexo feminino de 23 anos, com queixas de muito mal-estar e tontura durante a prática de natação. Foi realizado teste ergométrico que mostrou: a) em repouso, deitada, ritmo sinusal normal; b) em pé antes do esforço, ectopias ventriculares isoladas e taquicardia ventricular não sustentada; c) ao esforço taquicardia ventricular polimórfica do tipo bidirecional com reprodução dos sintomas; d) alguns segundos após término do esforço, ritmo sinusal normal. Esse quadro caracteriza a taquicardia ventricular polimórfica catecolaminérgica (derivações eletrocardiográficas D2, V2 e aVF).

SÍNDROMES ELÉTRICAS PRIMÁRIAS EM ATLETAS **271**

de catecolaminas. Esse achado, inclusive, pode ser utilizado como critério de efeito do tratamento com betabloqueador, quando a taquicardia ventricular não surge após ultrapassada aquela frequência sinusal crítica. Com a interrupção do esforço, alguns poucos segundos depois, cessam-se as ectopias e o paciente retorna a condição pré-esforço. Essa sequência pode ser observada na Figura 22.1.

Conduta no atleta com taquicardia ventricular catecolaminérgica

Atletas com diagnóstico de TVPC têm risco de taquicardia ventricular tanto pela prática de esportes como pelo estresse da competição. Por essa razão, a princípio, deveriam ser afastados de esportes competitivos. Publicações recentes, no entanto, indicam a possibilidade de prática de esportes de menor intensidade em indivíduos tratados com betabloqueadores e que estejam assintomáticos e sem taquicardia após o tratamento.[2,6,7] O teste de esforço pode ser o procedimento que confirma a eficácia terapêutica demonstrando a abolição da taquicardia. O mesmo se aplica para os pacientes sintomáticos, desde que não se documente nenhum evento arrítmico nos últimos três meses após iniciado o tratamento. Indivíduos com TVPC devem evitar estrese emocional intenso bem como atividade física vigorosa, devem se hidratar adequadamente e repor eletrólitos quando praticam esportes; devem evitar exercícios físicos durante episódios febris.[6,7]

Casos de insucesso terapêutico muitas vezes se devem à não aderência ao betabloqueador ou quando a intensidade da carga adrenérgica ao estresse ou esforço superar o efeito do fármaco para controlar a arritmia. Um estudo que acompanhou 101 pacientes por 8 anos com o diagnóstico de TVPC, demonstrou que a taxa de recorrência de eventos (sincope, parada cardíaca ou choque pelo CDI) foi de 27% nos pacientes em uso de betabloqueador e de 58% naqueles que não tomavam ou tomavam irregularmente a medicação. Esse fato enaltece a importância desse medicamento no tratamento desses pacientes.[8] O betabloqueador de escolha é o nadolol (disponível no Brasil somente em farmácias de manipulação).[9] A flecainida (não disponível no Brasil) é outra opção terapêutica com bons resultados.[10] Em casos refratários, a denervação simpática é uma opção adicional cuja indicação deve ser individualizada.

A indicação do CDI deve ser feita quando o paciente tem histórico de fibrilação ventricular como complicação da taquicardia ventricular polimórfica. Em outras palavras, depende do substrato arritmogênico predominante atuante no paciente com TVPC.[11] Um estudo retrospectivo avaliou os resultados de implante de CDI em cinco centros em 24 pacientes jovens com TVPC. Foram avaliadas as razões para descargas pelo CDI, determinar o mecanismo da arritmia, eficácia da terapia e complicações. A média de idade desde o início dos sintomas foi de 10,6 anos (variando entre 5,0-13,8 anos) e a idade na época do implante do CDI foi de 13,7 anos (variando entre 10,7-16,3 anos). Quatorze pacientes receberam 140 choques. Dez pacientes (42%) sofreram 75 choques apropriados e 11 pacientes (46%) receberam 65 choques inapropriados. Na análise atuarial, a ausência de choque apropriado em um ano após o implante do CDI foi de 75%. Dos choques apropriados, apenas 43 (57%) demonstraram sucesso na interrupção primária da taquicardia. Todas as descargas apropriadas do CDI foram bem-sucedidas para fibrilação ventricular. Nenhum episódio de TV polimórfica ou TV bidirecional foi revertida pelo CDI. A descargas bem-sucedidas ocorreram nas taquicardias mais rápidas. A tempestade elétrica ocorreu em 29% (4/14) e indução de arritmias ventriculares mais malignas em 36% (5/14). Não houve mortes.[11]

CARDIOESPORTE: CARDIOLOGIA DO EXERCÍCIO E DO ESPORTE

Uma metanálise recente, incluindo 53 estudos, avaliou os resultados do CDI em pacientes com taquicardia ventricular catecolaminérgica.[12] Um total de 1.429 pacientes foram incluídos. Dessa população, 503 (35,2%) tinham CDI (idade média de 15 anos, variando entre 11 e 21 anos). Dentre os pacientes medicados, 96,7% receberam betabloqueadores e 13,2% flecainida. A denervação simpática foi realizada em 23,2%. Quase metade dos pacientes recebeu um CDI para prevenção primária (47,3%) e 12,8% receberam terapia antiarrítmica ideal. Durante o seguimento, 40,1% tiveram um choque apropriado, 20,8% sofreram um choque inadequado, 19,6% tiveram tempestade elétrica e 7 pacientes (1,4%) morreram. A tempestade elétrica associada ao CDI foi a provável causa de morte em 4 pacientes. Uma subanálise dos 10 estudos, envolvendo 330 pacientes com os dados mais detalhados relacionados à CDI, mostrou tendências semelhantes.[12]

Com esses achados, fica claro e é importante ressaltar que os choques podem ser ineficazes para reverter a taquicardia ventricular quando o tônus adrenérgico é muito intenso. Além disso, a própria descarga elétrica do gerador pode ter efeito pró-arrítmico, facilitando o reaparecimento da taquicardia ventricular. A tempestade elétrica provocada pelo gerador pode ser, inclusive, uma causa de óbito nesses casos. Por essa razão, a programação do CDI tem importância fundamental no sucesso terapêutico dessa população.[13] Esses achados demonstram a importância na definição do paciente ideal para indicação do implante do CDI.

Síndrome do Intervalo QT Longo

A síndrome do QT longo (SQTL) é uma cardiopata arritmogênica de origem genética que se caracteriza pela repolarização ventricular anormalmente prolongada, seja de forma adquirida ou como resultado de uma das múltiplas alterações em genes específicos que codificam proteínas de canais iônicos celulares.[1,6] É uma síndrome rara, com prevalência estimada entre 0,31% e 0,4% entre os atletas.[6] As três formas mais comuns de SQTL congênito são:

- SQTL tipo 1: secundária a uma anomalia do componente lento da corrente de retificação tardia do potássio (subunidade alfa do canal de potássio, Kv7.1). A mutação causa perda de função do gene KCNQ1 no cromossomo 11. Está associada com morte súbita cardíaca durante esforço, particularmente a natação;[14]

- SQTL tipo 2: secundária a uma anormalidade no componente rápido da corrente retificadora tardia de saída de potássio (subunidade alfa do canal de potássio, Kv11.1). A mutação causa perda de função do gene KCNH2 no cromossomo 7. Causa morte súbita cardíaca por ação intensa do sistema nervoso autônomo durante o despertar e também ao estresse emocional. Tipicamente, estímulos auditivos intensos causam os eventos arrítmicos nesses pacientes[15]. A perda de função dos genes provoca acúmulo de potássio dentro da célula, prolongando a repolarização ventricular;

- SQTL tipo 3: causa alteração da duração do intervalo QT por ganho de função do canal de sódio (afeta a subunidade alfa do canal de sódio, Nav1.5). Essa anomalia é codificada pela mutação do gene SCN5A no cromossomo.[16,17] A morte súbita nessa síndrome ocorre em situações de bradicardia e repouso, como durante o sono.[17] A SQTL 1 (30 a 35% dos casos), SQTL2 (25 a 40% dos casos) e 3 (5 a 10% dos casos) são responsáveis por 75% das mutações gênicas das

SQTL na prática clínica.[1] Essas três condições causam modificações típicas na repolarização ventricular, conforme demonstrado na Figura 22.2. As características eletrocardiográficas e clínicas das principais SQTL são apresentadas na Figura 22.2 e na Tabela 22.1.

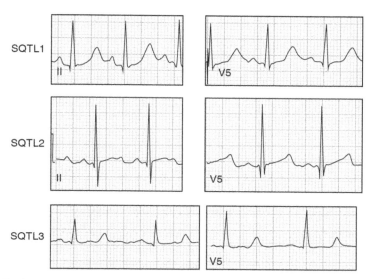

Figura 22.2. Padrões eletrocardiográficos da síndrome do intervalo QT longo. O tipo I apresenta ondas T de base alargada, terminando dentro do final da primeira metade do intervalo RR; do tipo II apresenta entalhes na porção média das ondas T; do tipo III o segmento ST é longo com ondas T de base estreita.

TABELA 22.1 – **Características das principais SQTL**

	SQTL 1	SQTL 2	SQTL 3
Gene	KCNQ1	KCNH2	SCN5A
Mecanismo de prolongamento do QT	ß IKs	ß IKr	Ý INa
Intervalo QT durante exercício	QTc falha em encurtar no esforço ou fase de recuperação	QTc não se altera	QTc encurta excessivamente
Locus do cromossomo	11p15.5	7q35-36	3p21-24
Frequência entre as SQTL	30-35%	25-30%	5-10%
Achados típicos do ECG	Onda T apiculada e alargada	Onda T bífida	Onda T tardia, apiculada/bifásica
Deflagradores de eventos cardíacos	Exercício (62%) Emoção (26%) Sono, sem despertar (3%) Outros (9%)	Exercício (13%) Emoção (43%) Sono, sem despertar (29%) Outros (15%)	Exercício (13%) Emoção (19%) Sono, sem despertar (39%) Outros (29%)
Resposta ao betabloqueador	Boa	Menos que a SQTL 1	Incerta

Ks: canal de potássio de cinética lenta; Kr: canal de potássio de cinética rápida.
Fonte: modificado de Gomes et als.[17]

A maioria dos pacientes sintomáticos apresenta-se com quadro de síncope inexplicada (cerca de 80%) e um percentual menor com história de parada cardíaca (2%).[1,2] A taxa anual dessas complicações varia entre 1 e 5%.[18] Os pacientes com menor incidência de eventos arrítmicos são os portadores de SQTL1, além de apresentarem melhor resposta ao tratamento. Já a SQTL3 é a mais grave,[19] causando morte já na infância precoce.

Diagnóstico eletrocardiográfico

O intervalo QT está prolongado quando sua duração supera 470 milissegundos em homens e 480 milissegundos em mulheres. A forma correta para se aferir a sua duração, bem como a correção pela frequência cardíaca (fórmula de Bazzet), pode ser observada na Figura 22.3.

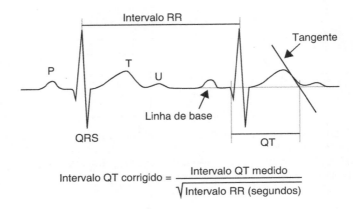

Figura 22.3. Método de aferição do intervalo QT e sua correção pela fórmula de Bazzet. A duração do intervalo QT é dividida pela raiz quadrada do intervalo RR prévio, aferido em segundos. Pelo método de Fridericia, utiliza-se a raíz cúbica do intervalo RR (empregado para situações de bradicardias).

O diagnóstico da SQTL é baseado nos critérios de Schwartz (Tabela 22.2).[20] As alterações fenotípicas podem ser confirmadas pelas alterações nos painéis genéticos. A Sociedade Americana de Arritmias[2] e a Sociedade Europeia de Arritmias[6] recomendam testes genéticos para SQTL 1 a 3 (genes KCNQ1, KCNH2, SCN5A) nas seguintes condições:
- Quando há forte suspeita (por exemplo, critérios de Schwartz) para SQTL com base na história clínica, histórico familiar de morte súbita ou de taquicardia ventricular e fenótipo eletrocardiográfico típico (ao eletrocardiograma de repouso ou realizado com teste ergométrico, ou então após a infusão de isoproterenol, classe I);
- Quando há prolongamento do intervalo QT (definido como QTc > 480 ms na pré-puberdade ou > 500 ms em adultos), na ausência de outras condições clínicas que possam causá-lo, ou seja, alterações eletrolíticas, hipertrofia ventricular ou bloqueio de ramo, (classe I);

SÍNDROMES ELÉTRICAS PRIMÁRIAS EM ATLETAS **275**

- Qualquer paciente assintomático com valores de QTc > 460 ms na pré-puberdade ou > 480 ms em adultos (classe IIB). De maneira mais simples, os testes genéticos são empregados para confirmação do diagnóstico em atletas assintomáticos, com intervalo QTc prolongado, ou com história familiar de morte súbita cardíaca.

TABELA 22.2 – Critérios de Schwartz para o diagnóstico da SQTL[20]

Critérios de Schwartz	Pontos
Achados eletrocardiográficos	
QTc[b]	
³ 480 ms	3
460-479 ms	2
450-459 ms (em homens)	1
Duração do QTc no quarto minuto da recuperação do teste ergométrico ≥ 480 ms	1
Torsaides de pontes[c]	2
Alternância de onda T	1
Onda T entalhada 3 derivações	1
Baixa frequência cardíaca para idade[d]	0,5
História clínica	
Síncope[c]	
Com estresse	2
Sem estresse	1
Surdez congênita	0,5
História familiar	
Familiares com SQTL confirmada[e]	1
Morte súbita inexplicada com idade abaixo de 30 anos em familiares próximos[e]	0,5

Escore: ≤ 1 ponto, baixa probabilidade de SQTL; 1,5 a 3 pontos, probabilidade intermediária de SQTL; ³ 3 pontos, alta probabilidade de SQTL.
[b]QTc calculado usando a fórmula de Bazett.
[c]Mutuamente exclusivos.
[d]Frequência cardíaca em repouso abaixo do 2° percentil para a idade.
[e]O mesmo membro da família não pode ser contado nas linhas 1 ou 2 nesta categoria.
Fonte: adaptada de Schwartz e Crotti.[20]

Muitos indivíduos com SQTL geneticamente confirmados podem apresentar eletrocardiograma pouco alterado ou até mesmo normal (considerados portadores latentes da doença). A epinefrina ou isoproterenol pode ser empregado para o diagnóstico da SQTL quando causam prolongamento paradoxal da duração do intervalo QT durante aceleração da frequência cardíaca, como durante o teste ergométrico[20]. Essa alteração é válida para somente para a SQTL1.

A taquicardia ventricular nessa síndrome é do tipo polimórfica, conhecida como *torsades de pointes* (Figura 22.4) É uma taquicardia que costuma ser autolimitada, durante alguns segundos apenas, mas que pode degenerar em fibrilação ventricular na dependência do fator desencadeante da taquicardia.

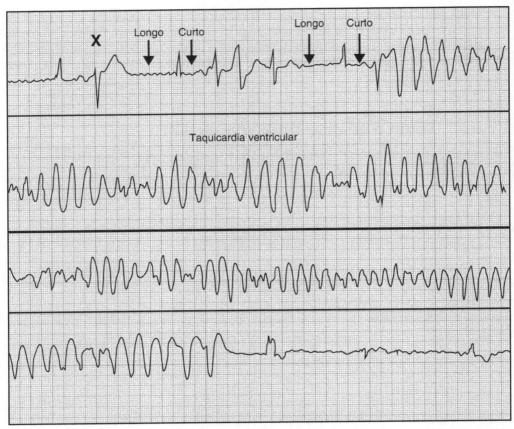

Figura 22.4. Taquicardia ventricular polimórfica do tipo "torsades de pointes" secundária a SQTL1. No início observam-se extrassístoles ventriculares seguidas de pausas que prolongam o intervalo QT do batimento seguinte. Uma extrassístole ventricular incide no final da onda T (sequência longo-curto) e deflagra uma taquicardia, ora com QRS com "ponta" para baixo, ora com "ponta" para cima. Notar que a taquicardia acelera, com complexos QRS com aspecto sinusoidal, interrompendo-se a seguir.

Conduta no atleta com SQTL

O tratamento médico para SQTL1 e SQTL2 são betabloqueadores, que reduzem de maneira significativa a morbimortalidade dessas síndromes.[7,16] Aliás, a prescrição precoce dessa classe de fármacos melhora o prognóstico dos indivíduos com SQTL. Para a SQTL 3, empregam-se bloqueadores de canais de sódio. Para alguns casos selecionados, sintomáticos apesar da medicação, está indicada a ablação do gânglio estrelado esquerdo. Indivíduos com história de síncope, morte súbita familiar e intervalo QTc de 480 ms ou maior têm indicação do cardioversor-desfibrilador automático (CDI).

Como pode ser observado na Tabela 22.2, o exercício deflagra eventos arrítmicos em pacientes com SQTL1 e, por essa razão, em diretrizes passadas houve muita restrição à prática de esportes nessa população. Na atualidade, entretanto, com a evolução do conhecimento, a SQTL é considerada uma síndrome que pode ser tratada e, por essa razão, seu resultado pode ser avaliado em diferentes condições clínicas, incluindo a prática de esportes. Estudos recentes têm demonstrada a segurança e eficácia da terapia com CDI associada ao betabloqueador ou a denervação do gânglio estrelado. Não há relatos de morte súbita em atletas com a doença latente, ou seja, nos quais a doença foi confirmada geneticamente, mas sem o quadro clinico correspondente (fenótipo). Informações recentes de registros internacionais envolvendo 372 atletas praticantes de mais de 20 tipos diferentes de esporte com vários tipos de síndromes elétricas, atestam a segurança e eficácia do tratamento, particularmente em indivíduos com SQTL, tais como: ausência de eventos primários manifestos por morte arrítmica, taquiarritmias ventriculares, necessidade de cardioversão ou desfibrilação elétrica externa, sincopes durante ou após a prática desportiva.[21] Choques apropriados ou inapropriados ocorreram em 10% dos casos durante a competição, em outras atividades em 8% e, em 6%, em repouso. Na análise dos indivíduos especificamente com SQTL, de um total de 73 atletas, apenas 2 receberam choques. Segundo Ackerman, a taxa de eventos nesses indivíduos durante a prática desportiva é de 1 para mais de 1.000 atletas-ano.[22]

Numa população de 103 pacientes com SQTL genotipicamente confirmados, seguidos por mais de 15 anos, Aziz e cols. não detectaram nenhum caso de evento cardíaco ou morte com mais de 775 pacientes-ano de seguimento clínico.[23] Por essas razões, pacientes bem orientados e que compartilham a decisão com o médico, uma vez compreendida sua condição clínica, estão assintomáticos por pelo menos três meses após o implante do CDI, fazem uso correto da medicação, estão liberados para a prática de esportes a que estão acostumados. As evidências científicas atuais são favoráveis para que os atletas com SQTL sejam liberados.

Síndrome do Intervalo QT Curto

É uma síndrome rara cuja manifestação eletrocardiográfica é o encurtamento do intervalo QT e está associada a taquiarritmias supraventriculares (particularmente a fibrilação atrial) e ventriculares.[24-26] Muitos dos genes dessa síndrome são os mesmos da SQTL, mas com a diferença que apresentam ganho de função, ou seja, intensificam as correntes de saída de potássio, fato que acelera a repolarização ventricular. Os genes mutantes dos canais de potássio são o KCNH2, KCNQ1 e o KCNJ2, responsáveis pela síndrome do QT curto tipos 1, 2 e 3 ou SQTC1, SQTC2 e SQTC3, respectivamente. As SQTC 4 e SQTC5 ocorrem pela perda de função dos genes ligados à subunidade alfa (CACNAIC) e beta 2 (CACNB2) dos canais de cálcio tipo L, encurtam o intervalo QT e a doença tem manifestação fenotípica similar ao da síndrome de Brugada.[27,28]

A manifestação clínica da síndrome é grave, com cerca de 40 a 50% dos indivíduos sintomáticos tendo apresentado parada cardíaca antes dos 40 anos de idade. Um terço dos pacientes apresentam parada cardíaca e 90% deles têm história familiar de morte súbita.[29] Os eventos arrítmicos ocorrem, geralmente, em repouso ou na fase de sono.[25,29,30] A estratificação de risco muitas vezes é difícil, devido às variações fenotípicas encontradas, não havendo relação entre o grau de encurtamento do intervalo QT, o risco maior ou menor de arritmias e a gravidade da doença. Único preditor de eventos graves é o histórico de parada cardíaca.[30] Portadores da SQTC1 são os que apresentam os mais curtos intervalos QT.

Diagnóstico eletrocardiográfico

O diagnóstico da SQTC é feito quando o intervalo QT tem duração < 340 ms ou < 360 ms, na presença de algum outro critério clínico.[23,24] Intervalos QT com duração < 320 ms são muito raros na população. É uma síndrome com maior predominância no sexo masculino. A maioria dos eventos arrítmicos graves (> 90%) ocorre em indivíduos jovens entre os 14 e 40 anos. Testes genéticos têm baixa capacidade diagnóstica na SQTC (< 15%).[30]

O evento arrítmico característico é a taquicardia ventricular polimórfica rápida, com durações variáveis, geralmente na fase de sono (Figura 22.5).

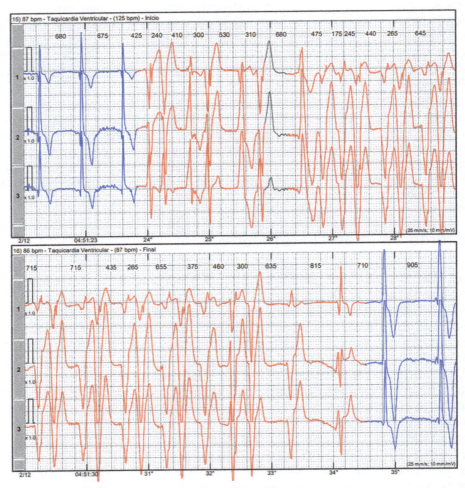

Figura 22.5. Indivíduo de 46 anos com história de sincopes. Na investigação o Holter de 24 horas, registrou durante ritmo sinusal intervalo QT de 280 ms e um episódio de taquicardia ventricular polimórfica não sustentada, com frequência cardíaca muito rápida (ao redor de 280 bpm). Observe que o evento se manifestou na fase de sono (às 04:51 h da manhã). Um CDI foi implantado nesse paciente após essa documentação.

Conduta no atleta com SQTC

Devido à raridade dessa síndrome, há pouca informação sobre a abordagem de atletas acometidos. As diretrizes de 2015 afirmam que o esporte pode ser considerado para atleta com SQTC, assumindo as precauções apropriadas relacionadas com a doença e que todo suporte quanto a equipamento de ressuscitação esteja disponível nos arredores do local onde o esporte é praticado.[2,6,7] Em indivíduos assintomáticos, o tratamento clínico pode ser feito com quinidina ou sotalol, agentes que prolongam o intervalo QT. Para os sintomáticos, com história de taquicardia/fibrilação ventricular ou sobreviventes de morte súbita, devem receber o CDI e serão liberados apenas para esportes com leve a moderada intensidade, desde que estejam assintomáticos por pelo menos três meses. Todos os atletas com SQTC devem evitar desidratação e/ou transpiração excessiva, hipertermia e exercícios durante febre. A hipercalemia, por exemplo, associada à desidratação e/ou transpiração excessiva deve ser evitada devido a probabilidade de maior encurtamento do intervalo QT na vigência de altos níveis extracelulares de potássio.[7]

Síndrome de Brugada

A síndrome de Brugada (SB) é uma cardiopatia elétrica primária causada por mutação no gene SCN5A no cromossomo 3 que resulta na perda de função do canal de sódio.[2,6,7,16] É uma síndrome rara (1-5 casos para cada 10.000 indivíduos nos EUA e Europa, mais comum na Asia, com 12 casos para cada 10.000 indivíduos) e atinge predominantemente o sexo masculino.[1,2,6]

Diagnóstico eletrocardiográfico

O diagnóstico se baseia na documentação de uma típica alteração eletrocardiográfica caracterizada pelo supradesnivelamento do ponto J > 1 mm, seguido de segmento ST de convexidade superior e ondas T negativas na derivação V1, estendendo-se para derivações V2 e/ou V3 (Figura 22.6).[2,6] Essas alterações do eletrocardiograma podem ser intermitentes e serem intensificadas pela administração de bloqueadores de canais de sódio. Outras condições que deflagram as alterações do eletrocardiograma e podem até mesmo facilitar o surgimento de taquicardia ventricular polimórfica ou fibrilação ventricular incluem o calor, a hipocalemia, glicose e insulina.

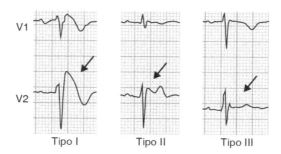

Figura 22.6. Padrões eletrocardiográficos da síndrome de Brugada. Observe o supradesnivelamento do ponto J, com segmento ST de convexidade superior e ondas T negativas. O padrão tipo I é considerado o mais importante do ponto de vista prognóstico.

Aspectos clínicos

A grande preocupação com essa síndrome está relacionada ao risco dos indivíduos apresentarem taquicardia ventricular polimórfica e evoluírem com morte súbita, geralmente desencadeada na fase de sono, períodos de repouso e após estados febris. Alguns fármacos ou drogas podem exacerbar as alterações eletrocardiográficas e precipitarem as crises de taquicardia ventricular. Atletas podem apresentar alterações de repolarização ventricular que se diferenciam da síndrome de Brugada pelas menores elevações de ST e por apresentarem complexos QRS de duração normal. Além disso, os testes farmacológicos não precipitam as alterações eletrocardiográficas num atleta normal.

Os indivíduos com risco de morte súbita são sintomáticos, têm história de síncope, história familiar de morte súbita além de apresentarem alterações típicas e espontâneas do eletrocardiograma (padrão Brugada tipo I).[2,6] Os de baixo risco são os assintomáticos e aqueles nos quais as alterações eletrocardiográficas não estão presentes espontaneamente. O eletrocardiograma pode identificar pacientes de alto risco quando a duração dos complexos QRS ≥ 120 ms, os complexos QRS são fragmentados, ou houver repolarização precoce em derivações inferiores e laterais (Figura 22.7).

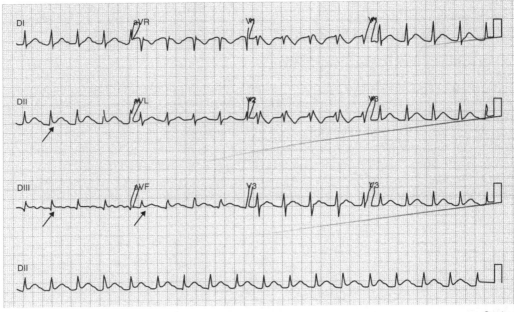

Continua

Figura 22.7. Indivíduo de 30 anos com história de respiração agônica noturna, palpitações e síncope. O eletrocardiograma quando procurou hospital mostrava padrão tipo I de SB. Destaca-se a repolarização precoce visível nas derivações D2, D3 e aVF (setas), além de V5 e V6. No traçado inferior, derivação D2 longo registram-se episódios repetidos de taquicardia ventricular não sustentada. Durante a internação, houve registro de 42 episódios de fibrilação ventricular. Quadro estabilizou-se depois da introdução de quinidina e depois foi submetido a implante de CDI. Em acompanhamento clínico há dois anos, assintomático e sem terapias.

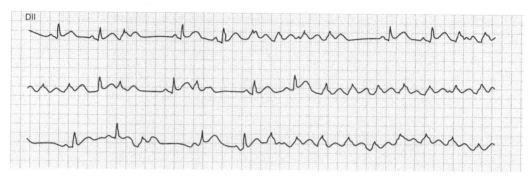

Figura 22.7. Continuação.

Conduta no atleta com síndrome de Brugada

As diretrizes europeias e americanas mais antigas recomendavam o afastamento da atividade esportiva competitiva dos atletas com síndrome de Brugada. Entretanto, esse conceito vem mudando nos últimos anos e as novas diretrizes são mais liberais.[2,6,7]

Um fato que está associado ao surgimento de taquicardia ventricular polimórfica na SB é a elevação do segmento ST nas derivações precordiais direitas, que surge na fase de recuperação após o teste de esforço, particularmente quando associada com rápidas quedas da frequência cardíaca.

Indivíduos sintomáticos, com história de síncope, parada cardíaca ou história familiar de morte súbita está indicado implante de CDI. A liberação para prática de esportes competitivos após o implante obedece às regras similares àquelas sugeridas para indivíduos com SQTL.

Repolarização Ventricular Precoce

É uma síndrome elétrica que se manifesta etrocardiograficamente pela elevação do ponto ≥ 0,1 mV em duas derivações adjacentes (excluindo V1-V3), combinada com um entalhe ou espessamento na porção descendente de uma onda R proeminente.[31,32] Está associada a risco de morte súbita secundária às taquiarritmias ventriculares desencadeadas pela dispersão transmural da repolarização ventricular e/ou atraso heterogêneo na condução do impulso elétrico facilitando mecanismo reentrante local (reentrada fase 2), que gera e mantém uma taquicardia ventricular.[31] Quando a taquicardia ou fibrilação ventricular ocorre na vigência dessa alteração no eletrocardiograma, é caracterizada como síndrome de repolarização precoce (SRP) ou como síndrome das ondas J. Deve haver um componente genético nessa síndrome, pois já foi detectada em famílias com essas alterações do eletrocardiograma.[1] Não há, entretanto, testes genéticos que confirmem esses achados.

A SRP foi identificada em 2008, quando foi registrada sua presença em indivíduos com fibrilação ventricular idiopática.[33] Uma relação de causa-efeito, entretanto, não foi confirmada. Na população geral, o maior risco de morte arrítmica com a SRP foi observada em pacientes com doença coronária.

A repolarização precoce sempre foi tida como um achado benigno, entretanto, as características eletrocardiográficas dessa forma diferem da forma maligna associada à morte súbita.[32] Por essa razão, a diferenciação deve ser feita para se evitar equívocos no tratamento. A Figura 22.8 ilustra as características das formas benigna e a maligna.

A repolarização ventricular precoce é frequentemente registrada em atletas (varia entre 10 e 90%)[34] e não é necessariamente marcadora de maior risco para eventos arrítmicos. Acredita-se ser causada pelo maior tônus vagal comum no condicionamento físico e, por essa razão, considerada de caráter benigno.[35,36]

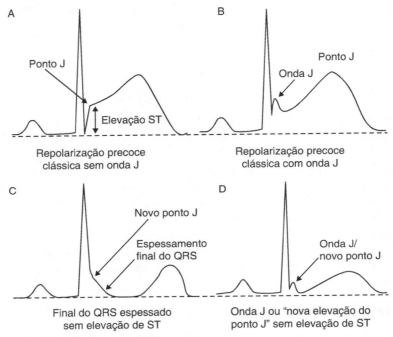

Figura 22.8. Características eletrocardiográficas da repolarização precoce. Em A e B, a clássica repolarização precoce, mais frequentemente encontrada na população geral e de caráter benigno. Em C e D, observe as características da forma "maligna", ou seja, associadas a taquiarritmias ventriculares e morte arrítmica. Fonte: modificado de Aagaard P et al.[33]

Conduta no atleta com repolarização precoce

Não há nenhuma justificativa para interromper a prática de esportes em atletas assintomáticos, sem história de morte súbita familiar devido ao achado de repolarização precoce, até mesmo naqueles ditos portadores da forma "maligna".[2,6,7,32] Embora a triagem preparatória baseada no eletrocardiograma dos atletas continue controversa, está se tornando uma prática cada vez mais comum. Portanto, é importante para médicos que supervisionam programas de triagem para participação em atividades desportivas, bem como qualquer médico que cuida de atletas, estar ciente das implicações do achado de repolarização ventricular precoce nessa população.

Em situações de síndrome de Brugada, síndrome do intervalo QT curto e taquicardia ventricular, o achado de repolarização precoce acarreta maior risco de eventos arrítmicos e, por essa razão, tornam-se necessárias avaliações clínicas mais detalhadas.[37,38] Nessas situações, a repolarização precoce pode implicar maior risco para arritmias malignas (ver descrição sobre a síndrome de Brugada e a Figura 22.6). Entretanto, devem ser valorizadas muito mais as outras condições associadas do que a presença das alterações da onda J, propriamente.

Em atletas com a SRP com história de parada cardíaca, fibrilação ventricular ou morte súbita recuperada (como na fibrilação ventricular idiopática), a conduta é o implante do CDI e o indivíduo afastado da atividade física competitiva ou apenas esportes de baixa intensidade.[32]

Ainda é controversa a condição de atletas assintomáticos que se apresentam com repolarização precoce e têm história familiar de morte súbita. Não existe nenhum critério que motive o afastamento do atleta. Por outro lado, os testes genéticos nessa condição não auxiliam na estratificação de risco, pois ainda não se demonstrou a relação entre mutação gênica com arritmias ventriculares malignas nessa síndrome.[32]

Comentários Finais

Indivíduos que praticam esportes o fazem competindo ou de maneira recreacional. São condições distintas, com diferentes influências sobre o sistema cardiovascular. A competição inclui a vontade de ganhar e, consequentemente, maior influência do sistema nervoso autonômico sobre o coração, além do esforço propriamente.

Atletas com doenças elétricas primárias são portadores de anomalias na formação de canais de membrana por onde trafegam correntes elétricas. Devido aos diferentes genes envolvidos nessas condições, mesmo atletas com a mesma doença podem apresentar diferentes manifestações clínicas ao esforço, pois as alterações genéticas podem ter diferentes magnitudes. Por essa razão, é difícil estabelecer a mesma conduta para todos e uma ação individualizada deve ser sempre implementada.

Esportes dinâmicos, como futebol, tênis, natação e ciclismo, são os que mais frequentemente criam condições apropriadas para o surgimento de arritmias potencialmente malignas, que causam morte súbita, em indivíduos com síndromes elétricas primárias. Por essa razão, é fundamental que a avaliação dos indivíduos seja feita com teste ergométrico, monitorização eletrocardiográfica prolongada, em repouso ou durante esforço, para se certificar da segurança da prática antes de liberá-los. Após iniciado o tratamento para uma condição clínica específica, é fundamental que se comprove a ausência de arritmias por pelo menos três meses antes da liberação. Avaliações periódicas desses atletas devem ser realizadas visando a verificação do estado do substrato arritmogênico, que pode sofrer mudanças com o crescimento e desenvolvimento do atleta. Esse fato acontece devido a efeitos hormonais sobre o sistema cardiovascular e, também, sobre o próprio coração,[21] além de alterações na arquitetura miocárdica proporcionada pelo esforço do treinamento.

O esporte deve ser franqueado aos atletas com cardiopatias elétricas primárias, principalmente pelos benefícios que traz sobre todos os aspectos (mental, físico, social e cardiovascular). O isolamento do jovem pode desencadear quadros depressivos e de ansiedade que podem ser muito mais maléficos em algumas condições para deflagrar uma arritmia maligna do que a própria prática desportiva.[39,40]

Referências Bibliográficas

1. Offerhaus JA, Bezzina CR, Wilde AAM. Epidemiology of inherited arrhythmias. Nat Rev Cardiol. 2019 Oct 3. doi: 10.1038/s41569-019-0266-2.
2. Ackerman MJ, Zipes DP, Kovacs RJ et al Eligibility and disqualification recommendations for competitive athletes with cardiovascular abnormalities: task force 10: the cardiac channelopathies: A scientific statement from the AmericanHeartAssociation and American College Of Cardiology. Circulation 2015; 132:e326-9.
3. Watanabe H, Knollmann BC. Mechanism underlying catecholaminergic polymorphic ventricular tachycardia and approaches to therapy. J Electrocardiol. 2011;44:650-5.
4. Roston TM, Vinocur JM, Maginot KR, Mohammed S, Salerno JC, Etheridge SP, et al. Catecholaminergic polymorphic ventricular tachycardia in children: analysis of therapeutic strategies and outcomes from an international multicenter registry. Circ Arrhythm Electrophysiol. 2015; 3:633-42.
5. Sy RW, Gollob MH, Klein GJ, Yee R, Skanes AC, Gula LJ, et al. Arrhythmia characterization and long-term outcomes in catecholaminergic polymorphic ventricular tachycardia. Heart Rhythm. 2011;8:864-71.
6. Priori SG, Wilde AA, Horie M, Cho Y, Behr ER, Berul C, et al. Executive summary: HRS/EHRA/APHRS expert consensus statement on the diagnosis and management of patients with inherited primary arrhythmia syndromes. Europace 2013;15:1389-14062.
7. Panhuyzen-Goedkoop NM, Wilde AAM. Athletes with channelopathy may be eligible to play. Neth Heart J. 2018;26:146-53.
8. Hayashi M, Denjoy I, Extramiana F, Maltret A, Buisson NR, Lupoglazoff JM, et al. Incidence and risk factors of arrhythmic events in catecholaminergic polymorphic ventricular tachycardia. Circulation. 2009;119:2426-34.
9. Leren IS, Saberniak J, Majid E, Haland TF, Edvardsen T, Haugaa KH. Nadolol decreases the incidence and severity of ventricular arrhythmias during exercise stress testing compared with β1-selective β-blockers in patients with catecholaminergic polymorphic ventricular tachycardia. Heart Rhythm. 2016;13:433-40.
10. Khoury A, Marai I, Suleiman M, Blich M, Lorber A, Gepstein L, Boulos M. Flecainide therapy suppresses exercise-induced ventricular arrhythmias in patients with CASQ2-associated catecholaminergic polymorphic ventricular tachycardia. Heart Rhythm. 2013;10:1671-5.
11. Miyake CY, Webster G, Czosek RJ, Kantoch MJ, Dubin AM, Avasarala K, Atallah J. Efficacy of implantable cardioverter defibrillators in young patients with catecholaminergic polymorphic ventricular tachycardia: success depends on substrate. Circ Arrhythm Electrophysiol. 2013;6:579-87.
12. Roston TM, Jones K, Hawkins NM, Bos JM, Schwartz PJ, Perry F, et al. Implantable cardioverter-defibrillator use in catecholaminergic polymorphic ventricular tachycardia: A systematic review. Heart Rhythm. 2018; 15:1791-9.
13. Roses-Noguer F, Jarman JW, Clague JR, Till J. Outcomes of defibrillator therapy in catecholaminergic polymorphic ventricular tachycardia. Heart Rhythm. 2014;11:58-66.
14. Schwartz PJ, Priori SG, Spazzolini C, Moss AJ, Vincent GM, Napolitano C, et al. Genotype-phenotype correlation in the long-QT syndrome: gene-specific triggers for life-threatening arrhythmias. Circulation. 2001;103:89-95.
15. Wilde AA, Jongbloed RJ, Doevendans PA, Düren DR, Hauer RN, van Langen IM, et al. Auditory stimuli as a trigger for arrhythmic events differentiate HERG-related (LQTS2) patients from KVLQT1-related patients (LQTS1). J Am Coll Cardiol. 1999;33:327-32.
16. Bezzina CR, Lahrouchi N, Priori SG. Genetics of sudden cardiac death. Circ Res. 2015; 5;116:1919-36.
17. Gomez AT, Prutkin JM, Rao AL. Evaluation and Management of athletes with long QT syndrome. Sports Health. 2016;8:527-35.
18. Rohatgi RK, Sugrue A, Bos JM, Cannon BC, Asirvatham SJ, Moir C, et al. Contemporary Outcomes in Patients With Long QT Syndrome. J Am Coll Cardiol. 2017;70:453-62.
19. Wilde AA, Moss AJ, Kaufman ES, Shimizu W, Peterson DR, Benhorin J, et al. Clinical Aspects of Type 3 Long-QT Syndrome: An International multicenter study. Circulation. 2016;134:872-82.
20. Schwartz PJ, Crotti L. QTc behavior during exercise and genetic testing for the long-QT syndrome. Circulation. 2011;124:2181-4.
21. Zareba W, Moss AJ, Locati EH, Lehmann MH, Peterson DR, Hall WJ, et al. International Long QT Syndrome Registry. Modulating effects of age and gender on the clinical course of long QT syndrome by genotype. J Am Coll Cardiol. 2003; 42:103-9.

22. Ackerman MJ. Long QT syndrome and sports participation: oil and water or na acceptable and manageable combination? J Am Coll Cardiol. 2015;1:71-5.
23. Aziz PF, Sweeten T, Vogel RL, et al. Sports participation in genotype positive children with long QT syndrome. J Am Coll Cardiol. 2015;1:62-70.
24. Gaïta F, Giustetto C, Bianchi F et al. Short QT Syndrome: a familial cause of sudden death. Circulation 2007; 108:965-70.
25. Wolpert C, Schimpf R, Veltmann C, Borggrefe M. Short QT syndrome. Herz 2007; 32:206-10.
26. Giustetto C, Di Monte F, Wolpert C, et al. Short QT syndrome: clinical findings and diagnostic-therapeutic implications. Eur Heart J 2006; 27:2440-7.
27. Villafañe J, Atallah J, GollobMH, et al. Longterm follow-up of a pediatric cohortwith short QT syndrome. J Am CollCardiol 12013; 61:1183-91.
28. Patel C, Yan GX, Antzelevitch C. Short QT syndrome: from bench to bedside. Circ Arrhythm Electrophysiol. 2010; 3:401-8.
29. Antzelevitch C, Pollevick GD, Cordeiro JM, et al. Loss-of-function mutations in the cardiac calcium channel underlie a new clinical entity characterized by ST-segment elevation, short QT intervals, and sudden cardiac death. Circulation 2007; 115:442-9.
30. Giustetto C, Schimpf R, Mazzanti A, Scrocco C, Maury P, Anttonen O, et al. Long-term follow-up of patients with short QT syndrome. J. Am. Coll. Cardiol. 2001; 58, 587-95.
31. Mazzanti A, Kanthan A, Monteforte N, Memmi M, Bloise R, Novelli V, et al. Novel insight into the natural history of short QT syndrome. J Am Coll Cardiol. 2014;63:1300-8.
32. Macfarlane PW, Antzelevitch C, Haissaguerre M, Huikuri HV, Potse M, Rosso R, et al. The Early Repolarization Pattern: A Consensus Paper. J Am Coll Cardiol. 2015;66:470-7.
33. Aagaard P, Baranowski B, Aziz P, Phelan D. Early Repolarization in Athletes: A Review. Circ Arrhythm Electrophysiol. 2016;9(3):e003577.
34. Haïssaguerre M, Derval N, Sacher F, Jesel L, Deisenhofer I, de Roy L, et al. Sudden cardiac arrest associated with early repolarization. N Engl J Med. 2008;358:2016-23.
35. Corrado D, Pelliccia A, Heidbuchel H, Sharma S, Link M, Basso C, et al. Section of Sports Cardiology, European Association of Cardiovascular Prevention and Rehabilitation. Recommendations for interpretation of 12-lead electrocardiogram in the athlete. Eur Heart J. 2010;31:243-59.
36. Drezner JA, Ackerman MJ, Anderson J, Ashley E, Asplund CA, Baggish AL. Electrocardiographic interpretation in athletes: the 'Seattle criteria'. Br J Sports Med. 2013;47:122-4.
37. Aagaard et al Early Repolarization in Athletes the 'Seattle criteria'. Br J Sports Med. 2013;47:122–124. doi: 10.1136/bjsports-2012-092067.
38. Kawata H, Morita H, Yamada Y, Noda T, Satomi K, Aiba T, et al. Prognostic significance of early repolarization in inferolateral leads in Brugada patients with documented ventricular fibrillation: a novel risk factor for Brugada syndrome with ventricular fibrillation. Heart Rhythm. 2013 Aug;10(8):1161-8.
39. Tülümen E, Schulze-Bahr E, Zumhagen S, Stallmeyer B, Seebohm G, Beckmann BM, et al. Early repolarization pattern: a marker of increased risk in patients with catecholaminergic polymorphic ventricular tachycardia. Europace. 2016;18:1587-92.
40. Etheridge SP, Saarel EV, Martinez MW. Exercise participation and shared decision-making in patients with inherited channelopathies and cardiomyopathies. Heart Rhythm. 2018;15:915-20.

Capítulo 23

Arritmias Cardíacas em Atletas

• Dalmo Antonio Ribeiro Moreira • Nabil Ghorayeb

Introdução

Atleta é um indivíduo que pratica atividade física regular, participa de competições oficiais e que tem como objetivo atingir um desempenho de excelência. Com o treinamento regular, ocorrem modificações na estrutura cardíaca que culmina com processo de dilatação e hipertrofia das câmaras cardíacas para atender as demandas do esforço. Essas alterações, às vezes, podem ser confundidas com cardiopatias que não raramente são motivos para suspensão precoce da prática desportiva de forma equivocada. A prática de exercício causa prazer e felicidade ao praticante e a sua interrupção pode trazer problemas muito sérios.

As características do remodelamento cardíaco no esporte dependem do tipo de esforço realizado (se isométrico ou isotônico), das repercussões que essas modalidades trazem sobre o sistema nervoso autônomo e a fisiologia cardiovascular (débito cardíaco, resistência periférica, volume sistólico, consumo de oxigênio, frequência cardíaca e pressão arterial), da duração e da intensidade da prática desportiva. Por essa razão as manifestações de distúrbios da atividade elétrica cardíaca podem não ser as mesmas nas diferentes modalidades de esporte.

Tipos de Esportes e Sua Repercussão sobre o Sistema Cardiovascular

Os tipos de esportes são divididos em dois grandes grupos:

a. Esportes de resistência, nos quais predominam as formas isotônicas ou dinâmicas de exercício;

b. Esportes de força, nos quais predominam as formas isométricas ou estáticas.

Raramente o condicionamento atlético é puramente isotônico ou isométrico, a maioria das atividades físicas envolve os dois componentes, com o predomínio de um deles.

O exercício isotônico exige movimento articular e alteração do comprimento muscular, com contrações rítmicas de intensidade relativamente pequena, ou seja, existe movimento praticamente sem aumento do tônus muscular. O exercício isométrico exige aumento do tônus muscular, quase sem alteração do comprimento dos músculos ou da mobilidade articular, ou seja, existe realização de força, praticamente sem movimento.

A adaptação ao exercício físico possui duas fases distintas, a aguda e a crônica. Na fase aguda há variação de acordo com o tipo de exercício. Durante o treinamento isotônico ocorre aumento substancial do consumo máximo de oxigênio, débito cardíaco, volume sistólico e da pressão arterial sistólica, associado à diminuição da resistência vascular periférica. No treinamento isométrico, há apenas um leve aumento do consumo máximo de oxigênio, do débito cardíaco, sem alterações no volume sistólico e resistência vascular periférica, além de aumentos substanciais da pressão arterial e da frequência cardíaca. Na fase crônica, a adaptação cardiovascular ao exercício isotônico inclui maior consumo máximo de oxigênio (pela maior elevação do débito cardíaco) e aumento da diferença arteriovenosa de oxigênio, devido a maior captação periférica. Já os exercícios isométricos resultam em pouco ou nenhum aumento na captação de oxigênio. Assim, exercícios isotônicos produzem, predominantemente, sobrecarga de volume ao ventrículo esquerdo, que é responsável pelo aumento do diâmetro interno e espessura da parede da cavidade ventricular esquerda, causando hipertrofia ventricular excêntrica. No exercício isométrico, ocorre um aumento da pressão arterial sistólica para compensar a elevada pressão intramuscular. Esse aumento pode ultrapassar os 350 mmHg, causando elevação da pós-carga, responsável pelo desenvolvimento de uma hipertrofia ventricular concêntrica. As diferentes intensidades dos mais diversos tipos de esportes com predomínio estático ou isométrico e dinâmico ou isotônico podem ser observadas na Tabela 23.1.[2]

As arritmias cardíacas no atleta podem ser manifestação do remodelamento causado pelo tipo de esporte praticado, como acontece com as dilatações de ventrículo direito secundárias ao aumento do retorno venoso em praticantes de *triatlon,* por exemplo; podem ser manifestações do trabalho excessivo realizado pelo coração frente as demandas metabólicas próprias do esporte; podem ser secundárias ao remodelamento cardíaco excessivo secundário a uma atividade inflamatória e fibrose que podem surgir em decorrência da prática desportiva repetitiva excessiva; serem causadas por cardiopatias latentes não anteriormente diagnosticadas cuja manifestação é precipitada pela sobrecarga na atividade física e, por fim, causadas por síndromes elétricas primárias, alterações genéticas de canais iônicos que culminam com arritmias ventriculares potencialmente fatais.

Neste capítulo, serão abordados os mais diferentes tipos de arritmias cardíacas que podem ser diagnosticadas nos atletas regulares que participam de esportes competitivos, dando ênfase à sua origem, mecanismos de aparecimento e sustentação, sua importância prognóstica e a conduta a ser seguida após o seu diagnóstico.

TABELA 23.1 – Classificação dos diferentes tipos de esporte de acordo com a intensidade do exercício avaliado pelos componentes estático e dinâmico. O componente estático tem sua intensidade avaliada pela percentagem de contração muscular e o dinâmico baseado no consumo de oxigênio (Segundo Mitchell et al)

		Baixo (<40% VO2 máx.)	Moderado (40-70% VO2 máx.)	Elevado (>70% VO2 máx.)
Componente Estático	**III. Elevado (> 50% CM)**	• Bobsled • Lançamento de peso • Ginástica • Artes marciais • Escalada • Vela • Esqui aquático • Levantamento de peso • Windsurfe	• Fisiculturismo • *Skate* • *Snowboard* • Luta olímpica	• Boxe • Canoagem • Caiaque • Ciclismo • Decatlo • Remo • Triatlo
	II. Moderado (20-50% CM)	• Tiro com arco • Automobilismo • Mergulho • Equitação • Motociclismo	• Futebol americano • Salto • Patinação artística • Rodeio • Atletismo (velocidade) • Nado sincronizado • Ultramaratona	• Basquete • Hóquei no gelo • *Lacrosse* • Meia maratona • Natação • Handebol • Tênis
	I. Baixo (< 20% CM)	• Boliche • Críquete • *Curling* • Golfe • Tiro • *Yoga*	• Beisebol • Esgrima • Tênis de mesa • Voleibol	• *Badminton* • Hóquei de campo • Futebol • Maratona
		Componente Dinâmico		

CM: contração muscular; VO_2 máx.: consumo máximo de oxigênio.

Bradicardia Sinusal

A bradicardia sinusal, definida pela frequência cardíaca abaixo de 60 bpm[1] é um achado frequente em atletas e está relacionada, provavelmente ao tipo de esporte, à intensidade e duração do treinamento a qual os indivíduos estão submetidos. O tônus vagal elevado, próprio do condicionamento físico causado pelo treinamento, que deprime a atividade do nódulo sinusal e também a condução atrioventricular, talvez seja a principal causa. Atletas podem apresentar frequências cardíacas de 25 a 30 batimentos por minuto durante o sono, mas que se elevam quando a atividade parassimpática é removida com o despertar ou com o esforço. Um estudo, entretanto, contradiz a teoria do efeito autonômico sobre o sistema de condução cardíaco ao demonstrar que indivíduos treinados apresentam o mesmo comportamento do automatismo sinusal e da frequência cardíaca de maneira menos intensa do que indivíduos não treinados, após terem sido submetidos ao bloqueio autonômico com atropina e betabloqueador. Em outras palavras, o treinamento regular deve causar modificações nas características das células dos nódulos sinoatrial e atrioventricular, que se manifestam com redução na sua frequência de disparo e retardos da condução AV. Esses achados desafiam a teoria da hiperatividade vagal como causa da bradicardia sinusal e bloqueio atrioventricular em atletas, sugerindo um remodelamento funcional dessas estruturas com o treinamento físico.[3] De fato, um outro estudo confirmou esses achados e demonstrou redução da expressão de um gene que codifica uma proteína do canal HCN4, um dos responsáveis pela gênese da corrente I_f que gera atividade marca-passo do nódulo sinusal. Esse efeito se manifesta independente da atividade autonômica sobre o nódulo sinusal.[4] A bradicardia sinusal torna-se importante do ponto de vista clínico, não pela frequência cardíaca ao repouso, mas pela incompetência cronotrópica, quando a frequência sinusal não acompanha o grau de esforço realizado pelo atleta causando limitação física, sendo um achado mais comum em indivíduos com idade acima de 35 anos.

O Holter fornece informações importantes quanto à frequência cardíaca nos diferentes períodos do dia, além de estabelecer relação entre sintomas e achados eletrocardiográficos. Em algumas condições, quando os sintomas são esporádicos, a realização de gravações pelo sistema *looper* pode ajudar na correlação clínico-eletrocardiográfica. O teste ergométrico avalia o comportamento da frequência cardíaca durante o esforço controlado e progressivamente mais intenso, numa tentativa de reproduzir os sintomas. O estudo eletrofisiológico raramente está indicado na avaliação de uma eventual disfunção sinusal.

Conduta no atleta com bradicardia sinusal

O atleta assintomático, com bradicardia ou pausas sinusais podem participar de esportes competitivos, a menos que sejam excluídos por cardiopatia ou outras arritmias. Atletas sintomáticos devem ser avaliados quanto a presença de cardiopatia. É importante o descondicionamento físico por 3 a 6 meses e submeter o indivíduo a reavaliação. Se a frequência cardíaca normalizar e os sintomas desaparecerem o atleta poderá ser reintegrado aos treinamentos. Caso a bradicardia e sintomatologia persistam está indicado o implante de marca-passo. Se houver abolição de sintomas após o implante do gerador, o atleta pode voltar a praticar esportes competitivos a menos que sejam excluídos pela cardiopatia ou outras arritmias.[1]

O marca-passo implantado não é um impedimento a prática de esportes, entretanto, algumas observações devem ser feitas. O atleta portador de marca-passo cardíaco artificial, assintomático, mas completamente dependente da função do gerador para manter frequência cardíaca, deve evitar esportes de contato com risco de dano ao gerador.[1] Pacientes assintomáticos, não dependentes do marca-passo, devem ser informados sobre essa possibilidade e decidir se aceitam o risco de participar desse tipo de esportes. Equipamentos de proteção podem ser empregados para evitar danos ao gerador em casos de esportes com contato físico.

Bloqueio Atrioventricular

Bloqueio atrioventricular de primeiro grau

Definido como intervalo PR > 200 ms, é um achado comum em atletas assintomáticos e sem cardiopatia. Numa população de mais de 32.000 atletas avaliados pelo eletrocardiograma esse bloqueio esteve presente em 0,04% do total de indivíduos.[5]

O grau de retardo nodal geralmente diminui com o esforço em condições normais. A evolução é benigna em indivíduos com complexos QRS estreitos e com intervalo PR menor que 300 ms. Quando intervalo PR é maior que 300 ms ou se associa a complexo QRS largo, existe risco de doença infranodal e, por essa razão, devem ser avaliados por meio do teste de esforço. Se houver aumento do grau de bloqueio atrioventricular durante o exercício está indicado estudo eletrofisiológico para avaliar a localização do bloqueio e o risco para a progressão para maiores graus de bloqueio atrioventricular. A conduta será tomada baseada nesse resultado.

Bloqueio atrioventricular de segundo grau Mobitz tipos I e II

O bloqueio atrioventricular de segundo grau corresponde a 0,01% de todos os eletrocardiogramas numa população de atletas.[5] O bloqueio atrioventricular (AV) do segundo grau Mobitz tipo I ou Wenckebach está relacionado ao efeito da atividade vagal sobre o nódulo atrioventricular ou ao remodelamento funcional do nódulo atrioventricular causado pelo treinamento. Com a retirada da atividade vagal, ou com aumento da atividade simpática no despertar ou durante realização de esforço, o grau de bloqueio diminui. O bloqueio de segundo grau do tipo Wenckebach pode surgir também logo após o término do esforço físico e isso pode ser reproduzido ao teste ergométrico. De maneira geral, os complexos QRS são estreitos indicando não haver comprometimento do restante do sistema de condução cardíaco. Não raramente o indivíduo apresenta bradicardia sinusal e bloqueio atrioventricular de primeiro grau em repouso, indicando a presença de tônus vagal elevado durante o repouso.

O bloqueio AV do segundo grau Mobitz tipo II e bloqueio AV 2:1 são raros em atletas e são manifestações de doença difusa do sistema de condução, particularmente quando se acompanham de complexos QRS alargados. Quando os complexos QRS são estreitos fica a dúvida sobre a localização do bloqueio, se nodal ou no feixe de His. Se for documentado ao Holter o bloqueio do tipo Wenckebach, é muito provável que o retardo esteja localizado no nódulo atrioventricular sendo, portanto, uma condição benigna (Figura 23.1). Quando a dúvida ainda persiste, o estudo eletrofisiológico está indicado para de definir a localização do bloqueio.

O bloqueio AV total pode ter duas origens: a forma congênita e a forma adquirida. Não raramente no bloqueio congênito os atletas já participam de esportes competitivos há algum tempo sendo o distúrbio de condução AV diagnosticado incidentalmente numa avaliação de rotina ou quando apresentam sintomas. Quando a frequência cardíaca se eleva com o esforço, não tornando-se um fator limitante, raramente o indivíduo apresenta algum sintoma. No bloqueio AV adquirido, existe algum tipo de comprometimento do sistema de condução cardíaco, seja no nódulo atrioventricular (frequentemente associado a complexos QRS estreitos) ou abaixo deste (na grande maioria das vezes o QRS é alargado), que pode limitar a frequência cardíaca durante o esforço. A frequência cardíaca mais lenta em repouso e a sua não ascensão com o esforço, são causas de sintomas que limitam a atividade física, além de possibilitar o surgimento de outras arritmias mais graves com risco a vida.

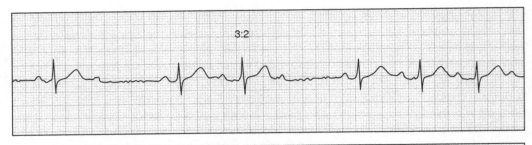

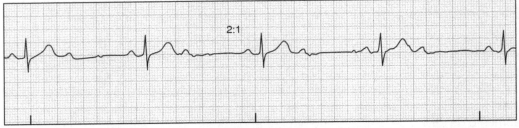

Figura 23.1. Bloqueio atrioventricular de segundo grau tipo I ou Wenckebach em um adulto jovem detectado ao Holter de 24 horas. No traçado superior, registra-se relação AV 3:2. No traçado inferior, alguns minutos depois, relação AV 2:1. Nesse último caso, considera-se padrão do tipo Wenckebach "extremo", geralmente de localização nodal. Raramente é indicativo de bloqueio intra-hissiano.

Conduta no atleta com bloqueio AV

Nos indivíduos com bloqueio AV de primeiro grau, assintomático, sem cardiopatia e com intervalo PR menor que 300 ms, com complexos QRS estreitos, podem ser liberados para a prática de esportes competitivos.[1] A investigação deve se estender para aqueles nos quais o bloqueio piora com esforço. Nesse caso, o estudo eletrofisiológico é quem vai determinar a conduta. Se o intervalo PR é longo, associado a complexo QRS alargado e o boqueio de primeiro grau não diminui ou aumenta com esforço, está indicado estudo eletrofisiológico para se determinar o nível de bloqueio e avaliar a indicação de marca-passo definitivo. Bloqueios de localização no feixe de His ou abaixo deste há necessidade de implante de marca-passo.

No boqueio AV de segundo grau, a conduta dependerá do tipo de bloqueio, da frequência cardíaca e da sua repercussão clínica. No bloqueio do tipo Wenckebach, na ausência de cardiopatia, com frequência cardíaca acima de 40 bpm, na ausência de sintomas durante a prática do esporte ou, se o bloqueio desaparece com o esforço, não há necessidade de afastamento da atividade esportiva podendo participar de esportes competitivos.[1] Se o bloqueio se instala na fase de recuperação, após o esforço quando o tônus simpático reduz e o vagal aumenta, deve-se orientar o atleta a não interrupção súbita da atividade física para se reduzir a chance de bradicardias sintomáticas.[1]

Atleta com cardiopatia que relata incapacidade para realização do esforço relacionada a não elevação da frequência cardíaca pelo agravamento do grau de bloqueio, ou então refere tonturas ou tem síncopes secundárias ao bloqueio, recomenda-se o afastamento temporário da atividade esportiva por dois a três meses, devendo ser reavaliados após esse período. Se os sintomas permanecem, devem ser afastados da pratica esportiva competitiva ou mudar a classe de esporte que exija menor intensidade de esforço. A necessidade de conduta mais agressiva, como o implante de marca-passo definitivo, deverá ser decidida caso a caso, tal como ocorre com indivíduos não atletas.

Nos atletas com bloqueio AV do segundo grau Mobitz tipo II ou bloqueio AV de grau avançado, devem se submeter ao implante de marca-passo definitivo e serem afastados da atividade esportiva competitiva que praticam regularmente. Podem, contudo, participar de esportes de menor intensidade, com menor possibilidade de contato corporal e com menor risco de dano ao gerador.[1]

Atletas com bloqueio atrioventricular total sem cardiopatia, com função cardíaca normal, sem história de síncope, que se apresentam com complexos QRS estreitos ao eletrocardiograma, com a frequência cardíaca de repouso acima de 40 bpm e que se eleva proporcionalmente com o esforço, sem outras arritmias ventriculares associadas, podem participar de todos os esportes competitivos. Do contrário, devem ser submetidos a implante de marca-passo definitivo e liberados para a prática de esportes com menor possibilidade de contato corporal, para evitar risco de dano ao gerador. Antes de retornar a prática de esportes, devem ser submetidos a avaliação clínica para se comprovar que o marca-passo acelera a frequência cardíaca na proporção requerida pelo esforço.

Pacientes com bloqueio AV total adquirido, ao contrário da forma congênita, devem ser submetidos a implante de marca-passo definitivo, antes de praticarem qualquer tipo de esporte competitivo. As recomendações quanto aos cuidados com o marca-passo são semelhantes ao bloqueio de origem congênita.

Taquiarritmias Supraventriculares

As taquiarritmias supraventriculares são as que se originam acima da bifurcação do feixe de His. Não são mais comuns em atletas do que população geral. Serão considerados nesse tópico as extrassístoles atriais, a taquicardia por reentrada nodal e a reentrada atrioventricular envolvendo via acessória.

Extrassístoles atriais

São importantes do ponto de vista clínico quando são gatilhos para o desencadeamento de outras taquiarritmias supraventriculares, como a fibrilação atrial. São registradas em 0,01% dos atletas.[5] Os focos ectópicos que se localizam nas veias pulmonares e veias cavas, podem ser os principais responsáveis pelo surgimento de fibrilação atrial. Não raramente essas ectopias se associam também a episódios de taquicardia atrial. Deve-se afastar a presença de cardiopatia como causa dessas arritmias, como a comunicação interatrial, prolapso valvar mitral, estenose ou insuficiência mitral e a miocardiopatia hipertrófica.

De modo geral, para atletas sem cardiopatia e assintomáticos, a conduta é a observação clínica, podendo participar de todos os esportes competitivos. Devem ser reavaliados periodicamente quanto ao risco de outras taquiarritmias supraventriculares. A prescrição de fármacos para abolir sintomas pode estar indicada em alguns casos, devendo-se evitar medicamentos que limitem a atividade física, como os betabloqueadores. Se houver outro tipo de taquiarritmia associada à ectopia atrial, o tratamento deve incluir a possibilidade de ablação do circuito arritmogênico.

Taquicardia atrial paroxística

Arritmia rara em atletas, causada por hiperatividade automática atrial ou secundária a circuitos reentrantes devido a cardiopatias congênitas ou miocardiopatias. As recomendações para a avaliação de atletas com esta arritmia são similares àquelas relacionadas ao *flutter* atrial (ver adiante). Como geralmente é uma arritmia rebelde à terapêutica farmacológica, indica-se a ablação com radiofrequência do foco arritmogênico como forma de tratamento definitivo. Uma das principais complicações da taquicardia atrial é o risco de taquicardiomiopatia, o que poderia limitar a participação de atletas em esportes competitivos. Por essa razão, torna-se necessária a reavaliação periódica desses atletas para impedir que a doença miocárdica avance, pois é uma condição reversível quando tratada a tempo.

Conduta para o atleta com taquicardia atrial

Atletas sem cardiopatia, que mantém uma frequência cardíaca que se eleva e reduz com incremento e interrupção do esforço, de maneira similar ao comportamento da frequência sinusal em relação à intensidade de esforço praticada, com ou sem tratamento, podem participar de todos os esportes competitivos. Atletas com cardiopatias podem participar de esportes competitivos consistentes com as limitações impostas pela cardiopatia subjacente. Atletas sem cardiopatia, que foram submetidos ao tratamento definitivo com ablação por cateter, podem participar de todos os esportes competitivos após duas a três semanas do procedimento, desde que seja comprovada ausência de recorrências.

Atletas com taquicardia atrial devem ser avaliados rotineiramente quanto ao desenvolvimento de taquicardiomiopatia. A ablação do circuito da taquicardia deverá ser implementada para evitar o risco dessa complicação.

Taquicardia paroxística supraventricular por reentrada nodal

É, talvez, a taquicardia supraventricular mais comum na clínica. É causada pela presença de um circuito arritmogênico localizado na junção atrioventricular. A taquicardia manifesta-se de forma súbita, com palpitações geralmente percebidas no pescoço, e podem ser desencadeadas pela mudança de posição do corpo (como abaixar-se e levantar), menos frequentemente por estresse físico ou emocional. A importância dessa arritmia no atleta depende do estado hemodinâmico relacionado com a frequência cardíaca durante as crises, que podem ser elevadas e prejudicar o desempenho físico. Além disso, há esportes como a natação ou ciclismo, com risco de acidentes causados pelo hipofluxo cerebral secundariamente à hipotensão arterial no momento das crises. Se o quadro clínico não for típico e ainda não se tem a taquicardia documentada, pode-se proceder a testes provocativos como o teste ergométrico.

Não raramente, o estudo eletrofisiológico está indicado para esclarecimento diagnóstico e tratamento definitivo, por meio da ablação com cateter, seguida de cura na grande maioria dos casos. Os betabloqueadores propafenona, sotalol ou amiodarona são as opções farmacológicas, mas com sérias restrições ao seu uso por causar limitações a prática desportiva limitando o desempenho dos atletas durante o esforço.[1]

Taquicardia paroxística supraventricular envolvendo a via acessória

Nessa condição, existe uma via acessória paralela ao sistema de condução normal, com propriedades eletrofisiológicas distintas, com condução retrógrada exclusiva (diferentemente da síndrome de Wolff-Parkinson-White, na qual a via acessória apresenta também a capacidade de condução anterógrada) e que predispõe a reentrada do impulso elétrico. A taquicardia supraventricular costuma se apresentar com frequência cardíaca elevada e ser menos responsiva a terapêutica farmacológica. Frequentemente, a taquicardia é desencadeada pelo esforço físico, o que facilita a confirmação de seu diagnóstico por meio do teste ergométrico. Quando o diagnóstico não é feito, recorre-se ao estudo eletrofisiológico que, além de confirmar o circuito arritmogênico, permite a ablação da via acessória, seguida de cura. Caso não se opte por esta técnica, os fármacos indicados são a propafenona, sotalol ou amiodarona, com as mesmas ressalvas assinaladas quando do tratamento da taquicardia por reentrada nodal.

Síndrome de Wolff-Parkinson-White

A síndrome de Wolff-Parkinson-White é rara, ocorrendo em 3 de cada 1.000 indivíduos (1 a 4,5 para cada 1.000 atletas).[6] Numa população de atletas, foi documentada em 0,13% dos eletrocardiogramas.[5] O grande interesse nessa síndrome está relacionado ao surgimento de taquicardia supraventricular e de fibrilação atrial, com risco de morte súbita. As características eletrofisiológicas da via acessória podem se modificar em presença de níveis plasmáticos elevados de catecolaminas que ocorrem durante a prática do esporte, com a redução do seu período refratário anterógrado e a maior quantidade de impulsos direcionada aos ventrículos durante crises de taquicardia ou fibrilação atrial. Embora crises esporádicas de taquicardia possam ocorrer no atleta assintomático ao longo dos anos, o risco de morte súbita é muito baixo (cerca de 1% dos casos de morte súbita em atletas),[6] tornando a abordagem desse indivíduo bastante controversa.

Há autores que defendem o estudo eletrofisiológico para determinar a localização da via e as suas propriedades eletrofisiológicas, enquanto outros defendem a liberação para atividade esportiva sem restrições, exatamente pelo fato de serem assintomáticos. Um fato importante a ser considerado nesse contexto é que alguns atletas ainda são muito jovens e ainda não tiveram a chance de apresentar sintomas, ao contrário de atletas de maior idade, na faixa dos 35 anos ou mais nos quais a possibilidade de sintomas diminui juntamente com a redução na atividade desportiva.

Na avaliação de atletas com síndrome de Wolff-Parkinson-White, história clínica minuciosa para identificar sintomas de taquicardia (palpitações, tonturas ou desmaios), exame físico, ecocardiograma para se afastar cardiopatia estrutural, além do teste ergométrico com realização de esforço similar àquele durante a prática do esporte, devem ser considerados. O Holter de 24 horas é importante para identificar taquiarritmias assintomáticas e também a presença de pré-excitação ventricular intermitente, que caracteriza uma condição de precariedade de condução pela via (Figura 23.2). São considerados indivíduos de baixo risco aqueles assintomáticos com pré-excitação ventricular intermitente ao eletrocardiograma simples ou ao Holter de 24 horas e tem perda súbita da morfologia de pré-excitação ao teste ergométrico (Figura 23.2).

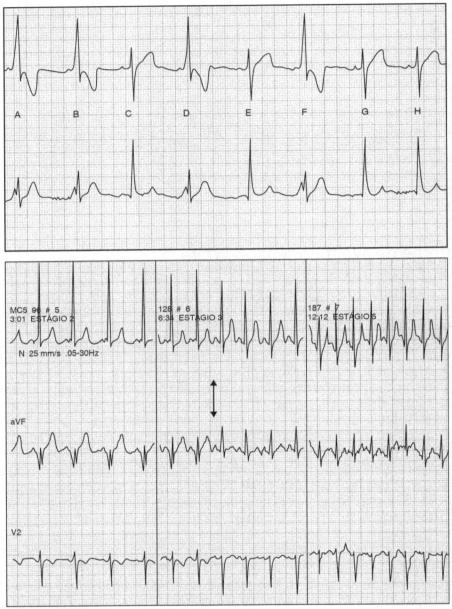

Figura 23.2. Duas condições as quais estão associadas ao menor risco de taquiarritmias rápidas, como a fibrilação atrial, em indivíduos com síndrome de WPW. A: traçado de Holter de 24 h que apresenta complexos QRS alargados (A, B, D, F), indicando condução por uma via acessória, alternando com complexos QRS estreitos (bloqueio da condução pela via acessória e condução pelo sistema normal), caracterizando pré-excitação ventricular intermitente. B: traçado inferior, durante realização de teste ergométrico, observe os complexos QRS largos à esquerda, logo substituídos por complexos QRS estreitos (seta), indicando bloqueio na condução pela via acessória (ou seja, foi alcançado o período refratário efetivo da via). Esse dado indica que a máxima capacidade de condução pela via acessória corresponde à frequência cardíaca na qual o bloqueio se instala (nesse caso, 150 bpm ou 400 ms de intervalo RR).

Ao estudo eletrofisiológico, esses indivíduos geralmente têm apenas uma via acessória, cujo período refratário anterógrado é igual ou maior que 350 ms e, em caso de indução de fibrilação atrial, o intervalo RR com morfologia de pré-excitação máxima é maior que 250 ms. São considerados atletas com alto risco para complicações arrítmicas, aqueles com história de síncope, documentação prévia de fibrilação atrial ou taquicardia supraventricular; história de morte súbita recuperada secundária a fibrilação atrial com resposta ventricular rápida (Figura 23.3); a presença de mais de uma via acessória ao mapeamento eletrofisiológico, além de período refratário anterógrado da via menor que 350 ms ou intervalo RR com máxima pré-excitação menor que 250 ms.

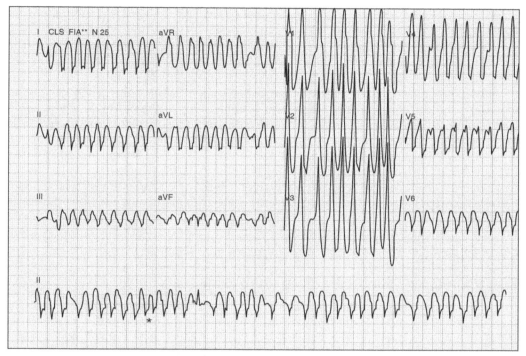

Figura 23.3. Fibrilação atrial desencadeada num jovem de 24 anos enquanto jogava futebol de salão. Paciente era assintomático e não sabia que tinha pré-excitação ventricular. Observe a frequência cardíaca muito elevada, com o mais curto intervalo RR com pré-excitação máxima com duração de 180 ms (correspondendo a frequência cardíaca de 333 batimentos por minuto, assinalado com *). O intervalo RR é irregular com complexos QRS de morfologia variada, indicando condução pela via acessória predominante. Referiu intenso mal estar, com sensação de desmaio, sudorese fria e palidez cutânea. Paciente foi submetido a cardioversão elétrica com sucesso. Esse é o principal mecanismo de morte súbita em pacientes com síndrome de WPW.

Conduta no atleta com Síndrome de Wolff-Parkinson-White

O tratamento definitivo do atleta com síndrome de Wolff-Parkinson-White (WPW) por meio da ablação com cateter geralmente é considerado a abordagem de escolha na maioria dos casos pois o índice de sucesso é elevado e o risco de complicações é baixo. Além disso, a imprevisibilidade do comportamento da condução pela via em presença de níveis elevados de catecolaminas plasmáticas torna a conduta ablativa a opção mais acertada.

Fibrilação Atrial

Atletas têm maior predisposição do que os não atletas da mesma faixa etária para fibrilação atrial. Em atletas, é documentada em 0,13% dos eletrocardiogramas de repouso.[6] A associação entre prática desportiva vigorosa e fibrilação atrial é maior em comparação aos indivíduos que praticam esportes com menor intensidade.[7] Uma forte evidência para a associação quase linear entre intensidade de esporte e fibrilação atrial advém de um estudo sueco, que demonstrou em mais de 50.000 esquiadores que a fibrilação atrial era mais frequente naqueles que tinham o maior número de provas completadas e a maior quantidade de tempo gasto nessas atividades.[8] Uma metanálise, incluindo seis estudos de caso-controle, corroborou esses achados demonstrando um aumento de cinco vezes no risco de desenvolver fibrilação atrial entre atletas idosos do que em não atletas.[9] Para se ter ideia da importância desses achados, a hipertensão arterial que é o principal fator de risco para fibrilação atrial na população geral aumenta em 1,42 a 2,1 vezes a probabilidade dessa arritmia surgir.[10,11]

Praticantes de esportes por vários anos apresentam maior duração de onda P ao eletrocardiograma de alta resolução, maior atividade vagal detectada pela análise da variabilidade do intervalo RR, maior volume atrial aferido pelo ecocardiograma, além de um número maior de ectopias atriais ao Holter de 24 horas.[12] O aumento do diâmetro, tanto do ventrículo direito quanto do esquerdo, associa-se ao maior diâmetro dos respectivos átrios, avaliados em maratonistas por meio da ecocardiografia.[13] Todas essas alterações indicam intenso remodelamento elétrico e histológico dos átrios causados pela prática de esportes e estão associados com maior risco de fibrilação atrial em atletas.

A fibrilação atrial altera a eficiência cardíaca e, por essa razão, a capacidade física e a *performance* dos atletas pode estar prejudicada por essa arritmia.

Mecanismos da fibrilação atrial em atletas

Os mecanismos envolvidos no desencadeamento da fibrilação atrial incluem aspectos hemodinâmicos, anatômicos atriais, inflamatórios e relacionados com fatores deflagradores, como as ectopias atriais (Figura 23.4). Do ponto de vista hemodinâmico, o aumento do retorno venoso causa distensão da parede atrial. Esse fato aumenta a chance de processos inflamatórios atriais sendo parte do processo do remodelamento atrial. Estudos em maratonistas indicam que a distensão atrial remodela átrios e causa aumento da liberação de hormônio natriurético atrial em quantidade maior do que em não maratonistas.[14] Além disso, a distensão de parede é uma condição arritmogênica, pois aumenta a frequência de ectopias atriais, que funciona como o deflagrador de fibrilação atrial em átrios predispostos. Ectopias atriais frequentes seguidas de taquicardias atriais favorecem a redução da velocidade de propagação do impulso elétrico atrial, um outro componente eletrofisiológico importante do mecanismo reentrante que gera e mantém a fibrilação atrial. O incremento da atividade parassimpática, típico do atleta condicionado, reduz o período refratário atrial, fator que facilita a acomodação de frequências atriais muito rápidas, típicas da fibrilação atrial. Todos esses fatores acumulam-se ao longo da vida desportiva.

Há estudos experimentais e clínicos que demonstram que a fibrose e dilatação atriais são mais comuns durante práticas intensas e prolongadas de esportes, indicando efeito cumulativo dos mesmos sobre os átrios.[14-17]

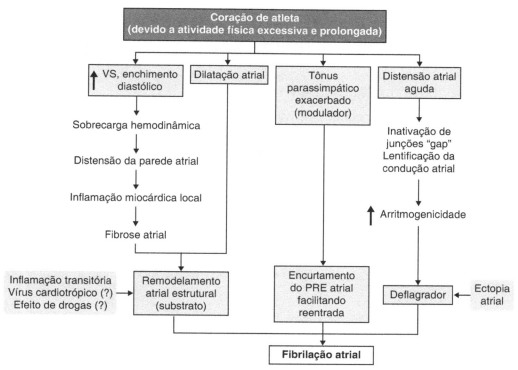

Figura 23.4. Mecanismos propostos para o desencadeamento de fibrilação atrial em atletas. VS = volume sistólico.
Fonte: modificado de Lai E et al.[18]

Doenças geneticamente determinadas devem ser pesquisadas em jovens atletas com fibrilação atrial. Indivíduos com miocardiopatia hipertrófica, síndrome de Brugada, cardiopatia arritmogênica de ventrículo direito, síndrome do intervalo QT longo ou curto e até mesmo taquicardia ventricular catecolaminérgica têm maior risco de apresentarem fibrilação atrial na evolução clínica.[1] As anomalias genéticas de algumas dessas síndromes elétricas primárias podem compartilhar o mesmo gene daí a associação da fibrilação atrial nessas condições.

O refluxo gastresofágico, não raramente documentado em maratonistas devido à movimentação excessiva do esôfago no diafragma, pode ser um fator desencadeante de fibrilação atrial. Um processo inflamatório epicárdico atrial causado pela hiperacidez gástrica do esôfago ou até mesmo reflexos locais podem ser os responsáveis pelo surgimento da arritmia.[19,20] Um aspecto interessante desse achado é o relato de que o tratamento com bloqueadores de bomba de prótons abole a arritmia, demonstrando uma clara relação de causa e efeito.[21]

Há suspeitas de que o uso de esteroides anabolizantes pode ser uma outra causa de fibrilação atrial em atletas em atividade, particularmente indivíduos que praticam musculação.[22,23]

O que parece muito sugestivo na gênese da fibrilação atrial em atletas é a presença de um substrato arritmogênico formado ao longo da vida durante a prática de esportes (remodelamento atrial). A interação entre estilos de vida e fatores deflagradores (drogas, álcool, medicamentos para melhorar a *performance* no esporte, doenças infecciosas, estresse psicossocial etc.), juntamente com fatores moduladores (aumento do tônus vagal ou simpático), estabeleceriam a condição ideal para o surgimento da arritmia.

Diagnóstico da fibrilação atrial em atletas

O diagnóstico é suspeitado em vigência de pulso irregular e rápido num atleta que apresenta palpitações taquicárdicas ou cansaço físico desproporcional ao grau de esforço realizado, sendo confirmado por meio de um eletrocardiograma. Quando os sintomas são frequentes, o Holter pode confirmar a presença de fibrilação atrial paroxística. Em alguns casos, o teste ergométrico pode reproduzir a fibrilação atrial durante o esforço ou na fase de recuperação.

Na avaliação clínica de indivíduos com fibrilação atrial deve ser sempre considerada a frequência cardíaca durante o esforço, que deve ser compatível com sua intensidade. Isso pode ser feito através do Holter realizado durante o esforço, ou por meio do teste ergométrico. Além disso, os atletas devem se submeter ao ecocardiograma para se afastar cardiopatia ou avaliar o grau de repercussão da fibrilação atrial sobre a função cardíaca.

Conduta para o atleta com fibrilação atrial

Deve-se pesquisar outras causas para a fibrilação atrial, além do esporte propriamente. Alterações tireoidianas, hipertensão arterial, uso de anabolizantes e drogas ilícitas, além de doenças como miocardiopatia hipertrófica e síndromes elétricas primárias devem ser investigadas.[1,17] As cardiopatias são condições clinicas muito sérias com muito maior impacto no atleta do que a própria arritmia.

Não está claro se a interrupção ou a moderação da prática desportiva e o descondicionamento físico diminuem as crises de fibrilação atrial, particularmente naqueles na forma inicial ou com átrios não remodelados.[17] Essa, contudo, é uma prática que pode ser considerada. A conduta de prescrever fármacos para controle da frequência cardíaca pode ter resultados inconvenientes devido à redução da *performance* durante o esforço por efeito excessivo sobre a frequência ventricular.[1] Por essa razão, o controle do ritmo deve ser a opção preferida e nesse caso, cada vez mais a ablação com radiofrequência das veias pulmonares ganha espaço na clínica.[24] Isso ocorre porque fármacos antiarrítmicos para manter o ritmo cardíaco também podem interferir no desempenho físico.

Indivíduos que praticam esporte competitivo, são assintomáticos, sem cardiopatia estrutural, nos quais a frequência cardíaca se eleva e reduz gradualmente com o esforço e sua interrupção respectivamente, podem participar de todos os esportes competitivos.[1] Quando há cardiopatia associada, nas mesmas condições acima, a liberação para a atividade esportiva estará limitada pelo grau de comprometimento cardíaco causado pela cardiopatia. Os atletas que necessitam anticoagulação poderão participar de esportes com possibilidade de choque corporal, desde que saibam e entendem o risco que correm devido a hemorragias. Atletas sem cardiopatia, que foram tratados por meio da ablação da fibrilação atrial e estão livres da arritmia, podem participar de todos os esportes competitivos de quatro a seis semanas após o procedimento.[1]

Flutter Atrial

O *flutter* atrial é uma arritmia pouco comum em atletas, mas de maneira similar à fibrilação atrial, deve ser mais frequente do que em não atletas. É causado por um circuito macroreentrante no átrio direito, envolvendo o anel tricúspide, geralmente associado a alguma cardiopatia que causa dilatação atrial. A forma idiopática, sem cardiopatia é mais rara. A documentação do *flutter* atrial em jovem sem cardiopatia aparente determina a investigação mais rigorosa quanto a presença de síndromes elétricas primárias como a síndrome de Brugada e a cardiopatia arritmogênica de ventrículo direito.

Devido à associação com cardiopatia, é necessária a avaliação dos atletas com o ecocardiograma. Como é uma arritmia com especial predileção a recorrências, torna-se necessária a realização de Holter de 24 horas ou até mesmo da gravação intermitente pelo sistema *looper* para se flagrar eventuais episódios assintomáticos. O teste ergométrico pode estar indicado nos casos de *flutter* atrial crônico, para se avaliar o comportamento da frequência cardíaca no pico máximo do esforço.

Conduta para o atleta com *flutter* atrial

A descoberta do circuito elétrico causador do *flutter* permitiu a cura definitiva por meio da ablação com cateter utilizando radiofrequência como modalidade de energia. A cura com esta técnica atinge 80 a 85% dos indivíduos. Por essa razão, quando diagnosticado em atletas que praticam esportes competitivos, a ablação do istmo cavotricuspídeo deve ser priorizada. Atletas que foram tratados por meio da ablação com cateter e estão livres da arritmia podem participar de todos os esportes competitivos de quatro a seis semanas após o procedimento.[1]

O Atleta com Arritmias Ventriculares

Não é rara a ocorrência de ectopias ventriculares em atletas e, muitas vezes, são assintomáticas, detectadas incidentalmente durante exame físico e confirmadas ao eletrocardiograma. São detectadas em 0,05% dos eletrocardiogramas registrados em atletas.[5] Sua associação com arritmias potencialmente mais graves preocupa devido ao risco de morte arrítmica, além disso, podem ser manifestação precoce de cardiopatia.

Os fatores que melhor definem o risco de morte súbita em atletas com arritmias ventriculares são o relato de sintomas (particularmente síncope ou pré-síncope), história de morte súbita familiar (pais com idade < 35 anos) e a presença de cardiopatia com disfunção ventricular. As síndromes elétricas primárias podem ser causa de arritmias ventriculares de alto risco em atletas e, frequentemente, manifestam-se em indivíduos com coração normal. O diagnóstico é suspeitado por algumas peculiaridades eletrocardiográficas (QT longo, por exemplo), a maneira como são deflagradas (emoções, natação etc.) e pela história de morte súbita familiar.

Os sintomas são indicativos de que a arritmia causa algum distúrbio hemodinâmico que não pode ser compensado pelos mecanismos reflexos normais. Já a cardiopatia estrutural, dependendo do tipo, provoca modificação na estrutura miocárdica (fibrose, isquemia etc.) aumentando a chance de surgimento de novas arritmias, influenciada pela presença de fatores externos como as catecolaminas liberadas durante o esporte competitivo.

CARDIOESPORTE: CARDIOLOGIA DO EXERCÍCIO E DO ESPORTE

Dentre as cardiopatias com maior risco de arritmias ventriculares potencialmente fatais destacam-se a cardiomiopatia hipertrófica (uma das principais causas de morte súbita em atletas jovens), origem anômala de coronária esquerda (causando isquemia), miocardites (atividade inflamatória), cardiopatia arritmogênica de ventrículo direito, miocardiopatia dilatada idiopática, e a insuficiência coronariana (em atletas com idade acima de 35 anos).[25] As extrassístoles ventriculares podem ser manifestações de forma incipiente de algumas dessas condições e, por essa razão, reavaliações periódicas dos atletas são fundamentais para se confirmar a presença de alguma anomalia.

Quando o atleta se apresenta com arritmias ventriculares, é fundamental uma história clínica detalhada para avaliar a importância dos sintomas em relação à arritmia propriamente, além de exame físico, eletrocardiograma, ecocardiograma, teste ergométrico e o Holter de 24 horas. Na dependência do tipo de arritmia encontrada e dos achados do ecocardiograma, exames mais sofisticados, como a ressonância magnética ou cinecoronariografia, estarão indicados para complementar a avaliação e se concluir o diagnóstico. A decisão quanto à possibilidade de participar ou não de esportes competitivos deverá ser tomada visando-se a preservação da vida do atleta. Casos mais graves, com elevado risco de morte súbita, deverão ser afastados da atividade esportiva competitiva, enquanto casos com prognóstico menos sombrio, poderão ser liberados para a prática de esportes menos intensos.

O atleta pode ser sintomático em repouso, referindo palpitações por exemplo, e a ectopia ventricular desaparece quando realiza esforço ou teste ergométrico. Esse achado, embora mais favorável, não indica necessariamente que a ectopia tenha caráter benigno. As ectopias ventriculares que pioram com esforço têm conotação diferente, costumam ser polimórficas, manifestam-se aos pares ou taquicardia ventricular durante o teste ergométrico. Atletas com essas arritmias devem se submeter a rigorosa avaliação clínica, incluindo métodos de imagem para estratificação de risco.

Aspectos Eletrocardiográficos que Definem Ectopias Ventriculares de Risco para Eventos Cardiovasculares

Com a evolução do conhecimento nessa área ficou claro que as características eletrocardiográficas das ectopias ventriculares (frequência e morfologia dos complexos QRS), juntamente com informações clínicas relacionadas a sintomas e a história familiar de morte súbita, bem como o estado da função ventricular, são importantes determinantes iniciais na estratificação de risco de atletas com ectopias ventriculares.

Quantidade de ectopias

A forma de apresentação eletrocardiográfica da ectopia ventricular auxilia na decisão sobre qual conduta deve ser tomada.[25] O registro de uma a duas ectopias num eletrocardiograma de 12 derivações pode ser indicativo de cardiopatia, por essa razão devem ser submetidos a outras investigações para esclarecimento diagnóstico. Quantidades iguais ou menores do que 500 ectópicos detectadas ao Holter de 24 horas são consideradas de baixo risco. Alguns autores sustentam que quando há > 2.000 extrassístoles ventriculares nas 24 horas, existe uma chance de 30% do indivíduo ser portador de uma cardiopatia.[25] Nessa condição, uma investigação mais rigorosa deve ser conduzida com métodos de imagem. Não raramente, com essa quantidade de ectopias, particularmente as polimórficas, com complexos QRS mais alargados (duração > 130 ms), entalhados, há possibilidade da presença de fibrose miocárdica ou disfunção miocárdica associada facilmente detectáveis à ressonância magnética. Por outro lado, quantidades até maiores de ectopias monomórficas idiopáticas podem ser detectadas em atletas (ver características mais adiante) mas que geralmente não se associam a qualquer cardiopatia e costumam ter boa evolução. Esses atletas, entretanto, devem ser periodicamente investigados quanto ao risco de taquicardiomiopatia.

Morfologia das ectopias ventriculares

Não raramente, atletas apresentam ectopias ventriculares não associadas à cardiopatia (idiopáticas), originadas na via de saída do ventrículo direito ou esquerdo ou até mesmo próximo dos fascículos posteroinferior ou anterossuperior do ramo esquerdo. As ectopias originadas na região infundibular ventricular à direita (via de saída do ventrículo direito) são as mais frequentes (68% dos atletas com ectopias ao teste ergométrico) e apresentam morfologia de bloqueio de ramo esquerdo com eixo normal no plano frontal (Figura 23.5).[25] As originadas na via de saída do ventrículo esquerdo são menos comuns (cerca de 15% dos atletas), mas se apresentam com a morfologia semelhante. A diferenciação se baseia principalmente na transição da amplitude da onda R nas derivações precordiais. Transições mais tardias, além de V3, ocorrem nas ectopias do ventrículo direito. As originadas na via de saída do ventrículo esquerdo apresentam-se com ondas R maiores já a partir de V1 ou V2

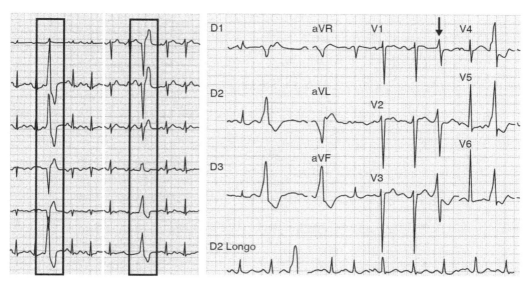

Figura 23.5. Ectopia ventricular idiopática em região infundibular ventricular em dois jovens praticantes de futebol amador. A esquerda observe a morfologia do complexo QRS da ectopia, com padrão de bloqueio de ramo esquerdo com eixo orientado no quadrante inferior esquerdo (próximo a 90 graus). Transição da onda R no plano horizontal ocorre a partir de V3. Essa ectopia origina-se na via de saída do ventrículo direito. A direita, a ectopia origina-se na via de saída do ventrículo esquerdo. Observe a onda R de maior amplitude em V1(seta), aumentando de amplitude até V4 (em crescendo). O eixo no plano frontal localizado no quadrante inferior direito.

(Figura 23.5). As ectopias originadas na região inferosseptal de ventrículo esquerdo ou próximas ao fascículo posterior do ramo esquerdo são menos comuns (representam 9% das ectopias em atletas), têm morfologia do tipo bloqueio de ramo direito com eixo desviado para a esquerda, com complexos QRS com duração < 130 ms. Raramente, originam-se na região do fascículo anterossuperior esquerdo, condição na qual apresentariam morfologia de bloqueio de ramo direito com eixo para a direita (Figura 23.6).

Tanto as ectopias ventriculares infundibulares quanto as "fasciculares" esquerdas manifestam-se ao Holter em quantidades variadas, têm grande variabilidade de um exame para outro, são mais comuns durante a vigília do que durante no sono. Ao teste ergométrico, são suprimidas pelo aumento da frequência sinusal, retornando na fase de recuperação. Tais ectopias são consideradas benignas em atletas com função cardíaca normal, com bom prognóstico.[26] Entretanto, devem ser avaliados periodicamente quanto ao risco de desenvolverem miocardiopatias secundária à ectopias.

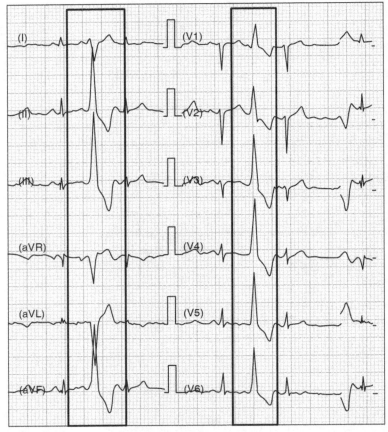

Figura 23.6. Ectopia ventricular originada na região próxima ao fascículo ântero-superior esquerdo. Observe a morfologia de bloqueio de ramo direito (QRS com duração < 130 ms) e eixo desviado para a direita no plano frontal.

Outras ectopias ventriculares idiopáticas menos comuns são as que se originam próximo ao anel mitral, seja na região anterior ou posterior. Em ambos os casos, há morfologia de bloqueio de ramo direito, sendo com eixo para esquerda as de localização posterior e eixo inferior as que se originam na região anterior do anel mitral. Nessa última apresentação, as ectopias têm tipicamente um entalhe na porção descendente da onda R (Figura 23.7). E, por fim, as ectopias originadas em músculo papilar esquerdo, podem apresentar padrão atípico de bloqueio de ramo direito em V1 (ondas R puras, por exemplo) com complexos QRS mais alargados (> 130 ms). Por essa razão, nesses casos, deve se afastar a possibilidade da presença de cardiopatia.

Atletas com ectopias com complexos QRS com duração > 130 ms, particularmente aqueles com morfologia de bloqueio de ramo direito, costumam apresentar mais alterações à ressonância magnética, caracterizadas pelo realce tardio, além de tornarem-se mais frequentes durante teste de esforço, indicando efeito de catecolaminas sobre um miocárdio anormal.[28]

Descartando-se as ectopias e taquicardia ventricular não sustentada idiopáticas descritas no parágrafo anterior, é possível que muitas arritmias ventriculares estejam associadas com algum tipo de alteração miocárdica não detectadas por técnicas de imagem sofisticadas, como a ressonância magnética. O mapeamento eletroanatômico ventricular, que detecta a atividade elétrica ventricular durante estudo eletrofisiológico, pode demonstrar potencias elétricos intracavitários de baixa voltagem em

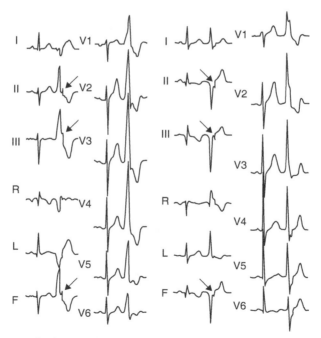

Figura 23.7. Ectopias ventriculares originadas no anel mitral, tanto na região anterior quanto posterior. Em ambos os casos, registra-se morfologia de bloqueio de ramo direito. Nas de localização anterior, o eixo está orientado no quadrante inferior direito. Na de localização posterior, o eixo orienta-se para o quadrante superior esquerdo. No plano frontal, em ambos os casos, é clara a presença de um entalhe ao final do complexo QRS (setas). Fonte: modificado de Tada H et al.[27]

áreas nas quais a biópsia comprova a presença de cardiopatia incipiente. Essa é uma técnica mais sensível, antes mesmo da doença ser detectada por métodos de imagem. Esse fato reforça o comentário anterior a respeito de reavaliações periódicas de atletas com ectopias ventriculares frequentes e taquicardia ventricular não sustentada para acompanhar a evolução de cardiopatias, quando a maioria dos métodos de investigação é normal.

As ectopias ventriculares com morfologia de bloqueio de ramo esquerdo com eixo para a esquerda ou intermediário ou bloqueio de ramo direito com eixo para direita ou intermediário, particularmente quando têm complexos QRS com duração > 130 ms são muito pouco comuns em atletas, costumam ser polimórficas, pioram com esforço e por isso podem indicar a presença de cicatrizes no miocárdio evidenciadas pela ressonância magnética.[29]

Os dados aqui apresentados indicam a importância de se caracterizar as ectopias dos atletas pela morfologia dos complexos QRS. Essa observação cuidadosa ajuda determinar a benignidade desses achados e a boa evolução clínica dos atletas. A complementação da investigação será na identificação ou não de uma cardiopatia por meio do ecocardiograma ou ressonância magnética e o comportamento da arritmia ao esforço pelo teste ergométrico. Com o teste de esforço, vale salientar a importância de que seja realizado até a exaustão, ou seja, não ser interrompido com 85% da frequência máxima predita, para que se possa avaliar o efeito das catecolaminas em eventuais focos automáticos ventriculares, quiescentes ao repouso ou com pouca catecolamina circulante. Além disso, como comentado anteriormente, arritmias que pioram ao esforço geralmente ocorrem em cardiopatias, contrariamente com aquelas suprimidas, geralmente de caráter benigno e com bom prognóstico. Por essa razão, o teste ergométrico máximo é mais sensível que o eletrocardiograma simples para estratificação de risco de atletas com arritmias ventriculares.[30]

Um estudo demonstrou que ectopias com QRS do tipo bloqueio de ramo direito com duração > 130 ms e que pioram ao esforço têm 5 vezes mais chance de apresentar alterações na ressonância magnética.[28] Mais uma vez, fica clara a importância da morfologia e duração do QRS como preditor de alterações na ressonância magnética.

Os efeitos do descondicionamento físico sobre o prognóstico de atletas com arritmias ventriculares é controverso na atualidade. Um estudo demonstrou que atletas sem cardiopatia, quando interrompiam atividade por 3 a 6 meses, apresentavam abolição das ectopias e voltavam a prática desportiva. Por outro lado, aqueles nos quais a ectopia persistia eram afastados. Os autores concluíram que essa abordagem identifica indivíduos sem cardiopatia com mais baixo risco de complicações arrítmicas.[31] Um outro estudo demonstrou que atletas olímpicos com ectopias ventriculares frequentes têm a quantidade de arritmia bastante reduzida com o descondicionamento, mas essas não recorrem com o retorno ao esporte e não apresentam nenhuma relação com o grau de hipertrofia ventricular esquerda. Esses dados indicam que tais arritmias não devem estar relacionadas com o grau de remodelamento elétrico ou histológico ventricular.[32] Delise et al., entretanto, não demonstraram qualquer efeito do descondicionamento sobre a quantidade de ectopias ventriculares ao Holter de 24 horas.[33] Não dá para descartar modificações da atividade do sistema nervoso autônomo nesses indivíduos como causa da abolição das ectopias com a interrupção da atividade física.

Taquicardia Ventricular no Atleta

A taquicardia ventricular não sustentada pode indicar um grau maior de comprometimento cardíaco, quando comparada com a presença de somente extrassístoles ventriculares. Por outro lado, pode ser manifestação de quadros inflamatórios agudos, como as miocardites. Podem ser consideradas benignas, particularmente se apresentarem frequência cardíaca < 150 bpm, forem monomórficas e os complexos QRS não muito alargados (> 130 ms). Atletas com esse tipo de taquicardia devem ser investigados de maneira similar às extrassístoles ventriculares, sempre pesquisando a presença de cardiopatia. O Holter pode ser empregado durante o esforço para avaliar o comportamento da taquicardia durante as práticas regulares de exercício. Atletas assintomáticos, nos quais a taquicardia desaparece com esforço, sem cardiopatia pelos métodos de investigação, podem ser liberados para exercícios competitivos. Aqueles que apresentam cardiopatia devem ter atividade restrita a tipos de esportes de menor intensidade (tipo IA da Tabela 23.1).

Conduta no Atleta com Extrassístoles Ventriculares

O clínico dispõe de informações importantes na avaliação do atleta com ectopias ventriculares. A utilização do eletrocardiograma definindo a morfologia e duração dos complexos QRS, o relato de sintomas, o comportamento da arritmia ao esforço, a complexidade das ectopias, a história familiar de morte súbita, além de outras alterações eletrocardiográficas, auxiliam na estratificação de risco e tomada de decisão. A Tabela 23.2 e a Figura 23.8 são orientações propostas por Corrado et al. na abordagem clínica desses indivíduos.[25]

TABELA 23.2 – **Classificação e estratificação de risco das ectopias ventriculares no atleta**[25]

	Comum	*Incomum*
Morfologia do QRS das ectopias	QRS ectópico (morfologia) BRE / eixo inferior, BRD típico e QRS estreito (< 130 ms)	BRE com eixo intermediário ou superior, BRD atípico e QRS largo ($\geq$ 130 ms)
Resposta ao teste ergométrico	Diminuição ou supressão	Persistência ou aumento
Complexidade das ectopias	Isoladas, monomórficas	Repetitiva, polimórfica
Intervalo de acoplamento curto	Não	Sim
Achados clínicos		
Sintomas	Não	Sim
História familiar de morte súbita ou miocardiopatia	Não	Sim
Outras anormalidades ao ECG	Não	Sim
Anormalidades na imagem	Não	Sim

Atletas com extrassístoles ventriculares isoladas e acopladas em repouso e durante o teste de esforço, sem cardiopatia podem participar de todos os esportes. Naqueles nos quais a frequência de ectopias aumenta ao esforço complicando com taquicardia ventricular, devem ser submetidos a avaliação envolvendo métodos de imagem para descartar cardiopatia. Se durante esforço surgirem sintomas, deverá ser liberado para prática de esportes de menor intensidade. Atletas com cardiopatia deverão participar apenas de esportes de menor intensidade, independentemente se as ectopias são ou não suprimidas pelo tratamento farmacológico. Extrassístoles ventriculares sintomáticas poderão ser tratadas por meio de ablação com cateter e a decisão quanto ao retorno às atividades dependerá de uma nova reavaliação obedecendo os critérios anteriores.

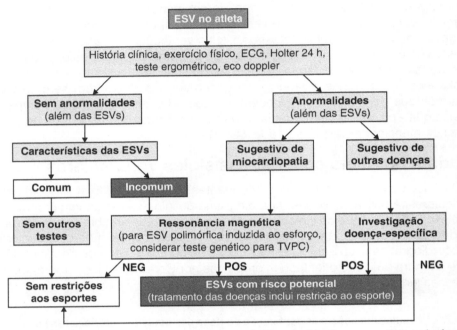

Figura 23.8. Orientações quanto a abordagem das ectopias ventriculares em atletas. As formas comuns e incomuns são aquelas descritas na Tabela 23.2.
TVPC: taquicardia ventricular polimórfica catecolaminérgica; POS: positivo; NEG: negativo.
Fonte: Corrado et al.[25]

Conduta no atleta com taquicardia ventricular não sustentada

A maioria das sugestões do parágrafo anterior se aplica a atletas com taquicardia ventricular não sustentada. Descartando-se a presença de cardiopatia, se forem assintomáticos, a taquicardia é suprimida pelo esforço, estão liberados para esportes competitivos. Deve-se ressaltar que a ablação do foco arritmogênico pode ser considerada nesses indivíduos. Nos pacientes nos quais a taquicardia é suprimida pela ação de betabloqueadores, deve ter a eficácia terapêutica comprovada por teste de esforço máximo ou até mesmo estudo eletrofisiológico, do contrário serão liberados apenas para esportes de menor intensidade. Nos atletas com cardiopatia, deverão participar apenas de esportes de baixa intensidade. Nos casos de miocardite, a liberação só deverá ocorrer três meses após a resolução do quadro.[1]

Taquicardia Ventricular Sustentada

Descartando-se aquelas que não preenchem critérios de taquicardias idiopáticas, como a da Figura 23.9, cuja evolução é benigna, surgem com baixas intensidades de esforço e frequentemente são suprimidas com cargas maiores, as outras formas de taquicardia ventricular sustentada estão associadas a algum tipo de cardiopatia, daí a importância de serem rigorosamente investigadas, além dos métodos regularmente empregados (eletrocardiograma, teste ergométrico e Holter), como a utilização de exames de imagem incluindo ressonância magnética ou tomografia.

A forma originada na via de saída do ventrículo direito pode ser desencadeada ao teste ergométrico, particularmente com cargas elevadas. Quando se registra a taquicardia ventricular com morfologia de bloqueio de ramo esquerdo com eixo normal ou para a direita, deve-se descartar a possibilidade de cardiopatia arritmogênica do ventrículo direito como causa da taquicardia (Figura 23.10). O eletrocardiograma em ritmo sinusal pode dar algumas pistas a respeito da presença dessa cardiopatia e que são descritas no Quadro 23.1.

Atletas assintomáticos, com taquicardias lentas (< 150 bpm) ou que são suprimidas com esforço, apresentam boa evolução clínica. Taquicardias que surgem ao esforço respondem bem ao betabloqueador; essa classe de fármacos, entretanto, pode influenciar negativamente o desempenho do atleta, por essa razão a ablação do foco arritmogênico está indicada sempre que possível. Se a ablação for bem-sucedida, são liberados para praticarem esportes depois de três meses, desde que se demonstre a eficácia do procedimento por teste ergométrico ou estimulação ventricular programada.

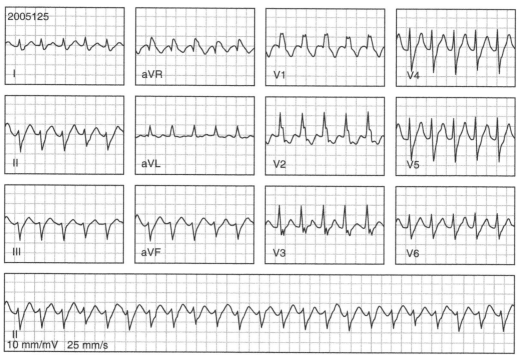

Figura 23.9. Registro eletrocardiográfico de um jovem de 32 anos apresentando taquicardia ventricular do tipo fascicular, originada próxima ao fascículo posterior do ramo esquerdo. Apresenta morfologia de bloqueio de ramo direito com eixo desviado para o quadrante superior esquerdo. Indivíduo com coração normal. Prognóstico benigno. Ablação com radiofrequência abole o circuito arritmogênico na grande maioria dos casos.

Os atletas com taquicardia ventricular sustentada secundária à cardiopatia devem ser afastados do esporte. Nos casos de miocardite, poderão retornar à atividade, se comprovada a resolução do quadro inflamatório e o desaparecimento da taquicardia.

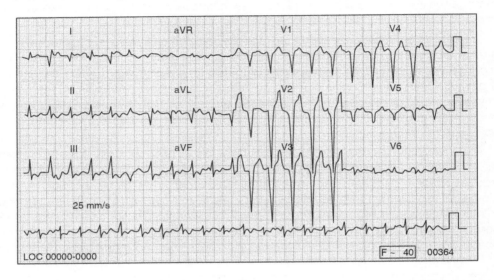

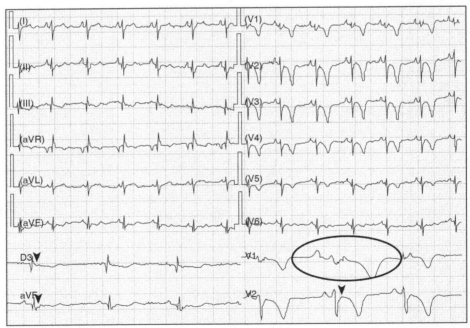

Figura 23.10. Jovem de 13 anos com diagnóstico de cardiopatia arritmogênica de ventrículo direito. Queixou-se de palpitações taquicárdicas durante aula de educação física. A causa foi uma taquicardia ventricular sustentada com morfologia de bloqueio de ramo esquerdo e eixo para a direita. O eletrocardiograma em ritmo sinusal apresentava algumas características da cardiopatia subjacente: duração do QRS em V1 > 110 ms; ascensão da onda S em V1 > 55 ms (ver QRS no círculo abaixo); ondas T negativas nas derivações V1 a V6; ondas "épsilon" (ver setas).

QUADRO 23.1 – Achados eletrocardiográficos em ritmo sinusal, que sugerem a presença de cardiopatia arritmogênica de ventrículo direito em indivíduos com taquicardia ventricular com morfologia de bloqueio de ramo esquerdo e eixo normal ou para a direita

Presença de bloqueio de ramo direito em jovem
Duração do QRS em V1-V3 ≥ 110 ms
Duração do QRS em V1 + V2 + V3 /QRS V4 + V5 + V6 ≥ 1,2
Dispersão da duração do QRS > 40 ms
Ondas T negativas além da derivação V2
Ascenção da onda "S" em V1 com duração > 55 ms
Presença de ondas "épsilon"

Referências Bibliográficas

1. Zipes DP, Link MS, Ackerman MJ, Kovacs RJ, Myerburg RJ, Estes NA 3rd. Eligibility and Disqualification Recommendations for Competitive Athletes With Cardiovascular Abnormalities: Task Force 9: Arrhythmias and Conduction Defects: A Scientific Statement From the American Heart Association and American College of Cardiology. J Am Coll Cardiol. 2015;66:2412-23.
2. Mitchell JH, Haskell W, Snell P, et al. Task force 8: classification of sports. J Am Coll Cardiol. 2005;45:1364-7.
3. Stein R, Medeiros CM, Rosito GA, Zimerman LI, Ribeiro JP. Intrinsic sinus and atrioventricular node electrophysiologic adaptations in endurance athletes. J Am Coll Cardiol. 2002;39:1033-8.
4. D'Souza A, Bucchi A, Johnsen AB, Logantha SJ, Monfredi O, Yanni J, et al. Exercise training reduces resting heart rate via downregulation of the funny channel HCN4. Nat Commun. 2014;5:3775.
5. Marek J, Bufalino V, Davis J, Marek K, Gami A, Stephan W, Zimmerman F. easibility and findings of large-scale electrocardiographic screening in young adults: data from 32,561 subjects. Heart Rhythm. 2011;8:1555-9.
6. Rao AL, Salerno JC, Asif IM, Drezner JA. Evaluation and management of wolff-Parkinson-white in athletes. Sports Health. 2014;6:326-32.
7. Mozaffarian D, Furberg CD, Psaty BM, Siscovick D. Physical activity and incidence of atrial fibrillation in older adults: the cardiovascular health study. Circulation 2008;118:800-7.
8. Andersen K, Farahmand B, Ahlom A, et al. Risk of arrhythmias in 52,755 longdistance cross-country skiers: a cohort study. Eur Heart J 2013;34:3624-31.
9. Abdulla J, Nielsen JR. Is the risk of atrial fibrillation higher in athletes than inthe general population? A systematic review and meta-analysis. Europace 2009;11:1156-9.
10. Krahn AD, Manfreda J, Tate RB, Mathewson FA, Cuddy TE. The natural history of atrial fibrillation: incidence, risk factors, and prognosis in the Manitoba Follow-Up Study. Am J Med 1995;98:476-84.
11. Kannel WB, Abbott RD, Savage DD, McNamara PM. Epidemiologic features of chronic atrial fibrillation: the Framingham study. The New England Journal of Medicine 1982;306:1018-22.
12. Wilhelm M, Roten L, Tanner H, Wilhelm I, Schmid JP, Saner H. Atrial remodeling, autonomic tone, and lifetime training hours in nonelite athletes. Am J Cardiol. 2011;108:580-5.
13. Wilhelm M, Roten L, Tanner H, Schmid JP, Wilhelm I, Saner H. Long-term cardiac remodeling and arrhythmias in nonelite marathon runners. Am J Cardiol. 2012;110:129-35.
14. Wilhelm M, Nuoffer JM, Schmid JP, Wilhelm I, Saner H. Comparison of pro-atrial natriuretic peptide and atrial remodeling in marathon versus non-marathon runners. Am J Cardiol. 2012;109:1060-5.
15. Guasch E, Benito B, Qi X, Cifelli C, Naud P, Shi Y, et al. Atrial fibrillation promotion by endurance exercise: demonstration and mechanistic exploration in an animal model. J Am Coll Cardiol. 2013;62:68-77.
16. Müssigbrodt A, Weber A, Mandrola J, van Belle Y, Richter S, Döring M, et al. Excess of exercise increases the risk of atrial fibrillation. Scand J Med Sci Sports. 2017;27:910-7.
17. Flannery MD, Kalman JM, Sanders P, La Gerche A. State of the art review: atrial fibrillation in athletes. Heart Lung Circ. 2017;26:983-9.
18. Lai E, Chung EH. Management of arrhythmias in athletes: atrial fibrillation, premature ventricular contractions, and ventricular achycardia. Curr Treat Options Cardiovasc Med. 2017 9;19:86.
19. Swanson DR. Running, esophageal acid reflux, and atrial fibrillation: a chain of events linked by evidence from separate medical literatures. Med Hypotheses. 2008;71:178-85.
20. Linz D, Hohl M, Vollmar J, Ukena C, Mahfoud F, Böhm M. Atrial fibrillation and gastroesophageal reflux disease: the cardiogastric interaction. Europace. 201;19:16-20.

21. Weigl M, Gschwantler M, Gatterer E, Finsterer J, Stöllberger C. Reflux esophagitis in the pathogenesis of paroxysmal atrial fibrillation: results of a pilot study. South Med J. 2003;96:1128-32.
22. Sullivan ML, Martinez CM, Gallagher EJ. Atrial fibrillation and anabolic steroids. J Emerg Med. 1999;17:851-7.
23. Lau DH, Stiles MK, John B, Shashidhar, Young GD, Sanders P. Atrial fibrillation and anabolic steroid abuse. Int J Cardiol. 2007;117:e86-7.
24. Koopman P, Nuyens D, Garweg C, La Gerche A, De Buck S, Van Casteren L, et al. Efficacy of radiofrequency catheter ablation in athletes with atrial fibrillation. Europace 2011;13:1386-93.
25. Corrado D, Drezner JA, D'Ascenzi F, Zorzi A. How to evaluate premature ventricular beats in the athlete: critical review and proposal of a diagnostic algorithm. Br J Sports Med. 2019; 0:1-8. doi:10.1136/bjsports-2018-100529.
26. Morshedi-Meibodi A, Evans JC, Levy D, et al. Clinical correlates and prognostic significance of exercise-induced ventricular premature beats in the community: the Framingham heart study. Circulation 2004;109:2417-22.
27. Tada H, Ito S, Naito S, Kurosaki K, Kubota S, Sugiyasu A, et al. Idiopathic ventricular arrhythmia arising from the mitral annulus: a distinct subgroup of idiopathic ventricular arrhythmias. J Am Coll Cardiol. 2005;45:877-86.
28. Cipriani A, Zorzi A, Sarto P, et al. Predictive value of exercise testing in athletes with ventricular ectopy evaluated by cardiac magnetic resonance. Heart Rhythm 2019;16:239-48.
29. Zorzi A, Perazzolo Marra M, Rigato I, et al. Nonischemic left ventricular scar as a substrate of life-threatening ventricular arrhythmias and sudden cardiac Death in competitive athletes. Circ Arrhythm Electrophysiol. 2016;9:e004229.
30. Sofi F, Capalbo A, Pucci N, et al. Cardiovascular evaluation, including resting and exercise electrocardiography, before participation in competitive sports: cross sectional study. BMJ 2008;337:a346.
31. Verdile L, Maron BJ, Pelliccia A, et al. Clinical significance of exercise-induced ventricular tachyarrhythmias in trained athletes without cardiovascular abnormalities. Heart Rhythm 2015;12:78-85.
32. Biffi A, Maron BJ, Culasso F, et al. Patterns of ventricular tachyarrhythmias associated with training, deconditioning and retraining in elite athletes without cardiovascular abnormalities. Am J Cardiol 2011;107:697-703.
33. Delise P, Lanari E, Sitta N, Centa M, Allocca G, Biffi A. Influence of training on the number and complexity of frequent VPBs in healthy athletes. J Cardiovasc Med (Hagerstown). 2011;12:157-61.

Capítulo 24

Fibrilação Atrial no Atleta

• Bruno Pereira Valdigem • Ricardo Contesini Francisco • Nabil Ghorayeb

Introdução

A prevalência de fibrilação atrial (FA) na população normal é de 0,5 a 3% e aumenta com a idade, atingindo 8% após 80 anos.[1] Geralmente, esta arritmia essa ligada ao envelhecimento, doenças cardíacas estruturais, cirurgia cardíaca prévia, uso de estimulantes e álcool, entre outras causas.[2]

O esforço físico extenuante e repetitivo, após determinado ponto, também é causador de arritmias e remodelamento conhecido como "coração de atleta". A condução da fibrilação atrial e prevenção de complicações merece atenção especial nessa população pelas particularidades da fisiopatologia e da resposta aos diversos tratamentos.

Origem da Fibrilação Atrial no Atleta

A fibrilação atrial é a desorganização de atividade elétrica atrial. Diversos pontos do átrio disparam simultaneamente e a contração se torna ineficaz. A fibrilação atrial é desencadeada por extrassistolias atriais, na maioria das vezes originarias das veias pulmonares.[3,4]

Atletas que praticam exercícios aeróbicos de alta *performance* (*endurance*) têm maior probabilidade que a população não treinada. Os esportes mais relacionados ao desenvolvimento de FA são ciclismo e corrida (em especial maratona).[5] A quantidade de exercício também predispõe a aumento de átrio esquerdo. O risco relativo varia entre estudos, de 2,87 até 8,8 vezes o risco quando comparado a um não atleta. Existe remodelamento atrial e maior probabilidade de aumento de tamanho com aumento da carga de atividade. Em atletas que treinam menos de 1.500 horas (somando o tempo total de atividade física estimada ao longo da vida), cerca de 24% apresentam aumento de volume atrial. Em atletas que treinaram mais de 4.500 horas, essa porcentagem pode atingir 83%.[6]

Presença de vagotonia também é um marcador para maior incidência de fibrilação atrial. Pacientes com bloqueio atrioventricular de primeiro grau apresentaram maior incidência de fibrilação atrial. Existe uma entidade conhecida por "FA vagal", que é o comportamento que associa paroxismos de fibrilação atrial a características comuns no atleta: idade entre 30 e 50 anos, geralmente a noite ou após o esforço físico, precedida por bradicardia (sem doença do nó sinusal associada).[5]

Também existe documentação de fibrose atrial em ratos submetidos a esforço extenuante repetitivo. Isso vai de encontro a estudos nacionais desse grupo documentando elevação de troponinas imediatamente após maratonas em atletas saudáveis.[7,8]

Medidas Não Farmacológicas

O coração de atleta, frequentemente, é culpado pelas arritmias nesse grupo, mas devemos afastar causas secundárias antes de iniciar o tratamento. Fibrilação atrial também pode ser causada por abuso de estimulantes (cafeína, anfetamina, intoxicação exógena por hormônios), álcool (Holiday heart syndrome), entre outros. Situações comuns, como miocardite ou infarto, causam estresse súbito e podem causar inflamação de átrios.

A avaliação do paciente portador de fibrilação atrial deve ser abrangente e afastar apneia do sono, tireoidopatias, bem como avaliar função hepática e renal e eletrólitos. Eventualmente, esse parâmetro basal vai permitir diagnóstico e também orientar o tratamento, escolhendo drogas adequadas.[3,4]

ECG, Holter 24h, teste ergométrico e, principalmente, ecocardiograma são exames essenciais para avaliar carga de fibrilação atrial e alterações estruturais.

Afastar coronariopatia é importante em portadores de fatores de risco. Quando o teste ergométrico se torna insuficiente, os métodos de imagem, como cintilografia e tomografia de coronárias (essa última, com imagem de átrio esquerdo associada), podem auxiliar.

Tratamentos

Fibrilação atrial em pacientes jovens e com sistema de condução intacto apresenta um desafio particular: as respostas ventriculares geralmente são elevadas, o paciente sintomático e o retorno ao ritmo sinusal causa redução abrupta da frequência cardíaca. Isso pode levar a sintomas de baixo débito (sincope ou pré-sincope), especialmente graves se ocorrerem durante atividade que imponha risco na queda.[3]

O descondicionamento físico, entre 2 e 6 meses, consegue reduzir o que é causado pelo coração de atleta. Eventualmente o paciente pode estar "curado" apenas com redução do estresse continuado da atividade, mas essa é uma opção indesejada por muitos. Frequentemente, encontramos pacientes que fogem da orientação. Não se sabe se a reintrodução de exercício de uma forma gradual supervisionada pode evitar o retorno das arritmias.

Antiarrítmicos

O uso de antiarrítmicos nessa população pode causar impacto direto na qualidade de vida.

Betabloqueadores pioram a *performance* em atividades extenuantes, por reduzir a frequência cardíaca máxima. Efeitos como bradicardia e hipotensão, mais observados no repouso, podem não ser tolerados. E o uso de betabloqueadores pode ser considerado *dopping* em algumas atividades esportivas, como automobilismo, arco e flecha, esqui e alguns esportes aquáticos.[9]

Bloqueadores de canais de sódio (propafenona), geralmente, estão contraindicados em bloqueios de ramo, coronariopatia e em hipertrofia ventricular igual ou maior que 14 mm (pelo ecocardiograma). Quando utilizada, deve sempre ser associada a betabloqueadores em dose baixa para evitar o risco da organização de FA em *flutter* atrial e estimulação ventricular muito rápida. A dose de propafenona inicia geralmente em 150 mg três vezes ao dia e tem dose máxima de 900 mg ao dia.

Bloqueadores de canais de cálcio (diltiazem e verapamil) podem aumentar a estabilidade atrial, reduzindo extrassistolias. Também podem substituir betabloqueadores em caso de intolerância ou hiper-reatividade brônquica (asma ou bronquite). E, também, podem reduzir capacidade aeróbica pelo cronotropismo e pelo inotropismo negativos.

Sotalol é uma droga classe III com margem terapêutica estreita. É um excelente antiarrítmico, com parte de seu efeito betabloqueador e parte bloqueador de canais de potássio. Infelizmente, o potencial de proarritmias graves é elevado. Ele pode prolongar o intervalo QT e é extremamente sensível a desidratação e algumas interações medicamentosas. Pacientes bradicárdicos tendem a prolongar ainda mais o intervalo QT, pelo mecanismo de ação da droga. Os eventos podem levar a síncope, torsades de pointes e morte súbita.[10]

Amiodarona é a droga mais eficaz e que permite menor taxa de recorrência. É uma droga de depósito e só atinge seu efeito máximo após alguns dias de uso (geralmente, após a dose acumulada atingir cerca de 10 g). Até então, seu efeito é mais próximo dos betabloqueadores. Apesar do efeito de prolongamento do intervalo QT ser observado, a amiodarona apresenta menos efeitos pró-arrítmicos que o sotalol. A dose de 200 mg ao dia, geralmente, é eficaz e pode ser elevada até 400 mg ao dia com pouca redução da segurança. Os maiores problemas da amiodarona são a médio e longo prazo. Impregnação em córnea e retina são comuns e podem causar piora da acuidade visual. Os efeitos desaparecem após algumas semanas de suspensão da droga. Tireoidopatias, na maioria hipotireoidismo, são muito comuns e acontecem, geralmente, após alguns anos de uso da droga. Lesão hepática ou pulmonar pode acontecer a qualquer momento e devem ser monitorizadas cuidadosamente.

Algumas drogas apresentam papel adjuvante e estudos sugerem que pacientes em uso de inibidores da ECA, estatinas ou bloqueadores de renina angiotensina podem apresentar menos crises. As evidencias para indicar essas drogas em pacientes que não têm necessidade de uso delas por outras causas ainda é pequena.

Cardioversão

Cardioversão elétrica é uma excelente alternativa para retorno a ritmo sinusal.

A cardioversão elétrica em caráter de emergência deve ser feita em casos de instabilidade hemodinâmica: angina, sincope, hipotensão arterial, confusão mental associadas a frequência ventricular elevada. Deve-se administrar 10.000 unidades de heparina intravenosa, sedar adequadamente o paciente (em nossa experiência, preferimos o uso de etomidato para pacientes com cardiopatia estrutural ou propofol para pacientes com coração estruturalmente normal, associados a dose baixa de analgésico, como fentanila), garantir fluxo de vias aéreas e proceder com cardioversão elétrica sincronizada através de pás externas. A dose de energia deve ser a preconizada no ACLS vigente. A última edição, de 2010, sugere choques com energia incremental de 120 J a 200 J (bifásico) ou 200 J a 360 J (monofásico).[11]

A cardioversão eletiva deve ser precedida por quatro semanas de anticoagulação adequada (novos anticoagulantes ou varfarina com INR entre 2,0 e 3,0). Caso não seja possível aguardar esse período, outra estratégia envolve ecocardiografia transesofágica pré-procedimento para afastar trombos em átrio esquerdo.

Após a cardioversão, é mandatória anticoagulação por ao menos três semanas, idealmente quatro semanas. A maioria dos eventos cerebrovasculares acontece na primeira semana após cardioversão, mas o atordoamento atrial pode levar até duas semanas para encerrar.

Cardioversão química pode ocorrer quando utilizamos amiodarona, propafenona ou sotalol. Portanto, em pacientes onde o ritmo na consulta é fibrilação atrial, devemos garantir anticoagulação adequada antes do início dessas drogas.

Pill in the pocket é uma estratégia para pacientes com crises raras, que envolve administração de drogas que o paciente carrega consigo no caso de crises que não cedem espontaneamente. O paciente recebe atenolol 25 mg, seguido meia hora após por propafenona 450 mg ou 600 mg (se o paciente tiver menos ou mais de 70 kg). Uma dose extra de 300 mg pode ser administrada de não houver retorno ao ritmo sinusal nas primeiras 4 horas. A primeira tentativa deve ser feita em ambiente hospitalar, para observar a reação do paciente às drogas. Caso não ocorra bradicardia importante, hipotensão ou graus de bloqueio atrioventricular, o paciente está autorizado a repetir o procedimento em casa.

Anticoagulação

A anticoagulação para fibrilação atrial deve ser guiada pelo diagnóstico da doença e pela presença de fatores de risco para embolia. Intuitivamente, acreditamos que a presença de ritmo sinusal previna embolia, mas a nossa incapacidade em monitorizar adequadamente o ritmo do paciente não nos permite suspender anticoagulação.[3]

Escores clínicos, como o CHA$_2$DS$_2$VASC (Tabela 24.1), nos ajudam a selecionar os pacientes que irão se beneficiar do uso de anticoagulantes. Pacientes com escores de 2 ou mais tem risco de evento cerebrovascular elevado, que aumenta junto com o aumento da pontuação do escore.

O uso de varfarina ou novos anticoagulantes deve ser individualizado. Varfarina interage com diversas medicações e alimentos que contem vitamina k. A dose deve ser avaliada periodicamente para manter INR terapêutico entre 2,0 e 3,0. O custo mensal da varfarina é menos elevado e disponível gratuitamente no sistema único de saúde.

Os novos anticoagulantes disponíveis no mercado hoje são dabigatrana, apixabana, rivaroxabana e edoxabana. O primeiro é um inibidor direto da trombina, enquanto os demais são inibidores do fator Xa. O custo é mais elevado, mas o uso destes permite alimentação sem restrição e apresenta menor interação medicamentosa. Outra vantagem dos novos anticoagulantes é que o acompanhamento da eficácia da anticoagulação geralmente é desnecessária (exceto em complicações hemorrágicas).

FIBRILAÇÃO ATRIAL NO ATLETA **317**

TABELA 24.1 – **CHADSVASC, com os pontos relativos a cada característica clínica (coluna esquerda e do meio). Na coluna da direita, o risco de eventos cerebrovasculares relativo à soma de pontos, em um ano. Pontuação superior ou igual a 2 indica anticoagulação. Pontuação de 1, a anticoagulação fica sujeita a critério clínico e individualizado**

Características	Pontos por característica	Risco de evento por pontos do CHADS ao ano em %
Insuficiência cardíaca	1	0-1,9
Hipertensão	1	1-2,8
Idade > 75 anos	2	2-4,0
Idade entre 65 e 75 anos	1	3-5,9
Evento embólico	2	4-8,5
Doença vascular	1	5-12,5
Diabetes mellitus	1	6-18,2
Sexo feminino	1	

Em atletas, a escolha de anticoagular deve ser compartilhada e os riscos de trauma em esporte devem ser explicados claramente ao paciente. Esportes com risco de trauma podem gerar lesões que requerem internação, como hemartrose, ou mais raramente eventos graves como hemorragia ocular ou traumatismo crânio- encefálico com hemorragia intracraniana. Ainda que não seja consenso, atletas devem evitar esporte com risco de trauma se estão em uso de anticoagulantes.

O uso de anticoagulação não deve ser suspenso mesmo após ablação com sucesso de fibrilação atrial. Muitos pacientes apresentam recorrência oligossintomática e mesmo episódios não detectados de FA entre as consultas podem causar eventos embólicos graves.

Ablação

A ablação por cateter é um procedimento relativamente jovem, a primeira ablação por radiofrequência foi feita em 1989. Quando indicada, é feita no mesmo tempo cirúrgico do estudo eletrofisiológico. Após os primeiros minutos de diagnóstico o cateter terapêutico é introduzido. Com este, é possível localizar o foco ou o istmo da arritmia. Então, é liberado da ponta do cateter energia de radiofrequência que aquece o tecido até causar lesão irreversível no miocárdio. No caso da crioablação, a ponta resfria até causar lesão tecidual no foco da arritmia.

A duração é de 3 a 4 horas sob anestesia geral. A recuperação se dá em enfermaria ou unidade de terapia intensiva (UTI) e, geralmente, a alta acontece no dia seguinte ao procedimento. O retorno às atividades laborais pode se dar em cerca de cinco dias e retorno à pratica de esportes em seis semanas, de acordo com a cardiopatia subjacente.

Cateteres são introduzidos via transseptal até o átrio esquerdo do paciente, onde estão localizadas as veias pulmonares. A ablação ocorre em torno da desembocadura das veias pulmonares, cauterizando o tecido com calor (pelo menos 40 □C com cateter de ponta irrigada) e isolando-as eletricamente do restante do átrio. A ideia é evitar que arritmias atriais nascidas nas veias possam desencadear fibrilação atrial pelo estimulo repetitivo e desorganizado. Interessante para átrios com veias supranumerárias, recorrência de ablação prévia ou por opção do operador. A ablação por radiofrequência é a mais utilizada no mundo.

Uma opção menos agressiva em com duração mais curta, cerca de duas horas, é crioablação de fibrilação atrial. Um cateter balão é posicionado em átrio esquerdo e as veias são ocluídas pelo balão, que também cria um isolamento através do frio (temperaturas de - 50 °C). Em nossa experiencia, os resultados são semelhantes aos da radiofrequência, com menor exposição da equipe e paciente à radiação.

A indicação é para pacientes com episódios documentados de fibrilação atrial, refratários a uma droga antiarrítmica classe I (bloqueadores de canais de sódio, como propafenona) ou classe III (como amiodarona ou sotalol), ou que não desejem ou não tolerem as mesmas.

A taxa de sucesso é de cerca de 70% em um ano. Atletas tem resultados piores que não atletas e, mesmo entre atletas, aqueles com atividade mais extenuante de duração mais prolongada (*endurance*) apresentam maiores taxa de recorrência.[12] As complicações mais preocupantes são AVC periprocedimento com sequela (< 1%), derrame pericárdico que requer drenagem imediata (1%) e hematoma/fístula arteriovenosa em locais de punção (1%), lesão de nó sinusal ou nervo frênico (< 0,5%).[13]

Referências Bibliográficas

1. The Framingham Heart Study and the epidemiology of cardiovascular disease: a historical perspective. Lancet. 383 (9921): 999-1008.
2. Lip GYH, Beevers DG. ABC of atrial fibrillation. History, epidemiology and importance of atrial fibrillation. Br Med J. 1995;311:1361-3.
3. 2019 AHA/ACC/HRS Focused Update of the 2014 AHA/ACC/HRS Guideline for the Management of Patients With Atrial Fibrillation: A Report of the American College of Cardiology/American Heart Association Task Force on Clinical Practice Guidelines and the Heart Rhythm Society. J Am Coll Cardiol 2019, Jan 28.
4. Fuster V, Rydén LE, Cannom DS, Crijns HJ, Curtis AB, Ellenbogen KA, et al. ACC/AHA/ESC 2006 guidelines for the management of patients with atrial fibrillation. A report of the American College of Cardiology/American Heart Association Task Force on Practice Guidelines and the European Society of Cardiology Committee for Practice Guidelines (Writing Committee to revise the 2001 Guidelines for the Management of Patients with Atrial Fibrillation) developed in collaboration with the European Heart Rhythm Association and the Heart Rhythm Society. J Am Coll Cardiol. 2006;48:854-906.
5. Baldesberger S, Bauersfeld U, Candinas R, et al. Sinusal node disease and arrhythmias in the long term follow upo f former professional cyclists. Eur Heart J, 2008; 29:71-8.
6. Winhelm M, Roten L, Tanner H, et al. Atrial remodeling, autonomic tone, and lifetime training hours in nonelite athletes. Am J Cardiol 2011;108:580-5.
7. Benito B, Gay-Jordi G, Serrano A, et al. Cardiac Arrhythmogenic Remodeling in a Rat Model of Long-Term Intensive Exercise Training. AHA Journals, Circulation 2011; 123: 13-22.
8. Oliveira FG, Pinto IM, Moreira DAR, Miyake DA, Valdigem BP, Senra T. Avaliação de Realce Tardio das Veias Pulmonares por Ressonância Magnética de 3 Tesla após Ablação de Fibrilação Atrial Arq Bras Cardiol: Imagem cardiovasc. 2016;29(1):25-27.
9. World Anti doping code International standard, Prohibited list 2018. https://www.wada-ama.org/sites/default/files/prohibited_list_2018_en.pdf. Acesso em 16/02/2019.
10. Pratt CM, Camm AJ, Cooper W. Mortality in the Survival With ORal D-sotalol (SWORD) trial: why did patients die? Am J Cardiol. 1998 Apr 1;81(7):869-76.
11. Merchant RM, Topjian AA, Panchal AR, Cheng A, Aziz K, Berg KM, et al. Part 1: Executive Summary: 2020 American Heart Association Guidelines for Cardiopulmonary Resuscitation and Emergency Cardiovascular Care. AHA Journals, v. 142, n. 16, 2020. doi.org/10.1161/CIR.000000000000091.
12. Calvo N, Mont L, Tamborero D, et al. Efficacy of circumferential pulmonary vein ablation of atrial fibrillation in endurance athletes. Europace 2010;12:30-6.
13. Incidence of Complications Related to Catheter Ablation of Atrial Fibrillation and Flutter: A Nationwide In-Hospital Analysis of Administrative Data for Germany in 2014. Eur Heart J 2018;39:4020-9.

Capítulo 25

Aneurisma de Aorta e Atividades Físicas

• Nilo Mitsuru Izukawa • Fábio Henrique Rossi • Akash K. Prakasan

Introdução

Os indivíduos portadores de aneurismas torácico, abdominais e os que apresentam dissecções aórticas, convivem com um quadro de angústia e medo contínuo de que a "bomba relógio", que carrega dentro de si, possa explodir a qualquer momento, levando-o, impreterivelmente, ao óbito.

Essa condição inibe ou paralisa o indivíduo, fazendo que ele não pratique atividades físicas ou esportivas, tão importantes para uma melhor qualidade de vida, e também para o tratamento de doenças crônicas como *diabetes mellitus* (DM), hipertensão arterial sistêmica (HAS), depressão, doenças obstrutivas cardiocirculatória, doença pulmonar obstrutiva crônica, e são úteis no preparo clínico para o tratamento dos aneurismas e das dissecções arteriais.

O objetivo principal deste capítulo é abordar esse tema, visando uma melhor orientação aos pacientes pelos profissionais da saúde, apesar do nível de evidência dos estudos sobre esses tópicos serem muito baixos.

Aneurisma

Aneurisma é definido como uma dilatação localizada e permanente de uma artéria, envolvendo todas as suas camadas de sua parede, resultando em um aumento de pelo menos 50% no seu maior diâmetro, quando comparado ao esperado para esse mesmo segmento anatômico. Na aorta, os aneurismas podem ocorrer em toda a extensão, sendo mais encontrados no seguimento infrarrenal, sendo nove vezes mais frequentes que o aneurisma torácico.

Fisiopatologia

A aorta é um vaso elástico com capacidade de dilatação passiva, propiciando adaptação às modificações das pressões arteriais sistólicas e diastólicas, tornando o fluxo sanguíneo constante.

A parede da aorta é constituída por três camadas: a endotelial, a camada média e a adventícia. A camada média é a principal responsável pela elasticidade e resistência da aorta ao fluxo sanguíneo, por ser formada, principalmente, por filamentos de colágeno e de elastinas. Essa elasticidade é duradoura, mas não infinita. A camada média, com o passar dos anos, com início na segunda década da vida e principalmente a partir da sexta década, apresentam perda da elastina e infiltração de células inflamatórias exuberantes, tornando-os mais vulneráveis à ação das forças de cisalhamento do fluxo sanguíneo e da pressão arterial, podendo redundar na formação de um aneurisma ou dissecção.

Nos aneurismas da aorta torácica, a degeneração das paredes parece ser mais comumente associada a desordens hereditárias do tecido conjuntivo.

A infiltração do fluxo sanguíneo entre as camadas, iniciada por uma laceração da camada íntima e delaminação pelo fluxo de sangue através das camadas que constituem a parede da aorta, provocam uma dissecção da parede da aorta, podendo obstruir ramos importantes dessa artéria como as artérias renais, viscerais, dos troncos supra-aórticos e de membros inferiores.

A dissecção enfraquece a parede do vaso e pode também evoluir para formação de aneurisma, tendo como desfecho final sua ruptura.

Tabagismo, doença pulmonar obstrutiva crônica, diâmetro do aneurisma e a idade do paciente são fatores independentes que propiciam risco maior de ruptura.

Aneurisma de aorta abdominal

Aneurisma de aorta abdominal (AAA) é uma doença que proporciona alto risco de vida para seus portadores. Se não corrigido, sua rotura é quase sempre fatal. Aproximadamente 50% dos pacientes com aneurisma roto morre antes de ser atendido em um hospital e outros 30% a 50% morrem no hospital no pré, no intra e no pós-operatório imediato.

O paciente portador de aneurisma de aorta abdominal apresenta idade geralmente avançada, sendo a prevalência de AAA maior que 3% em indivíduos com idade entre 50 a 79 anos, de 4,6% e acima de 79 anos de 5,4%. São frequentes, nesses pacientes, cardiopatias, diabetes, hipertensão arterial, nefropatias, doenças vasculares obstrutivas periféricas, doença obstrutiva nos troncos supra-aórticos, doenças pulmonares obstrutivas crônicas e neoplasias. Todas essas doenças, quando presentes, aumentam significativamente a morbidade de qualquer ato para a correção do AAA e, também, diminuem a expectativa de vida desses pacientes. Sabe-se, ainda, que a hipertensão arterial sistêmica e a doença pulmonar obstrutiva crônica estão diretamente ligadas ao crescimento do AAA.

Nos pacientes assintomáticos, os AAA devem ser reparados para prevenir sua ruptura. Entretanto, cirurgias abertas eletivas apresentam uma taxa considerável de complicações, assim como o tratamento endovascular para o mesmo fim.

O tratamento invasivo sempre deve apresentar uma taxa de complicação e óbito menor que o risco do seguimento clínico otimizado. Pacientes masculinos portadores de AAA, com diâmetro maior que 5,5 cm, e mulheres com aneurisma maior que 5,0cm, apresentam risco alto de ruptura, devendo ser corrigido por um procedimento invasivo (cirúrgico ou endovascular). Essa indicação só não deve ser adotada se:

- O paciente apresentar um risco clínico muito elevado para a cirurgia ou com perspectiva de vida menor que 5 anos;
- A anatomia do aneurisma seja extremamente desfavorável para qualquer modalidade de tratamento invasivo.

Paciente com aneurisma roto ou em eminência de rotura apresenta dor abdominal intensa com irradiação para região lombar e/ou hipotensão, devendo ser submetido a correção cirúrgica ou endovascular conforme a anatomia da aorta e preferência da equipe responsável pelo atendimento, preferência do paciente e disponibilidade de material específico para o procedimento.

No seguimento clínico otimizado dos pacientes portadores de AAA, devem ser combatidos fatores associados ao crescimento dos mesmos como o tabagismo, hipertensão arterial e tratamento das comorbidades para melhorar sua qualidade de vida e prepará-los para uma possível correção do seu AAA.

Estudos epidemiológicos demonstraram que 85% das pessoas idosas apresentam uma ou mais doenças, dentre elas artrites (48%), hipertensão arterial (46%) e doenças cardíacas (32%). Nesse contexto, as atividades físicas controladas são essenciais, quer seja no preparo cardiorrespiratório para a cirurgia ou no controle dessas morbidades.

Aneurisma da aorta torácica

Os aneurismas da aorta torácica são dilatações localizadas na raiz da aorta, na aorta ascendente, no arco aórtico e na aorta torácica descendente. O aneurisma da aorta torácica, diferentemente da aorta abdominal, cujo desenvolvimento é mais ligado à aterosclerose com um caráter degenerativo, apresenta um evento multifatorial, podendo ter uma interação complexa de fatores genéticos, de desequilíbrio celular e de fatores hemodinâmicos.

O aparecimento do aneurisma de aorta torácica é causado por muitas doenças da aorta torácica, como doença de Behçet, síndrome de Marfan, dissecção crônica, síndrome de Loeys-Dietz e síndrome da aorta aguda (dissecção aórtica aguda, hematoma intramural e úlcera aórtica). Embora menos frequente que os aneurismas de aorta abdominal, apresentam um risco maior de ruptura, causado pelo maior impacto do fluxo sanguíneo sobre sua parede, devido ao fato de se localizar mais próximo da raiz da aorta e não terem praticamente nenhum amortecimento da ação pressão arterial. Aproximadamente 20% dos indivíduos portadores de aneurisma de aorta torácica apresentam histórico familiar de doença da aorta.

Dissecção aórtica

Também, erroneamente, denominado aneurisma dissecante, descreve a laceração da camada íntima da parede da aorta, seguida de delaminação pelo fluxo sanguíneo, com afluência anterógrada ou retrógrada e a clivagem longitudinal das camadas íntima e média da parede aórtica. Formam-se dois lúmens, o verdadeiro e o falso, que corresponde ao espaço com fluxo sanguíneo adjacente à camada adventícia, criado entre as camadas dissecadas da parede aórtica.

Conforme sua localização pode ser classificada (classificação de Stanford) em dissecção do tipo A, com a dissecção se originando da aorta ascendente e dissecção do tipo B com início da dissecção se originando na aorta torácica descendente (distal à origem da artéria subclávia esquerda).

A dissecção pode ser temporalmente classificada em aguda, quando o início dos sintomas acontece nos primeiros quinze dias do quadro clínico, e crônica, após esse período.

É uma doença letal, podendo apresentar rotura nos quadros agudos, principalmente na dissecção do tipo A, e formação de flaps (na reentrada do fluxo sanguíneo na luz verdadeira da aorta). Esses flaps podem ocluir a origem de artérias importantes como as do tronco supra-aórtico, artérias viscerais, artérias renais e artérias ilíacas, podendo também evoluir com formação de aneurismas com alta probabilidade posterior de ruptura.

Atividades Físicas e Esportivas de Recreação

Na terceira idade, a qualidade de vida pode ser entendida como a manutenção de saúde em todos os seus aspectos: físico, social, psíquico e espiritual (OMS, 1991). Para isso, as atividades físicas e esportivas desempenham papel importante. Mas indivíduos com aneurisma e/ou dissecção de aorta têm receio de praticar atividades físicas e, geralmente, são orientados por leigos ou profissionais da área médica a não fazer nenhuma atividade física e mesmo evitar carregar peso, por causa do alto risco de rotura.

Benefícios das Atividades Físicas

A relação entre crescimento de AAA e exercícios físicos demonstra que exercícios aeróbicos moderados para portadores de AAA são seguros, enquanto não desencadeiem hipertensão arterial.

Inflamação da parede da aorta é um importante fator de risco para crescimento dos aneurismas. Estudos demonstraram que exercícios regulares e moderados diminuem o estado inflamatório sistêmico, inibindo o crescimento do aneurisma. Esse fato foi demonstrado com a redução de marcadores de inflamação na parede do aneurisma. Exercícios regulares também agem positivamente sobre as comorbidades existentes, como a doença pulmonar obstrutiva crônica, aumentando sua capacidade aeróbica e diminuem a intensidade do estresse, podendo, com isso, controlar melhor a DM e a HAS.

Embora os diversos estudos sobre a correlação entre o aumento dos índices de crescimento e ruptura dos aneurismas torácicos e abdominais tenham um nível de evidência muito baixo, podem ser orientados à prática de esportes como natação, ciclismo, caminhadas e corridas como recreação. Esses pacientes podem ser orientados para ter uma vida sexualmente ativa. Devem ser proscritos exercícios como halterofilismo, com a utilização de halteres muito pesados e que exijam um esforço exagerado e pelo aumento da pressão intra-abdominal (manobra de Valsalva), pois favorecem a ruptura desses aneurismas.

Aneurisma e esportes de competição

Esportes de competição exigem esforço físico máximo ou submáximo.

Para isso, são necessários treinos intensos e contínuos, que requerem extrema eficiência dos aparelhos circulatório, respiratório e locomotor para que apresente resultado adequado.

A literatura médica é farta de artigos que versam sobre os riscos que os atletas correm por conta de doenças preexistentes do coração, mas inexistem estudos sobre riscos que as doenças arteriais extracardíacas, como os aneurismas, proporcionam aos atletas de competição de alto nível. Somente são encontrados relatos de casos, sobre morte súbita de um determinado atleta, em decorrência de rotura de um aneurisma preexistente.

Esportes de competição exigem esforço físico máximo ou submáximo.

Para isso, são necessários treinos intensos e contínuos, que requerem extrema eficiência dos aparelhos circulatório, respiratório e locomotor para que apresente resultado adequado. Essa necessidade, aliada ao esforço e ao estresse adicional no momento da competição, podem provocar uma sobrecarga superior à capacitância das artérias comprometidas, levando à rotura ou dissecções, com uma mortalidade muito elevada.

Esportes com possibilidade do contato físico entre os participantes devem ser evitados, pela possibilidade de trauma arterial, podendo também causar uma dissecção aguda, principalmente nos portadores de Síndrome de Marfan, ou rompimento de um aneurisma torácico ou abdominal.

Nos atletas de competição, devem ser diagnosticadas possíveis doenças pré--existentes, visando tratamento ou acompanhamento com o intuito de se evitar a mortalidade. Muitas vezes, dependendo da modalidade esportiva, devemos contraindicar a prática competitiva.

Alguns *trails* demonstram que indivíduos portadores de aneurismas torácicos e abdominais com diâmetro máximo de 5,5 cm podem ser liberados para práticas esportivas que demandem esforço de média intensidade, que não provoquem uma hipertensão arterial abrupta e que não propiciem contatos físicos entre os jogadores, como no rúgbi, boxe ou artes marciais.

Morte súbita decorrente de dissecção aguda tipo A é incomum, mas muito presente em jovens atletas. Esse risco é ligado a doenças que causam fraqueza estrutural da parede da aorta ascendente, como a Síndrome de Marfan e a Síndrome de Loeys-Dietz, e também a portadores de válvula bicúspide.

Nesses pacientes, a indicação de cirurgia profilática para a ruptura do aneurisma torácico, principalmente os desenvolvidos após uma dissecção aguda, devem ser corrigidos precocemente com diâmetro entre 45 e 49 mm.

Finalizando, quando diagnosticado um aneurisma ou dissecção, seu portador deve receber informações essenciais, como mudança no estilo de vida, parar de fumar, evitar esportes com contato físico ou com grande intensidade, e deve-se discutir a manutenção ou suspensão dos exercícios já praticados por ele.

Referências Bibliográficas

1. Baxter BT, Terrin MC, Dalman RL. Medical management of small abdominal aortic aneurysms. Circulation 2008; 117:1883.
2. Chaikof EL, Brewster DC, Dalman RL, et al. The care of patients with an abdominal aortic aneurysm: the Society for Vascular Surgery practice guidelines. J Vasc Surg 2009; 50:S2.
3. Cheng A, Owens D. Marfan syndrome, inherited aortopathies and exercises: What is the right answer? Br J Sports Med. 2016 jan;50(2):100-4.
4. Erbel R, Aboyans C, Boileau C et al. @014 ESC Guideline on the diagnosis and treatment of aortic diseases: Document covering acute and chronic aortic diseases of the thoracic and abdominal aorta of the adult. The Task Force for the Diagnosis and Treatment of Aortic Diseases of the European Society of Cardiology (ESC). Eur Heart J, 35(41), 2873-2926 (2014).
5. Hiratzaka LF, BakrisGL, Beckman JA et al. ACCF/AHA/ AATS/ASA/SCA/SCAI/SIR/STS/ SVM Guideline for the diagnoses and management of patients with thoracic aortic disease. A report of The American College of Cardiology Foundation and others Association. J Am Coll Cardiol, 55(14), e27-e129 (2010).
6. Kent KC, Zwolak RM, Egorova NN, et al. Analysis of risk factors for abdominal aortic aneurysm in a cohort of more than 3 million individuals. J Vasc Surg 2010; 52:539.
7. Lederle FA, Johnson GR, Wilson SE, et al. The aneurysm detection and management study screening program: validation cohort and final results. Aneurysm Detection and Management Veterans Affairs Cooperative Study Investigators. Arch Intern Med 2000; 160:1425.
8. Myers J, McElrath M, Jaffe A, et al. A randomized trial of exercise training in abdominal aortic aneurysm disease. Med Sci Sports Exerc 2014; 46:2.8.
9. Myers JN, White JJ, Narasimhan B, Dalman RL. Effects of exercise training in patients with abdominal aortic aneurysm: preliminary results from a randomized trial. J Cardiopulm Rehabil Prev 2010; 30:374.
10. Papagianns J. Sudden death due to aortic pathology. Cardiol Young 2017 jan;27(S1);S36-S42.
11. Saeyeldin AA, Velasquez CA, Mahmood SUB, Brownstein AJ, Zafar MA, Ziganshin BA, Elefteríades JA. Thoracic aortic aneurysm: unlocking the "silent killer"secrets. Gen Thoracic Cardiovasc Surg 2019 Jan; 67(1):1-11.
12. Smoking, lung function and the prognosis of abdominal aortic aneurysm. The UK Small Aneurysm Trial Participants. Eur J Vasc Endovasc Surg 2000; 19:636.
13. Thijssen CGE, Bons LR, Gökalp AL, Van kimmenade RRJ, Mokhles MM, Pelliccia A, Takkenberg JJM, ross-hesselink JW. Exercice and sports participation in patients with thoracic aortic disease: a review. Expert Rev Cardiovasc Ther 2019 Spr;17(4):251-266
14. Windsor MT, Bailey TG, Perissiou M, et al. Acute Inflammatory Responses to Exercise in Patients with Abdominal Aortic Aneurysm. Med Sci Sports Exerc 2018; 50:649.

Capítulo 26

Valvopatia no Atleta

• Tiago Costa Bignoto • Dorival Julio Della Togna • Eduardo Jaccoud

Introdução

A prática de atividade física apresenta papel de destaque no cenário não só da cardiologia, como da saúde de uma forma global. O exercício físico promove alterações benéficas em diversos órgãos e sistemas do corpo humano, incluindo o sistema cardiocirculatório. Podemos citar, dentre outros, a inegável melhora da qualidade de vida e da sobrevida, a sua associação com a redução e controle do peso corporal e os benefícios no perfil metabólico e hemodinâmico.[1]

As doenças valvares cardíacas são comuns em países como o Brasil, ainda com elevada incidência de febre reumática. Associado a isso, há também um envelhecimento populacional levando a um acometimento em diversas faixas etárias, cada qual com suas características. A fisiopatologia da doença valvar permite que o portador dessa afecção permaneça assintomático por períodos prolongados, muitas vezes já com disfunção ventricular esquerda estabelecida e a atividade física pode alterar de forma aguda e substancial as condições de pré e pós-carga, acrescentando sobrecarga hemodinâmica ao paciente valvopata. Tradicionalmente, nesse contexto, a prescrição de atividade física se dá após a correção cirúrgica, pois numa situação de esforço físico, as condições hemodinâmicas podem precipitar o aparecimento de sintomas, ausente nas condições de repouso.[2]

A resposta básica e fundamental de adaptação às valvopatias é a hipertrofia ventricular esquerda, seja concêntrica ou excêntrica, considerada compensatória no curso inicial da doença, mas que em fases tardias, pode levar a insuficiência cardíaca, arritmias graves e morte súbita. A hipertrofia do VE também ocorre em atletas como mecanismo compensatório, podendo ser fator de confusão entre repercussão hemodinâmica ou adaptação fisiológica.[2]

CARDIOESPORTE: CARDIOLOGIA DO EXERCÍCIO E DO ESPORTE

As recomendações atuais se baseiam em poucos estudos randomizados e outros não randomizados, sem quantidade expressiva de pacientes. Portanto, a liberação para atividade física regular ou o treinamento mais intenso nos pacientes valvopatas, incluindo esportes competitivos, é baseada em poucos estudos e opinião de especialistas.[2,3]

Classificação da Doença Valvar

A classificação da doença valvar utilizada desde 2014, segundo as recomendações da American Heart Association e American College of Cardiology,[4] é importante pois permite uma identificação mais precisa das alterações anatômicas e fisiopatológicas, da repercussão hemodinâmica e da presença de sintomas relacionados a uma valvopatia específica. De forma sumária, segue na Tabela 26.1.

TABELA 26.1 – **Classificação de valvopatias segundo a AHA**

Estágio	Definição
A	Acometimento anatômico sem repercussão hemodinâmica
B	Lesão com repercussão hemodinâmica discreta ou moderada, sem sintomas
C	Lesão com repercussão hemodinâmica importante, sem sintomas
C_1	Função sistólica ventricular preservada
C_2	Função sistólica ventricular reduzida
D	Lesão com repercussão hemodinâmica importante, com sintomas

Fonte: adaptado de Nishimura et al.[4]

Tipos de Atividade Física

A classificação atual de atividade física se dá pelo tipo da atividade e sua intensidade. Atividades dinâmicas ou isotônicas são caracterizadas por grandes movimentações articulares com envolvimento dos grandes grupamentos musculares. Hemodinamicamente, apresentam aumento do consumo de O_2, elevação da FC, débito cardíaco, pressão arterial sistólica e média com redução de pressão arterial diastólica e resistência vascular periférica, levando a um estresse volumétrico mais acentuado.[5]

Atividades estáticas ou isométricas são caracterizadas por pouca movimentação articular levando a elevação da pressão arterial sistólica, média e diastólica com aumento do estresse pressórico mais pronunciado.[6]

Diante disso, a Tabela 26.2 traz a correlação dos diversos graus de intensidade dos componentes dinâmicos e estáticos em algumas atividades físicas.

TABELA 26.2 – Classificação das atividades físicas[5]

	A – Dinâmico leve	B – Dinâmico moderado	C – Dinâmico intenso
I – Estático leve	• Bilhar • Boliche • Golfe • Tiro ao alvo	• Beisebol • Softball • Tênis de mesa • Tênis (duplas) • Voleibol	• Badminton • Futebol • Corrida (fundo) • Tênis (individual) • Squash
II – Estático moderado	• Automobilismo • Motociclismo • Hipismo • Mergulho • Arco e flecha	• Esgrima • Nado sincronizado • Corrida (sprint) • Surfe • Patinação • Rodeio	• Hóquei no gelo • Basquetebol • Handebol • Natação • Corrida (meio fundo)
III – Estático intenso	• Artes marciais • Ginástica olímpica • Vela • Levantamento de peso • Alpinismo	• Musculação • Luta greco-romana • Esqui downhill	• Boxe • Ciclismo • Remo

Doença Valvar Aórtica

Estenose aórtica

Nos países desenvolvidos, as principais causas de estenose aórtica (EAo) incluem a valva aórtica bicúspide e a degenerativa calcifica do idoso. A etiologia reumática tem alta prevalência nos países em desenvolvimento, como o Brasil. A valva aórtica bicúspide ocorre em 1,5% a 2,0% da população e, em 70% dos casos, pode estar associado com aortopatia, sendo um achado comum em atletas jovens e a etiologia degenerativa aparece em 3% a 5% da população acima dos 75 anos de idade.[4]

A alteração fisiopatológica básica da EAo corresponde a obstrução da via de saída do VE, impondo uma sobrecarga de pressão sistólica intraventricular, aumentando o estresse na parede do VE durante a sístole e resultando tipicamente em hipertrofia concêntrica com espessamento da parede e cavidade ventricular de tamanho normal ou mesmo reduzido. A redução da reserva coronária e aumento da demanda metabólica pelo músculo hipertrofiado podem levar a isquemia miocárdica.[7]

A EAo é considerada anatomicamente importante com área valvar (AV) £ 1,0 cm², correspondendo a uma velocidade transvalvar aórtica $\geq$ 4 m/seg e gradiente médio ³ 40 mmHg.[4] A indicação cirúrgica se baseia na presença de sintomas (dispneia, angina e síncope – principais marcadores de mau prognóstico), na gravidade da EAo e de complicadores como disfunção ventricular esquerda. A associação de EAo com morte súbita é bem conhecida, porém rara no assintomático, possivelmente £ 1% por paciente/ano. Em atletas jovens a EAo pode ser a causa de morte súbita em < 4% dos casos, como observado no estudo de Maron et al.,[8] em que a EAo foi identificada em 10 casos de morte súbita de um total de 387 (2,6%).

Em um atleta com sopro sistólico aórtico, limitação de sua capacidade funcional e dispneia ou angina induzida pelo exercício, pode sugerir a presença de estenose aórtica. A gravidade da EAo pode ser melhora avaliada pelo exame físico e achados ecocardiográficos. Após anamnese cuidadosa e avaliação dos exames complementares, o estágio da EAo deve ser identificado. O TE ou o TCPE pode ser útil para confirmar a ausência de sintomas, revelar a capacidade funcional de forma mais objetiva e afastar preditores de mau prognóstico como hipotensão, arritmias ventriculares complexas e anormalidades eletrocardiográficas.[9]

Insuficiência Aórtica

A insuficiência aórtica (IAo) é caracterizada por uma má coaptação dos folhetos valvares, provocando um refluxo diastólico para o interior do VE. Doença reumática, dilatação do anel valvar principalmente secundária a hipertensão arterial sistêmica, dissecção de aorta com acometimento de sua porção ascendente, endocardite infecciosa, deformidades congênitas (bicúspide) e síndrome de Marfan são as principais causas. O aparecimento de sintomas ou queda da fração de ejeção ocorrem na taxa de 4,3% ao ano e a mortalidade média é menor do que 0,2% ao ano. O paciente sintomático tem resultados piores, semelhantes aos daqueles com estenose aórtica sintomática.[10]

Nos casos de IAo, ocorre sobrecarga volumétrica e posterior dilatação ventricular, com consequente aumento da tensão superficial, compensada pela hipertrofia excêntrica. Hemodinamicamente, tem-se um aumento do volume diastólico final com manutenção das pressões de enchimento ventricular que leva a ejeção sistólica de grande volume de sangue, sendo mantida por algum tempo o volume anterógrado e a função sistólica normais. Com aumento da sobrecarga, o balanço entre o excesso de pós-carga e a hipertrofia esgotam-se com desenvolvimento de disfunção sistólica ventricular.[7,10] A avaliação ecocardiográfica é importante, pois informa os diâmetros cavitários do VE, bem como suas funções sistólica e diastólica e quantifica o grau da regurgitação através de dados como *vena contracta*, PHT etc.[4]

A IAo é considerada importante quando o jato regurgitante diastólico apresenta vena contracta ³ 0,6 cm, orifício efetivo de refluxo (ERO) ³ 0,3 cm² e PHT aórtico £ 200 ms. A presença de fluxo reverso em aorta abdominal pode sinalizar maior gravidade, bem como velocidade final do refluxo diastólico em aorta ascendente ³ 18 cm/s.[4]

Estenose Mitral

A principal causa de estenose mitral (EM) é a doença reumática, acometendo principalmente os pacientes jovens.[4,7] Em países desenvolvidos, a etiologia pode ocorrer nos idosos que apresentem extensa calcificação do anel e base das cúspides, sendo nesse caso denominado de MAC (*mitral annulus calcification*).[4]

A fisiopatologia se dá, basicamente, por uma barreira entre AE e VE com aparecimento de gradiente transvalvar diastólico, que retrogradamente eleva a pressão capilar pulmonar. O átrio esquerdo, exposto cronicamente a essa elevação de pressão, se remodela apresentando dilatação e instabilidade elétrica, culminando com ocorrência de fibrilação atrial. Principalmente no esforço físico, pode ocorrer elevação da pressão sistólica da artéria pulmonar e a capacidade funcional em geral se limita pelos sintomas.[4,7]

A EM é considerada anatomicamente importante, com área valvar (AV) £ 1,5 cm^2 e a indicação cirúrgica se dá pela presença de lesão importante e sintomas. Em pacientes assintomáticos a indicação de intervenção pode ocorrer na presença de complicadores como fibrilação atrial de início recente, fenômeno embólico ou elevação acentuada da pressão de artéria pulmonar no esforço.[4]

Em muitos casos, a presença de anatomia favorável (avaliada pelo escore de Wilkins), propicia o tratamento percutâneo de uma estenose mitral reumática através da valvotomia mitral percutânea e a prescrição de atividade física fica subordinada à lesão residual e as repercussões hemodinâmicas vigentes.[3,4]

Insuficiência Mitral

A insuficiência mitral (IM) caracteriza-se por uma lesão valvar de alta prevalência, sendo a doença valvar mais frequente nos Estados Unidos e na Europa, ocupa o segundo lugar das valvopatias com indicação cirúrgica. Sua prevalência aumenta com a idade e estima-se em cinco milhões de indivíduos com IM em 2030.[11]

Nas últimas décadas, ocorreu notável progresso no entendimento da fisiopatologia, manejo clínico e tratamento da IM. Ocorreram avanços nos métodos diagnósticos e o aperfeiçoamento das técnicas cirúrgicas, com cada vez maior preservação do aparato valvar e da função ventricular esquerda. A possibilidade de reparo valvar cirúrgico com sucesso favorece a indicação de intervenção mais precoce, inclusive em pacientes assintomáticos. Entretanto, ainda permanece controverso o momento ideal de indicação cirúrgica nos pacientes com IM assintomáticos e função sistólica ventricular esquerda normal.[12]

A IM primária é devida ao acometimento intrínseco das cúspides ou cordas tendíneas. Os principais exemplos incluem a degeneração mixomatosa, resultando no prolapso da valva mitral (PVM) com ou sem ruptura de cordas tendíneas – discutido adiante, doença reumática e a sequela da endocardite infecciosa com deformação e destruição do aparato mitral. Também podemos citar como outras causas de IM primária a calcificação progressiva do anel mitral, principalmente na população idosa, as doenças inflamatórias incluindo as colagenoses, a induzida por medicação ou radiação, as congênitas (fissura ou *Cleft* das cúspides) e as traumáticas. A IM secundária ou funcional ocorre devido ao remodelamento do VE, com ou sem dilatação do anel mitral e a integridade anatômica das cúspides é mantida. Ela ocorre em mais de 40% dos pacientes com insuficiência cardíaca (IC) devido à miocardiopatia dilatada[7] e contribui para o círculo vicioso que integra a sobrecarga de volume, levando à dilatação do ventrículo esquerdo com elevação da pré-carga e manutenção ou redução da pós-carga. É caracterizada por sobrecarga pura de volume de câmaras esquerdas e, consequente, aumento volumétrico. Sua evolução é lenta e a hipertrofia excêntrica. A IM isquêmica é considerada um subgrupo da IM funcional e sua gravidade está relacionada à extensão da área acometida do ventrículo esquerdo.[4]

Atualmente, os pilares básicos de indicação cirúrgica na IM primária são a presença de sintomas e disfunção ventricular esquerda, ambos reconhecidos marcadores de resultados pós-operatórios adversos. A IM é considerada importante quando apresenta orifício efetivo de refluxo (ERO) $\geq$ 0,4 cm^2 e volume regurgitante $\geq$ 60 mL/batimento.[4] Na IM assintomática, as recomendações para cirurgia seriam mais específicas e ocorreria apenas na presença de complicadores como disfunção ventricular esquerda,

FA e HAP e quando a possibilidade de plastia mitral com sucesso for alta ([3] 90%). Na etiologia secundária, a indicação é mais reservada e ocorre em concomitância com outra correção cirúrgica ou em casos refratários e tratamento clínico otimizado.[13]

O PVM é definido como um deslocamento em pelo menos 2 mm de uma ou ambas as cúspides da valva mitral além do anel mitral para dentro do átrio esquerdo. A síndrome do PVM pode se apresentar em pacientes com dor torácica, arritmias, endocardite, ataque isquêmico transitório ou instabilidade autonômica, ocorrendo mais frequentemente naqueles com espessamento e redundância das cúspides, identificando subgrupo de maior risco. Em pacientes com PVM sem insuficiência, a incidência de morte súbita parece ser similar à população geral, ao redor de 2 por 10.000 por ano.

Em 2015, a AHA e a ACC[3] elaboraram as mais recentes recomendações da participação atlética em pacientes com PVM, descritas a seguir:

1. Atletas com PVM, mas sem quaisquer das situações a seguir, podem realizar todos os esportes competitivos:

    a. Síncope prévia, provavelmente de origem arritmogênica;

    b. Taquicardia supraventricular sustentada ou não sustentada frequente e/ou taquiarritmia ventricular complexa identificada pelo Holter;

    c. Insuficiência mitral importante pelo ecocardiograma;

    d. Disfunção sistólica do VE (FE < 50%);

    e. Evento embólico prévio;

    f. História familiar de morte súbita relacionada ao PVM.

2. Atletas com PVM e quaisquer das situações acima mencionadas podem participar somente de esportes competitivos de baixa intensidade (classe IA). Exemplos incluem boliche, golfe e tiro ao alvo.

Os betabloqueadores podem ser prescritos para alívio dos sintomas em casos de extrassistolia atrial ou ventricular. As palpitações devem ser avaliadas com Holter e a identificação de taquicardia ventricular deve ser seguida pelo estudo eletrofisiológico para determinar a necessidade de CDI.[3]

Pós-Operatório de Doença Valvar

Os pacientes submetidos a cirurgia de plastia ou troca valvar merecem considerações específicas para a prática desportiva, de acordo com o tipo de cirurgia realizada, do período de remodelamento reverso após a cirurgia em que se encontra, o grau de disfunção ventricular e a presença ou não de complicadores como hipertensão pulmonar e fibrilação atrial.[13] Presença de prótese mecânica impossibilita a prática de atividade física com impacto devido ao uso de anticoagulantes orais. A prescrição de atividade física fica subordinada à lesão residual e as repercussões hemodinâmicas vigentes.[3,4]

Recomendações de Atividades

As evidências atuais sinalizam que a prática de atividade física não apresenta influência na evolução anatômica e hemodinâmica da doença valvar. Por exemplo, paciente com esclerose de valva aórtica não apresenta piora evolutiva em caso de atividade física regular do paciente.[14]

A prática desportiva, incluindo as competitivas, são consideradas para os estágios A e B, muitas vezes sem restrições. Já os pacientes no estágio C, com indicação cirúrgica e os do estágio D, não são candidatos para competição e devem ser encaminhados para a cirurgia de correção da valvopatia.

Para tornar mais simples a compreensão e facilitar o emprego prático das indicações, separamos as valvopatias em sobrecargas pressóricas e volumétricas e segundo a classificação da AHA, resumimos nas imagens a seguir os graus de indicação segundo Bonow.[3]

Para os pacientes em estágios A ou B, sempre está indicado um teste ergométrico máximo pré-participação, para melhor avaliar a classe funcional do indivíduo e a reavaliação deve ocorrer ao menos de forma anual ou individualizada nos casos específicos. Atividades físicas de leve intensidade, como caminhada leve, sem o objetivo de treinamento ou melhora de *performance*, não apresentam contraindicação e sua privação deve ser evitada, exceto sob orientação médica específica.[3]

Observe as Figuras 26.1 a 26.3 com as indicações de atividade física segundo Bonow et al.[3]

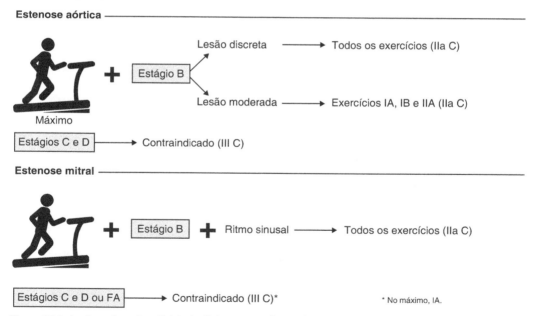

Figura 26.1. Indicações de atividade física nas valvopatias com sobrecargas pressóricas segundo Bonow et al.[3]

Sobrecargas volumétricas

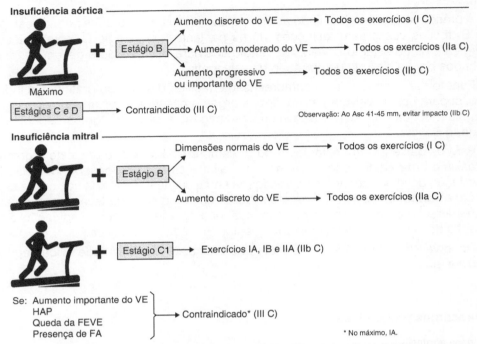

Figura 26.2. Indicações de atividade física nas valvopatias com sobrecargas volumétricas segundo Bonow et al.[3] VE: ventrículo esquerdo; HAP: hipertensão arterial pulmonar; FEVE: fração de ejeção do ventrículo esquerdo; FA: fibrilação atrial.

Após correção cirúrgica

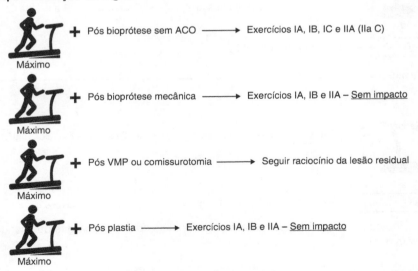

Figura 26.3. Indicações de atividade física após correção cirúrgica de valvopatias segundo Bonow et al.[3] ACO: anticoagulação oral; VMP: valvotomia mitral percutânea.

Referências Bibliográficas

1. Wen CP, Wai JPM, Tsai MK, et al. Minimum amount of physical activity for reduced mortality and extended life expectancy: a prospective cohort study. Lancet 2011;378:1244-53.
2. Gielen S, Laughlin MH, O'Conner C, Duncker DJ. Exercise training in patients with heart disease: review of beneficial effects and clinical recommendations. Prog Cardiovasc Dis. 2015 Jan-Feb;57(4):347-55.
3. Bonow RO, Nishimura RA, Thompson PD, Udelson JE. Eligibility and Disqualification Recommendations for Competitive Athletes With Cardiovascular Abnormalities: Task Force 5: Valvular Heart Disease: A Scientific Statement From the American Heart Association and American College of Cardiology. J Am Coll Cardiol. 2015 Dec 1;66(21):2385-92.
4. Nishimura RA, Otto CM, Bonow RO, Carabello BA, Erwin JP 3rd, Guyton RA, et al. 2014 AHA/ACC guideline for the management of patients with valvular heart disease: a report of the American College of Cardiology/American Heart Association Task Force on Practice Guidelines [published corrections appear in J Am Coll Cardiol. 2014;63:2489]. J Am Coll Cardiol. 2014;63:2438-88.
5. Mitchell JH, Haskell WL, Raven PB. Classification of sports. Med Sci Sports Exerc. 1994;26:S242-S245.
6. Ghorayeb N, Barros T. O exercício, preparação fisiológica, avaliação médica, aspectos especiais e preventivos. São Paulo: Atheneu; 1999.
7. Bonow R, Mann D, Zipes D, Libby P, Braunwald E. Braunwald. Tratado de Cardiologia. Texto de medicina cardiovascular. Vol. 53, Journal of Chemical Information and Modeling. 2013. 493-585 p.
8. Maron BJ. Sudden death in young athletes. N Engl J Med. 2003;349:1064-75.
9. Van Le D, Jensen GVH, Carstensen S, Kjøller-Hansen L. Cardiopulmonary Exercise Testing in Patients with Asymptomatic or Equivocal Symptomatic Aortic Stenosis: Feasibility, Reproducibility, Safety and Information Obtained on Exercise Physiology. Cardiol. 2016;133(3):147-56.
10. Tarasoutchi F, Grinberg M, Spina GS, et al. Tenyear clinical laboratory follow-up after application of asymptom-based therapeutic strategy to patients with severe chronic aortic regurgitation of predominant rheumatic etiology. J Am Coll Cardiol. 2003;41(8):1316-24.
11. Nkomo VT, Gardin JM, Skelton TN, Gottdiener JS, Scott CG, Enriquez-Sarano M. Burden of valvular heart diseases: a population-based study. Lancet 2006;368(9540):1005-11.
12. Kang DH, Kim JH, Rim JH, Kim MJ, Yun SC, Song JM, et al. Comparison of early surgery versus conventional treatment in asymptomatic severe mitral regurgitation. Circulation 2009;119(6):797-804.
13. Tarasoutchi F, Montera MW, Ramos AIO, Sampaio RO, Rosa VEE, Accorsi TAD, et al. Atualização das Diretrizes Brasileiras de Valvopatias: Abordagem das Lesões Anatomicamente Importantes. Arq Bras Cardiol. 2017;109(6 suppl 2):1-34.
14. Schlotter F, Matsumoto Y, Mangner N, Schuler G, Linke A, Adams V. Regular exercise or changing diet does not influence aortic valve disease progression in LDLR deficient mice. PLoS ONE 2012;7:e37298.

Capítulo 27

Coronariopatias Não Ateroscleróticas

• Fausto Feres • Diandro Marinho Mota • Louis Nakayama Ohe

Introdução

Dados recentes do *Global Burden of Disease* revelam que as doenças cardiovasculares persistem como a principal causa de morte no mundo, sobretudo em virtude do grande impacto relacionado às doenças cerebrovasculares e cardiopatia isquêmica, que somadas foram responsáveis por 27% dos óbitos da população global em 2017. Na faixa etária acima dos 50 anos de idade, a cardiopatia isquêmica configura-se como a principal causa absoluta de morte.[1]

Diversos estudos epidemiológicos realizados nos últimos anos demonstraram a relação direta do envelhecimento populacional com o aumento da incidência de doenças cardiovasculares, sendo tal correlação sustentada pela maior prevalência de fatores de risco classicamente associados à doença cardiovascular na população mais idosa. Dentre os diversos mecanismos fisiopatológicos que contribuem para a ocorrência de eventos como infarto agudo do miocárdio (IAM) e acidente vascular encefálico (AVE), a doença aterosclerótica é a mais comum, tendo sido foco de atenção especial nas pesquisas cardiológicas das últimas décadas.[2]

No entanto, diante do crescente número de casos de infarto agudo do miocárdio entre pacientes jovens, inclusive atletas, coronariopatias de etiologias distintas da aterosclerótica vem ganhando destaque no meio científico, com pesquisas crescentes sendo desenvolvidas para melhor compreensão dos aspectos fisiopatológicos relacionados a essa apresentação clínica.

Epidemiologia

Diante da observação de numerosos casos de infarto agudo do miocárdio sem a presença de doença arterial coronária obstrutiva, a comunidade cardiológica definiu um termo específico para agrupar as diferentes etiologias relacionadas a essa apresentação de infarto: MINOCA, do inglês *myocardial infarction in the absence of obstructive coronary artery disease* (infarto do miocárdio na ausência de doença arterial coronária obstrutiva).[3]

É importante destacar que o conceito de MINOCA não contempla a ausência de doença arterial coronária aterosclerótica, mas a ausência de obstrução significativa relacionada a tal mecanismo fisiopatológico. Respeitando-se esse conceito, estudos clínicos demonstram que aproximadamente 5 a 6% dos infartos agudos do miocárdio estão relacionados à MINOCA.[4]

Com relação às características demográficas, os casos de MINOCA são mais frequentes entre indivíduos mais jovens quando comparados com IAM por doença arterial coronária (DAC) obstrutiva (médias de idade de 58 e 61 anos, respectivamente). Quanto ao sexo, a ocorrência entre mulheres é substancialmente mais frequente do que se observa nos casos de IAM por DAC obstrutiva: 50% *versus* 25%.[5]

É importante ressaltar que grande parte das mortes súbitas cardíacas (MSC) que acontecem entre atletas podem apresentar outras etiologias, diferentes das citadas anteriormente. O mecanismo envolvido, muitas vezes, é arritmogênico, com observação de taquicardia ventricular ou fibrilação ventricular, que são manifestação de doenças cardíacas estruturais de base, como cardiomiopatia hipertrófica e displasia arritmogênica do ventrículo direito. No entanto, doenças coronárias não ateroscleróticas podem estar relacionadas à MSC, como origem anômala de uma artéria coronária. O percentual de eventos relacionados a essa etiologia apresenta variação de acordo com a faixa etária e a população estudada. Em alguns estudos, entre atletas abaixo de 35 anos de idade, a origem anômala foi identificada como a responsável por MSC em 12 a 33% dos casos.[6] No entanto, essa etiologia esteve relacionada a mais de 50% dos casos de MSC em um estudo envolvendo 1.435 atletas competitivos nos Estados Unidos.[7]

Dentre os diferentes tipos de origem anômala de artéria coronária, as que apresentam maior associação com MSC são a origem do tronco da coronária esquerda do seio de Valsalva direito e a origem da coronária direita do seio coronário esquerdo.[8] É importante ressaltar que, independentemente da presença ou ausência de sintomas, pacientes com origem anomala de coronarias com compressão extrinseca pelas artérias aorta e pulmonar devem ser afastados de qualquer atividade esportiva competitiva.[9]

Etiologias Específicas

As coronariopatias não ateroscleróticas possuem apresentações distintas, conforme citado anteriormente. Com relação aos casos de MINOCA, grande atenção deve ser dada para os critérios diagnósticos, objetivando-se evitar conclusões inadequadas a partir de informações incompletas ou interpretações equivocadas. Na Tabela 27.1, estão dispostos os critérios utilizados para o diagnóstico de MINOCA.[10]

A Figura 27.1 sumariza as causas não ateroscleróticas de necrose miocárdica, as quais são detalhadas a seguir:[11]

TABELA 27.1 – Critérios diagnósticos para MINOCA

O diagnóstico de MINOCA é feito em pacientes com infarto agudo do miocárdio que preenchem os critérios abaixo

1. Infarto agudo do miocárdio (modificado dos critérios da "Quarta Definição Universal de Infarto do Miocárdio")
 	
• Detecção de uma elevação ou queda da TnC com pelo menos um valor acima do percentil 99 do limite superior da normalidade
 	
e
 	
• Evidência clínica corroborativa de infarto evidenciada por pelo menos um dos seguintes:
  ▪ Sintomas de isquemia miocárdica
  ▪ Novas alterações eletrocardiográficas de isquemia
  ▪ Desenvolvimento de ondas Q patológicas
  ▪ Exame de imagem evidenciando nova perda de miocárdio viável ou nova alteração de contratilidade regional em padrão consistente com uma causa isquêmica
  ▪ Identificação de um trombo coronário em angiografia ou autópsia

2. Artérias coronárias não obstrutivas na angiografia: definida como ausência de doença obstrutiva na angiografia (sem estenose coronária ³ 50%) em qualquer vaso epicárdico principal*
 	
• Isto inclui pacientes com:
  ▪ Artérias coronárias normais (sem estenose angiográfica)
  ▪ Irregularidades luminais discretas (estenoses angiográficas < 30%)
  ▪ Lesões ateroscleróticas coronárias moderadas (> 30%, porém < 50%)

3. Ausência de diagnósticos alternativos específicos para a apresentação clínica: • Diagnósticos alternativos incluem, mas não estão limitados a causas não isquêmicas como sepse, embolia pulmonar e miocardite

*Observar que revisão adicional da angiografia pode ser necessária para assegurar a ausência de doença arterial coronária obstrutiva. daptado de Agewall et al.[10]

• Vasospasmo de coronária epicárdica: é definida como vasoconstrição importante (acima de 90%) de alguma das artérias coronárias epicárdicas, resultando em comprometimento do fluxo sanguíneo miocárdico. Pode ser resultante de estímulos extrínsecos (como cocaína) ou de alteração espontânea do tônus vasomotor coronário. A angina vasoespástica é caracterizada pela elevação dinâmica do segmento ST no eletrocardiograma, ocorrendo em repouso, como resultado do espasmo coronário. Períodos prolongados de vasospasmo podem levar à MINOCA.[11] Em um estudo com teste provocativo, o vasospasmo foi identificado em 46% de pacientes com diagnóstico de MINOCA.[12]

• Disfunção da microcirculação coronária: a microcirculação coronária (vasos menores que 0,5 mm de diâmetro) é responsável por aproximadamente 70% da resistência coronária na ausência de DAC obstrutiva. A disfunção da microcirculação coronária pode estar relacionada à disfunção endotelial ou não, sendo detectada em 30 a 50% dos pacientes com desconforto torácico sem DAC obstrutiva ao estudo angiográfico. É mais frequentemente identificada entre mulheres e pacientes com fatores de risco clássico para doença cardiovascular.[11]

• Trombose/embolia coronária: pode levar a MINOCA nas situações com envolvimento da microcirculação ou com lise parcial de trombo em artéria epicárdica, resultando em aspecto angiográfico sem critérios para classificação de doença coronária obstrutiva. Tais casos podem estar relacionados ou não a estados de hipercoagulabilidade sanguínea e à suspeição deve ser considerada, sobretudo diante de pacientes jovens, do sexo feminino, com apresentação clínica compatível com doenças sistêmicas reumatológicas, na ausência de causas mais prováveis para a necrose miocárdica.[11]

- Dissecção espontânea de artéria coronária (DEAC): trata-se uma causa rara de necrose miocárdica, observada mais frequentemente entre mulheres jovens (< 50 anos), população na qual o diagnóstico pode ser confirmado em até 35% dos casos diante de uma síndrome coronária aguda. No entanto, na população geral, a prevalência da DEAC pode variar de 1,7 a 4,0%.[11]
- Desproporção suprimento-demanda: diversas condições sistêmicas podem ocasionar desbalanço entre a oferta e o consumo de oxigênio pelo miocárdio, como anemia, taquiarritmia, hipotensão e tireotoxicose, contemplando o conceito de infarto tipo 2 da "Quarta Definição Universal de Infarto do Miocárdio".[13]

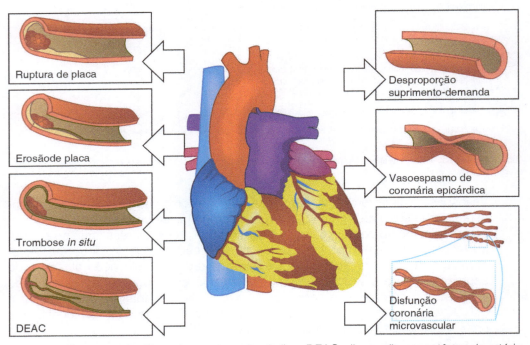

Figura 27.1. Causas específicas de necrose miocárdica. DEAC: dissecção espontânea de artéria coronária. Adaptado de Tamis-Holland et al.[11]

Com relação aos casos de origem anômala de artéria coronária, observa-se incidência de 1 a 5% em exames de angiografia coronária. A grande maioria das anomalias não causam isquemia nem risco de morte súbita em pacientes jovens.

As fístulas coronárias e pontes miocárdicas podem causar isquemia, mas geralmente não têm caráter preocupante quanto ao seu prognóstico, pois raramente são documentados eventos importantes secundários a estas alterações.

A origem anômala da artéria coronária do seio oposto pode ter caráter preocupante, pois em alguns trajetos possui risco de causar grande isquemia e morte súbita. Na Tabela 27.2, estão expostas as variantes das anomalias congênitas da circulação coronária.[14] Os trajetos coronários mais comumente observados estão representados na Figura 27.2.[15]

TABELA 27.2 – **Variantes das anomalias congênitas da circulação coronária**

Variável	Número	Frequência (%)
Coronária anômala	110	5,64
CD dividida	24	1,23
CD ectópica (cúspide direita)	22	1,13
CD ectópica (cúspide esquerda)	18	0,92
Fístulas	17	0,87
TCE ausente	13	0,67
Cx emergindo da cúspide direita	13	0,67
CE emergindo da cúspide direita	3	0,15
Origem baixa da CD	2	0,1
Outras anomalias	3	0,15

CD: coronária direita; TCE: tronco coronariano esquerdo; Cx: coronária circunflexa. Adaptado de Angelini et al.[16]

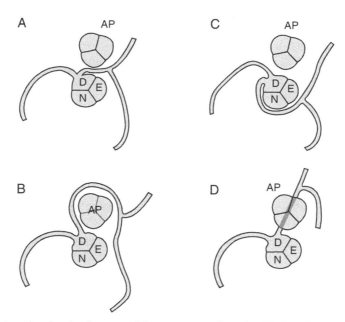

Figura 27.2. Trajetos da circulação coronária nas anomalias. A – Trajeto interatrial (entre aorta e artéria pulmonar). B – Trajeto retroaórtico. C – Trajeto pré-pulmonar. D – Trajeto septal. Adaptado do Braunwald.[17]

Tratamento

O tratamento deve ser proposto de acordo com a causa etiológica diagnosticada. Em muitos casos, pode-se não encontrar a causa da lesão miocárdica ficando apenas o tratamento da consequência do dano do músculo cardíaco que pode acarretar na perda de função cardíaca. Nesses casos, segue-se as clássicas orientações de

CARDIOESPORTE: CARDIOLOGIA DO EXERCÍCIO E DO ESPORTE

tratamento de insuficiência cardíaca com o uso de inibidores da enzima conversora de angiotensina (IECAs), bloqueadores do receptor de angiotensina (BRAs), betabloqueadores, inibidores da aldosterona e sacubitril.

O vasospasmo, geralmente, possui dois pilares básicos de tratamento:

- Primeiro, deve-se evitar situações que possam desencadear ou facilitar seu aparecimento, como tabagismo, exposição ao frio (em pacientes com fenômeno de Raynaud), hiperventilação, uso de medicamentos, estimulantes ou drogas ilícitas;
- O segundo pilar são os medicamentos que possam evitar, controlar e reverter o vasospasmo, sendo os dois mais utilizados o nitrato e os bloqueadores de canais de cálcio. Outros medicamentos descritos para tratamento são as estatinas e a reposição com magnésio.

Em pacientes com disfunção da microcirculação coronariana, o principal tratamento é a mudança de estilo de vida e atividade física. O tratamento medicamentoso consiste em apenas melhorar os sintomas de isquemia. Dentre os medicamentos utilizados, os betabloqueadores possuem os melhores desempenhos na redução da angina. Outros medicamentos, como os nitratos, bloqueadores de canal de cálcio e IECAs também são descritos como possibilidades terapêuticas.

A trombose/embolia coronariana pode ser tratada na fase aguda com procedimento percutâneo associado a tromboaspiração ou até mesmo com implante de *stents*, dependendo da gravidade da apresentação clínica e angiográfica. Associado ao tratamento, deve-se sempre utilizar a anticoagulação, não sendo obrigatório o uso da dupla antiagregação (exceto nos casos com implante de *stent*). Após a fase aguda, a opção por uso de varfarina ou novos anticoagulantes orais (NOACs) deve ser individualizada considerando-se a etiologia da trombose, risco de sangramento e características sociais do paciente.

A dissecção espontânea coronariana, na maioria dos casos, é tratada conservadoramente após seu diagnóstico angiográfico. O tratamento percutâneo e o cirúrgico não são considerados como primeira escolha. Após a estabilização da fase aguda, a manutenção com ácido acetilsalicílico e os tienoperidínicos é recomendada.

O tratamento das anomalias de congênitas da circulação coronariana leva em consideração o trajeto, confirmação de isquemia e eventos que possam ter sido causados pela anomalia. O tratamento cirúrgico, geralmente, é indicado em pacientes com antecedente de morte súbita abortada ou sintomas recorrentes. Pode-se, em alguns casos, optar pelo tratamento percutâneo e implante de *stent*.

Perspectivas Futuras

As coronariopatias não ateroscleróticas envolvem uma extensa lista de causas etiológicas distintas, com prognósticos variados. Com o maior desenvolvimento da cardiologia no esporte, a detecção precoce de fatores de risco e alterações em exames de rotina permitiu um maior conhecimento das causas de injúria miocárdica, possibilitando uma atuação mais precisa do profissional da saúde. A não liberação de práticas esportivas competitivas tornou-se mais acurada e segura com o incremento do arsenal diagnóstico nas últimas décadas (tomografia de coronária, ressonância magnética cardíaca, ultrassom intravascular, tomografia por coerência ótica), assim como a maior acessibilidade da população a esses métodos.

Espera-se que, com esse maior espectro de exames diagnósticos, maior acessibilidade da população e investimentos em estudos prospectivos que demonstrem a custo-efetividade desses exames, a medicina de esporte possa, cada vez mais, ampliar sua atividade e impactar na melhora da qualidade de vida do ser humano.

Referências Bibliográficas

1. Global Burden of Disease [homepage na internet]. Análise causal de mortalidade global, em ambos os sexos e todas as idades, de 1990 a 2017 Disponível em https://vizhub.healthdata.org/gbd-compare/#. Acesso em: 10/07/2019.
2. Rosengren A, Hawken S, Ounpuu S, Sliwa K, Zubaid M, Almahmeed WA, et al. Association of psychosocial risk factors with risk of acute myocardial infarction in 11119 cases and 13648 controls from 52 countries (the INTERHEART study): case-control study. Lancet. 2004 Sep 11-17;364(9438):953-62.
3. Beltrame JF. Assessing patients with myocardial infarction and nonobstructed coronary arteries (MINOCA). J Intern Med. 2013;273:182-85. doi: 10.1111/j.1365-2796.2012.02591.x.
4. Smilowitz NR, Mahajan AM, Roe MT, Hellkamp AS, Chiswell K, Gulati M, Reynolds HR. Mortality of myocardial infarction by sex, age, and obstructive coronary artery disease status in the ACTION Registry-GWTG (Acute Coronary Treatment and Intervention Outcomes Network Registry-Get With the Guidelines). Circ Cardiovasc Qual Outcomes. 2017;10:e003443. doi: 10.1161/CIRCOUTCOMES.116.003443.
5. Pasupathy S, Air T, Dreyer RP, Tavella R, Beltrame JF. Systematic review of patients presenting with suspected myocardial infarction and nonobstructive coronary arteries [published correction appears in Circulation. 2015;131:e475]. Circulation. 2015;131:861-870. doi: 10.1161/CIRCULATIONAHA.114.011201.
6. Corrado D, Basso C, Schiavon M, Thiene G. Screening for hypertrophic cardiomyopathy in young athletes. N Engl J Med. 1998;339(6):364.
7. Maron BJ, Thompson PD, Ackerman MJ, Balady G, Berger S, Cohen D, et al. American Heart Association Council on Nutrition, Physical Activity, and Metabolism. Recommendations and considerations related to preparticipation screening for cardiovascular abnormalities in competitive athletes: 2007 update: a scientific statement from the American Heart Association Council on Nutrition, Physical Activity, and Metabolism: endorsed by the American College of Cardiology Foundation. Circulation. 2007;115(12):1643. Epub 2007 Mar 12.
8. Taylor AJ, Rogan KM, Virmani R. Sudden cardiac death associated with isolated congenital coronary artery anomalies. J Am Coll Cardiol. 1992;20(3):640.
9. Van Hare GF, Ackerman MJ, Evangelista JA, Kovacs RJ, Myerburg RJ, Shafer KM, et al. Eligibility and Disqualification Recommendations for Competitive Athletes With Cardiovascular Abnormalities: Task Force 4: Congenital Heart Disease: A Scientific Statement From the American Heart Association and American College of Cardiology. J Am Coll Cardiol. 2015 Dec;66(21):2372-84. Epub 2015 Nov 2.
10. Agewall S, Beltrame JF, Reynolds HR, Niessner A, Rosano G, Caforio AL, et al. On behalf of the WG on Cardiovascular Pharmacotherapy. ESC working group position paper on myocardial infarction with non-obstructive coronary arteries. Eur Heart J. 2017;38:143-153. doi: 10.1093/eurheartj/ehw149.
11. Tamis-Holland JE, Jneid H, Reynolds HR, Agewall S, Brilakis ES, Brown TM, et al. American Heart Association Interventional Cardiovascular Care Committee of the Council on Clinical Cardiology; Council on Cardiovascular and Stroke Nursing; Council onEpidemiology and Prevention; and Council on Quality of Care and Outcomes Research. Contemporary Diagnosis and Management of Patients With Myocardial Infarction in the Absence of Obstructive Coronary Artery Disease: A Scientific Statement From the American Heart Association. Circulation. 2019 Apr 30;139(18):e891-e908.
12. Montone RA, Niccoli G, Fracassi F, Russo M, Gurgoglione F, Cammà G, et al. Patients with acute myocardial infarction and nonobstructive coronary arteries: safety and prognostic relevance of invasive coronary provocative tests. Eur Heart J. 2018;39:91-98. doi: 10.1093/eurheartj/ehx667.
13. Thygesen K, Alpert JS, Jaffe AS, Chaitman BR, Bax JJ, Morrow DA. White HD: the Executive Group on behalf of the Joint European Society of Cardiology (ESC)/American College of Cardiology (ACC)/American Heart Association (AHA)/World Heart Federation (WHF) Task Force for the Universal Definition of Myocardial Infarction. Fourth Universal Definition of Myocardial Infarction (2018). Circulation. 2018;138:e618–e651. doi: 10.1161/CIR.0000000000000617.
14. Angelini P (ed): Coronary Artery Anomalies: A Comprehensive Approach. Philadelphia, Lippincott Williams & Wilkins, 1999, p 42.
15. Braunwald E. Tratado de medicina cardiovascular. 10.ed. Elsevier, 2017.

Capítulo 28

Cardiopatias Congênitas

• Maria Aparecida de Almeida e Silva • Nadja Arraes de Alencar Carneiro de França

Introdução

A cardiopatia congênita é a mais comum malformação ao nascimento ocorrendo em 8 para cada 1000 recém-nascidos vivos.[1] Extrapolando esses dados para o número de nascimentos por ano, a incidência de cardiopatias congênitas no Brasil é da ordem de 30 a 35.000 casos novos/ano. Nas últimas décadas, houve uma melhora dramática na sobrevida em decorrência dos avanços nas técnicas diagnósticas, em especial a ecocardiografia, cuidados intensivos, anestesia, tratamento corretivo cirúrgico ou percutâneo e evolução pós-operatória tardia. Nos dias atuais, mais de 90% dessas crianças atingem a idade adulta. Os adultos com cardiopatias congênitas são, portanto, os grandes beneficiados por esses avanços.

O conhecimento desses números enfatiza a importância de se estudar em profundidade o tipo de cardiopatia, as lesões residuais pós-operatórias, lesões ao sistema de condução, comprometimento funcional ventricular, lesões valvares residuais e em alguns casos a indicação de reoperações, para que se possa orientar e prescrever com segurança a prática de exercícios físicos. Alguns pacientes têm pequenos defeitos e nunca necessitaram de cirurgia. Nesses casos, é fundamental o conhecimento da história natural da cardiopatia, pois acidentes clínicos podem determinar a mudança na conduta. Exemplos principais são a valva aórtica bivalvular que pode evoluir para disfunção e dilatação progressiva da aorta e a comunicação interventricular que, mesmo pequena, pode evoluir com acidentes clínicos que indicam a necessidade de intervenção.

Embora a restrição para atividade física competitiva esteja indicada para alguns, a grande maioria dos pacientes podem se engajar em algum tipo de exercício, evitando-se assim uma vida sedentária e em consequência o isolamento social. A restrição excessiva de atividades físicas nesse grupo de indivíduos pode causar consideráveis danos físicos e psicológicos.

Todos esses desafios enfatizam a importância de conscientizar o paciente, seus familiares e o médico assistente de que a maioria das cirurgias cardíacas é paliativa e não curativa, e que pacientes com cardiopatias congênitas requerem seguimento para a vida toda em centros especializados. O principal objetivo na prescrição de exercícios físicos em pacientes portadores de cardiopatias congênitas, tratadas ou não, é o balanço entre a atividade física diária, a integração social e o trabalho profissional.

Embora se saiba que a mortalidade e morbidade consequentes à prática esportiva seja relativamente rara, há uma série de desafios para a correta prescrição do exercício, tipo (aeróbio ou anaeróbico), intensidade, duração e frequência. As cardiopatias congênitas mais frequentes associadas à morte súbita durante participações em esportes são a cardiomiopatia hipertrófica, anomalias das artérias coronárias, síndrome de Marfan e as lesões obstrutivas da via de saída do ventrículo esquerdo.[2] Com menor frequência, mas não menos importante, aparece a transposição das grandes artérias operada (TGA), as cardiopatias com fisiologia univentricular e aquelas associadas à doença vascular pulmonar. As arritmias como nas síndromes de Brugada e do QT longo podem ser responsáveis por eventos graves que podem levar a morte súbita.

Considerações Iniciais

Na prática, a prescrição do exercício para portadores de cardiopatias congênitas operados ou não, com ou sem resíduos anatômicos ou elétricos, deve ser individualizada. É de fundamental importância o conhecimento da história familiar e pessoal pregressa. Antecedentes familiares de morte súbita e doença cardiológica como cardiomiopatia hipertrófica exige um cuidado especial e avaliação rigorosa. A maioria das condições que levam a morte súbita durante o esforço tem características genéticas com padrão autossômico dominante, lembrando da síndrome de Marfan e as lesões aórticas, a síndrome de Turner e as coartações e a síndrome de Williams-Beuren associada a estenose supravalvar aórtica. O exame físico confirma as alterações fenotípicas e achados semiológicos característicos.

Exames não invasivos como eletrocardiograma e raio X de tórax são complementados, quando necessário, por teste de esforço, ecocardiograma, Holter de 24 horas, ressonância nuclear magnética e até o cateterismo que pode assumir caráter diagnóstico ou terapêutico.

Os aspectos fisiopatológicos das doenças devem ser confrontados com o tipo dos exercícios e sua intensidade. Os exercícios são classificados em predominantemente dinâmicos em que ocorrem encurtamento e relaxamento muscular e pouca força muscular e estáticos em que há pouco envolvimento articular e muita força muscular. O impacto ao coração e circulação é totalmente diferente. Nos exercícios dinâmicos há sobrecarga volumétrica em decorrência da diminuição da resistência vascular periférica. Nos estáticos resulta sobrecarga pressórica cardiovascular. Os exercícios dinâmicos levam à hipertrofia excêntrica das cavidades e dos estáticos resulta hipertrofia concêntrica. Daí se deduz que as obstruções à esquerda, as quais apresentam hipertrofia concêntrica, implicam em maior risco diante dos esforços estáticos.[3]

Outro detalhe é a intensidade em que são classificados como de baixa, moderada ou de alta intensidade (Tabela 28.1). A possibilidade de trauma resultante do

CARDIOPATIAS CONGÊNITAS **345**

impacto entre competidores e ou objetos devem ser considerados em determinadas cardiopatias como valva aórtica bivalvular, que pode resultar em dilatação progressiva da aorta em decorrência da necrose cística e a síndrome de *Marfan* passível de dissecção e ruptura.[4]

TABELA 28.1 – Classificação dos esportes baseada no tipo e na intensidade dos exercícios

Exercícios estáticos	Exercícios dinâmicos		
	A. Baixa Intensidade	B. Média Intensidade	C. Alta Intensidade
Baixa intensidade I	• Bilhar • Boliche • *Cricket* • *Curling* • Golfe • Tiro esportivo	• Beisebol • Futebol *society* • Tênis de mesa • Tênis em duplas • Vôlei	• *Badmimgton* • *Cross-country* (clássico) • Hóquei na grama • Marcha atlética • Corrida • Futebol • *Squash* • Tênis
Moderada intensidade II	• Tiro com arco • Automobilismo*# • Natação*# • Hipismo*# • Motociclismo*#	• Esgrima • Saltos de campo • *Skate* • Montaria • (rodeio)*# • Futebol americano • Rúgbi • Corrida • Surfe*# • Nado sincronizado	• Basquete* • Hóquei no gelo* • *Cross-country* (técnico) • Futebol australiano* • Corridas • (média distância) • Natação • Handebol
Alta intensidade III	• Bobsledding*# • Jogos de campo • Ginástica*# • Caratê/Judô*# • Luge*# • Vela*# • Alpinismo*# • Levantamento de peso*# • Windsurfe*#	• Musculação*# • Esqui na montanha*# • Luta livre*	• Boxe* • Canoagem/caiaque • Ciclismo*# • Decatlon • Patinação • Corrida de "skate"

* Risco de colisão; # Maior risco em caso de síncope. Modificado e adaptado de Mitchell et al.[3]

Cardiopatias Congênitas

As cardiopatias congênitas são classificadas do ponto de vista fisiopatológico em três categorias:

1. Cardiopatias com *shunt* esquerda-direita que levam a hiperfluxo pulmonar;
2. Cardiopatias com *shunt* direito-esquerdo e, portanto, cianogênicas;
3. Cardiopatias obstrutivas.

No grupo das acianogênicas com hiperfluxo, destacamos a comunicação interventricular (34%) comunicação interatrial (13%) e a persistência do canal arterial (10%). Como a comunicação interventricular evolui muito frequentemente para fechamento espontâneo e muitos casos são tratados precocemente, a comunicação interatrial é a mais encontrada na adolescência e idade adulta.

Comunicação Interatrial

Trata-se de descontinuidade do septo atrial levando a sobrecarga volumétrica das cavidades direitas. O grau de repercussão vai depender do tamanho, idade, localização, grau de resistência vascular pulmonar e a presença de defeitos associados. Pequenos defeitos evoluem sem ou com pouca repercussão e defeitos maiores podem evoluir com insuficiência cardíaca e possibilidade de hipertensão arterial pulmonar (HAP). O importante é a época da correção, que deve ocorrer nos primeiros anos, garantindo assim melhor evolução tardia e qualidade de vida semelhante à da população geral. A hipertensão arterial pulmonar muda a história natural, diminui a sobrevida e restringe a possibilidade de prática esportiva.

A capacidade funcional é normal nos defeitos pequenos a moderados e sem hipertensão arterial pulmonar (pressão sistólica na artéria pulmonar inferior a 40 mmHg e pressão média inferior a 25 mmHg). Pacientes adultos não operados antes dos 40 anos e os operados tardiamente cursam com arritmias supraventriculares em cerca de 50%.[5]

A decisão do tipo de esporte e intensidade se baseia em toda esta análise, tanto nos casos não tratados quanto naqueles tratados cirurgicamente ou por cateterismo. No grupo dos tratados, a liberação deve ser feita seis meses após o procedimento e após avaliação cuidadosa clínica e laboratorial incluindo eletrocardiograma (ECG), raio X de tórax, ecocardiograma, Holter e teste ergométrico. Os pacientes podem ser liberados quando não houver evidência de arritmias, disfunção miocárdica e hipertensão arterial pulmonar para atividades competitivas. Aqueles com possibilidades de correção devem ser tratados previamente. Conduta conforme os Quadros 28.1 e 28.2.[6]

QUADRO 28.1 – Comunicações interatriais não tratadas (CIA)

• Pequenos defeitos (< 6 mm) • Câmaras direitas normais • Ausência de HAP	Participação em todos os esportes	I C
• Grandes defeitos • Ausência de HAP	Participação em todos os esportes	I C
• Defeitos com HAP	Participação em esportes de baixa intensidade (tipos IA)	I C
• Defeitos com HAP obstrutiva com cianose e *shunt* Direita – Esquerda	Restrição a todos os esportes	III C

Adaptada de: *Eligibility and Disqualification Recommendations for Competitive Athetes With Cardiovascular Abnormalities: Task Force 4: Congenital Heart Disease. A Scientific Statement From The American Heart Association and American College of Cardiology. Circulation. 2015; 132: 281-291.*

QUADRO 28.2 – Comunicações interatriais após cirurgia ou fechamento percutâneo

• Após seis meses do procedimento • Ausência de HAP • Ausência de disfunção miocárdica • Ausência de arritmias	Participação em todos os esportes	I C
• Presença de HAP • Presença de disfunção miocárdica • Presença de arritmias	Participação em esportes de baixa intensidade IA	IIb C

Adaptada de: *Eligibility and Disqualification Recommendations for Competitive Athetes With Cardiovascular Abnormalities: Task Force 4: Congenital Heart Disease. A Scientific Statement From The American Heart Association and American College of Cardiology. Circulation. 2015; 132: 281-291.*

Comunicação Interventricular

A comunicação interventricular é a cardiopatia congênita mais comum ao nascimento, mas muito frequentemente fecha espontaneamente, principalmente as musculares (60% a 70%). Na avaliação para liberação, levamos em consideração a repercussão hemodinâmica, tamanho e localização do defeito, presença de defeitos associados e de hipertensão arterial pulmonar. Para isso, exames complementares podem ser necessários. São considerados defeitos pequenos quando menores de 3 mm, relação de fluxo pulmonar/sistêmico menor que 1,5/1 e resistência vascular pulmonar normal. Moderados, quando a relação de fluxo é de 1,5/1 a 1,9/1 e resistência vascular pulmonar menor que 3 U/m^2. Exercícios liberados, mas com monitoração periódica. Comunicações amplas, com insuficiência cardíaca, sinais de hipertensão arterial pulmonar, a atividade deve ser restrita. Recomenda-se a correção prévia, se for possível.

É importante lembrar que as cardiopatias congênitas têm uma manifestação dinâmica e os casos não operados podem evoluir com várias complicações:

a. Prolapso dos folhetos aórticos, resultando insuficiência aórtica progressiva, aneurismas dos seios de Valsalva, que ocasionalmente podem se romper em cavidades direitas, resultando grande fístula arteriovenosa. Essa última situação pode ser desencadeada pelo impacto no exercício;

b. Desenvolvimento de estenose infundibular (Fallotização);

c. Desenvolvimento de hipertensão arterial pulmonar: pacientes operados precocemente têm expectativa de vida e qualidade comparáveis às pessoas normais, podendo, após seis meses, serem liberados para atividades competitivas. Aqui, também, acompanhamento cuidadoso se faz necessário, pois pode haver:

- Arritmias supraventriculares e ventriculares;

- Lesões ao sistema de condução com bloqueio de ramo direito de feixe de His e bloqueio atrioventricular total;

- Comunicações residuais com ou sem repercussão hemodinâmica;

- Persistência e ou progressão da hipertensão arterial pulmonar.

Conforme o grau funcional (NYHA), lesões associadas em pré e pós-operatório, função ventricular, presença ou não de arritmias, capacidade funcional ao teste ergométrico esses pacientes são classificados segundo Picchio et al. em ótimas, boas, moderadas ou graves condições.[7] Aqueles em ótimas ou boas condições, em grau funcional I-II e VO_2 acima de 30 mL/kg/min estão liberados para todos os esportes. Já aqueles em graves condições com capacidade funcional 60% do normal e VO_2 máximo menor que 20 mL/kg/min não estarão liberados para atividade física.

As recomendações estão resumidas nos Quadros 28.3 e 28.4.[6]

348 CARDIOESPORTE: CARDIOLOGIA DO EXERCÍCIO E DO ESPORTE

QUADRO 28.3 – Comunicações interventriculares (CIV) não tratadas

• CIV pequenas restritivas • Câmaras cardíacas de tamanhos normais • Ausência de HAP	Participação em todos os esportes	I C
• CIV grandes com repercussão hemodinâmica • Presença de HAP	Participação em esportes de baixa intensidade (tipos IA)	IIb C

Adaptada de: *Eligibility and Disqualification Recommendations for Competitive Athetes With Cardiovascular Abnormalities: Task Force 4: Congenital Heart Disease. A Scientific Statement From The American Heart Association and American College of Cardiology. Circulation. 2015; 132: 281-291.*

QUADRO 28.4 – Comunicações interventriculares após cirurgia ou fechamento percutâneo

Após 3 a 6 meses do tratamento: • Assintomáticos • Sem *shunt* residual ou com *shunt* pequeno • Ausência de HAP • Ausência de arritmias • Ausência e disfunção miocárdica	Participação em todos os esportes	I C
• HAP persis*tente*	Participação em esportes de baixa intensidade (tipos IA)	I B
• Presença de arritmias	Esportes contraindicados	III C
• Presença de HAP leve a moderada e ou disfunção ventricular	Esportes contraindicados ou participação em esportes de baixa intensidade (tipos IA)	III C

Adaptada de: *Eligibility and Disqualification Recommendations for Competitive Athetes With Cardiovascular Abnormalities: Task Force 4: Congenital Heart Disease. A Scientific Statement From The American Heart Association and American College of Cardiology. Circulation. 2015; 132: 281-291.*

Persistência do Canal Arterial

A patência do canal arterial após o nascimento leva ao hiperfluxo pulmonar, sobrecarga ventricular esquerda e possibilidade de complicações como insuficiência cardíaca e hipertensão pulmonar. Corresponde a 7-10% das cardiopatias congênitas, cursando com repercussão hemodinâmica variável na dependência do tamanho, grau de resistência vascular pulmonar e idade. O tratamento é simples, cirúrgico ou percutâneo, resultando na maioria em cura total. Alguns canais pequenos, silenciosos, menores de 2 mm, não necessitam tratamento.

A orientação para participação em atividades físicas e esportivas se baseia na repercussão hemodinâmica, grau de resistência vascular pulmonar. É claro que, diante da indicação de correção, essa deve ser feita previamente. Casos não operados e sem repercussão estão liberados para todas as atividades, bem como os tratados sem resíduos pós-operatórios após seis meses. Não operados e com repercussão hemodinâmica só poderiam participar de exercícios leves (classe IA) (ver Quadros 28.5 e 28.6).

CARDIOPATIAS CONGÊNITAS **349**

QUADRO 28.5 – Persistência do canal arterial (PCA) não tratados

• PCA pequenos • Ausência de HAP • Câmaras cardíacas normais	Participação em todos os esportes	I C
• PCA moderados a grandes com HAP	Participação em esportes de baixa intensidade (tipos IA)	I B
• PCA moderados a grandes com dilatação de câmaras esquerdas	Esportes contraindicados até fechamento percutâneo ou cirúrgico	III C

Adaptada de: *Eligibility and Disqualification Recommendations for Competitive Athetes With Cardiovascular Abnormalities: Task Force 4: Congenital Heart Disease. A Scientific Statement From The American Heart Association and American College of Cardiology. Circulation. 2015; 132: 281-291.*

QUADRO 28.6 – Persistência do canal arterial tratado, após cirurgia ou fechamento percutâneo

• Após recuperação do tratamento • Ausência de HAP	Participação em todos os esportes	I C
• HAP residual	Esportes contraindicados ou participação em esportes de baixa intensidade (tipos IA)	I B

Adaptada de: *Eligibility and Disqualification Recommendations for Competitive Athetes With Cardiovascular Abnormalities: Task Force 4: Congenital Heart Disease. A Scientific Statement From The American Heart Association and American College of Cardiology. Circulation. 2015; 132: 281-291.*

Estenose Pulmonar

A estenose pulmonar é cardiopatia de fácil diagnóstico pelos achados do exame físico, eletrocardiograma, raio X de tórax e ecocardiograma. Quando valvar, o tratamento percutâneo é muitas vezes definitivo.

Lesões valvares leves se caracterizam por sopro ejetivo precedido por um click de ejeção, sendo o eletrocardiograma geralmente normal. O ecocardiograma mostra gradiente pico a pico menor que 40 mmHg. Gradientes entre 40 e 60 mmHg nas obstruções moderadas em que o eletrocardiograma (ECG) já mostra sobrecarga ventricular direita. São consideradas graves aqueles com gradientes maiores de 60 mmHg.[6] Essas lesões quando valvares devem ser corrigidas em geral pelo cateterismo, método com eficácia superior à 90% e muito baixa mortalidade. As valvas displásicas e com anel hipoplásico, bem como as formas supra- e subvalvares moderadas a graves, devem ser corrigidas por cirurgia.

Pacientes operados com sucesso apresentam-se assintomáticos, mostram diminuição do gradiente e regressão do padrão de sobrecarga ventricular direita. Sequelas após o tratamento incluem:

a. Estenoses residuais;

b. Insuficiência pulmonar em graus variáveis;

c. Hipertrofia ou dilatação ventricular direita.

Arritmias secundárias ao sofrimento ventricular direito ou lesões ao sistema de condução, nos casos de obstruções subvalvares, necessitam de ventriculotomia e infundibulectomia.

CARDIOESPORTE: CARDIOLOGIA DO EXERCÍCIO E DO ESPORTE

O confronto entre todos esses aspectos e o tipo de atividade deve ser feito de maneira individualizada e com controles periódicos. Em ótimas condições estão aqueles com gradientes baixos, função ventricular normal e assintomáticos que devem ser liberados para qualquer atividade física e laborativa. Maior cuidado na avaliação requer casos moderados, sendo importante uma avaliação com teste cardiopulmonar, Holter e muitas vezes a correção prévia. Casos graves, com insuficiência ou estenoses graves, dilatação ventricular direita e sintomáticos não serão liberados até a correção, quando possível (Quadro 28.7).[7,8]

QUADRO 28.7 – Estenoses pulmonares valvares (EPV) tratadas e não tratadas

• EPV leve • Função de VD normal • (reavaliação anual)	Participação em todos os esportes	I B
• Tratados por cirurgia ou valvoplastia com cateter balão com redução adequada do gradiente (< 40 mmHg ao Doppler)	Participação em todos os esportes	I B
• EPV moderadas a graves	Participação em esportes de baixa intensidade (tipos IA)	II B
• Insuficiência Pulmonar • Dilatação significativa do VD	Participação em esportes de baixa intensidade (tipos IA)	II B

Adaptada de: *Eligibility and Disqualification Recommendations for Competitive Athetes With Cardiovascular Abnormalities: Task Force 4: Congenital Heart Disease. A Scientific Statement From The American Heart Association and American College of Cardiology. Circulation. 2015; 132: 281-291.*

Obstruções à Ejeção Ventricular Esquerda

Nesse grupo, destacamos duas cardiopatias de grande importância pelo caráter progressivo, que são as estenoses aórticas e coartações da aorta, levando à hipertrofia ventricular esquerda. Dependendo do grau da obstrução, podem comprometer as circulações cerebral e coronária resultando sintomas preditivos de morte súbita que são: precordialgia, síncope, insuficiência cardíaca e arritmias.

Estenose aórtica

A forma mais comum é a valvar, sendo em 90% por valva aórtica bivalvular. Independentemente da localização, as alterações fisiopatológicas são relacionadas ao grau de obstrução e ao tempo de evolução, comprometendo a função ventricular esquerda. São consideradas estenoses aórticas leves quando o gradiente médio VE-Ao ao Doppler for menor que 25 mmHg, moderadas entre 25 e 40 mmHg e graves acima de 40 mmHg.

Diante do esforço, o gradiente entre o ventrículo esquerdo e a aorta pode duplicar e a pressão ventricular aumentar em 30 a 120 mmHg. Ao mesmo tempo, a pressão arterial fica estável (em *plateau*), havendo queda do débito sistêmico, podendo resultar em síncope e morte súbita.[9] Isso pode ser demonstrado pelo teste de esforço com pressão arterial em *plateau,* surgimento de sintomas e arritmias.

As recomendações para portadores de lesões aórticas, após cuidadosa avaliação clínica e exames complementares, obedece a classificação em leve, moderada e grave. Recomenda-se ECG, ecocardiograma e, em alguns casos, teste de esforço. Pacientes com lesões leves, com gradiente médio pelo Doppler menor que 25 mmHg,

CARDIOPATIAS CONGÊNITAS **351**

sem sintomas e teste ergométrico normal, podem ser liberados para esportes competitivos, com monitoração, lembrando sempre ao paciente e aos familiares a possibilidade de progressão, de maneira a evitar dissabores no momento de profissionalização. Casos moderados com gradiente entre 25-40 mmHg exigem muita cautela e avaliação rigorosa. O ideal é complementar a investigação com ecocardiograma e teste ergométrico. Pacientes assintomáticos, com TE normal, sem hipertrofia ou com hipertrofia discreta podem ser liberados para atividades IA e IB. Pacientes considerados graves, com gradientes maiores que 40 mmHg e alterações aos exames complementares, devem ser corrigidos previamente.

O tratamento cirúrgico ou percutâneo pode ser indicado na dependência da localização, grau de obstrução e anatomia da valva. Esses procedimentos resultam, frequentemente, em resíduos como estenoses e ou insuficiência aórtica em graus variáveis e alguns recebem valvas artificiais com chance de necessitarem de anticoagulação. Outras preocupações são: dilatação ou aneurisma da aorta ascendente devido às alterações histológicas da parede da aorta com necrose cística, arritmias e disfunção ventricular esquerda secundária à hipertrofia e dilatação ventricular. Essas lesões são também progressivas, não havendo resultado curativo.

Após a correção, a liberação obedece aos mesmos critérios. Atenção especial para a função ventricular, gradiente residual, grau de insuficiência aórtica e dilatação da aorta. Fração de ejeção inferior a 40% com sintomas são sinais de alerta (Quadros 28.8 e 28.9 e Figura 28.1).

QUADRO 28.8 – Estenoses aórticas (EAo) não tratadas

• EAo leve • Função de VE normal • (reavaliação anual)	Participação em todos os esportes	I B
• EAo moderada	Participação em esportes estáticos de baixa intensidade ou esportes dinâmicos de leves a moderados (tipos IA, IB e IIA)	II B
• EAo grave	Não participação em esportes	III B

Adaptada de: *Eligibility and Disqualification Recommendations for Competitive Athetes With Cardiovascular Abnormalities: Task Force 4: Congenital Heart Disease. A Scientific Statement From The American Heart Association and American College of Cardiology. Circulation. 2015; 132: 281-291.*

QUADRO 28.9 – Estenoses aórticas (EAo) após cirurgia ou tratamento percutâneo

EAo residual	Participação de acordo com os critérios para não tratados	IIb C
IAo residual	Participação em esportes de acordo com as recomendações no capítulo concernente às valvopatias	

Adaptada de: *Eligibility and Disqualification Recommendations for Competitive Athetes With Cardiovascular Abnormalities: Task Force 4: Congenital Heart Disease. A Scientific Statement From The American Heart Association and American College of Cardiology. Circulation. 2015; 132: 281-291.*

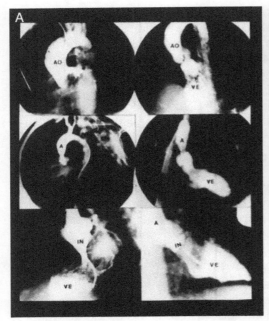 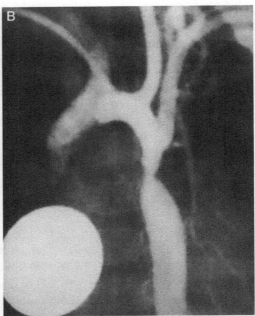

Figura 28.1. Obstruções à ejeção ventricular esquerda. (A) Estenoses aórticas valvar, supravalvar e subvalvar. (B) Coarctação da aorta. Fonte: Arquivo Instituto Dante Pazzanese de Cardiologia.

Coarctação da aorta

A coarctação da aorta é malformação relativamente comum, cujo diagnóstico é suspeitado pela simples diferença de pulsos e de pressão entre os membros superiores e inferiores. O obstáculo no arco aórtico resulta em hipertensão nos membros superiores e hipotensão nos inferiores, tórax, abdome, além de hipertrofia do ventrículo esquerdo. Associa-se muito frequentemente a valva aórtica bivalvular, que por sua vez mostra necrose cística da média das artérias com dilatação progressiva, risco de aneurisma e dissecção, principalmente aos esforços. A severidade pode ser determinada pelos dados clínicos, eletrocardiográficos, ecocardiográficos, pela ressonância nuclear magnética ou estudo hemodinâmico (gradiente pressórico e imagem angiográfica). O tratamento, que pode ser cirúrgico ou percutâneo, é indicado dependendo da anatomia e severidade. Quando a correção é tardia, pode persistir a hipertensão arterial em repouso ou aos esforços, com risco maior de dilatação e aneurisma da aorta e hipertrofia miocárdica progressiva, com deterioração da função ventricular esquerda.[10]

Pacientes portadores de coarctação discreta, gradientes < 20 mmHg, entre membros superiores e inferiores, sem grandes colaterais e dilatação da aorta e teste ergométrico normal, podem participar de todos os esportes competitivos. Aqueles com gradientes > 20 mmHg e hipertensão em repouso ou ao teste de esforço necessitam avaliação cuidadosa, considerando inclusive o grau de dilatação da aorta. Nesses casos, apenas esforços de baixa intensidade, classe IA podem ser liberados.

CARDIOPATIAS CONGÊNITAS

Nos casos operados, a liberação após 3 a 6 meses pode ser considera nos casos sem lesões residuais e com pressão normal ou próxima do normal. As sequelas pós--operatórias com possibilidade de progressão são:

- Hipertensão arterial sistêmica persistente (20-30%), em repouso ou durante o esforço, mais comum quando a correção é tardia;

- Recoarctação da aorta ou estenose residual, principalmente nos casos tratados durante o primeiro ano de vida;

- Dilatação ou aneurisma da aorta ascendente que pode ser progressiva;

- Aneurisma da aorta ascendente ou no local da coarctação;

- Disfunção progressiva da lesão valvar aórtica, especialmente comum quando a aorta é bivalvular.[11]

São considerados em ótimas condições aqueles com lesões discretas e os operados com sucesso e gradientes residuais < 20 mmHg. A liberação pode ser feita após seis meses da intervenção se a pressão arterial tem comportamento normal em repouso ou esforço. Se a hipertensão persistir devem ser evitados exercícios estáticos de alta intensidade (IIIA, IIIB e IIIC) e esportes com possibilidade de colisão. Para aqueles com dilatação da aorta, hipertrofia ventricular e hipertensão arterial, esportes da classe IA.[8,9]

Proibidos para qualquer atividade, esportiva ou laborativa, estão os pacientes em classe funcional III-IV da NYHA, dilatação da aorta superior a 50 mm, fração de ejeção < 30%, hipertrofia do VE de grau importante e sequelas neurológicas.[12]

A progressão das lesões já existentes ou surgimento de novas impõem a necessidade de reavaliações periódicas (Quadros 28.10 e 28.11 e Figura 28.2).

QUADRO 28.10 – **Coarctação da aorta (Co.Ao) não tratada**

• Co.Ao sem dilatação significativa da aorta ascendente (Z score < 3), teste ergométrico normal, gradiente de pressão arterial entre membros superiores e inferiores < 20 mmHg em repouso, pressão arterial sistólica no pico do exercício abaixo do percentil 95th do predito	Participação em todos os esportes	I C
• Co.Ao com dilatação significativa da aorta ascendente (Z score > 3), gradiente de pressão arterial entre membros superiores e inferiores > 20 mmHg em repouso e pressão arterial sistólica no pico do exercício acima do percentil 95th do predito	Participação em esportes de baixa intensidade (tipos IA)	IIb C

Adaptada de: *Eligibility and Disqualification Recommendations for Competitive Athetes With Cardiovascular Abnormalities: Task Force 4: Congenital Heart Disease. A Scientific Statement From The American Heart Association and American College of Cardiology. Circulation. 2015; 132: 281-291.*

QUADRO 28.11 – Coarctação de aorta após cirurgia ou tratamento percutâneo

• Após 3 meses do procedimento, gradiente de pressão arterial entre membros superiores e inferiores < 20 mmHG em repouso, teste ergométrico normal, sem dilatação significativa de aorta ascendente (z score < 3), sem aneurisma na região abordada, sem doença valvar concomitante	Participação em esportes com exclusão dos estáticos de alta intensidade: IIIA, IIIB, IIIC, como também os que tem risco de colisão	IIb C
• Evidência de dilatação significativa de aorta ascendente (z score > 3), formação de aneurisma, ainda que discreto	Participação em esportes de baixa intensidade (tipos IA)	IIb C

Adaptada de: *Eligibility and Disqualification Recommendations for Competitive Athetes With Cardiovascular Abnormalities: Task Force 4: Congenital Heart Disease. A Scientific Statement From The American Heart Association and American College of Cardiology. Circulation. 2015; 132: 281-291.*

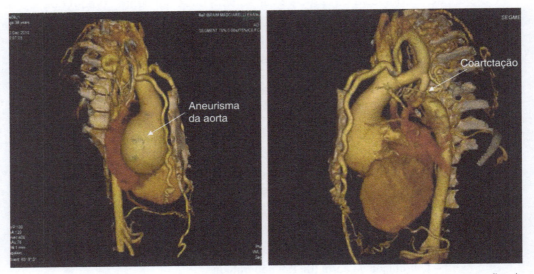

Figura 28.2. Cardiopatias com obstrução à esquerda valva aórtica bivalvar e coarctação da aorta. Coarctação da aorta associada a valva aórtica bivalvar e aneurisma da aorta ascendente. Paciente 37 anos. Sem diagnóstico prévio. Fonte: Arquivo Instituto Dante Pazzanese de Cardiologia.

Outras Lesões Aórticas

Duas lesões aórticas merecem ser consideradas nesse estudo diante da possibilidade de progressiva dilatação da aorta, em decorrência de alterações estruturais secundárias à necrose cística da média. A valva aórtica bivalvular e a síndrome de *Marfan*. Embora pequenos alargamentos possam ser normais às adaptações no treino intenso, nestas aortopatias podem ser exacerbados por treinos mais intensos.[6,13]

Valva aórtica bivalvular

Ocorre em 1-2% da população geral, sendo a mais comum anomalia congênita do coração. Na maioria das vezes como lesão isolada e mais frequentemente em homens. Calcificação adquirida com o tempo e ou insuficiência aórtica, associadas ou não à dilatação progressiva são os principais problemas na evolução tardia. É responsável por 90 a 95% das estenoses valvares aórticas.[10,14] É uma desordem genética e há casos que mostram herança familiar.

Com relação à atividade física, temos que avaliar a situação atual e as possíveis alterações futuras, orientando o paciente e seus pais que a decisão nem sempre é definitiva e que reavaliações frequentes devem ser feitas. Pacientes com valva aórtica bivalvular isolada (sem estenose ou insuficiência), sem sintomas e com aorta de tamanho normal não têm limitação aos exercícios. A presença de sintomas é um dado de alerta já que, precordialgia, síncope, arritmias e insuficiência cardíaca são fatores preditivos de morte súbita que acontece particularmente durante esforços. A presença de dilatação aórtica progressiva aumenta o risco de aneurisma e dissecção aórtica sendo esta última nove vezes maior em valva aórtica bivalvar (Quadro 28.12).[15]

QUADRO 28.12 – Valva aórtica bivalvular

• Valva aórtica bivalvular sem dilatação da aorta ascendente, isso é, z-score < 2 ou diâmetro menor que 40 mm em adultos sem estenose ou insuficiência valvar	Participação em todos os esportes	I C
• Valva aórtica bivalvular com dimensões da aorta de 40 a 42 mm em homens ou 36 a 39 em mulheres ou z- • score entre 2 e 3	Ecocardiograma ou RNM a cada 12 meses e se houver progressão, mais precocemente	I C
• Valva aórtica bivalvular com dimensões da aorta ascendente de 40 a 42 mm em homens ou 36 a 39 em mulheres ou z-score entre 2 e 3,5, sem doenças do tecido conjuntivo ou síndromes que se associem a aneurismas	Participação em esportes de baixa a moderada intensidade estáticos e dinâmicos e com baixa possibilidade de impacto e contato corporal Classes IA, IB, IC, IIA, IIB, IIC Treinos leves	IIb C
• Valva aórtica bivalvular com dimensões da aorta ascendente de 43 a 45 mm	Participação em esportes de baixa intensidade - IA e baixa possibilidade de impacto e colisão	IIb C
• Valva aórtica bivalvular com dimensões da aorta ascendente – z-score > 3,5 ou > 4 ou > 43 mm em homens e 40 em mulheres	Não participação em esportes competitivos e que envolvam risco de colisão	III C
• Valva aórtica bivalvular com dimensões da aorta ascendente > 45 mm	Nenhum esporte	III C
• Após correções cirúrgicas que envolvam dilatação de raiz aórtica ou da aorta ascendente por aneurisma ou dissecção, sem evidência de alterações residuais	Esportes de baixa intensidade IA e sem risco de colisão	IIa C

Adaptado de: *Eligibility and Disqualification Recommendations for Competitive Athletes With Cardiovascular Abnormalities: Task Force 7: Aortic Diseases Including Marfan Syndrome. A Scientific Statement From The American Heart Association and American College of Cardiology. Circulation. 2015; 132:303-309.*

Síndrome de *Marfan*

É uma anormalidade autossômica dominante do tecido conectivo, causada por mutações no gene FBN1. Alterações em vários órgãos como olhos, esqueleto, pulmões e especialmente no aparelho cardiovascular ocorrem em graus variados. Os achados principais são:

a. Degeneração mixomatosa das valvas atrioventriculares, que podem se tornar insuficientes;

b. Dilatação do anel aórtico e da aorta, que pode levar aos aneurismas e dissecção;

c. Insuficiência valvar progressiva.[15]

O diâmetro normal do anel aórtico varia com a idade, sexo, superfície corpórea e modalidade de imagem utilizada. É menor 1 a 3 mm na mulher adulta. A apresentação é bastante heterogênica e variável com a idade. Na avaliação de um atleta com suspeita dessa síndrome temos que ter uma história familiar muito bem definida, avaliação genética, oftalmológica, ortopédica e, principalmente, cardiológica, incluindo ecocardiograma e RNM ou tomografia computadorizada.

Portadores de síndrome de *Marfan* com diâmetro da raiz da aorta maior ou igual a 40 mm em adultos ou com dois ou mais desvios padrão para a superfície corpórea em crianças e adolescentes, lesões das valvas atrioventriculares moderada ou grave e história familiar de dissecção ou morte súbita não podem participar de esportes competitivos e, principalmente, com possibilidade de impacto (Quadro 28.13).

Após a correção, indicada para aortas maiores de 45 mm, com ou sem troca valvar concomitante, a doença estrutural da aorta persiste devido à alteração histológica da média das artérias. Acompanhamento rigoroso se faz necessário pela possibilidade de lesões residuais. A troca valvar pode exigir uso de anticoagulantes, devendo ser evitado esporte com risco de colisão. Pacientes com aumento *borderline* da aorta podem se beneficiar com o uso de betabloqueadores.

QUADRO 28.13 – Síndrome de *Marfan*

• Síndrome de *Marfan* sem alterações evidentes	Ecocardiograma a cada 6 a 12 meses e se necessário RNM ou TC	I C
• Raiz da aorta com z-score • < 2 ou diâmetro da aorta < 40 mm desvio padrão < 2 relativo à superfície corpórea em crianças e adolescentes menores que 15 anos • Insuficiência mitral discreta • Sem alteração da função ventricular • Sem história familiar de dissecção da aorta a um diâmetro menor que 50 mm	Participação em esportes de baixa a moderada intensidade estáticos e de baixa intensidade dinâmicos Classes IA e IIA, não competitivos e com baixa possibilidade de impacto ou colisão Treinos leves	IIa C
• Após correções cirúrgicas que envolvam dilatação de raiz aórtica ou da aorta ascendente por aneurisma ou dissecção, sem evidência de alterações residuais	Esportes de baixa intensidade IA e sem risco de colisão	IIa C

Adaptado de: *Eligibility and Disqualification Recommendations for Competitive Athletes With Cardiovascular Abnormalities: Task Force 7: Aortic Diseases Including Marfan Syndrome. A Scientific Statement From The American Heart Association and American College of Cardiology. Circulation. 2015; 132:303 -309.*

Anomalias Congênitas das Artérias Coronárias

Trata-se de anormalidade rara, mas de grande importância clínica por ser a segunda causa de morte súbita durante o esforço. O espectro clínico é amplo, variando entre pacientes assintomáticos, descobertos por exames complementares, até aqueles cuja primeira manifestação é a morte súbita que, usualmente, se associa a exercícios físicos em adolescentes e adultos. Os sintomas, quando presentes, são precordialgia, síncope e dispneia. As duas anomalias mais comuns são as anomalias de origem da coronária do seio oposto, em especial a origem da coronária esquerda do seio direito. Sabe-se que a coronária direita também pode sair do seio esquerdo que com menos frequência leva à morte súbita. O importante é o trajeto interarterial e intramural.

Durante o esforço pode ocorrer espasmo, isquemia e morte súbita, consequentes a contorção tangencial do vaso. Também pode ocorrer compressão extrínseca da artéria coronária anômala entre a aorta e a artéria pulmonar, que dilata durante o exercício ou estresse emocional. Períodos de isquemia podem levar a áreas de fibrose, resultando em focos arritmogênicos que levam a arritmias letais, morte súbita e, mais tardiamente, a insuficiência cardíaca. De difícil identificação e diagnóstico, casos raros de hipoplasia congênita das artérias coronárias e de origem anômala da artéria coronária esquerda do tronco pulmonar, têm sido associados com morte súbita durante atividade física.[16]

Por se tratar de anomalias que podem cursar com pouca ou nenhuma expressão clínica (assintomáticas ou oligossintomáticas), sem alterações detectáveis ao eletrocardiograma de repouso ou de esforço, são detectadas mais tardiamente pelo aparecimento de quadro sincopal ou arritmias ventriculares sintomáticas. Devem ser investigadas com todos os recursos da propedêutica armada disponíveis, tais como ecocardiograma, ressonância magnética, tomografia computadorizada, ultrassom intracoronário e, quando diagnosticadas, são geralmente tratadas cirurgicamente. Feitas essas considerações, como recomendação para participação em atividades físicas e esportes, pode-se resumir:[9]

1. Diagnóstico da lesão interarterial com compressão implica em suspensão da participação em esportes;[12]
2. Seis meses após cirurgia corretiva, a participação em atividades físicas e esportes decorre da realização do teste de esforço máximo, sem sinais de isquemia miocárdica ou arritmia (Figura 28.3).

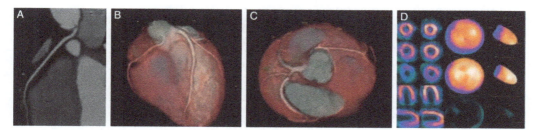

Figura 28.3. Anomalia congênita das artérias coronárias. Coronária direita nascendo do seio esquerdo. Trajeto interarterial. Fonte: Arquivo Instituto Dante Pazzanese de Cardiologia.

Cardiopatias Congênitas Cianogênicas

Pacientes que atingem a infância e adolescência com cardiopatias cianogênicas não operadas ou com tratamentos paliativos evoluem com cianose crônica e significante restrição às atividades físicas. A deficiência de ferro também exacerba a intolerância aos esforços. Dispneia, insaturação progressiva, arritmias e síncope levam a alto risco de morte súbita nessa população. A correção cirúrgica, de preferência, no período neonatal ou até os 3 anos de idade, muda a história natural dessas doenças.

A única atividade que lhes é permitida (Classe IA – bilhar, boliche, *cricket* golfe e tiro esportivo), deve ser individualizada, após avaliação com teste cardiopulmonar e acompanhada de maneira a obedecer às seguintes recomendações: manutenção da saturação de O_2 arterial superior a 80%, ausência de arritmias e/ou sinais e sintomas de disfunção ventricular.

Pós-Operatório de Tetralogia de *Fallot*

A tetralogia de *Fallot* corresponde a um espectro de malformações e a capacidade de esforço depende dos seguintes fatores:

a. Anatomia do defeito;

b. Idade da correção: tempo de hipóxia, sobrecarga ventricular direita secundária ao obstáculo, áreas de fibrose que podem comprometer as funções sistólica e diastólica dos dois ventrículos e levar às arritmias;

c. Lesões ao sistema de condução, também responsável por arritmias;

d. Resíduos e sequelas: grau de insuficiência pulmonar, estenoses residuais, comunicações intracavitárias;

e. Tempo de evolução pós-operatória.

No acompanhamento clínico, é de grande importância a realização de exames complementares que dão sinais de alerta quanto à deterioração principalmente do ventrículo direito:

- ECG de rotina, que pode evidenciar alargamento do complexo QRS, arritmias paroxísticas (taquicardia ventricular su*sustent*ada, fibrilação ou *flutter* atriais), preditores de morte súbita tardia.[17,18]

- *Holter,* para um diagnóstico mais precoce das arritmias;

- Teste de esforço, importante na detecção da piora da capacidade funcional e diminuição do VO_2 máximo;

- Ecocardiograma, que revela a progressão das alterações da função do ventrículo direito, com surgimento e piora da insuficiência tricúspide;

- Ressonância nuclear magnética com dados de volumes ventriculares direito e esquerdo e função ventricular. São dados importantes na indicação de reintervenções.

Atletas considerados em boas condições, sem arritmias, sem lesões residuais significantes e boa função ventricular (fração de ejeção maior que 50%) podem ser liberados para esportes de moderada intensidade. Lembrar que nenhuma decisão é definitiva. Qualquer alteração ao teste de esforço ou outro exame deve ser considerado na liberação.

Casos com disfunção ventricular (fração de ejeção menor que 40%), arritmias, sintomatologia e lesões residuais graves, não devem ser liberados para qualquer atividade até que submetidos a novas intervenções, quando possível.

Pós-Operatório de Transposição Completa das Grandes Artérias

O resultado pós-operatório depende fundamentalmente da técnica cirúrgica utilizada. A retransposição no plano atrial, pelas técnicas de *Mustard* ou *Senning,* muito realizada entre 1960 e 1990, apresentam muitas complicações tardias, principalmente a disfunção do ventrículo direito e, como resultado, insuficiência tricúspide, dilatação atrial, arritmias supraventriculares e insuficiência cardíaca. A intolerância aos exercícios é a regra em pacientes adultos e o risco de morte súbita é maior.

Fração de ejeção menor que 40%, sintomas, arritmias ao teste ergométrico, que também pode mostrar PA em *plateau* e nenhuma resposta na frequência cardíaca, são sinais de alerta.

A retransposição no nível arterial (Operação de Jatene) mudou drasticamente a história natural das crianças com transposição das grandes artérias. Nas últimas três décadas, grande número desses pacientes foram submetidos a essa técnica. A lesão residual mais comum é a estenose supravalvar pulmonar, na linha de sutura, mas passível de tratamento percutâneo, na maioria dos casos. Estenose coronária e insuficiência aórtica são raras. Apesar disso, dor torácica, síncope e arritmias devem ser investigadas, no sentido de se detectar alterações coronárias. Angiotomografia das artérias coronárias pode ser necessária, pois o teste ergométrico pode não mostrar alteração.

A recomendação para os pacientes com função ventricular e teste de esforço normal e sem arritmias é que podem participar de todos os esportes.[6] Aqueles que apresentam anormalidades hemodinâmicas mais que discretas ou disfunção ventricular, podem participar de exercícios estáticos de baixa e moderada intensidade e esportes competitivos dinâmicos (IA, IB, IC e IIA), desde que o teste de esforço seja normal.[4]

Procedimento de *Fontan*

Trata-se de operação paliativa-definitiva utilizada para correção cirúrgica das cardiopatias com fisiologia univentricular (atresia tricúspide, conexão atrioventricular univentricular e outras). O coração direito é excluído do circuito venoso e o sangue proveniente da VCS e da VCI é direcionado para a circulação pulmonar. Desse modo, o escoamento do sangue para a circulação pulmonar não sofre a ação propulsora da contração ventricular direita, sendo o enchimento passivo e não pulsátil. Isso ocasiona capacidade limitada ao exercício e redução do débito cardíaco em repouso e durante exercícios.

As complicações tardias são:

a. Disfunção do ventrículo sistêmico;

b. Obstrução da conexão;

c. Regurgitação da valva AV sistêmica;

d. Congestão venosa crônica;

e. Insaturação arterial em vista do retorno venoso coronário;

f. Embolia paradoxal nos casos com fenestração;

g. Fístulas arteriovenosas pulmonares. As arritmias atriais são comuns e aumentam com o passar do tempo, principalmente a disfunção do nó sinusal.[9]

A liberação para atividade física deve ser precedida de criteriosa avaliação. Eletrocardiograma, teste cardiopulmonar, Holter e ecocardiograma são os principais exames de rotina. A grande maioria liberada para atividades leves, classe IA, são assintomáticos, sem sinais de disfunção ventricular, sem cianose em repouso e com resposta normal ao teste cardiopulmonar. Vale lembrar que esses pacientes são, na maioria, anticoagulados, o que aumenta o risco de sangramentos após colisões (Figura 28.4).

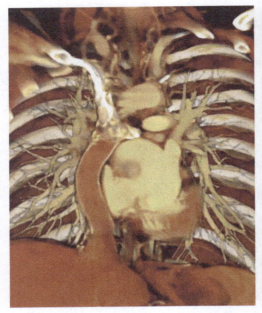 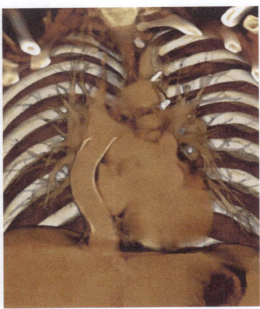

Figura 28.4. Procedimento de *Fontan*. Operação cavopulmonar total. Conexões das cavas superior e inferior na artéria pulmonar. Fonte: Arquivo Instituto Dante Pazzanese de Cardiologia.

Outros Defeitos mais Raros

Anomalia de Ebstein

Corresponde a 0,5 a 1% das cardiopatias congênitas. Os folhetos da valva tricúspide não se fixam normalmente em seu anel, sendo o orifício efetivo deslocado para dentro do ventrículo direito, que é dividido em duas porções: a de entrada (ventrículo atrializado) e a trabecular e infundibular (ventrículo funcional).

As consequências fisiopatológicas, clínicas e prognósticas dependem do grau de incompetência da valva tricúspide, presença de defeito no septo atrial (85%), grau de disfunção ventricular direita e esquerda e anormalidades no sistema de condução (20% se apresentam com Síndrome de Wolff-Parkinson-White).

Os critérios para liberação de esportes são: classe funcional (NYHA), grau de cardiomegalia ao RX, presença e grau de cianose e arritmias atriais.[19]

Pacientes com pequeno deslocamento da valva tricúspide, em grau funcional I, acianóticos, sem arritmias e com teste de esforço mostrando CF > 80% e VO_2 máximo igual ou maior que 30 mL/kg/min, podem ser liberados para atividade física recreativa.[7]

A recomendação será de esportes de baixa intensidade, caso a insuficiência tricúspide seja de grau moderado, grau funcional I-II, sem cianose ou com insaturação discreta aos esforços e sem arritmia. Aqueles sintomáticos, grau funcional III-IV, cianose, disfunção do ventrículo direito e arritmias não devem exercer nenhum tipo de atividade esportiva.

Casos submetidos à correção cirúrgica são avaliados após seis meses com eletrocardiograma, radiografia de tórax, Holter e TE. Se os resultados forem favoráveis, a liberação obedece aos critérios anteriores, devendo ser individual e criteriosa.

Considerações Finais

O manejo de portadores de cardiopatias congênitas quanto à prática de esportes obedece a critérios individualizados, baseados na clínica e em exames complementares, visando oferecer mais segurança para atingir os benefícios esperados, que são o bem-estar físico, a integração social e o equilíbrio profissional.

Referências Bibliográficas

1. Dolk H, Loane MA, Abramsky L, de Walle H, Garne E. Birth prevalence of congenital heart disease. Epidemiology. 2010; 21:275-77.
2. Maron BJ. Sudden death in Young athetes. N Engl J Med. 2003; 349: 1064-75.
3. Mitchel JH, Hakel WL, Raven PB. Classification of sports. J Am Coll Cardiol. 1994; 24: 864-66.
4. Graham Jr TP, Towbin JA, Newburger JW. 36th Betesda Conference: Task Force 2: Congenital Heart Disease. JACC. 2005; 8: 15-22.
5. Gatzoulis MA, Freeman MA, Siu SC, Webb GD, Harris L. Atrial arrhytmia after surgical closure of atrial septal defects in adults. N Engl J Med 1999; 340: 839-46.
6. George F, Van Hare Md, FACC Michael J. Ackerman, MD, PhD, FACC; Juli-anne K. Evangelista, DNP, APRN, CPNP-AP; et cols. Eligibility and Disqualification Recommendations for Competitive Athletes With Cardiovascular Abnormalities: Task Force 4: Congenital Heart Disease. A Scientific Statement From The American Heart Association and American College of Cardiology. Circulation. 2015; 132: 281-91.
7. Picchio FM, Colona PL, Daliento L, et al. Criteri di valutazione dela capacitá lavorativa, idoneitá al lavoro specifico, attitudine ad attivitá física e sportiva ed assicurabilità nel cardiopatico congênito. Ital Heart J Suppl. 2001; 2(1): 46-77.
8. Tebexreni AS, Silva MAA, Carvalho,ACC. Cardiopatias Congênitas: Atividades Físicas e Esporte. Ver Soc Cardiol Estado de São Paulo. 2005;2:169-83.
9. Tavares MV, Silva MAA, Tebexrene AS, Joaquim MRG. Cardiopatias Congênitas. In: Ghorayeb N, Dioguardi GS. Tratado de Cardiologia do Exercício e do Esporte. Atheneu 2007. 301-16.
10. Perloff, JK and Marelli, AJ. Perloff`s Clinical Recognition of Congenital Heart Disease. Coarctation of the Aorta and Interrupted Aortic Arch. Editora Elsevier. Sixth Edition 2012: 101-28.
11. Kaemmerer H, Szatmári A, Ewert P. Aortic Coarctation and Interrupted Aortic Arch. In: Gatzoulis MA, Webb Gary D, Daubeney PEF. Diagnosis and Management of Adult Congenital Heart Disease. Third Edition. Elsevier. 2018.
12. Graham Jr TP, Bricker JT, James FW, Strong WB. Task Force 1: Congenital Heart Disease. J Am Cardiol. 1994; 24: 867-73.
13. Braverman AC, Harris KM, Kovacs RJ, Maron BJ. Eligibility and Disqualification for Competitive Athletes Whit Cardiovascular Anormalities: Task Force 7: Aortics Diseases, Including Marfan Syndrome. Circulation. 2015; 132: 33-309.
14. Brickner ME. Valvar Aortic Stenoses. In: Gatzoulis MA, Webb GD, Daubeney PEF. Diagnoses and Management of Adult Congenital Heart Disease. Churchill- Linvigstone.2003. 213-21.
15. Braverman AC, HarrisKM, Kovacs RJ, Maron BJ. Eligibility and Disqualification Recommendations for Competitive Athletes With Cardiovascular Abnormalities: Task Force 7: Aortic Diseases Including Marfan Syndrome. A Scientific Statement From The American Heart Association and American College of Cardiology. Circulation. 2015; 132:303 -309.
16. Fontes VF, Santana MVT, Silva MAA, França NAAC, Costa RN. Anomalias Congênitas das Artérias Coronárias. In: Sousa AGMR, Timerman A, Sousa JEMR. Tratado sobre Doença Arterial Coronária. Atheneu, 1ed, Rio de Janeiro, 2017; 113-130.
17. Gatzoulis MA, Balaji S, Webber AS, et al.- Risk stratification for arrhythmia and Sudden Cardiac Death Late after repair of Tetralogy of Fallot. Ed: Michael A Gatzoulis and Daniel J. Murphy. Editad for Futura Publishing Company, Inc. Armonk, NY, 2001.
18. Chandar JS, Wolff GS, Garson Ajr, et al. Ventricular Arrhythmias in postoperative Tetralogia of Fallot. Am J Cardiol, 1990; 65: 655-61.
19. Silva, MAP. Anomalia de Ebstein. In: Porto CC, editor. Doenças do Coração, Prevenção e Tratamento. Rio de Janeiro: Guanabara Koogan, 2 ed; 2005, 434-8.

Capítulo 29

Diabetes: Exercícios e Esportes

• Daniel Pellegrino dos Santos • Lorena Albuquerque • Nabil Ghorayeb

Diabetes mellitus (DM) consiste em um distúrbio metabólico caracterizado por hiperglicemia persistente, decorrente de deficiência na produção de insulina ou na sua ação, ou em ambos os mecanismos, ocasionando complicações em longo prazo.

Constitui-se em importante e crescente problema de saúde para todos os países, principalmente os em desenvolvimento. O aumento de sua prevalência está associado a fatores como urbanização desordenada, estilo de vida sedentário, excesso de peso, mudança de padrões nutricionais, crescimento e envelhecimento populacional e, também, à maior sobrevida dos indivíduos acometidos. Em 2015, a Federação Internacional de Diabetes (International Diabetes Federation – IDF) estimou a prevalência de 8,8% da população mundial entre 20 e 79 anos de idade (415 milhões de pessoas), projetado para ser superior a 642 milhões em 2040, se persistirem as tendências atuais. O Brasil encontra-se na quarta posição do ranking com aproximadamente 14,3 milhões de casos e com projeção para 23,3 milhões em 2040. A maioria dos países despende em DM entre 5 e 20% do seu gasto total com saúde. Para o Brasil, o custo avaliado em 2015 foi de US$ 22 bilhões, com projeção de US$ 29 bilhões para 2040.[1]

A Organização Mundial da Saúde (OMS) estima que glicemia elevada seja o terceiro fator, em importância, da causa de mortalidade prematura, superada apenas por hipertensão arterial sistêmica e tabagismo. São aproximadamente 5 milhões de mortes entre 20 e 79 anos, o equivalente a um óbito a cada 6 segundos decorrentes do DM e suas complicações. Doença cardiovascular é a principal causa de óbito, sendo responsável por aproximadamente metade dos óbitos. O DM será responsável por 14,5% da mortalidade mundial por todas as causas nas próximas décadas.

Avaliação Pré-Participação Esportiva

Atletas com DM devem ser submetidos a uma avaliação pré-participação esportiva (APP) detalhada, que deve englobar a qualidade do controle glicêmico e a pesquisa de complicações micro- e/ou macrovasculares que podem ser agravadas pelo exercício físico.

Infelizmente, muitos desses atletas têm nessa avaliação a única oportunidade de contato médico, aumentando ainda mais a responsabilidade em investigar, prescrever e orientar adequadamente a eles e toda equipe multidisciplinar envolvida.[2]

O controle glicêmico está intimamente relacionado ao aparecimento de complicações em longo prazo. Essas complicações incluem principalmente as doenças cárdio e cerebrovasculares, nefropatia, neuropatia e retinopatia.[3,4]

Uma completa anamnese, exame físico dirigido e testes laboratoriais devem ser realizados para servir de base para toda equipe multidisciplinar, proporcionado um atendimento adequado do atleta com DM, visando não somente preservar a integridade física bem com garantir um desempenho esportivo ótimo.[4,5]

Anamnese

Na história médica, o enfoque deve estar nos seguintes aspectos

- Tempo e características do aparecimento do DM;
- Tipo de modalidade esportiva, estado nutricional, padrões alimentares crescimento e desenvolvimento em crianças e adolescentes;
- Tratamentos anteriores e resposta terapêutica;
- Tratamento atual;
- Episódios de hipoglicemia, cetoacidose diabética ou coma hiperosmolar não cetótico;
- Pesquisa de outros fatores de risco cardiovascular (tabagismo, hipertensão, obesidade e histórico familiar de doença coronariana);
- Histórico de complicações micro- e/ou macrovasculares;
- Transtornos psicossociais relacionados à doença (depressão, ansiedade e distúrbios alimentares).

Exame Físico

Deve ser completo e dirigido em busca de complicações incipientes ou já instaladas que possam contraindicar ou ser agravadas por determinada modalidade esportiva. Além da avaliação clássica, deve obrigatoriamente incluir:[2,4]

- Peso, altura e composição corporal;
- Determinação da pressão arterial, incluindo aferição ortostática quando indicado;
- Fundoscopia;
- Palpação de pulsos;
- Exame abrangente dos pés na detecção de lesões, bolhas e alterações na sensibilidade tátil, térmica ou dolorosa.

Monitorização Glicêmica

A automonitorização da glicemia deve ser realizada três ou mais vezes por dia em pacientes que utilizam múltiplas injeções diárias de insulina ou que utilizem bomba de insulina. Em pacientes com uso menos frequente de insulina ou que estejam apenas com terapia nutricional, a automonitorização pode ser um guia bastante útil para o sucesso da terapia.[5]

Testes de hemoglobina glicada (A1C)

Os testes de A1C devem ser realizados pelo menos duas vezes ao ano em pacientes com controle estável e na frequência de quatro vezes ao ano em pacientes com alterações na terapêutica ou que não estejam atingindo as metas glicêmicas recomendadas.

A monitorização glicêmica pode ser avaliada através da glicemia em jejum, glicemia pós-prandial e pela hemoglobina glicada (Tabela 29.1).

TABELA 29.1 – **Níveis recomendados para cada variável[4]**

Glicemia em jejum	70-99 mg/dL
Glicemia pós-prandial	< 160 mg/dL
Hemoglobina glicada	< 7% mg/dLl

Pesquisa de Complicações Micro- e/ou Macrovasculares

Nefropatia diabética

A dosagem de creatinina e taxa de filtração glomerular calculada devem ser realizadas anualmente.

Pesquisa de micro- ou albuminúria em urina de 24 horas, anualmente, em pacientes com DM tipo 1, cinco anos após o diagnóstico e tipo 2 a partir do diagnóstico (Tabela 29.2).[5]

TABELA 29.2 – **Classificação da proteinúria[4]**

Normal	< 30 μg/mg creatinina
Microalbuminúria	30-299 μg/mg creatinina
Albuminúria	$\geq$ 300 μg/mg creatinina

Retinopatia diabética

Avaliação oftalmológica deve ser realizada em adultos e crianças com DM tipo 1 com cinco anos do diagnóstico. Em pacientes com DM tipo 2, essa avaliação deve ser feita imediatamente após o diagnóstico. Em ambos os casos (DM-1 e DM-2) as avaliações oftalmológicas devem ser repetidas anualmente. Exames mais frequentes devem ser realizados na vigência de progressão da doença.[6]

Neuropatia diabética

• Polineuropatia periférica

Os pacientes devem ser examinados anualmente usando testes de percepção vibratória, dolorosa, tátil e avaliação de presença/ausência de reflexos.

• Neuropatia autonômica

Os sinais e sintomas de disfunção autonômica devem ser cuidadosamente avaliados durante a história e exame físico. As principais manifestações incluem, taquicardia em repouso (> 100 bpm), intolerância ao exercício, hipotensão postural (queda maior que 20 mmHg na pressão arterial sistólica), perda da percepção de hipoglicemias, alterações gastrointestinais (diarreia, constipação, incontinência fecal e gastroparesia), alterações urinárias (bexiga neurogênica), disfunções sexuais e alterações das glândulas sudoríparas.

Doença Cardiovascular

O diabetes é considerado como fator de risco isolado para desenvolvimento das doenças cardiovasculares (DCV). Os pacientes com DM têm taxas duas a oito vezes mais elevadas de futuros eventos cardiovasculares, em comparação com indivíduos não diabéticos da mesma idade e etnia.

O controle dos outros fatores de risco como a dislipidemia, hipertensão, tabagismo, obesidade (característica de algumas modalidades) e histórico familiar tem como objetivo não só reduzir o aparecimento das DCV, como de morte súbita durante a prática esportiva.

Doença Arterial Obstrutiva Periférica

A avaliação da Doença Arterial Obstrutiva Periférica (DAOP) deve ser baseada na presença de sinais e sintomas, incluindo pulsos diminuídos ou ausentes, pés frios, atrofia dos tecidos subcutâneos, alopecia e claudicação intermitente. Pode ser avaliada através do índice tornozelo braquial que expressa a relação entre a pressão arterial sistólica na artéria tibial posterior ou pediosa comparado à pressão sistólica na artéria braquial (Tabela 29.3).

Se houver dúvida, pode ser realizado o *duplex scan* arterial.

TABELA 29.3 – Índice tornozelo/braquial (ITB)[4]

Normal	[3] 0,90 a 1,30
Claudicante	[3] 0,50 e < 0,90
Isquemia crítica	< 0,50

Doença Arterial Coronariana

A pesquisa de doença arterial coronariana deve ser feita através do questionamento de sintomas típicos e atípicos (dispneia, taquicardia, cianose e síncope) de isquemia miocárdica, que nos atletas com DM pode aparecer de maneira silenciosa. Desse modo, devemos lançar mão de exames subsidiários provocativos de isquemia, em especial o teste ergométrico clássico, o teste cardiopulmonar ou outros exames, como a cintilografia do miocárdio com *stress* e o *ecostress*.

Eletrocardiograma

Variações na prevalência incidem com relação ao gênero (maiores no masculino), idade (doenças genéticas/congênitas nos jovens, além de repolarização precoce em derivações precordias e coronariopatia nos masteres), etnia (atletas negros apresentam mais SVE e alterações de repolarização), diferentes níveis de formação (mais frequentes nos atletas que nos esportistas) e modalidade esportiva (predomínio do componente dinâmico). Especificamente, o ECG é incapaz de detectar artérias coronárias anômalas, aterosclerose coronária prematura e aortopatias.[7]

As alterações no ECG do atleta podem ser divididas em três grupos: comuns e/ou relacionadas com o treinamento esportivo, achados considerados *borderline* e pouco frequentes e/ou sugestivas de cardiopatias.

Alterações Consideradas Fisiológicas

Atletas desenvolvem alterações eletrocardiográficas resultantes de adaptações fisiológicas decorrentes do aumento do tônus vagal, como bradicardia/arritmia sinusal (encontrada entre 13-69% dos atletas), bloqueio atrioventricular de primeiro grau (35%), repolarização precoce (50-80%) e atraso final de condução pelo ramo direito (50%).

O exercício vigoroso também promove remodelamento ventricular esquerdo, demonstrado por critérios de voltagem (ou seja, com base apenas em medidas de amplitude do QRS) para hipertrofia fisiológica do ventrículo. Essas alterações podem ser encontradas em até 80% dos atletas de alta *performance*. Achados sugestivos de sobrecarga ventricular esquerda, com a presença concomitante de ondas Q patológicas, desvio de eixo elétrico, sobrecarga atrial e alterações da repolarização, devem ser considerados patológicos. Esses achados devem ser coerentes com o gênero, a idade, a raça, o adequado nível de formação e/ou o tipo de esporte.

Critérios para hipertrofia ventricular direita (HVD) também são comuns em atletas, sendo encontrados em até 13% dos eletrocardiogramas.

Outros achados menos comuns relacionados ao tônus vagal, que podem ser encontrados em atletas, são: ritmo ectópico atrial ou juncional, bloqueio átrio ventricular (BAV) de 2º grau do tipo I (Wenckebach), que responde ao esforço, à administração de drogas e reduz com o descondicionamento físico.

Alterações de repolarização com elevação do segmento ST, seguido de inversão de onda T entre V1-V4 em atletas afrodescendentes é considerado uma variante normal e não deve resultar em investigação adicional, na ausência de outros achados clínicos.

Inversão de onda T entre V1-V3 em atletas menores de 16 anos, reconhecidas como padrão de repolaricação juvenil, podem ser encontrados entre 10%-15% de atletas brancos e adolescentes de 12 anos, mas apenas em 2,5% dos atletas brancos com idade entre 14 e15 anos.

Alterações Consideradas *Borderline*

Dados recentes sugerem que alguns achados do ECG, anteriormente categorizados como anormais, podem representar variantes normais ou o resultado da remodelação cardíaca fisiológica em atletas e que, geralmente, não representam doença cardíaca patológica.

Essas descobertas do ECG foram atualmente categorizadas como achados "limítrofes" em atletas.

Desvio do eixo elétrico e critérios para alargamento atrial representam > 40% dos padrões de ECG anormais em atletas nos critérios anteriores, mas não se correlacionam com patologia cardíaca.

Os critérios de voltagem para o alargamento auricular não conseguiram identificar quaisquer grandes anormalidades estruturais ou funcionais.

Apesar do atraso final de condução pelo ramo direito ser comum em atletas jovens, o significado de bloqueio completo do ramo direito (BRD) é menos certo. O BRD completo é detectado entre 0,5% a 2,5% e poderiam representar um espectro estrutural e fisiológico de remodelação cardíaca caracterizada por dilatação do VD.

Com base nas considerações acima mencionadas, desvios do eixo elétrico para direita ou esquerda, aumento do átrio direito ou esquerdo, desvio e bloqueio de ramo direito são considerados variantes limítrofes em atletas.

A presença de qualquer uma dessas descobertas, isoladamente ou com outros padrões elétricos fisiológicos, não necessitam de avaliação adicional em atletas assintomáticos, sem história familiar de doença cardíaca prematura ou morte súbita.

Por outro lado, a presença de mais de um desses achados limítrofes colocam o atleta na categoria anormal, o que justifica investigação adicional.

Alterações Não Consideradas Fisiológicas

Essas mudanças consideradas fisiológicas devem ser claramente separadas de padrões sugestivos de cardiopatias, reconhecidos por:

- Alterações na repolarização (exceto repolarização precoce), depressão do segmento ST, ondas Q patológicas, complexos QRS maiores ou iguais a 140 ms, bloqueio de ramo esquerdo, pré-excitação ventricular, intervalo QT longo, alterações sugestivas de Brugada tipo I, bradicardia acentuado (FC menor que 30 bpm), onda Epsilon, intervalo PR maior ou igual a 400 ms, BAV 2 grau tipo Mobitz II, BAV 3 grau, duas ou mais extrassístoles ventriculares em 10 segundos, taquiarritmias supraventriculares e arritmias ventriculares;

- Achados que são raros (5%) podem ser a expressão inicial ou já instalada de cardiomiopatias, heranças genéticas ou canulopatias que elevam em até quase três vezes o risco de morte súbita;

- Alterações devidas à adaptação cardíaca aos esforços não devem causar preocupação excessiva nos atletas jovens, sendo assim elegíveis para participação em esportes competitivos. Devem prosseguir na investigação os atletas com 2 ou mais achados *borderline* ou qualquer achado sugestivo de cardiopatias e aqueles que se apresentam sintomáticos, com achados anormais ao exame físico ou na presença de história familiar positiva.

Teste Ergométrico

O teste ergométrico deve ser realizado na avaliação inicial e anualmente em todos os atletas com DM. Trata-se de um procedimento individualizado, com a finalidade de diagnosticar doença coronariana silenciosa, alterações provenientes da neuropatia autonômica, arritmias complexas induzidas pelo esforço, resposta pressórica, metabólica, capacidade funcional, permitindo a correta prescrição e elegibilidade desses atletas.

Atletas com alterações inespecíficas do segmento ST, presença de bloqueio de ramos esquerdo, hipertrofia ventricular ou com testes ergométricos sugestivos de isquemia devem ser investigados com testes provocativos de isquemia de maior sensibilidade diagnóstica como a cintilografia do miocárdio ou ecocardiografia de estresse.[7]

Outros Exames

Exames mais sofisticados e de maior custo (p. ex.: ecocardiograma, cintilografias, tomografias etc.) poderão ser utilizados individualizando cada caso.

Adaptações Metabólicas Resultantes de Atividade Física Regular

As adaptações crônicas dependem diretamente dos princípios básicos do treinamento esportivo. Com relação ao metabolismo da glicose, o treinamento físico resulta em menor secreção de insulina (a basal e a estimulada por glicose); aumento da expressão do transportador de glicose tipo 4 (glucose transporter type 4, GLUT4) muscular, melhorando a sensibilidade periférica à insulina. O mecanismo pelo qual as atividades físicas aeróbicas e resistidas aumentam a captação periférica de glicose é semelhante, embora o exercício resistido eleve capacidade de armazenamento de glicogênio muscular.

Tipos de exercício físico

* Exercício aeróbico

    * Definição: movimentos rítmicos, repetitivos e continuados de um mesmo grande grupo muscular por, pelo menos, 10 minutos.
    * Frequência recomendada: 150 a 300 minutos de exercício moderado ou 75 a 150 minutos de exercício vigoroso por semana (moderada, de 50 a 70% do FC máxima e vigoroso, > 70% do FC máxima) nos adultos e 60 minutos/dia nas crianças e adolescentes.

* Exercício resistido

    * Definição: exercício de curta duração envolvendo uso de peso, aparelhos de musculação ou, ainda, bandas elásticas com o objetivo de aumentar a força e a resistência musculares;
    * Frequência recomendada: duas a três vezes por semana.

Iniciar por uma série com peso, assegurando 15 a 20 repetições bem executadas com 50 a 80% da força voluntária máxima e progredir com orientação de educador físico.

CARDIOESPORTE: CARDIOLOGIA DO EXERCÍCIO E DO ESPORTE

- Flexibilidade e propriocepção

  - Definição: movimentos de alongamento, exercícios funcionais, estabilização e equilíbrio que visam melhora da percepção corporal, prevenção de quedas e perda da elasticidade;
  - Frequência recomendada: três vezes por semana.

Cuidados associados ao exercício físico em indivíduos com diabetes: hipo- e hiperglicemias

- Hiperglicemia

Nos indivíduos com DM1 apresentando hiperglicemia e cetose, o exercício físico pode potencializar a hiperglicemia, agravando a cetose e a desidratação. A recomendação é de suspensão do exercício físico em caso de glicemia acima de 250 mg/dL na presença de cetose ou em caso de glicemia acima de 300 mg/dL, mesmo na ausência de cetose.

Nos indivíduos com DM2, o exercício de intensidade leve a moderada ajuda a diminuir a glicemia. Pacientes com DM2 assintomáticos, em atividades compatíveis com aptidão física, não precisam adiar o exercício físico por causa da hiperglicemia, devendo-se atentar à hidratação na presença de hiperglicemia.

- Hipoglicemia

Hipoglicemia é grave e frequente complicação da insulinoterapia intensiva. Geralmente, ocorre entre 20 a 60 minutos do início do exercício por excesso de insulina circulante, seja pelo aumento da absorção de insulina injetada no tecido subcutâneo (induzido pela atividade física), seja pela perda da capacidade endógena de diminuir os níveis circulantes de insulina no exercício, prejudicando a liberação hepática de glicose.

Há diversas estratégias para a prevenção de hipoglicemia relacionada ao exercício, em geral incluindo suplementação de carboidratos e redução ou supressão da dose de insulina.

As estratégias para prevenção de hipoglicemia incluem:

- Ter sempre à disposição oferta de carboidratos e/ou glucagon injetável.
- Evoluir progressivamente a intensidade e a duração da atividade;
- Ingerir fontes de carboidrato de lenta absorção horas antes do exercício;
- Não injetar insulina nos grupos musculares envolvidos no exercício;
- Individualização de treino, dieta e suplementação;
- Encorajar o uso de novas tecnologias, como sensores, monitores contínuos, bombas de insulina com autossuspensão e aplicativos em smartphones, relógios e monitores;
- Redução da taxa basal noturna e/ou ingestão de 15 a 30 g de carboidrato nas hipoglicemias noturnas.

Estratégias para prevenir hipoglicemias

• Monitoração glicêmica

Medir, antes do exercício físico, durante e depois:

• Efetuar a medição se o exercício durar mais que 30 a 60 minutos;

• Medir duas a três vezes antes, em intervalos de 30 minutos (ver tendência antes de começar);

• Se possível, medir a cada 30 minutos durante o exercício físico;

• Caso haja histórico de hipoglicemia tardia, medir a cada 2 a 4 horas após o exercício físico;

• Em caso de hipoglicemia noturna, medir antes de dormir, uma vez durante a madrugada e ao acordar.

• Ingestão de carboidratos

• Antes: depende da glicemia. Em geral, a ingestão é necessária em caso de glicemia < 100 mg/dL;

• Durante:

– Se a sessão durar mais que 60 minutos, especialmente se a insulina prévia não for reduzida em pelo menos 50%, a ingestão será necessária;

– Se o exercício físico for feito durante o pico de ação da insulina, mais carboidrato pode ser necessário.

• Após: programar lanche ou refeição após o treino.

Ajuste de insulina (importante, se a intensidade do exercício for moderada a alta ou muito alta, em treinos com mais de 30 minutos)

O médico deve determinar, com o atleta, a melhor estratégia a ser adotada.

• Bomba de insulina

• Reduzir a insulina basal em 20 a 50%, uma a duas horas antes do exercício físico;

• Reduzir a insulina *bolus* em até 50% na refeição anterior;

• Suspender ou desconectar a bomba ao início do exercício físico.

Bombas não podem ser desconectadas ou suspensas em exercício físico por mais de 60 minutos, sem que haja insulina suplementar.

• Múltiplas doses de insulina

• Reduzir a dose da insulina *bolus* em até 50% na refeição anterior.

• Hipoglicemia noturna

• Reduzir a insulina bolus da refeição noturna em 50%.

Aspectos nutricionais relacionados com o atleta

• Carboidratos

A recomendação de carboidratos diários nos esportes de *endurance* é de 6 a 10 g/kg de peso ou mais, para atletas de *ultraendurance*. Já em atividades não *endurance*, a indicação é de 5 a 6 g de carboidrato/kg de peso.

• Proteínas

Não existe consenso acerca do melhor horário (antes, durante ou após) e do tipo (caseína e soro do leite). A dose indicada é de 1,2 a 1,8 g/kg de peso. A ingestão proteica em indivíduos com diabetes e doença renal crônica (DRC) não dependente de terapia renal substitutiva deve ser em torno de 0,8 g/kg/dia.

• Gorduras

É importante salientar que dietas ricas em gordura atrapalham a *performance*. Recomenda-se 1 g/kg de peso, totalizando 20 a 30% do valor energético total.

• Água

A necessidade de água é baseada em taxa de suor, temperatura ambiente e altitude. Recomenda-se determinar a necessidade de água verificando-se o peso do indivíduo antes e depois da atividade física. Para cada 1 kg perdido, a reposição deve ser de, no mínimo, 1,5 litros.

• Micronutrientes

Não existem recomendações claras sobre a suplementação de vitaminas e sais minerais para atletas de *endurance*.

A oferta de nutrientes antes dos exercícios, durante a prática e após a atividade física é diferente, como abordado nos tópicos a seguir.

• *Antes da atividade física*

- A quantidade de carboidratos deve estar relacionada com a glicemia pré-exercício;
- 0,7 a 1,1 g de carboidrato/kg por hora, dividida para oferta antes da atividade física e durante ela;
- Se, entretanto, a glicemia estiver baixa, devem ser ingeridos 10 a 15 g de carboidratos ou efetuados ajustes na insulina para prevenir hipoglicemia.

• *Durante a atividade física*

- 30 a 60 g/hora de exercício em atividades superiores a 60 minutos.

• *Após a atividade física*

- Deve-se fornecer 1 a 1,5 g de carboidrato/kg em relação 4:1 (carboidrato ´ proteína) após até 30 minutos do término da atividade física;

DIABETES: EXERCÍCIOS E ESPORTES **373**

- O acompanhamento nutricional é fundamental para o atleta ou praticante de atividade física que busca segurança e bom desempenho nos esportes.

Atividade física na presença de complicações microvasculares

A presença de retinopatia restringe o tipo de exercício que pode ser praticado (Tabela 29.4), pois esforços que causem grandes elevações de pressão arterial, especialmente contrações isométricas e manobra de Valsava, podem ser contraindicados. A nefropatia diabética não implica recomendações específicas, exceto adequação do exercício à capacidade física do indivíduo. Já a neuropatia diabética tem implicação na prescrição do exercício, dependendo do quadro clínico.

TABELA 29.4 – **Cuidados relacionados com o exercício físico na presença de retinopatia diabética**[4]

Tipo de retinopatia	Exercícios físicos aceitáveis	Exercícios físicos desaconselháveis	Reavaliação oftalmológica
Sem retinopatia	Determinado por avaliação clínica	Determinado por avaliação clínica	12 meses
Retinopatia não proliferativa leve	Determinado por avaliação clínica	Determinado por avaliação clínica	6 a 12 meses
Retinopatia não proliferativa moderada	Determinado por avaliação clínica	Esportes que possam elevar pressão arterial	4 a 6 meses
Retinopatia não proliferativa severa	Determinado por avaliação clínica	Esportes competitivos ou que possam elevar pressão arterial	2 a 4 meses (pode ser necessário laser terapia)
Retinopatia proliferativa	Exercícios cardiovasculares de baixo impacto	Exercícios extenuantes, de explosão, impacto e manobra de Valsalva	1 a 2 meses (pode ser necessário laser terapia)

A presença de neuropatia periférica pode estar relacionada com perda de sensibilidade protetora nos pés. Se a neuropatia for significativa, devem-se evitar exercícios que suportem o peso corporal. O exercício repetitivo em pé com sensibilidade prejudicada pode levar a ulcerações e fraturas. Já a presença de neuropatia autonômica pode limitar a capacidade individual para o exercício físico.[9] Morte súbita e isquemia miocárdica silenciosa podem ser atribuídas à neuropatia autonômica diabética. Hipo e hipertensão após exercício vigoroso acontecem com mais frequência em pacientes com neuropatia diabética, especialmente quando iniciando programa de exercícios físicos. A neuropatia autonômica pode prejudicar a regulação térmica, e esses pacientes devem ser orientados a evitar exercícios físicos em extremos de temperatura ambiente, estando especialmente atentos a hidratação. Por aumentar o risco de doença ou morte cardiovascular, pacientes com neuropatia autonômica devem ser investigados de maneira mais invasiva antes do exercício físico.[10]

Cuidados e recomendações gerais sobre atividade física no *diabetes mellitus*

Todo indivíduo com diabetes deve ser incentivado a praticar exercícios físicos regularmente. O jovem que apresenta bom controle metabólico pode fazer a maioria das atividades com segurança; no adulto, o condicionamento cardiovascular é fundamental para a saúde; no envelhecimento, por sua vez, a manutenção da massa muscular e da funcionalidade passa a ser o foco central.

Cuidados com os pés na atividade física aeróbica são fundamentais para indivíduos com diabetes: tênis adequado, eventualmente com uso de palmilhas especiais (se indicado) e meias apropriadas (sem costura interna), a fim de manter os pés confortáveis e secos, especialmente naqueles com neuropatia diabética. Os indivíduos devem ser sempre relembrados da importância do exame dos pés antes e depois dos exercícios, atentando para o surgimento de bolhas. Um bracelete de identificação deve ser usado pelo atleta com diabetes, especialmente aquele em uso de insulina ou em risco de hipoglicemia.

Referências Bibliográficas

1. World Health Statistics 2016. Global report on diabetes. Geneva, 2016.
2. Ghorayeb N, Dioguardi G. Tratado de Cardiologia do Exercício e do Esporte. São Paulo: Ed. Atheneu, 2007.
3. Standards Of Medical Care In Diabetes-2018 Position Statement, Diabetes Care, Volume 41, Supplement 1, January 2018.
4. Oliveira JEP, Montenegro Junior RM. Diretrizes da Sociedade Brasileira de Diabetes 2017-2018. Editora Clannad, 2017.
5. Ghorayeb N, Stein R, Daher DJ, Silveira AD, Ritt LEF, Santos DFP, et al. Atualização da Diretriz em Cardiologia do Esporte e do Exercício da Sociedade Brasileira de Cardiologia e da Sociedade Brasileira de Medicina do Esporte - 2019. Arq Bras Cardiol. 2019; 112 (3):326-68.
6. Colberg SC, Sigal RC, Fernhall B, et al. Exercise and Type 2 Diabetes: The American College of Sports Medicine and the American Diabetes Association: Joint Position Statement. Diabetes Care 33:e147--e167, 2010.
7. Sharma, et al. International Recommendations for Electrocardiographic InterpretationJACC VOL 69 no 8 February, 2017:1057-75.
8. International Diabetes Federation and The Fred Hollows Foundation. Diabetes eye health: A guide for health care professionals. Brussels, Belgium: International Diabetes Federation, 2015.
9. International Diabetes Federation. Clinical Practice Recommendation on the Diabetic Foot: A guide for health care professionals: International Diabetes Federation, 2017.
10. International Diabetes Federation. Recommendations For Managing Type 2 Diabetes In Primary Care, 2017. www.idf.org/managing-type2-diabetes. Acesso em 26/01/2021.

Capítulo 30

Dislipidemias e Exercício Físico

• Adriana Bertolami • André Arpad Falud • Marcelo Chiara Bertolami

Introdução

Numerosos estudos epidemiológicos mostram que o aumento da concentração sérica de LDL-colesterol (LDL-C) associa-se a maior risco de mortes e eventos cardiovasculares, particularmente o infarto agudo do miocárdio.[1] Quanto ao aumento do colesterol ligado à lipoproteína de alta densidade [HDL-colesterol (HDL-C)], é forte, consistente e independente preditor de eventos cardiovasculares, como confirmado por vários estudos prospectivos em diferentes populações.[2] Além disso, as lipoproteínas ricas em triglicérides podem penetrar e acumular na parede arterial causando aterosclerose. Enquanto os triglicérides que elas carregam são metabolizados e fazem parte de pequena porcentagem do conteúdo lipídico das placas ateroscleróticas (apenas 2 a 3%), o colesterol trazido por essas lipoproteínas, particularmente na foram esterificada, acumula-se nas placas e auxilia no seu crescimento.[3] As lipoproteínas ricas em triglicérides são representadas, no perfil lipídico, pela concentração dos triglicérides, que podem ser determinadas em jejum ou no período pós-prandial. Estudos como o *Copenhagen City Heart Study* e o *Women's Health Study* mostraram que os triglicérides séricos estão associados a maior risco de infarto do miocárdio, doença cardíaca isquêmica, acidente vascular encefálico isquêmico e mortalidade por todas as causas.[4-6]

Também está bem demonstrado que a redução do LDL-C por vários medicamentos leva à redução do risco cardiovascular em diferentes populações com risco variado de eventos. Particularmente, as estatinas são as que acumulam o maior número de evidências,[7] mas atualmente elas também são disponíveis com o tratamento com ezetimiba[8] e os novos inibidores da PCSK9.[9,10] Quanto ao aumento do HDL-C, até o momento, os estudos têm sido decepcionantes em mostrar redução do risco cardiovascular. Para a redução dos triglicérides, a maioria das recomendações e diretrizes

CARDIOESPORTE: CARDIOLOGIA DO EXERCÍCIO E DO ESPORTE

incluem mudanças do estilo de vida, tais como evitar açúcar e outros carboidratos simples.[11] Medicamentos para redução dos triglicérides como fibratos, niacina e óleo de peixe, também são efetivos, mas com menor peso de evidências em comparação com as estatinas.[12]

Hábitos de vida saudáveis, incluindo a prática regular de atividade física, faz parte das recomendações para os pacientes com dislipidemias.[13] O sedentarismo e a baixa capacidade cardiorrespiratória contribuem para o maior risco de doença arterial coronária, entretanto, evidencias mostram que a prática de atividade física previne a doença.[14]

Melhora do Metabolismo Lipídico – Potenciais Mecanismos

As alterações dinâmicas no metabolismo de substratos, que ocorrem durante o exercício de resistência abrangendo várias intensidades de exercício, estado nutricional, gênero, idade e estado prévio de treinamento, seguem alguns princípios:[15]

1. O combustível primário em repouso é lipídico;
2. A intensidade do exercício é o fator principal que determina o substrato energético que será mais utilizado durante a atividade física;
3. Conforme a intensidade do exercício aumenta além de 45-65% do VO_2 máximo, glicogênio e glicose tornam-se os combustíveis primários, enquanto a utilização de lípidios diminui;
4. O treinamento de resistência, modificações da dieta e fornecimento de energia podem alterar a seleção dos substratos durante o exercício, mas isso tem papel secundário ao impacto da intensidade do exercício.

Embora os mecanismos pelos quais o exercício regular melhora o HDL-colesterol e os triglicérides não sejam totalmente compreendidos, pelo menos duas vias fisiológicas estão potencialmente envolvidas:[16]

1. A lipoproteína lipase reduz as taxas de triglicérides dos quilomícrons e das VLDL;
2. O treinamento físico aumenta a atividade da lipoproteína lipase no plasma, no tecido adiposo e nos músculos.[17]

Os triglicérides das VLDL são trocados por ésteres de colesterol das HDL e LDL e são, depois, hidrolizados pelas lipases, levando à diminuição do tamanho das partículas. A redução dos triglicérides das VLDL induzida pelo exercício resulta em menor disponibilidade de triglicérides para trocas e é, provavelmente, o mais importante mecanismo responsável pelo aumento das taxas de HDL-colesterol e do tamanho das LDL.[16] Em adição, a lipase hepática degrada fosfolípides das HDL, produzindo, assim, partículas menores de HDL que são rapidamente catabolizadas; foi mostrado que o exercício reduz a atividade da lipase hepática.[18] Assim, a lipoproteína lipase e a lipase hepática sofrem modificações favoráveis induzidas pelo exercício, que contribuem para a maturação da HDL e, como consequência, a capacidade dessas partículas de promover o transporte reverso do colesterol. Acredita-se que as propriedades antiaterogênicas das HDL sejam grandemente baseadas em seu papel no transporte reverso do colesterol, processo com múltiplas etapas nas quais a HDL promove o efluxo do excesso de colesterol dos tecidos periféricos levando-o para o fígado de onde será excretado. Poucos estudos com exercício incluíram medidas diretas do transporte reverso do colesterol, entretanto, vários pequenos estudos mostraram que o exercício está associado com marcadores do transporte reverso do colesterol, incluindo aumento do efluxo de colesterol.[19]

Impacto da Atividade Física sobre os Diferentes Componentes do Perfil Lipídico

Exercício aeróbico

O exercício aeróbico é definido como qualquer atividade física que acarrete elevação da frequência cardíaca e volume respiratório capazes de suprir a necessidade muscular de oxigênio.[20]

Inicialmente, estudos de *cross over* comparando corredores homens de meia idade a homens sedentários sugeriram um efeito benéfico da atividade física sobre o perfil lipídico, sendo que os corredores apresentavam menores taxas de colesterol total, LDL-C, VLDL e triglicérides, e altas concentrações de HDL-C.[21,22]

As análises dos estudos subsequentes mostraram resultados contraditórios, entretanto, esses estudos variaram em desenho, tempo de acompanhamento e intensidade de exercício. A magnitude dos efeitos do exercício sobre as lipoproteínas pareceu estar relacionada à intensidade e duração do programa de exercícios, além de variabilidade individual e perda de peso associada.[23]

Kraus et al. analisaram 111 homens e mulheres com sobrepeso e sedentários, portadores de dislipidemia moderada a importante, que foram divididos em quatro grupos:[24]

- Grande quantidade e alta intensidade de exercício durante 8 meses com gasto calórico equivalente a 32 km por semana se corrida em 65-80% do pico de consumo de oxigênio;
- Baixa quantidade e alta intensidade de exercício por oito meses, equivalente a caminhar 19,2 km por semana em 65-80% do pico de consumo de oxigênio;
- Baixa quantidade e moderada intensidade de exercício por oito meses, equivalente a 19,2 Km por semana em 40-55% do pico de consumo de oxigênio;
- Grupo-controle.

Todos os grupos de exercício apresentaram benefícios sobre o perfil lipídico quando comparados ao controle, incluindo redução do VLDL e triglicérides e aumento do tamanho das partículas de LDL. Aumento do HDL-C e das partículas de HDL, além do maior efeito sobre o LDL-C foi observado somente no grupo de exercício de alta intensidade e em grande quantidade. Importante frisar que esses benefícios ocorreram apesar da pequena perda de peso, sugerindo que sejam relacionados realmente à atividade física.

A quantidade, mais do que a intensidade de exercício, teve impacto sobre o perfil lipídico. O efeito foi graduado, assim, maior quantidade de exercício foi associada a maior benefício, entretanto, mesmo baixa quantidade foi capaz de limitar e prevenir o ganho de peso e consequente piora do perfil lipídico, que foi observada no grupo-controle.

Impacto sobre o HDL-C

Diversos estudos focaram na relação entre o exercício aeróbico e o HDL-C e mostraram que essa partícula é mais sensível ao exercício aeróbico que o LDL-C e os triglicérides.[20] Entretanto, a melhora do estilo de vida observada quando os indivíduos iniciam a prática de exercícios aeróbicos pode ser um viés nessa análise. Kodama et al., para evitar esse viés, avaliaram 25 estudos randomizados e controlados, incluindo pacientes que realizavam atividade física mas não estavam em uso de medicações e dietoterapia. Mesmo nessa situação, houve aumento de 2,53 mg/dL do HDL-C quando o exercício aeróbico era praticado acima de 5,3 MET (64,8% da capacidade aeróbica máxima).[25]

A relação entre o exercício e as diferentes sub frações da HDL também foram avaliadas em alguns estudos. Evidências sugerem que a HDL2-C promova maior proteção contra doença arterial coronária do que a HDL3-C. Kelley et al. avaliaram os efeitos do exercício aeróbico sobre o HDL2-C. Nessa metanálise, foram incluídos 19 estudos randomizados e controlados e foi observado aumento significativo do HDL2-C de 11% em indivíduos submetidos ao exercício aeróbico, sendo que esse aumento não foi associado a alterações de peso e composição de gordura corporal.[26]

A HDL3-C também é afetada pelo exercício aeróbico. Halverstadt avaliou 100 indivíduos saudáveis, previamente sedentários. Após 24 semanas de prática de exercício aeróbico, houve redução significante do HDL3-C ($1,9 \pm 0,5$ mg/dL, $p = 0,01$), independente da dieta e peso corporal.[27]

Rosenson et al. avaliaram os efeitos do treinamento sobre o HDL-C e sobre a função da HDL em um pequeno grupo de pacientes sedentários, com e sem síndrome metabólica. Após 3 meses de exercício moderado a intenso em bicicleta, o grupo com síndrome metabólica apresentou redução dos triglicérides, mas não houve diferença no LDL-C e no HDL-C. Entretanto, a capacidade de oxidação e a atividade da paraoxonase-1 aumentaram em paralelo, houve alteração da composição das subfrações menores da HDL associadas a aumento do colesterol livre e ésteres de colesterol transferidos para a HDL. Assim, o estudo mostrou dissociação entre as alterações nos níveis de HDL-C e das suas características qualitativas após pequeno período de treinamento em pacientes com síndrome metabólica, mostrando a importância de explorarmos mais as funcionalidades da HDL ao invés dos níveis de HDL-C. Assim, a funcionalidade da HDL passou a ser muito considerada na avaliação dos efeitos das intervenções, inclusive da atividade física, sobre a HDL.[28]

Impacto sobre o LDL-C

Diferente do HDL-C, o impacto do exercício sobre o LDL-C é bastante inconsistente na literatura, sendo que a maior parte dos estudos mostra leve redução do LDL-C,[24,29,30] enquanto dados mostram até aumento dessa subfração.[31] Alguns estudos mostraram que o exercício aeróbico isolado não altera os níveis do LDL-C, a não ser que haja também queda de peso.[32]

Entretanto, apesar dos resultados discordantes com relação ao LDL-C, os estudos indicam o potencial efeito cardioprotetor adquirido com a melhora das sub frações do LDL-C, sendo que as sub frações menores e mais densas são mais aterogênicas.[33] Foi observado que, em pacientes com dislipidemia, alguns meses de prática de exercício aeróbico não acarretaram alterações significativas no LDL-C, mas houve redução das partículas pequenas e densas mais aterogênicas e aumento do tamanho médio das partículas de LDL.[34] Portanto, o impacto da atividade física sobre o LDL-C não deve se limitar ao LDL-C total, mas suas subfrações também devem ser consideradas.

Impacto sobre os triglicérides

Os exercícios têm impacto importante sobre os triglicérides,[24,29] entretanto, diversos estudos mostraram que em indivíduos sedentários não há alteração nos níveis de triglicérides após uma sessão de exercício.[35] As razões para essa discrepância não são totalmente conhecidas, mas há a hipótese de que os triglicérides basais sejam o principal fator de influência da resposta dos triglicérides ao exercício, sendo que quanto mais altos os níveis basais, maior a resposta à atividade física.[20]

De maneira controversa, Peter et al. mostraram que, após dois dias de exercício aeróbico, os triglicérides reduziram em torno de 14%, enquanto houve aumento de 11% no HDL-C.[36] Assim, atualmente, a hipótese mais aceita é de que as diferentes repostas dos triglicérides e HDL-C ao exercício aeróbico estejam relacionadas ao peso, gordura corporal, condicionamento cardiovascular, nível de treinamento, concentrações lipídicas basais, alterações dietéticas, fatores genéticos em adição ao tipo de exercício, intensidade e tempo de treinamento.[20]

Exercício Resistido

Em uma metanálise incluindo 23 estudos, sendo 15 somente com exercícios resistidos e 8 combinando exercícios resistido e aeróbico, o principal achado relacionado ao perfil lipídico foi sobre os níveis de LDL-C. Nove dos 23 estudos mostraram redução significativa do LDL-C, variando de 5 a 23%. O colesterol total reduziu de 5 a 14% somente em mulheres, o que ocorreu também com os triglicérides que apresentaram redução somente nesse grupo. O HDL-C apresentou elevação significativa de 6 a 14% em 4 dos 23 estudos, em ambos os sexos.[37]

O estudo *Health, Risk Factors, Exercise Training and Genetics (HERITAGE) Family Study* dividiu em categorias 200 homens, de acordo com os triglicérides e HDL-C basais. Os pacientes foram submetidos a 20 semanas de exercício resistido.[38] Homens com triglicérides elevados e HDL-C baixo obtiveram o maior incremento no HDL-C (4,9%) comparados aos homens com valores normais ou aqueles com HDL-C reduzido isolado. A única correlação significativa entre o aumento do HDL-C com o treinamento em homens com hipertrigliceridemia e baixo HDL-C foi a redução do tecido adiposo subcutâneo.

Exercício combinado: aeróbico + resistido

Existem poucos estudos disponíveis sendo que uma metanálise com 8 estudos mostrou que em 3 deles houve redução do LDL-C de 4 a 34%,[39-41] aumento significativo do HDL-C em 3 desses estudos de 3,5 a 23%,[39,40] além de redução significativa do colesterol total e triglicérides somente em 2 estudos.[39,40]

Os estudos que compararam a influência dos diferentes tipos de exercícios sobre o perfil lipídico foram bastante controversos, sendo que alguns obtiveram resultados neutros[42-44] para os dois tipos de exercícios, outros mostraram melhora do perfil lipídico para os dois tipos de atividade física.[45,46] LeMura et al.[29] encontraram diferença significativa somente no grupo de treinamento aeróbico, enquanto Banz et al.[47] encontraram essa diferença somente para o exercício resistido.

Conclusão

O impacto da prática de exercício, tanto resistido quanto aeróbico, é importante no contexto de prevenção cardiovascular, entretanto, sua ação direta sobre os diversos componentes do perfil lipídico ainda é controversa e precisa ser estudada em maior profundidade.

Referências Bibliográficas

1. Prospective Studies Collaboration, Lewington S, Whitlock G, Clarke R, Sherliker P, Emberson J, Halsey J, Qizilbash N, Peto R, Collins R. Blood cholesterol and vascular mortality by age, sex, and blood pressure: a meta-analysis of individual data from 61 prospective studies with 55,000 vascular deaths. Lancet. 2007 Dec 1,370(9602):1829-39. doi: 10.1016/S0140-6736(07)61778-4. Erratum in: Lancet. 2008 Jul 26,372(9635):292. PMID: 18061058.
2. Toth PP, Barter PJ, Rosenson RS, Boden WE, Chapman MJ, Cuchel M, et al. High-density lipoproteins: a consensus statement from the National Lipid Association. J Clin Lipidol. 2013,7:484-525.
3. Nordestgaard BG, Wootton R, Lewis B. Selective retention of VLDL, IDL, and LDL in the arterial intima of genetically hyperlipidemic rabbits in vivo. Molecular size as a determinant of fractional loss from the intima-inner media. Arterioscler Thromb Vasc Biol. 1995,15:534-42.
4. Nordestgaard BG, Benn M, Schnohr P, Tybjaerg-Hansen A. Nonfasting triglycerides and risk of myocardial infarction, ischemic heart disease, and death in men and women. JAMA. 2007,298:299-308.
5. Bansal S, Buring JE, Rifai N, Mora S, Sacks FM, Ridker PM. Fasting compared with nonfasting triglycerides and risk of cardiovascular events in women. JAMA. 2007,298:309-16.
6. Freiberg JJ, Tybjaerg-Hansen A, Jensen JS, Nordestgaard BG. Nonfasting triglycerides and risk of ischemic stroke in the general population. JAMA. 2008,300:2142-52.
7. Cholesterol Treatment Trialists C, Baigent C, Blackwell L, Emberson J, Holland LE, Reith C, et al. Efficacy and safety of more intensive lowering of LDL cholesterol: a meta-analysis of data from 170,000 participants in 26 randomised trials. Lancet. 2010,376:1670-81.
8. Cannon CP, Blazing MA, Giugliano RP, McCagg A, White JA, Theroux P, et al. Ezetimibe Added to Statin Therapy after Acute Coronary Syndromes. N Engl J Med. 2015,372:2387-97.
9. Sabatine MS, Giugliano RP, Keech AC, Honarpour N, Wiviott SD, Murphy SA, et al. Evolocumab and Clinical Outcomes in Patients with Cardiovascular Disease. N Engl J Med. 2017,376:1713-1722.
10. Steg G. The ODYSSEY OUTCOMES Trial: Topline Results Alirocumab in Patients After Acute Coronary Syndrome. 2018.
11. Faludi AA, Izar MCO, Saraiva JFK, Chacra APM, Bianco HT, Afiune AN, et al. Arq Bras Cardiol. 2017,109:1-76.
12. Nordestgaard BG and Varbo A. Triglycerides and cardiovascular disease. Lancet. 2014,384:626-635.
13. Pate RR, Pratt M, Blair SN, Haskell WL, Macera CA, Bouchard C, et al. Physical activity and public health. A recommendation from the Centers for Disease Control and Prevention and the American College of Sports Medicine. JAMA. 1995,273:402-7.
14. Fletcher GF, Blair SN, Blumenthal J, Caspersen C, Chaitman B, Epstein S, et al. Statement on exercise. Benefits and recommendations for physical activity programs for all Americans. A statement for health professionals by the Committee on Exercise and Cardiac Rehabilitation of the Council on Clinical Cardiology, American Heart association. Circulation. 1992,86:340-4.
15. Brooks GA, Mercier J. Balance of carbohydrate and lipid utilization during exercise: the "crossover" concept. J Appl Physiol (1985). 1994,76:2253-61.
16. Tall AR. Exercise to reduce cardiovascular risk--how much is enough? N Engl J Med. 2002,347:1522-4.
17. Thompson PD. What do muscles have to do with lipoproteins? Circulation. 1990,81:1428-30.
18. Nye ER, Carlson K, Kirstein P, Rossner S. Changes in high density lipoprotein subfractions and other lipoproteins by exercise. Clin Chim Acta. 1981,113:51-7.

19. Lehmann R, Engler H, Honegger R, Riesen W, Spinas GA. Alterations of lipolytic enzymes and high-density lipoprotein subfractions induced by physical activity in type 2 diabetes mellitus. Eur J Clin Invest. 2001,31:37-44.
20. Wang Y, Xu D. Effects of aerobic exercise on lipids and lipoproteins. Lipids Health Dis. 2017,16:132.
21. Wood PD, Haskell W, Klein H, Lewis S, Stern MP, Farquhar JW. The distribution of plasma lipoproteins in middle-aged male runners. Metabolism. 1976,25:1249-57.
22. Williams PT, Krauss RM, Wood PD, Lindgren FT, Giotas C, Vranizan KM. Lipoprotein subfractions of runners and sedentary men. Metabolism. 1986,35:45-52.
23. Thompson PD, Buchner D, Pina IL, Balady GJ, Williams MA, Marcus BH, et al. American Heart Association Council on Clinical Cardiology Subcommittee on Exercise R, Prevention, American Heart Association Council on Nutrition PA and Metabolism Subcommittee on Physical A. Exercise and physical activity in the prevention and treatment of atherosclerotic cardiovascular disease: a statement from the Council on Clinical Cardiology (Subcommittee on Exercise, Rehabilitation, and Prevention) and the Council on Nutrition, Physical Activity, and Metabolism (Subcommittee on Physical Activity). Circulation. 2003,107:3109-16.
24. Kraus WE, Houmard JA, Duscha BD, Knetzger KJ, Wharton MB, McCartney JS, et al. Effects of the amount and intensity of exercise on plasma lipoproteins. N Engl J Med. 2002,347:1483-92.
25. Kodama S, Tanaka S, Saito K, Shu M, Sone Y, Onitake F, et al. Effect of aerobic exercise training on serum levels of high-density lipoprotein cholesterol: a meta-analysis. Arch Intern Med. 2007,167:999-1008.
26. Kelley GA, Kelley KS. Aerobic exercise and HDL2-C: a meta-analysis of randomized controlled trials. Atherosclerosis. 2006,184:207-15.
27. Halverstadt A, Phares DA, Wilund KR, Goldberg AP and Hagberg JM. Endurance exercise training raises high-density lipoprotein cholesterol and lowers small low-density lipoprotein and very low-density lipoprotein independent of body fat phenotypes in older men and women. Metabolism. 2007,56:444-50.
28. Rosenson RS, Brewer HB, Jr., Ansell B, Barter P, Chapman MJ, Heinecke JW, et al. Translation of high-density lipoprotein function into clinical practice: current prospects and future challenges. Circulation. 2013,128:1256-67.
29. LeMura LM, von Duvillard SP, Andreacci J, Klebez JM, Chelland AS, Russo J. Lipid and lipoprotein profiles, cardiovascular fitness, body composition, and diet during and after resistance, aerobic and combination training in young women. Eur J Appl Physiol. 2000,82:451-8.
30. Nybo L, Sundstrup E, Jakobsen MD, Mohr M, Hornstrup T, Simonsen L, et al. High-intensity training versus traditional exercise interventions for promoting health. Med Sci Sports Exerc. 2010,42:1951-8.
31. O'Donovan G, Owen A, Bird SR, Kearney EM, Nevill AM, Jones DW, Woolf-May K. Changes in cardiorespiratory fitness and coronary heart disease risk factors following 24 wk of moderate- or high-intensity exercise of equal energy cost. J Appl Physiol (1985). 2005,98:1619-25.
32. Goldberg AC, Hopkins PN, Toth PP, Ballantyne CM, Rader DJ, Robinson JG, et al. Familial hypercholesterolemia: screening, diagnosis and management of pediatric and adult patients: clinical guidance from the National Lipid Association Expert Panel on Familial Hypercholesterolemia. J Clin Lipidol. 2011,5:133-140.
33. Davidson MH, Ballantyne CM, Jacobson TA, Bittner VA, Braun LT, Brown AS, et al. Clinical utility of inflammatory markers and advanced lipoprotein testing: advice from an expert panel of lipid specialists. J Clin Lipidol. 2011,5:338-67.
34. Varady KA, St-Pierre AC, Lamarche B, Jones PJ. Effect of plant sterols and endurance training on LDL particle size and distribution in previously sedentary hypercholesterolemic adults. Eur J Clin Nutr. 2005,59:518-25.
35. Kantor MA, Cullinane EM, Sady SP, Herbert PN, Thompson PD. Exercise acutely increases high density lipoprotein-cholesterol and lipoprotein lipase activity in trained and untrained men. Metabolism. 1987,36:188-92.
36. Grandjean PW, Crouse SF, Rohack JJ. Influence of cholesterol status on blood lipid and lipoprotein enzyme responses to aerobic exercise. J Appl Physiol (1985). 2000,89:472-80.
37. Tambalis K, Panagiotakos DB, Kavouras AS, Sidossis LS. Responses of blood lipids to aerobic, resistance, and combined aerobic with resistance exercise training: a systematic review of current evidence. Angiology. 2009,60:614-32.
38. Couillard C, Despres JP, Lamarche B, Bergeron J, Gagnon J, Leon AS, et al. Effects of endurance exercise training on plasma HDL cholesterol levels depend on levels of triglycerides: evidence from men of the Health, Risk Factors, Exercise Training and Genetics (HERITAGE) Family Study. Arterioscler Thromb Vasc Biol. 2001,21:1226-32.

39. Park SK, Park JH, Kwon YC, Kim HS, Yoon MS, Park HT. The effect of combined aerobic and resistance exercise training on abdominal fat in obese middle-aged women. J Physiol Anthropol Appl Human Sci. 2003,22:129-35.
40. Verney J, Kadi F, Saafi MA, Piehl-Aulin K, Denis C. Combined lower body endurance and upper body resistance training improves performance and health parameters in healthy active elderly. Eur J Appl Physiol. 2006,97:288-97.
41. Kodama S, Shu M, Saito K, Murakami H, Tanaka K, Kuno S, et al. Even low-intensity and low-volume exercise training may improve insulin resistance in the elderly. Intern Med. 2007,46:1071-7.
42. Blumenthal JA, Matthews K, Fredrikson M, Rifai N, Schniebolk S, German D, et al. Effects of exercise training on cardiovascular function and plasma lipid, lipoprotein, and apolipoprotein concentrations in premenopausal and postmenopausal women. Arterioscler Thromb. 1991,11:912-7.
43. Smutok MA, Reece C, Kokkinos PF, Farmer C, Dawson P, Shulman R, et al. Aerobic versus strength training for risk factor intervention in middle-aged men at high risk for coronary heart disease. Metabolism. 1993,42:177-84.
44. Hersey WC, 3rd, Graves JE, Pollock ML, Gingerich R, Shireman RB, Heath GW, et al. Endurance exercise training improves body composition and plasma insulin responses in 70- to 79-year-old men and women. Metabolism. 1994,43:847-54.
45. Fahlman MM, Boardley D, Lambert CP, Flynn MG. Effects of endurance training and resistance training on plasma lipoprotein profiles in elderly women. J Gerontol A Biol Sci Med Sci. 2002,57:B54-60.
46. Fenkci S, Sarsan A, Rota S, Ardic F. Effects of resistance or aerobic exercises on metabolic parameters in obese women who are not on a diet. Adv Ther. 2006,23:404-13.
47. Banz WJ, Maher MA, Thompson WG, Bassett DR, Moore W, Ashraf M, et al. Effects of resistance versus aerobic training on coronary artery disease risk factors. Exp Biol Med (Maywood). 2003;228:434-40.

Capítulo 31

Hipertensão Arterial e Esportes

• Márcio Gonçalves de Sousa • Laura Del Papa Angeles

A American Heart Association relaciona o sedentarismo ao aumento da morbidade e da mortalidade por doenças cardiovasculares, estimando que comprometa de 50% a 80% da população mundial. Dessa maneira, a detecção do sedentarismo deve fazer parte da avaliação do hipertenso, e combatê-lo é uma das medidas recomendadas para a diminuição do risco cardiovascular.[1] Estima-se que indivíduos sedentários tenham um risco aumentado de desenvolver hipertensão arterial sistêmica (HAS) entre 20 e 50%.[2]

A atividade física regular promove uma redução da pressão arterial sistólica e diastólica, que é independente da redução de peso, porém mesmo o exercício agudo prolongado promove uma queda pressórica no período pós-exercício.[3] Em uma metanálise envolvendo 54 estudos clínicos[7] para verificação do efeito do exercício aeróbico na pressão arterial, encontrou-se uma redução pressórica de 3,84 mmHg na pressão arterial sistólica e de 2,72 mmHg na pressão arterial diastólica, independentemente da redução de peso. A redução pressórica foi maior nos indivíduos hipertensos, quando comparados com os não hipertensos, tendo havido redução da pressão arterial com várias formas de exercício. Embora a redução pressórica tenha sido discreta, estima-se que ela reduz significativamente a incidência de doenças cardiovasculares. Na análise dos subgrupos, verificou-se uma redução pressórica sistólica maior em indivíduos de raça negra e da pressão arterial diastólica maior nos indivíduos asiáticos.

Existem evidências científicas de que o exercício físico regular, além da redução da pressão arterial, que promove tanto na população hipertensa como na não hipertensa,[4] diminui também a incidência da doença coronária, dos acidentes vasculares encefálicos e da mortalidade geral.[5] O estudo de Framinghan constatou que, quanto maior for a atividade física, menor será a morbidade e a mortalidade cardiovascular. Existe sugestão de impacto inclusive na redução de mortalidade por câncer, mesmo com atividade física menor que a habitual comparada à inatividade.[6]

No estudo CARDIA,[8] examinaram a relação entre atividade física e hipertensão incidente em adultos jovens com mais de 15 anos de seguimento. Um total de 3.993 homens e mulheres, negros e brancos com idade entre 18 e 30 anos, foram examinados no início e 2, 5, 7, 10 e 15 anos mais tarde. Pressão arterial e nível de atividade física foram medidos em cada exame. Hipertensão foi definida como 140 × 90 mmHg ou uso de medicação anti-hipertensiva.[3] Encontraram 634 casos de hipertensão naqueles que eram mais *versus* menos fisicamente ativos e uma redução no risco (taxa de risco = 0,83; intervalo de confiança de 95% = 0,73-0,93) para hipertensão incidente, após ajuste para raça, sexo, idade, educação e história familiar de hipertensão arterial. Os autores concluíram que a atividade física merece atenção na prevenção da hipertensão entre os jovens adultos, particularmente quando se aproximam da meia-idade.

A atividade física regular na população não hipertensa age como uma das medidas de prevenção primária da hipertensão,[9] especialmente nas populações que apresentam níveis pressóricos dentro da faixa chamada de pré-hipertensão, com antecedentes familiares de hipertensão, sendo igualmente fundamental na população com sobrepeso/obesidade. É, também, descrita uma melhora no perfil lipídico e uma sensação de bem-estar físico nas pessoas que têm uma atividade física regular. No estudo de Hayashi et al,[10] investigaram a associação da duração da caminhada para o trabalho e atividade física no lazer com o risco de hipertensão. Foram avaliados 6.017 homens japoneses, entre 35 e 60 anos de idade com pressão arterial sistólica menor que 140 mm Hg e diastólica menor que 90 mmHg, sem intolerância à glicose e sem história de hipertensão ou diabetes. Dados sobre atividade física foram obtidos usando questionários e um valor de pelo menos 160/95 mmHg foi usado para diagnosticar a hipertensão. Durante 59.784 pessoas-ano de *follow-up*, 626 casos de hipertensão foram confirmados. A duração do caminhar para o trabalho foi associada com uma redução no risco de hipertensão incidente; riscos relativos ajustados pela análise multivariada eram 1,00 para uma caminhada de 10 minutos ou menos (referência categoria), 0,88 (IC 95%, 0,75 a 1,04) para caminhada de 11 a 20 minutos e 0,71 (IC 95%, 0,52 a 0,97) para uma caminhada de 21 minutos ou mais. Para cada 26,3 homens que andaram mais de 20 minutos para o trabalho, um caso de hipertensão foi evitado. Os autores concluíram que caminhar para o trabalho e outros tipos de atividade física diminuíram o risco de hipertensão em homens japoneses e o exercício regular pode prevenir a hipertensão.[10]

A atividade física pode ser dividida em aeróbica e anaeróbica; a primeira é uma atividade de baixa resistência, e a segunda, uma atividade de alta resistência. Embora ambas se associem a uma diminuição da pressão arterial, o recomendado é que a atividade física seja aeróbica. Devemos sempre submeter os pacientes hipertensos, que desejem participar de um programa de atividade física regular, a uma avaliação clínica prévia.

O Colégio Americano de Esportes em Medicina divide a atividade física aeróbica em:

- Baixa intensidade: 30% a 49% da VO_2máx ou 35% a 59% da FC máxima;
- Moderada intensidade: 50% a 74% da VO_2máx ou 60% a 79% da FC máxima;
- Alta intensidade: maiores que 74% da VO_2máx ou maiores que 79% da FC máxima.

Em todo programa de atividade física regular, deve-se levar em conta a duração, a frequência e a intensidade do exercício físico, inclusive no hipertenso. A frequência recomendada é de, no mínimo, três vezes por semana, embora o ideal é que seja diária; a intensidade preconizada é que seja moderada (60% a 79% da frequência cardíaca máxima), com duração de 30 a 60 minutos, embora mesmo uma atividade física leve (35% a 59% da frequência cardíaca máxima) se associe a uma redução pressórica estimada em 4 a 8 mmHg.

Todos os pacientes hipertensos devem ser orientados a participar de um programa de atividade física regular, que deve ser individualizada conforme a sua condição física. Devem ser levadas em conta a presença de lesões em órgãos-alvo (LOA) e a pressão arterial não-controlada. O uso de fármacos hipotensores não impede a realização de um programa de atividade física regular, porém os pacientes hipertensos que têm seus níveis pressóricos não controlados, para que haja uma maior segurança, devem iniciar a atividade física com a pressão arterial controlada. A atividade física deve ser individualizada e, para que haja adesão por parte do paciente, deve haver motivação, estando essa associada ao prazer por parte de quem o executa. É fundamental que a atividade física seja contínua e incorporada ao hábito de vida do paciente hipertenso.

Em um programa de atividade aeróbica, que tem como objetivo a melhora funcional, bem como a diminuição dos níveis pressóricos, o programa deve seguir três etapas:

- Aquecimento: duração de 10 a 15 minutos, compreendendo alongamento global, exercícios calistênicos e caminhada rápida.
- Fase de exercício, condicionamento ou fase aeróbica: duração de 30 a 50 minutos; é a fase em que se deve atingir a carga e/ou FC prescrita, obtidas por um teste de esforço, intensidade essa ao redor de 60% a 79% da FC máxima, ou 50% a 70% de VO_2máx. A posição do Colégio Americano de Medicina Desportiva defende que o treinamento com exercícios de intensidade ligeiramente menores parece reduzir a PA na mesma intensidade que os exercícios de intensidade mais elevada.
- Fase de relaxamento, recuperação ou desaquecimento: duração de 5 a 10 minutos; nessa fase, devem ser realizados caminhadas lentas e exercícios respiratórios, devendo-se repetir os alongamentos da fase de aquecimento.

A monitorização dos sinais vitais (FC, PA, FR), bem como a vigilância quanto aos sintomas de intolerância ao esforço (cansaço extremo, taquidispneia, tontura, náusea, palpitação, angina) são de grande importância durante todo o programa de atividade física no hipertenso.

Existem muitos pacientes que participam de programas de atividade física não supervisionados, entre os quais a caminhada é a mais simples. Nesses casos, deve-se orientar os descondicionados para que comecem com períodos de 15 a 20 minutos diários ou três vezes por semana, atingindo uma FC que seja superior em 25 a 30 bpm a FC de repouso.

Existem pacientes que não têm tempo ou condição física para a realização de uma atividade física regular de maneira continuada; assim, verificou-se que a realização de uma atividade física regular de uma forma acumulada tem a mesma resposta cardíaca e a mesma resposta na diminuição da pressão arterial, sendo possível optar entre uma atividade física continuada de no mínimo 30 minutos e uma acumulada dividida em três períodos de 10 minutos nas 24 horas.

Os exercícios de resistência em pacientes hipertensos foram contraindicados durante muito tempo, pela teoria de que fazem aumentar muito a pressão arterial sistólica. Apesar de ainda controversos, recentes estudos[11] têm demonstrado que, em pacientes que apresentam respostas normais da PA no teste de esforço, esse tipo de exercício também pode ser incluído no programa, porém nunca deve ser a única forma de treinamento dentro de um programa de atividade física regular.

Uma metanálise recente[12] indicou reduções significativas da PA com exercício resistido (PAS = -8,2 mmHg, IC = -10,9 a -5,5; I2: 22,5% e PAD = 4,1 mmHg, IC = -6,3 para -1,9; I2: 46,5%), quando comparado ao grupo-controle. Os autores concluíram que o treinamento resistido, sozinho, reduz a pressão arterial sistólica e diastólica em indivíduos pré-hipertensos e hipertensos. Os estudos clínicos randomizados que investigaram os efeitos do treinamento resistido em pacientes pré-hipertensos e hipertensos sustentam a recomendação do treinamento resistido como uma ferramenta para o tratamento da hipertensão sistêmica.[13]

Treinamento Resistido Estático (Isométrico)[13]

Com relação aos efeitos do treinamento isométrico (estático), poucos estudos mostraram um efeito redutor da PA desse treinamento, que incluiu um total de 64 pacientes. A média de diminuição da PA nesses estudos foi de 9,8/1,8 mmHg. A forma mais comum de exercício isométrico usado foi o *handgrip* e treinamento isométrico bilateral das pernas.

Treinamento Resistido Dinâmico[13]

Analisando especificamente os estudos de treinamento de resistência, temos cinco ECRs com treinamento dinâmico de resistência para pacientes hipertensos. Nenhum efeito de diminuição da PA pôde ser observado (redução média de 0 a 0,5 mmHg). Os estudos incluídos utilizaram várias formas de treinamento de resistência, incluindo treinamento em circuito, sozinho ou em combinação com treinamento aeróbico. A maioria dos estudos mostrou redução não significativa ou sem efeito redutor da PA.

A VII Diretriz Brasileira de hipertensão[14] recomenda que os hipertensos com níveis de PA mais elevados ou que possuam mais de três fatores de risco, diabetes, LOA ou cardiopatias façam um teste ergométrico antes de realizar exercícios físicos em intensidade moderada. Estudo recente da Mayo Clinic[15] demonstrou que atividade física recreacional não foi associada a aumento do risco cardiovascular em hipertensos não controlados. Eles avaliaram mais de 40.000 adultos brancos na Inglaterra e Escócia, maiores de 40 anos onde 12,7% tinham PAS > 160 mmHg. Houve 5.739 mortes de todas as causas durante 401.093 pessoas-ano de seguimento. Observaram uma curva dose-resposta invertida entre atividade física e risco de morte entre todos os níveis de pressão arterial sistólica ajustados para as covariáveis. Como conclusão do estudo, os dados sugeriram que a atividade física recreacional não está associada com risco aumentado de mortalidade em participantes com hipertensão descontrolada.

Como últimas recomendações, todo hipertenso que se engajar em esportes competitivos ou exercícios de alta *performance* deve fazer uma avaliação cardiovascular completa.[16] Várias classes de medicamentos podem ser consideradas para a iniciação de terapia anti-hipertensiva: diuréticos; β-bloqueadores (BBs), bloqueadores dos canais de cálcio (BCCs), inibidores da enzima conversora de angiotensina (iECAs) e bloqueadores dos receptores da angiotensina II (BRAs). Diuréticos e BBs não são recomendados como tratamento de primeira linha para pacientes envolvidos em esportes competitivos ou de alta intensidade pois podem reduzir o desempenho e capacidade de exercício nas primeiras semanas, além disso, estão na lista de *dopping* para alguns esportes, em que a perda de peso ou o controle do tremor é de importância primordial. Os diuréticos também são proibidos porque eles podem ser usados para esconder o uso de outros agentes de *doping*, como os esteroides anabolizantes, diluindo a urina. Assim, os BCCs e iECAs/BRAs são atualmente as drogas de escolha para o atleta hipertenso e podem ser combinados em caso de controle insuficiente da PA. Se é necessário um terceiro medicamento, um diurético do tipo tiazídico de baixa dosagem, possivelmente em combinação com um agente poupador de potássio, é recomendado. Não há evidência inequívoca de que agentes anti-hipertensivos prejudicariam o desempenho em esportes de resistência.[16]

Mensagens Finais

- A prática regular de atividade física previne o surgimento da hipertensão arterial;
- O exercício físico regular promove redução da pressão arterial, tanto na população hipertensa como na não hipertensa;
- O treinamento aeróbico é recomendado como forma preferencial de exercício para a prevenção e tratamento da HAS;
- O treinamento resistido não está contraindicado em hipertensos, mas deve ser usado em complemento ao aeróbico;
- O tratamento medicamentoso de escolha no hipertenso atleta deve ser com iECAs/BRAs e/ou BBCs.

Referências Bibliográficas

1. Whelton PK, Carey RM, Aronow WS, Casey DE Jr, Collins KJ, Dennison Himmelfarb C et al. 2017ACC/AHA/AAPA/ABC/ACPM/AGS/APhA/ASH/ASPC/NMA/PCNA Guideline for the Prevention, Detection, Evaluation, and Management of High Blood Pressure in Adults: A Report of the American College of Cardiology/American Heart Association Task Force on Clinical Practice Guidelines. J Am Coll Cardiol 2018 May 15; 71(19):2199-269.
2. Whelton PK, He Jiang, Appel L, Cutler JA, Havas S, Kotchen TA, et al. Primary Prevention of Hypertension. Clinical and public health advisory from the National High Blood Pressure Education Program. JAMA 2002; 288:1882-8.
3. Negrão CE, Urbana M, Rondon B. Exercice, hypertension and baroreflex control of the blood pressure. Rev Bras Hipertens 2001; 8:89-95.
4. Cornelissen VA, Smart NA. Exercise training for blood pressure: a systematic review and meta-analysis. J Am Heart Assoc 2013; 2:e004473 doi: 10.1161/JAHA.112.004473.
5. Calhoun DA, Grassi G. Weight gain and hypertension: the chicken-egg question revised. Journal of Hypertension 2004; 22:1869-71.
6. O'Donovan G, Lee IM, Hamer M, Stamatakis E. Association of "Weekend Warrior" and Other Leisure Time Physical Activity Patterns With Risks for All-Cause, Cardiovascular Disease, and Cancer Mortality. JAMA Intern Med 2017 Mar 1; 177(3):335-42.
7. Whelton SP, Chin A, Xin X, He J. Effect of aerobic exercise on blood pressure: a meta-analysis of randomized, controlled trials. Ann Intern Med 2002; 136:493-503.
8. Parker ED, Schmitz KH, Jacobs DR Jr, Dengel DR, Schreiner PJ. Physical activity in young adults and incident hypertension over 15 years of follow-up: the CARDIA study. Am J Public Health 2007 Apr; 97(4):703-9.

9. Diaz KM, Booth JN 3rd, Seals SR, Abdalla M, Dubbert PM, Sims M, et al. Physical Activity and Incident Hypertension in African Americans: The Jackson Heart Study. Hypertension 2017 Mar; 69(3):421-7.
10. Hayashi T, Tsumura K, Suematsu C, Okada K, Fujii S, Endo G. Walking to work and the risk for hypertension in men: the Osaka Health Survey. Ann Intern Med 1999 Jul 6; 131(1):21-6.
11. Carlson DJ, Dieberg G, Hess NC, Millar PJ, Smart NA. Isometric exercise training for blood pressure management: a systematic review and meta-analysis. Mayo Clin Proc 2014; 89(3):327-34.
12. Sousa EC, Abrahin O, Ferreira ALL, Rodrigues RP, Alves EAC, Vieira RP. Resistance training alone reduces systolic and diastolic blood pressure in prehypertensive and hypertensive individuals: meta--analysis. Hypertens Res 2017 Nov; 40(11):927-31.
13. Börjesson M, Onerup A, Lundqvist S, Dahlöf B. Physical activity and exercise lower blood pressure in individuals with hypertension: narrative review of 27 RCTs. Br J Sports Med 2016 Mar; 50(6):356-61.
14. Malachias MVB, Souza WKSB, Plavnik FL, Rodrigues CIS, Brandão AA, Neves MFT, et al. 7ª Diretriz Brasileira de Hipertensão Arterial. Arq Bras Cardiol 2016; 107(3Supl.3):1-83.
15. Hamer M, O'Donovan G, Stamatakis E. Is Uncontrolled Hypertension a Contraindication for Leisure Time Physical Activity? Mayo Clin Proc 2018 Jun; 93(6):808-10.
16. Fagard RH. Exercise therapy in hypertensive cardiovascular disease. Prog Cardiovasc Dis 2011; 53(6):404-11.

Capítulo 32

Síndrome do Excesso de Treinamento

- Fabio R. da S. Baptista • Claudio Aparício da Silva Baptista
- Fabio Silva Baptista Junior

Introdução

O sucesso do treinamento físico envolve estímulos de sobrecarga, mas também evitar a combinação entre excesso de carga e recuperação inadequada. Nos dias atuais os atletas, particularmente os de elite, experimentam um calendário esportivo cada vez mais comprometido, combinado com o aumento da carga de treinamento e inúmeras competições.[14]

Durante o treinamento, os atletas apresentam sinais e sintomas agudos de fadiga e queda da *performance*, que após um adequado período de descanso podem ser acompanhados por uma adaptação positiva, com consequente melhoria de resultados, um objetivo primário do treinamento. Porém, quando existe um desequilíbrio entre o volume e intensidade do treino associado a uma recuperação inadequada, situações conhecidas universalmente como *overreaching* podem ocorrer.[15] Esse termo em inglês, de tradução ainda não bem definida para o nosso idioma, será descrito neste capítulo como pré-síndrome do excesso de treinamento, ou seja, condições de baixo desempenho que podem ainda ser encontradas nas suas formas funcional e não funcional.

Na pré-síndrome do excesso de treinamento funcional (SETF), ocorre uma redução do desempenho por um curto prazo, cerca de poucos dias a algumas semanas, seguida por uma supercompensação, com melhora do desempenho após a recuperação. Já na pré-síndrome do excesso de treinamento não-funcional (SETNF), a queda de rendimento ocorre por um período curto, porém, mais longo que na SETF, entre semanas a meses até a recuperação completa, sem necessariamente atingir a *performance* inicial.

CARDIOESPORTE: CARDIOLOGIA DO EXERCÍCIO E DO ESPORTE

A síndrome do excesso de treinamento (SET) é definida como um conjunto de alterações metabólicas, nutricionais, hormonais, imunológicas e comportamentais, relacionado ao aumento do volume e/ou intensidade do treinamento, associadas a uma recuperação inadequada e por vezes a um planejamento nutricional com oferta proteico-calórica insuficiente para as necessidades energéticas exigidas na manutenção da homeostase.[12]

Na SET, alterações psicológicas acompanham a queda da *performance*, que poderá ser recuperada em muitos meses, e às vezes por mais de um ano e, em alguns casos, a recuperação total não é atingida, podendo levar à interrupção da carreira de atleta.[1]

Embora possamos didaticamente diferenciar a SETNF e a SET, na prática essa diferenciação é muito difícil e envolve observação clínica criteriosa, além do diagnóstico diferencial com patologias orgânicas, doenças infecciosas ou restrição proteico-calórica com balanço energético negativo e oferta inadequada de macro e micronutrientes.[16]

Incidência da Síndrome do Excesso de Treinamento

Segundo o Comitê Olímpico Internacional (COI), nos jogos e torneios internacionais de até 4 semanas, 6 a 17% dos atletas sofrerão um episódio de doença com maior incidência em atletas do sexo feminino em relação ao masculino, nos jogos de inverno em comparação aos de verão e aparentemente com maior incidência em atletas paraolímpicos do que com os olímpicos.[6] Quando as competições têm duração maior do que 4 semanas, como deveria ser esperado, há uma incidência ainda maior de complicações.[14]

Alguns estudos que priorizaram os sintomas compatíveis com SET sugerem que 65% dos corredores de longa distância, 50% dos jogadores de futebol semiprofissional após uma temporada competitiva de cinco meses e 21% de nadadores, durante uma temporada de seis meses, apresentarão, em algum momento da sua carreira profissional, quadro clínico compatível com a SET.

O diagnóstico permanece um desafio pelos sinais e sintomas inespecíficos, exigindo um alto nível de suspeição, muitas vezes baseado na observação de alterações comportamentais, acompanhadas por perda de resultados e queda da *performance* esportiva. Patologias como asma, anemia, hipotireoidismo, imunodeficiência, síndrome da fadiga crônica, insuficiência adrenal, depressão e outras devem ser lembradas e o diagnóstico diferencial estabelecido.[8]

Na Tabela 32.1, é mostrada a terminologia dos estágios de síndrome do excesso de treinamento, segundo o Colégio Europeu de Ciências do Esporte.

Na Tabela 32.2, são mostradas as alterações simpáticas e parassimpáticas, segundo o Colégio Europeu de Ciências do Esporte.

TABELA 32.1 – Terminologia dos estágios da síndrome do excesso de treinamento

Terminologia	Sinônimos	Definição	Período de perda de performance	Desfecho
SETF	Overreaching de curto período	Aumento da intensidade do treinamento com perda temporária de performance, com aumento dessa após repouso	Dias a semanas	Positivo (supercompensação)
SETNF	Overreaching de longo período	Treinamento intenso com perda de performance por longo período, mas com recuperação completa após repouso, acompanhado por alterações psicológicas e sintomas neuroendócrinos	Semanas a meses	Negativo, pelos sintomas e perda de tempo de treino
SET		Semelhante ao SETNF, porém com perda prolongada de performance (> 2 meses), sintomatologia mais intensa e desadaptação da fisiologia (dos sistemas neurológicos, endocrinológicos, psicológicos e imunológicos) e outras condições não explicadas por outras doenças	Meses	Negativo, pelos sinais e sintomas e pela possibilidade de levar ao encerramento da carreira do atleta

SET: síndrome do excesso de treinamento; SETF: pré-síndrome do excesso de treinamento funcional; SETNF: pré-síndrome do excesso de treinamento não-funcional.
Fonte: Overtraining Syndrome. A pratical guide e Carfagno & Hendrix, 2014.

TABELA 32.2 – Alterações simpáticas e parassimpáticas

Alterações parasimpáticas[1]	Alterações simpáticas[2]	Outras
Fadiga	Insônia	Anorexia
Depressão	Irritabilidade	Perda de peso
Bradicardia	Agitação	Sensação de peso, dor e rigidez muscular
Perda de motivação	Taquicardia Hipertensão Inquietação	Ansiedade Sono não reparador

[1] Mais comuns em esportes aeróbicos; [2] Mais comuns em esportes anaeróbicos.
Fonte: Overtraining Syndrome. A pratical guide e (Carfagno & Hendrix, 2014).

Fisiopatologia

Hipótese do glicogênio

Baixas reservas de glicogênio muscular podem prejudicar o desempenho esportivo pela redução da oferta de substrato energético, provocando aumento da oxidação e redução dos aminoácidos de cadeia ramificada (ACR). Essa alteração metabólica pode provocar alterações na síntese de neurotransmissores no sistema nervoso central (SNC) relacionados a fadiga.

Considerando que queda do desempenho e fadiga são condições identificadas na SET, a hipótese teórica na relação entre as reservas musculares de glicogênio e SET se sustentam. Apesar da relação teórica, na prática existem situações onde as reduções das reservas de glicogênio levam à fadiga, porém não a redução de *performance* e em outras situações, mesmo com a oferta adequada de carboidratos suficientes para a manutenção dos níveis de glicogênio, a SET pode instalar-se.[7]

Hipótese da fadiga central

Durante o trabalho muscular, o consumo e redução na oferta dos carboidratos promovem um aumento da lipólise e oferta de ácidos graxos (AG) para manter a oferta de substrato energético, para suprir as necessidades calóricas.

O aumento do nível plasmático dos AG exerce influência em alguns neurotransmissores, entre eles o triptofano na sua forma livre, precursor da serotonina. Outro mecanismo que favorece o aumento na concentração de triptofano na sua forma livre é a redução do nível plasmático dos ACR durante o exercício prolongado, já que esse compete com o triptofano no nível da barreira hematoencefálica, favorecendo a passagem do triptofano com a sua redução.[3] O aumento da oferta de triptofano livre favorece sua passagem pela barreira hematoencefálica, com aumento na síntese de serotonina no cérebro. O aumento da concentração da serotonina está relacionado com sensação de letargia e fadiga com o exercício prolongado.[12]

Hipótese da glutamina

A glutamina é um aminoácido (AA) não-essencial com conhecida importância para a função imune, para a produção de glicogênio, com efeitos anticatabólicos, e na absorção de água e eletrólitos.[13] A glutamina é responsável por aproximadamente 60% do total dos AA do músculo esquelético.

A diminuição da concentração plasmática após os exercícios, particularmente aqueles repetitivos, de maior intensidade e prolongados, já foi estudada como uma eventual causa da maior incidência de infecção de vias aéreas superiores (IVAS) em indivíduos com SET.[11]

Alguns estudos relatam que a elevação plasmática da glutamina no plasma, após sua suplementação, reduziu o aparecimento das alterações imunes em exercícios, mesmo sem deficiência de glutamina, possivelmente através da modulação de citocinas inflamatórias, proteínas de choque térmico (Hsps) e imunoglobulina A (IgA) nasal.[9] Porém, outros sugerem que a rápida perda de peso pode aumentar a frequência e a severidade de sintomas infecciosos, mas os níveis plasmáticos de glutamina não parecem ter relação direta com esses quadros, assim como a sua suplementação não reduz sua incidência.

Apesar de estudos epidemiológicos terem mostrado que atletas podem ser mais susceptíveis a IVAS após exercícios intensos, não há sólida evidência de imunossupressão significativa nos atletas com SETNF ou SET.[8]

Hipótese das citocinas

A hipótese das citocinas considera que, nos indivíduos com SET, há uma desadaptação do estado fisiológico devido ao excesso de estresse provocado por um desequilíbrio entre a intensidade do treinamento e o tempo de recuperação.[14]

As principais citocinas encontradas nos pacientes com SET incluem a interleucina 1 beta (IL-1b), interleucina 6 (IL-6) e o fator de necrose tumoral α (TNF-α).

A contração muscular e os repetidos movimentos articulares promovem microtraumas nos tecidos e a reparação tecidual ocorre por resposta inflamatória local e recrutamento de citocinas. O treinamento intenso e o inadequado repouso podem levar à uma resposta inflamatória crônica, com consequente elevação das principais citocinas envolvidas, a IL-1b, IL-6 e o α TNF-α.

As citocinas também foram estudadas na SET como uma das vias responsáveis pela redução das reservas musculares de glicogênio, encontradas frequentemente na SET, tanto pela redução da reposição dos estoques por uma ação no centro da fome no hipotálamo e indução de anorexia, quanto pela redução dos transportadores de glicose GLUT4, considerados como os mais abundantes nas membranas celulares.

São potentes ativadores do eixo hipotálamo-hipófise-adrenal, resultando na liberação de corticotropina com consequente estímulo para a elevação sérica de hormônio adrenocorticotrófico (ACTH) e liberação de cortisol pelo córtex da glândula suprarrenal. Com relação à função reprodutiva, as citocinas interferem no eixo hipotálamo-hipófise-gonadal, com inibição do hormônio liberador do hormônio luteinizante ou redução na produção de testosterona com consequente supressão da função reprodutiva feminina e masculina.[10]

Diagnóstico da Síndrome do Excesso de Treinamento

Na SET, devemos sempre considerar o diagnóstico diferencial de outras patologias na presença das seguintes manifestações clínicas:

1. Redução da *performance* a despeito de adequado descanso;
2. Alterações de comportamento;
3. Ausência de outras justificativas para a queda do desempenho esportivo.

Se houver queda do desempenho e o período de descanso de 2 a 3 semanas não tiver sido respeitado, o diagnóstico de SET não deve ser realizado, sendo mais adequado considerar como diagnóstico um SETNF. Se o paciente não apresenta recuperação após pelo menos duas semanas de descanso, o diagnóstico de SET deve ser considerado empiricamente.[4]

Alterações menstruais, como oligomenorreia ou amenorreia, podem ocorrer nas atletas com alta demanda de atividade física e, quando acompanhadas por distúrbios nutricionais e osteopenia, compõe a chamada tríade da mulher atleta.[2]

Prevenção da Síndrome do Excesso de Treinamento

Segundo o consenso do colégio europeu de ciências do esporte, a prevenção da SET deve considerar os seguintes aspectos:

1. Manter registros detalhados sobre a *performance* do atleta durante os treinamentos e competições;
2. Estar disposto a ajustar a intensidade e o volume de treinamento diário, ou permitir um dia de descanso completo se o desempenho diminuir, ou o atleta reclamar de fadiga excessiva;

3. Evitar treinamentos monótonos e procurar individualizar a intensidade do treinamento. Incentivar e reforçar regularmente o aporte proteico-calórico ideal, o estado de hidratação e o sono;

4. Situações como distúrbios do sono, exposição a estressores ambientais, pressões ocupacionais, mudança de residência e dificuldade de relacionamento interpessoal ou familiar podem aumentar o estresse do treinamento físico;

5. Tratar a SET com repouso. Por vezes, a redução da intensidade e do volume de treinamento podem ser suficientes para recuperação em alguns casos de SETF. A retomada do treinamento deve ser individualizada, com base nos sinais e sintomas, já que não há um indicador definitivo de recuperação;

6. Manter comunicação constante com os atletas, presencial ou por meio de ferramentas que permitam a troca de informações sobre suas preocupações físicas, mentais e emocionais;

7. Incluir questionários psicológicos regulares para avaliar o estado emocional e psicológico do atleta;

8. Manter a confidencialidade sobre as condições físicas, clínicas e mentais de cada atleta;

9. Realizar exames regulares da saúde do atleta, através da equipe multiprofissional,

10. Permitir a recuperação completa do atleta após episódios de doença ou lesão;

11. Observar a ocorrência de IVAS e outros episódios infecciosos;

12. Suspender o treinamento ou reduzir sua intensidade quando houver quadro infeccioso;

13. Sempre descartar uma doença orgânica em casos de queda de rendimento esportivo.

Conclusão

Os atletas enfrentam calendários cada vez mais amplos e congestionados, associados a um treinamento físico com alta intensidade e volume, além de fatores psicológicos estressores pela grande cobrança individual dos treinadores e das agremiações no atingimento de metas e resultados. Essa combinação de treinamento intenso associado a um repouso inadequado e aporte calórico inadequados pode ativar mecanismos de defesa imunológicos, neuroendócrinos e fisiológicos, que interagem e podem levar à instalação da SET, demonstrando que essa síndrome não tem apenas um fator isolado apontado como responsável.[12]

O diagnóstico continua sendo um desafio, devendo existir um alto índice de suspeição, principalmente quando identificamos perda de resultados e queda da *performance* do atleta, devendo obrigatoriamente serem investigados fatores desencadeantes como quadros infecciosos, erros no cálculo do aporte calórico-proteico com oferta inadequada, além de outras condições patológicas dos mais diversos sistemas.

As recomendações dos principais documentos referentes à síndrome do excesso de treinamento é criarmos uma checagem frequente dos sinais e sintomas relacionados à SET (Tabela 32.1), além de aplicarmos as suas medidas de prevenção descritas acima.[12]

Referências Bibliográficas

1. Ackel-D'Elia C, Vancini RL, Castelo A, Nouailhetas VLA, et al. Absence of the predisposing factors and signs and symptoms usually associated with overreaching and overtraining in physical fitness centers. Clinics. 2010; 65:1161-66.
2. Baptista CAS, Ghorayeb N, Dioguardi GS. Supertreinamento. In: Ghorayeb N, Barros T (eds). O Exercício. 1999: 313-19.
3. Budgett R, Newssholme E, Lehmann M, et al. Redefining the overtraining syndrome as unexplained under performance syndrome. Br J Sports Med. 2000; 20:249-54.
4. Carfagno DG, Hendrix JC. Overtraining Syndrome in the Athlete. Current Sports Medicine Reports, 2014; 13 (1) 4: 128.
5. Caris AV, Lira FS, Mello MT, Oyama LM, Santos RVT, et al. Carbohydrate and glutamine supplementation modulates the Th1/Th2 balance after exercise performed at a simulated altitude of 4500 m, Nutrition (2014), doi: 10.1016/j.nut.2014.03.019
6. Engebretsen, L. How much is too much? (Part 2) International Olympic Committee consensus statement on load in sport and risk of illness. British Journal of Sports Medicine, 2016.
7. Khong TK, Selvanayagam VS, Sidhu SK, Yusof A. Role of carbohydrate in central fatigue: a systematic review. Scandinavian Journal of Medicine & Science in Sports, 2016; 27(4), 376-84.
8. Kreher J. Diagnosis and prevention of overtraining syndrome: an opinion on education strategies. Open Access Journal of Sports Medicine, 2016; Volume 7, 115-22.
9. Krieger Role of glutamine in exercise-induce immunodepression in man. In: Meynial-Denis M, eds Glutamine: Biochemistry, Physiology, and Clinical Applications 2004:338-40.
10. Smith LL. Cytokine hypothesis of overtraining: a physiological adaptation to excessive stress? Med Sci Sports Exerc. 2000 Feb;32(2):317-31. doi: 10.1097/00005768-200002000-00011. PMID: 10694113.
11. Mackinnon LT, Hooper SL. Plasma glutamine and upper respiratory tract infection during intensified training in swimmers. Med Sci Sports Exerc. 1996.
12. Meeusen R, Duclos M, Foster C, Fry A, et al. Prevention, diagnosis and treatment of the overtraining syndrome: Joint consensus statement of the European College of Sport Science (ECSS) and the American College of Sports Medicine (ACSM). European Journal of Sport Science, 2013; 13 (1), pp.1-24.
13. Piattoly T, Parish TR, Welsch MA. L-glutamine supplementation: effects on endurance, power and recovery. Curr Top Nutraceutical Res 2013.
14. Schwellnus M, Soligard T, Alonso J, et alHow much is too much? (Part 2) International Olympic Committee consensus statement on load in sport and risk of illnessBritish Journal of Sports Medicine 2016;50:1043-1052.
15. Taylor & Francis in European Journal of Sport Science on 16th October, 2012.

Capítulo 33

Reabilitação Cardíaca em Atletas com Doença Arterial Coronária

- Carlos Alberto Cordeiro Hossri • Angela Rubia Cavalcanti Neves Fuchs
- Romeu Sergio Meneghelo

Introdução

Provas esportivas coletivas e participações em eventos envolvendo exercício físico cresceram significativamente nas últimas décadas.[1,2] A idade média dos participantes nesses eventos esportivos também aumentou, com incremento paralelo no número de praticantes com doenças cardiovasculares (DCV) ocultas ou diagnosticadas, e também de atletas amadores com doença arterial coronária (DAC) subclínica ou mesmo estabelecida clínica e laboratorialmente. Justifica-se, assim, a abordagem no presente capítulo dos principais aspectos da reabilitação cardiovascular com ênfase nos atletas com DAC.

Treinamento Físico, Risco de Eventos Cardiovasculares e Morte Súbita

É notória a importância da reabilitação cardiovascular (RCV) em portadores de DAC, incluindo-se atletas. Grande número de publicações tem demonstrado a importância da RCV na prevenção secundária com redução de morbidade e mortalidade cardiovascular.[3,4]

A atividade física habitual e, essencialmente, o treinamento físico regular (exercício), reduz o risco de DCV de maneira curvilinear[5] (Figura 33.1) e afeta múltiplos fatores de risco de DCV aterosclerótica.[3,5,7,8]

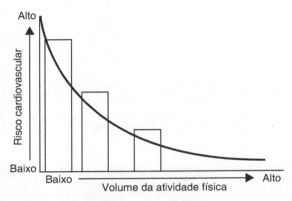

Figura 33.1. Relação curvilínea, inversamente proporcional, entre atividade física e risco cardiovascular. À medida em que a intensidade do treinamento aumenta, o risco cardiovascular diminui. Modificado de Eijsvogel et al.[5]

Entretanto, no que se refere aos atletas, é prudente abordar os aspectos relacionados à intensidade e duração do exercício, uma vez que existem polêmicas sobre os benefícios ou não do treinamento físico extremo ou cargas muito prolongadas de exercício. Vários estudos recentes, surpreendentemente, sugerem que altos volumes de exercícios aeróbicos podem ser deletérios para a saúde cardiovascular, bem como a inatividade física.[3] Na Figura 33.2, pode-se observar que poucas horas semanais de atividade física extenuante e número elevado de horas, acima de 17 horas semanais, não têm efeito positivo na mortalidade cardiovascular e por todas as causas.[3]

A participação em provas de endurance cresceu em popularidade entre os indivíduos mais ativos, como demonstrado pelo aumento acentuado no número de participantes em maratonas, triatlos e corridas de ciclismo nas últimas três décadas.[1-3,5] Esses indivíduos, habitualmente, utilizam intensidades e volumes de exercícios aeróbicos bem acima das recomendações.

Correr ou caminhar diminui o risco de mortalidade por DCV, progressivamente, na maioria dos níveis de exercício após um evento cardíaco, mas o benefício do exercício na mortalidade por DCV é atenuado nos níveis mais altos de exercício (corrida: acima de 7,1 km/dia ou caminhada rápida: 10,7 km/dia).[3,4] A participação em atividade física vigorosa, a longo prazo, parece adiar a morte devido ao menor risco de doenças como doença cardíaca isquêmica e acidente vascular cerebral. Há também dados limitados sobre os benefícios e riscos do exercício em atletas e em indivíduos que praticam competição esportiva vigorosa, uma vez que poucos desses indivíduos foram incluídos em estudos epidemiológicos sobre atividade física.[3,4] No entanto, atletas que habitualmente apresentam um bom nível de condicionamento aeróbico, tem 5-6 anos de expectativa de vida adicional, em comparação com os homens que eram saudáveis e menos ativos quando adultos jovens.[4]

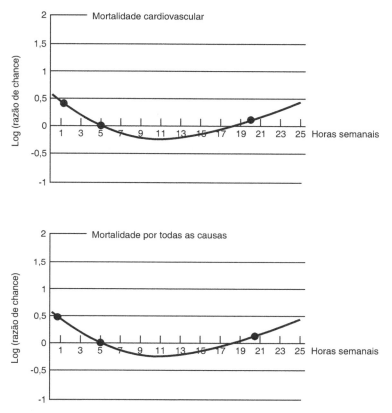

Figura 33.2. Relação entre a duração total da atividade extenuante em horas por semana e diferentes desfechos prognósticos. Os círculos pretos na curva de estimativas pontuais representam os pontos referentes aos percentis 5, 50 e 95. Modificado de Mous U et al.[3]

Reabilitação Cardiovascular do Atleta com Doença de Artéria Coronária

Conforme já referido, os indivíduos que se exercitam melhoram sua capacidade funcional e seus perfis de fatores de risco cardíaco, têm menos sintomas e reduzem a probabilidade de mortalidade cardiovascular. O treinamento por exercício é um padrão terapêutico de pacientes com DAC. Assim, os atletas que se tornam pacientes com DAC, deverão manter a prática de atividades físicas dentro de suas limitações fisiológicas e clínicas, abaixo de sinais e/ou sintomas como manifestação anginosa ou sinais de disfunção ventricular esquerda.[8-10]

A DAC responde pela maioria dos eventos de morte súbita relacionados ao exercício em indivíduos com idade superior a 35 anos.[11] Os eventos coronarianos durante atividade física vigorosa são decorrentes do aumento da atividade simpática com maior liberação de catecolaminas, adesão e ativação plaquetárias, com risco de eventos tromboembólicos, alterações eletrolíticas como a hipercalemia, podendo gerar taquiarritmias ventriculares e complicações como isquemia subendocárdica, levando a ruptura da placa ou possível erosão.[12,13]

O treinamento físico regular deve, portanto, ser recomendado como intervenção primária e secundária na prevenção da DAC estável, proporcionando retorno da boa capacidade funcional ao atleta (classe I), atenuação da angina de repouso (classe I), melhora da isquemia induzida pelo esforço (classe IIa) e consequente redução de fatores de risco cardiovasculares (classe IIa).[14] Os benefícios do exercício físico na DAC são devidos aos mecanismos que proporcionam o incremento da função endotelial, regressão da placa aterosclerótica, formação e aumento de fluxo da circulação colateral, vasculogênese, remodelamento e diminuição da apoptose.[15]

Existem evidências inequívocas que o exercício é capaz de reduzir em pelo menos 20% a mortalidade cardiovascular e por todas as causas. Tal redução foi mais evidente entre os pacientes que se exercitaram por tempo mais prolongado (em torno de 52 semanas).[16] Também contribui para um aumento da estabilidade elétrica do miocárdio por vários mecanismos: redução da isquemia regional em nível submáximo de treinamento, redução das catecolaminas no miocárdio em repouso e em níveis submáximos de esforço, aumento do limiar de fibrilação ventricular devido à redução do AMP cíclico e propiciar incremento no tônus vagal.[16]

A utilização do exercício, seja como prevenção primária ou secundária da doença cardíaca, é uma das poucas decisões médicas capazes de proporcionar um amplo espectro de potenciais efeitos favoráveis. O exercício físico definido como uma atividade física regular, planejada, estruturada e repetitiva, que visa estimular o organismo para que ele reaja provendo adaptações a esse estímulo, está indicado para todos os cardiopatas, incluindo-se os atletas, exceto quando não há estabilidade clínica, ou nas condições em que os eventuais riscos suplantem os possíveis benefícios.[17,18]

Segundo Sandesara et al.,[19] deve-se mudar o paradigma sobre a percepção de que a reabilitação cardiovascular é menos importante do que o tratamento farmacológico ou o tratamento cirúrgico/ intervencionista, educando os profissionais de saúde, sistema de saúde, pacientes e seus familiares sobre os seus benefícios.

As constatações de que exercícios físicos vigorosos podem desencadear ruptura da placa aterosclerótica desencadeando trombose coronária justifica a necessidade de se fazer uma estratificação de risco dos pacientes para a adequada prescrição e supervisão, caso ela seja necessária. É da responsabilidade do cardiologista ou do médico capacitado fazê-la. Os pacientes podem ser classificados em risco baixo, intermediário e alto, considerando-se todos os dados disponíveis de anamnese, exame físico, exames complementares, sendo imprescindível o teste ergométrico ou teste cardiopulmonar para tal avaliação funcional e orientadora da faixa segura de treinamento físico.[20-21]

Estratificação de Risco

Risco baixo

Estão em baixo risco os pacientes com doença subclínica ou doença manifesta, submetidos a procedimentos e ou a medicação que lhes permita ter uma resposta normal ao esforço. Apresentam teste de esforço normal, sem arritmias, sem manifestações isquêmicas, com função ventricular preservada (fração de ejeção igual ou maior que 50 %) e com capacidade física igual ou maior que sete METS. A prescrição desses pacientes pode ser feita de acordo com as regras preconizadas para indivíduos normais.[9]

Risco intermediário

Os pacientes com risco intermediário são aqueles clinicamente estáveis, mas com alterações isquêmicas não muito intensas ao teste de esforço, manifestadas por dor torácica não limitante e ou infradesnivelamento do segmento ST, podendo ter arritmias ventriculares não complexas e função ventricular não muito deteriorada, como aqueles com fração de ejeção entre 35 e 49%. A liberação desses pacientes para atividade física regular só pode ser feita por especialista que tem por obrigação determinar a intensidade do treinamento. Essa prescrição da intensidade é considerada um ato médico, mesmo em indivíduos atletas, pois para se estabelecer a capacidade funcional útil são necessários conhecimentos e domínios especializados na área da cardiologia. Idealmente, pelo menos no início, esses pacientes deveriam realizar suas atividades físicas programadas com supervisão, embora isso possa ser dispensável, naqueles que demonstrem ter o necessário entendimento da prescrição para realizarem o exercício.[6-9,22]

Risco alto

Os pacientes de alto risco devem também estarem estáveis clinicamente, mas com manifestações isquêmicas com baixas cargas, geralmente com capacidade funcional abaixo de cinco METs, com arritmias complexas e função ventricular comprometida, como fração de ejeção abaixo de 35 %. Recomenda-se que os indivíduos nesse grau de risco realizem os programas de treinamento físico de reabilitação em ambientes supervisionado e sob a intensidade prescrita pelo cardiologista responsável pelo programa de reabilitação cardiovascular. Durante a evolução desses pacientes e com melhoria da capacidade funcional, deve-se proceder a nova estratificação de risco para possível liberação de treinamento físico sem supervisão direta.[6-9,23]

Peculiaridades no Atleta

Na estratificação de risco, é necessário levar em consideração os efeitos cardiovasculares em atletas de treinamento físico vigoroso praticado por longo período. Nesses atletas competitivos e altamente treinados, deve-se levar em consideração vários aspectos: menor frequência cardíaca em repouso e em qualquer nível de exercício; redução mais rápida da frequência cardíaca após exercício; maior volume sistólico em repouso e durante exercícios progressivos; elevação do débito cardíaco máximo; aumento do consumo máximo de oxigênio; volume cardíaco aumentado em estreita correlação com o volume sistólico durante exercício; pressões de enchimento do coração (pressão diastólica final do ventrículo direito e pressão capilar pulmonar) normais em repouso e ligeiramente elevadas durante o exercício; redução da resistência periférica total e redistribuição do fluxo sanguíneo; aumento da extração de oxigênio pelos músculos esqueléticos periféricos; níveis reduzidos de lactato sanguíneo e aumento da diferença arteriovenosa de oxigênio máxima, além da dilatação e hipertrofia cardíaca. Essas alterações dependem da intensidade e duração do treinamento, do tipo de atividade atlética e de fatores genéticos.[21,23] Também devem ser consideradas as alterações eletrocardiográficas. A bradicardia no atleta é habitualmente sinusal e acompanhada, não raramente, de intervalo PR alargado, o que é concordante com a origem vagal de ambas as alterações. A ocorrência de bloqueio atrioventricular de 2º grau do tipo I (Wenckebach) é funcional e reversível, com manobras vagolíticas. Distúrbios de condução do ramo direito do feixe de His, em seus diversos graus, tem prevalência maior em atletas do que na população geral. Os bloqueios completos ou fasciculares do ramo esquerdo devem ter minuciosa investigação de cardiopatia. Complexos QRS de grande amplitude são frequentemente encontrados em atletas em atividade, preenchendo critérios de voltagem para o diagnóstico de sobrecarga ventricular. Aumentos da voltagem de QRS, considerados anormais para a população geral, são comuns em jovens com idade abaixo dos 25 anos e magros, grupo no qual se inclui percentual significativo de atletas. Repolarização precoce tem incidência alta, chegando a 30% em atletas, caracteriza-se pela elevação do ponto J com ST de concavidade para cima e onda T apiculada e assimétrica, geralmente de V2 a V4.[23]

Ressonância e tomografia computadorizada podem ser importantes aliados na estratificação de risco e na avaliação de cardiopatia estrutural em atletas. Seu uso é essencialmente complementar na avaliação realizada pelo exame clínico, eletrocardiográfico e ecocardiográfico, em condições como origem anômala de artérias coronárias, pesquisa de cardiomiopatia arritmogênica do ventrículo direito e miocardite.

Prescrição do Exercício

Existem diversas maneiras para se prescrever o exercício em pacientes com DAC, incluindo os atletas, dependendo das facilidades disponíveis. Entretanto, a intensidade do exercício, nos pacientes com risco intermediário e alto só deve ser determinada por medico com habilidade para tal.

Capacidade Funcional Útil

Capacidade funcional útil, avaliada pelo teste ergométrico, é reconhecida como o maior nível de esforço que não causa sintomas, alterações clínicas, eletrocardiográficas e hemodinâmicas. Na presença de manifestações de anormalidades, a intensidade do esforço deve ser reduzida para não provocar os sintomas e as anormalidades encontradas no teste ergométrico, ou seja, a prescrição deve ser feita na capacidade funcional útil do paciente (Figura 33.3).

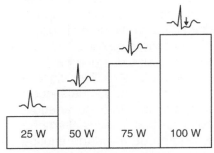

Figura 33.3. Determinação da capacidade funcional útil. No exemplo observa-se infradesnivelamento do segmento ST (seta) na carga de 100 watts, que não ocorreu nas cargas anteriores. A carga imediatamente abaixo (75 watts) e a frequência cardíaca nela alcançada podem ser utilizadas para o limite superior da prescrição, ou seja, é a capacidade funcional útil do paciente.

Prescrição com Base na Escala de Borg

A intensidade do exercício pode ser prescrita também pela sensação subjetiva de cansaço frente ao esforço. A correlação entre a sensação subjetiva de cansaço e variáveis fisiológicas, como a frequência cardíaca é bastante estreita. O método é particularmente útil em pacientes que fazem uso de betabloqueadores, presença do ritmo de fibrilação atrial crônica, uso de dispositivos eletrônicos como marcapasso ou outras drogas com efeito cronotrópico negativo, uma vez que o emprego da frequência cardíaca pode ficar prejudicado nessas circunstâncias.

A tabela mais difundida é a de Borg (Figura 33.4).[22] Na sua forma original, a classificação da sensação subjetiva de cansaço é de 6 a 20 e assim foi feita retirando-se o último algarismo da frequência cardíaca correspondente ao sintoma de jovens saudáveis submetidos a esforço crescente. Diante de um teste ergométrico de prescrição sem alterações, é utilizada a tabela de Borg original, na escala de 13 a 15, que corresponde a uma intensidade em que o paciente esteja ligeiramente cansado até a intensidade em que se sinta cansado.

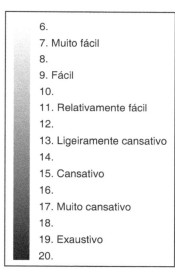

Figura 33.4. Escala de Borg, que classifica a sensação subjetiva de cansaço pelo indivíduo frente ao esforço. A prescrição do exercício é dada pela intensidade compreendida entre 13 e 15, ligeiramente cansativo e cansativo.

Teste Cardiopulmonar de Exercício

A maneira mais refinada de prescrição do exercício pode ser feita, quando disponível, pelo teste cardiopulmonar de exercício (TCPE). Um ponto importante fornecido por esse exame é o limiar anaeróbico ventilatório (LAV), intensidade de esforço que é muito próxima da que inicia o aumento do ácido lático sanguíneo em exercício incremental. Rotineiramente, considera-se dois métodos para sua identificação. No método do equivalente ventilatório ele ocorre quando se observa o menor valor do equivalente ventilatório para o oxigênio (VE/VO$_2$), sem que ocorra um aumento do equivalente ventilatório de gás carbônico (VE/VCO$_2$) (Figura 33.5).

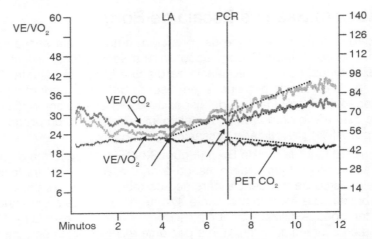

Figura 33.5. Identificação do limiar anaeróbico ventilatório (LAV), menor valor da variável VE/VO$_2$ e do ponto de compensação respiratória (PCR), menor valor da variável VE/VCO$_2$ (setas maiores, respectivamente da esquerda para a direita)

O LAV também pode ser identificado utilizando-se a equação de regressão entre o consumo de oxigênio e a produção de gás carbônico, método denominado *"V slope"* (Figura 33.6).

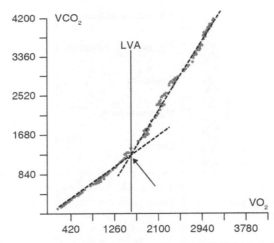

Figura 33.6. Identificação do limiar anaeróbico ventilatório (LAV) visualmente, pelo método *V slope*. A seta indica a intersecção dos dois segmentos de reta obtidos dos pontos plotados da relação entre VCO$_2$ e VO$_2$, da esquerda para a direita e de cima para baixo.

A faixa de treino na zona do LAV é submáxima e de predominância metabólica aeróbica, o que permite exercícios mais prolongados. O treinamento nessa faixa de trabalho melhora a capacidade funcional global dos pacientes. Assim, os equivalentes ventilatórios de O$_2$ e CO$_2$ alcançam um estado de equilíbrio sem atingir nível de acidose metabólica (lática) precoce. Essa prescrição é frequentemente utilizada em coronariopatas com disfunção ventricular importante (fração de ejeção abaixo de

35%), utilizando-se a carga e a frequência do LAV. Em indivíduos classificados como de risco baixo e em atletas com DAC, quando não ocorrem manifestações isquêmicas eletrocardiográficas, clínicas ou arrítmicas graves, o treinamento pode ter a sua intensidade mais elevada limitada pelo ponto de compensação respiratória. Ele representa a intensidade próxima da qual ocorre um aumento exponencial do lactato sanguíneo. Pode ser reconhecido pelo menor valor observado na relação VE/VCO_2, ou seja, o equivalente ventilatório de gás carbônico. As frequências cardíacas do LAV e do ponto de compensação respiratória podem ser a faixa ideal de treinamento nos indivíduos de baixo risco. Outro ponto interessante a ser utilizado no treinamento é a intensidade do exercício quando a relação VCO_2/VO_2 é igual a 1 (RER = 1). Estima-se que, nessa intensidade, o indivíduo está muito próximo do maior valor estável de lactato sanguíneo. Em outras palavras, essa intensidade permite que o indivíduo permaneça vários minutos sem atingir a exaustão. A conclusão é válida, pelo menos, para os ciclistas que foram objeto de investigação correlacionando-se os dados do teste cardiopulmonar de exercício e a dosagem de lactato sanguíneo para se obter o maior estado estável de lactato.[24] Adicionalmente, numa pequena amostra de corredores, a velocidade da corrida em que se obteve a relação VCO_2/VO_2 igual a 1 foi a velocidade em que ocorreu o maior estado estável de lactato pela dosagem sanguínea.[25]

A despeito dos métodos descritos, o conceito de capacidade funcional útil deve prevalecer, ou seja, não há subsídios suficientes para a recomendação de que se possa realizar a prescrição quando ocorre declarada isquemia miocárdica. Com todos os cuidados tomados, ainda assim muitos dos doentes que apresentam isquemia, podem estar sendo treinados com graus de isquemia não detectada por alterações eletrocardiográficas.[26,27]

Frequência

O treinamento pode ser prescrito de três a cinco vezes por semana ou de três a sete vezes por semana. Programas com frequência inferior a três vezes por semana podem ser feitos quando o indivíduo estiver num processo de maior debilidade, o que não é habitual nos atletas. Por outro lado, exercícios físicos adequados são recomendados após um evento agudo (evento coronário ou procedimentos de revascularização) logo após a alta hospitalar. O importante é o retorno às atividades o mais rápido possível.[28,29]

Intensidade

Nos coronariopatas, a intensidade do exercício a ser prescrita deve ficar acima de um mínimo capaz de provocar as adaptações desejadas, porém abaixo daquela capaz de provocar sintomas ou sinais clínicos anormais. A frequência cardíaca, por sua relação estreita com o volume de oxigênio consumido durante uma atividade física e por ser de fácil aferição no esforço, tem sido a variável mais comumente recomendada para estabelecer a intensidade do exercício. Segundo recomendações do American College of Sports Medicine, que foram corroboradas por diretrizes brasileiras, a intensidade do treinamento pode ser dada pela frequência cardíaca que represente 60 a 85 % da frequência pico atingida no teste ergométrico ou ao nível do limiar anaeróbico quando disponível o teste cardiopulmonar. Após estabilização clínica e ganho de melhor desempenho em fases posteriores, a intensidade poderá estar próxima a 85 % da frequência pico atingida no teste de esforço.

Duração

Basicamente uma sessão de treinamento é dividida em três partes: aquecimento, estímulo e desaquecimento. Tipicamente, o aquecimento e o desaquecimento duram entre cinco e 10 minutos e a fase de estímulo, quando será aplicada a intensidade prescrita, entre 20 e 60 minutos. Caso seja possível prescrever intensidades maiores, pode-se reduzir o tempo do estímulo para que a adaptação desejada se processe. Mais recentemente, foi demonstrado que estratégias diferentes podem trazer benefícios quando não se pode dispor do tempo para aplicação contínua do exercício. Uma delas é dividir o tempo de estímulo em duas sessões diárias de 15 minutos e, até mesmo, em três sessões de 10 minutos. O mesmo efeito pode ser obtido, variando-se a intensidade e a duração, desde que o volume do treino seja mantido, ou seja, os gastos energéticos em calorias sejam equivalentes. Resumindo, uma sessão de treinamento deve durar de 30 a 60 minutos.

Modo

O estímulo pode ser aplicado de modo contínuo ou de modo intervalado. No modo contínuo, o estímulo é dado continuamente e nos coronariopatas, prefere-se fazê-lo de modo crescente até se atingir a intensidade prescrita ou de modo constante. O modo intervalado que também pode ser denominado de fracionado é caracterizado por períodos de estímulo na intensidade prescrita e períodos de recuperação que preferentemente devem ser ativos, ou seja, continuando-se o exercício com intensidades menores. Essa maneira é muito recomendada para pacientes coronariopatas e apresenta vantagens. O resultado final é semelhante ao que se obteria se o estímulo fosse dado continuamente pelo tempo igual à soma dos diversos tempos em que foi aplicada a maior intensidade prescrita.

Progressão

Uma vez tendo ocorrido adaptações pela mesma sobrecarga imposta ao longo do tempo, é necessária sobrecarga adicional para que o processo adaptativo prossiga. Esse momento pode ser reconhecido pela redução da frequência cardíaca para a carga anteriormente prescrita ou menor sensação subjetiva de cansaço. A progressão pode ser feita com base em novo teste de esforço ou pelo aumento da intensidade da sobrecarga, respeitando-se os limites impostos anteriormente pela capacidade funcional útil.

Sessão de Reabilitação Cardiovascular

As sessões supervisionadas de reabilitação consistem basicamente nas seguintes fases: Aquecimento, alongamento, exercícios resistidos, fase aeróbica e desaquecimento. As fases podem obedecer a sequências variadas de acordo com o perfil de cada atleta com DAC. Para a prescrição de exercício, idealmente, o paciente deve ser é submetido a um teste ergométrico ou quando disponível ao TCPE.

A prescrição do exercício no nível da capacidade funcional útil (Figura 33.3) é utilizada para pacientes com sintomas de angina do peito, infradesnivelamento do segmento ST, arritmias ventriculares significativas (extrassístoles ventriculares pareadas, em salva de três batimentos, ou taquicardia ventricular não sustentadas) e alterações da pressão arterial.

Durante a sessão, é realizado monitoramento das variáveis hemodinâmicas (pressão arterial e frequência cardíaca). Nos casos de arritmias complexas, há indicação para monitoramento eletrocardiográfico com a telemetria durante sessão de treinamento físico. A oximetria de pulso deve ser monitorada quando da concomitância de doença pulmonar obstrutiva crônica permitindo a realização do esforço com segurança, podendo indicar a necessidade da suplementação de oxigênio por cateter nasal.

Referências Bibliográficas

1. Running USA. http://www.runningusa.org/statistics. Acesso em: November 5, 2016.
2. Knechtle B, Knechtle P, Lepers R. Participation and performance trends in ultra-triathlons from1985 to 2009. Scand J Med Sci Sports 2011;21:e82-90.
3. Mons U, Hahmann H, Brenner H. A reverse J-shaped association of leisure time physical activity with prognosis in patients with stable coronary heart disease: evidence from a large cohort with repeated measurements.Heart 2014;100:1043-49.
4. Corrado D, Pelliccia A, Bjørnstad HH, Vanhees L, Biffi A, Borjesson M, Panhuyzen-Goedkoop N, Deligiannis A, Solberg E, Dugmore D, Mellwig KP, Assanelli D, Delise P, van-Buuren F, Anastasakis A, Heidbuchel H, Hoffmann E, Fagard R, Priori SG, Basso C, Arbustini E, Blomstrom-Lundqvist C, McKenna WJ, Thiene G; Study Group of Sport Cardiology of the Working Group of Cardiac Rehabilitation and Exercise Physiology and the Working Group of Myocardial and Pericardial Diseases of the European Society of Cardiology. Cardiovascular pre-participation screening of young competitive athletes for prevention of sudden death: proposal for a common European protocol. Consensus Statement of the Study Group of Sport Cardiology of the Working Group of Cardiac Rehabilitation and Exercise Physiology and the Working Group of Myocardial and Pericardial Diseases of the European Society of Cardiology. Eur Heart J. 2005 Mar;26(5):516-24. doi: 10.1093/eurheartj/ehi108. Epub 2005 Feb 2. PMID: 15689345.
5. Eijsvogels TMH, Thompson PD. Exercise is medicine: at any dose? JAMA. 2015;341:1915-6.
6. Thompson PD, Franklin BA, Balady GJ, Blair SN, Corrado D, Estes NA 3rd, et al. American Heart Association Council on Nutrition, Physical Activity, and Metabolism; American Heart Association Council on Clinical Cardiology; American College of Sports Medicine. Exercise and acute cardiovascular events placing the risks into perspective: a scientific statement from the American Heart Association Council on Nutrition, Physical Activity, and Metabolism and the Council on Clinical Cardiology. Circulation. 2007;115(17):2358-68.
7. Maron BJ, Araujo CG, Thompson PD, Fletcher GF, de Luna AB, Fleg JL, et al. World Heart Federation; International Federation of Sports Medicine; American Heart Association Committee on Exercise, Cardiac Rehabilitation, and Prevention. Recommendations for preparticipation screening and the assessment of cardiovascular disease in masters athletes: an advisory for healthcare professionals from the working groups of the World Heart Federation, the International Federation of Sports Medicine, and the American Heart Association Committee on Exercise, Cardiac Rehabilitation, and Prevention. Circulation. 2001;103(2):327-34.
8. Kettunen JA, Kujala UM, Kaprio J, Bäckmand H, Peltonen M, Eriksson JG, Sarna S. All-cause and disease-specific mortality among male, former elite athletes: an average 50-year follow-up.Br J Sports Med. 2015 Jul;49(13):893-7.
9. Physical Activity Guidelines Advisory Committee Report 2008. Washington DC: U.S. Department of Health and Human Services, 2008.
10. Mann S, Beedie C, Jimenez A. Differential effects of aerobic exercise, resistance training and combined exercise modalities on cholesterol and the lipid profile: review, synthesis and recommendations. Sports Med. 2014;44:211-21.
11. Mora S, Cook N, Buring JE, Ridker PM, Lee IM. Physical activity and reduced risk of cardiovascular events: potential mediating mechanisms. Circulation. 2007;116:2110-18.
12. Williams PT, Thompson PD. Increased cardiovascular disease mortality associated with excessive exercise in heart attack survivors. Mayo Clin Proc. 2014;89(9):1187-94.
13. Joyner MJ, Nose H. Physiological regulation linked with physical activity and health. J Physiol. 2009;587:5525-26.
14. Rai M, Thompson P. The definition of exertion-related cardiac events. Br J Sports Med. 2011;45:130-1.

15. Albert CM, Mittleman MA, Chae CU, Lee IM, Hennekens CH, Manson JE. Triggering of sudden death from cardiac causes by vigorous exertion. N Engl J Med. 2000;343:1355-61.
16. Oldridge NB, Guyatt GH, Fisher ME, Rimm AA. Cardiac Rehabilitation After Myocardial Infarction: combined experience of randomized clinical trials. JAMA 1988;260: 945-50.
17. Hallqvist J, Moller J, Ahlbom A, Diderichsen F, Reuterwall C, deFaire U. Does heavy physical exercise trigger myocardial infarction? A case-crossover analysis nested in a populationbased case-referent study. Am J Epidemiol. 2000;151:459-67.
18. Parker MW, Thompson PD. Assessment and management of atherosclerosis in the athletic patient. ProgCardiovasc Dis. 2012;54:416-22.
19. Sandesara PB, Lambert CT, Gordon NF, Fletcher GF, Franklin BA, Wenger NK, Sperling L. Cardiac Rehabilitation and Risk Reduction. J Am Coll Cardiol 2015; Vol. 65, n. 4: 389:95.
20. Diretriz em Cardiologia do Esporte e do Exercício da Sociedade Brasileira de Cardiologia e da Sociedade Brasileira de Medicina do Esporte. Arq Bras Cardiol 2013; 100 (supl. 2): 1-41.
21. Fuchs ARCN, Meneghelo RS. O exercício como coadjuvante terapêutico na insuficiência coronária crônica. In: Timerman A, Souza AGMR (Ed): Condutas terapêuticas do Instituto Dante Pazzanese de Cardiologia. 2. ed. São Paulo: Atheneu, 2014;213-27.
22. Borg GA. Psychophysical bases of perceived exertion. Medicine and Science in Sports and Exercise.1982; 14:377-81.
23. Batlouni M, Ghorayeb N, Dioguard GS. Síndrome do Coração de Atleta. In: Ghorayeb N, Dioguard GS (eds). Tratado de Cardiologia do Exercício e do Esporte. São Paulo: Atheneu; 2007.p. 71-76.
24. Laplaud D, Guinot M, Favre-Juvin A, Flore P. Maximal lactate steady state determination with a single incremental test exercise. Eur J Appl Physiol. 2006 Mar;96(4):446-52. Epub 2005 Dec 10.
25. Leti T, Mendelson M, Laplaud D, Flore P. Prediction of maximal lactate steady state in runners with an incremental test on the field. J Sports Sci. 2012;30(6):609-16. doi: 10.1080/02640414.2012.660187.
26. Meneghelo RS, Magalhães HM, Smanio PE, Fuchs AR, Ferraz AS, Buchler RD, et al. Evaluation of prescription of exercise, for rehabilitation of coronary artery disease patients by myocardial scintigraphy. Arq Bras Cardiol. 2008 Oct;91(4):223-8, 245-51.
27. Fuchs AR, Meneghelo RS, Stefanini E, De Paola AV, Smanio PE, Mastrocolla LE, et al. Exercise may cause myocardial ischemia at the anaerobic threshold in cardiac rehabilitation programs. Braz J Med Biol Res. 2009 Mar;42(3):272-8.
28. Izeli NL, et al. Aerobic Training after Myocardial Infarction: Remodeling Evaluated by Cardiac Magnetic Resonance. Arquivos Brasileiros de Cardiologia 106.4 (2016): 311-18.
29. Clark AM, Haykowsky M, Kryworuchko J, MacClure T, Scott J, DesMeules M, et al. A meta-analysis of randomized control trials of home-based secondary prevention programs for coronary artery disease. Eur J Cardiovasc Prev Rehabil. 2010;17(3):261-70.

Capítulo 34

Morte Súbita no Esporte – Condutas

• Guilherme Benfatti Olivato • Hélio Penna Guimarães • Ari Timerman • Sérgio Timerman
• Nabil Ghorayeb

Definições

Vários critérios foram usados para definir morte cardíaca súbita (MCS) e parada cardiorrespiratória (PCR) na literatura médica. As dificuldades em derivar uma definição específica incluem o seguinte:[1]

- Os eventos são testemunhados em apenas dois terços dos casos, dificultando o diagnóstico em muitos casos;

- Não é possível restringir a definição de PCR a casos documentados de FV, uma vez que o ritmo cardíaco na apresentação clínica é desconhecido em muitos casos;

- A duração dos sintomas antes de PCR, geralmente, define a rapidez do evento. No entanto, a duração dos sintomas é desconhecida em aproximadamente um terço dos casos.

Por essas razões, foram propostos critérios conceituais para morte cardíaca súbita e parada cardíaca súbita que não dependem do ritmo cardíaco no momento do evento. Os critérios se concentram na ocorrência extra-hospitalar de uma presumida condição súbita sem pulso e na ausência de evidência de uma condição não cardíaca (por exemplo, obstrução das vias aéreas centrais, hemorragia intracraniana, embolia pulmonar) como causa de parada cardíaca.[1]

410 CARDIOESPORTE: CARDIOLOGIA DO EXERCÍCIO E DO ESPORTE

As entidades American College of Cardiology/American Heart Association/Heart Rhythm Society apresentam as seguintes definições de PCR e MCS:

"A parada cardíaca ou morte cardíaca súbita é a cessação repentina da atividade cardíaca fazendo com que a vítima não responda, não apresenta respiração normal e sem sinais de circulação. Se as medidas corretivas não forem tomadas rapidamente, essa condição progride para a morte súbita. A parada cardíaca deve ser usada para significar um evento como descrito acima, que é revertido, geralmente por RCP e/ou desfibrilação ou estimulação cardíaca."

O evento é referido como PCR ou MCS abortada se uma intervenção (por exemplo, desfibrilação) resulta no retorno da circulação espontânea (RCE) e na restauração da circulação. O evento é chamado de morte cardíaca súbita se o paciente morrer.[1]

Introdução

O termo morte súbita se refere à cessação súbita da atividade ventricular útil com colapso hemodinâmico, tipicamente devido a taquicardia ventricular sustentada/fibrilação ventricular. Esses eventos ocorrem, principalmente, em pacientes com doença cardíaca estrutural (que talvez não tenham sido previamente diagnosticados) ou doença cardíaca coronária.[2]

Já o termo morte súbita abortada é denominado se uma intervenção (por exemplo, desfibrilação) ou reversão espontânea restabelece o estado hemodinâmico.[2]

A maioria dos indivíduos que sofre de morte súbita torna-se inconsciente dentro de segundos, como resultado do fluxo sanguíneo cerebral insuficiente. Geralmente, não há sintomas premonitórios. Se os sintomas estão presentes, eles são inespecíficos e incluem desconforto no tórax, palpitações, falta de ar e fraqueza.[3]

A morte súbita associada à atividade atlética é um evento raro, mas devastador. As vítimas podem ser jovens e, aparentemente, saudáveis, e enquanto muitas dessas mortes são inexplicadas, um número substancial abrange doenças cardiovasculares subjacentes não diagnosticadas. Como resultado, há um grande interesse na identificação precoce de indivíduos em risco para quem as restrições de atividade apropriadas podem ser implementadas para minimizar o risco de morte súbita.[3]

Neste capítulo, abordaremos uma visão geral da morte súbita no atleta, mas principalmente a conduta a ser feita nesse cenário.

Esporte Competitivo × Recreacional

A literatura tem se concentrado, principalmente, no atletismo competitivo. No entanto, alguns exercícios recreativos podem ser tão vigorosos quanto o esporte competitivo, por isso as limitações de atividades recreativas também são importantes em indivíduos com doenças cardiovasculares comumente associadas à morte súbita.[4] O equilíbrio entre os riscos e os benefícios da atividade atlética depende de vários fatores, incluindo o nível de aptidão basal, a natureza e intensidade da atividade atlética e a presença e extensão da doença cardíaca.

Para pacientes com transtorno congênito, com substrato estrutural ou arrítmico, o possível aumento do risco associado à participação na atividade atlética geralmente requer alguma restrição no exercício físico.[4] No entanto, deve-se reconhecer que essas restrições são geralmente baseadas em pareceres de especialistas e não em estudos controlados. Em geral, pacientes com distúrbios genéticos conhecidos que predispõem a morte súbita (p. ex.: cardiomiopatia hipertrófica, cardiomiopatia arritmogênica direita [esquerda], síndrome de Marfan, síndrome do QT longo) devem evitar atividades recreativas com as seguintes características:

- Ataque "Burst", que envolve aceleração e desaceleração rápidas, como é comum no basquete, tênis e futebol. São preferidas as atividades com gasto de energia estável, como corrida, ciclismo em terreno nivelado e natação.
- Condições ambientais extremas (temperatura, umidade e altitude) que afetam o volume sanguíneo e os eletrólitos.
- Carga de treinamento sistemática e progressiva focada em alcançar maiores níveis de condicionamento e excelência.

Fisiopatologia

Como já mencionado anteriormente: a maioria dos eventos em atletas são decorrentes a arritmias malignas, geralmente taquicardia ventricular (TV), degenerando em fibrilação ventricular (FV) ou FV primária.[5] Em indivíduos com certos distúrbios cardíacos (por exemplo: cardiomiopatia hipertrófica, cardiomiopatia ventricular direita arritmogênica etc.), a prática esportiva pode aumentar a probabilidade de manifestação de FV/TV de duas maneiras:

- Em certos indivíduos suscetíveis (ou seja, com cardiomiopatia arritmogênica hereditária), o treinamento físico prolongado pode induzir mudanças na estrutura cardíaca (por exemplo: fibrose intersticial, ruptura da arquitetura miocárdica normal, dilatação do ventrículo direito e/ou esquerdo), que podem criar substrato arritmogênico patológico.[5]
- As exigências fisiológicas imediatas do esforço intenso (por exemplo: sobrecarga hemodinâmica, liberação de catecolaminas, desequilíbrio eletrolítico) podem desencadear arritmias malignas em indivíduos suscetíveis com anormalidades cardíacas subjacentes.[5]

Fatores de Risco

Exercício

O risco de MCS é aumentado transitoriamente durante e até 30 minutos após exercício extenuante em comparação com outras vezes. No entanto, o risco real durante qualquer episódio de exercício vigoroso é muito baixo (1:1,51 milhões de episódios no exercício). Além disso, a magnitude do aumento transitório do risco durante o exercício agudo é menor entre os homens que são exercitadores regulares em comparação com homens para quem o exercício é incomum.[6]

O pequeno aumento transitório de risco durante o exercício é compensado por uma redução no risco de PCR em outros momentos.[6] O exercício regular está associado a uma menor frequência cardíaca em repouso e aumento da variabilidade da frequência cardíaca, características associadas a um risco reduzido de PCR.

Uma exceção ao menor risco geral associado ao exercício intensivo ocorre em pacientes com certas doenças cardíacas subjacentes, muitas vezes desconhecidas. Exemplos incluem cardiomiopatia hipertrófica, artéria coronária anômala de origem sinusal errada, miocardite e cardiomiopatia arritmogênica do ventrículo direito.[6]

Epidemiologia

É a principal causa médica de morte em atletas, embora sua incidência exata não permaneça clara. Uma vez que a maioria é derivada de análises retrospectivas e a incidência varia de acordo com a intensidade do exercício, a população atlética considerada, o período de observação e se a definição de morte súbita atlética engloba fora do esporte/exercício.[7] Os atletas masculinos são consistentemente encontrados em maior risco e parece haver um risco desproporcionalmente maior entre atletas afroamericanos do sexo masculino.

A melhor evidência disponível sugere uma incidência global entre 1:50.000-1:100.000 por ano em atletas jovens. É uma estimativa razoável, com base em informações existentes de estudos coorte retrospectiva e prospectivos observacionais. Essa taxa é notavelmente maior em adultos mais velhos, em torno de 1:7.000 atletas adultos saudáveis por ano.[7]

Tal como acontece com o rastreio de qualquer condição, o objetivo principal da triagem de atletas para patologia cardíaca é identificar pacientes com maior risco de morte súbita, cujo prognóstico pode ser melhorado com uma intervenção (nesse caso: restrição ou modificação de atividade ou outra terapia específica direcionada à patologia subjacente).

Dessa maneira, é questionada a eficácia de programas de triagem para detectar doenças cardiovasculares potencialmente fatais, pois existem poucos dados e não há ensaios randomizados sobre os programas de triagem e o impacto sobre a incidência de morte cardíaca súbita em atletas. Além disso, não há comparações diretas das abordagens norte-americanas e europeias para triagem. Os dados observacionais são limitados pela baixa incidência de MCS e a heterogeneidade das populações estudadas e dos protocolos de triagem. Embora existam dados que mostram bons resultados com o rastreio, o benefício absoluto (com base nas taxas de eventos gerais) é pequeno.

Etiologia

Três alterações miocárdicas de base precipitam a morte súbita cardíaca, elas podem estar presentes de maneira associada ou isoladas.[8]

1. Doença cardíaca estrutural adquirida ou hereditária: a morte súbita em atletas, muitas vezes, ocorre na presença de doença cardíaca estrutural, embora a desordem subjacente seja muitas vezes detectada até a apresentação do evento arrítmico.[8] A doença cardíaca estrutural aumenta o risco por um ou mais dos seguintes mecanismos:
   - Os mais frequentes são taquiarritmias ventriculares, que se desenvolvem através de arritmias reentrantes em um miocárdio anormal e/ou áreas de substituição fibrótica no tecido miocárdico;
   - Bradiarritmias ou assistolia devido processo patológico no sistema de condução, causando bloqueio cardíaco completo sem um foco de escape;
   - Lesões congênitas com *shunts* direita-esquerda ou obstrução do trato de saída do ventrículo esquerdo, como é observado na cardiomiopatia hipertrófica;
   - Dissecção dos grandes vasos, como em pacientes com síndrome de Marfan.

2. Doença elétrica primária: também existem situações em que a morte súbita ocorre na ausência de doença cardíaca estrutural, uma situação chamada doença elétrica primária. Uma série de síndromes de arritmia herdadas predispõem esses indivíduos, associado a um coração estruturalmente normal. Exemplos incluem:

   – Síndrome do QT longo congênita ou adquirida;

   – Síndrome do QT curto;

   – Síndrome de Brugada;

   – Taquicardia ventricular polimórfica familiar, também chamada de "TV catecolaminaminérgica";

   – Cardiomiopatia ventricular direita arritmogênica;

   – Síndrome de Wolff-Parkinson-White.

Além disso, em indivíduos com corações estruturalmente normais, os eventos arrítmicos podem ser precipitados por trauma ou ocorrem como fenômenos esporádicos/idiopáticos:[8,9]

   – *Commotio cordis*, no qual a morte súbita é precipitada pelo impacto no *precordium* por um objeto, como bola de beisebol, disco de hóquei ou punho;

   – Síndrome de repolarização precoce.

3. Doença arterial coronariana: pode ocorrer tanto durante uma síndrome coronariana aguda (SCA) como no cenário de doença crônica, de outro modo estável (muitas vezes, esses pacientes tiveram dano prévio ao miocárdio e cicatriz que serve como substrato para PCS).[9]

Quais São os Atletas que Estão em Risco?

Para pessoas com uma doença cardíaca subjacente, o atletismo competitivo e recreativo pode representar um risco de PCS, embora o risco esteja relacionado à gravidade da patologia subjacente e ao nível de esforço. Os atletas com menos de 35 anos de idade são muito mais propensos a sofrer PCS de uma doença cardíaca estrutural hereditária subjacente (p. ex., cardiomiopatia hipertrófica, cardiomiopatia arritmogênica do ventrículo direito, anomalias da artéria coronária congênita, síndrome de Marfan etc.) ou uma síndrome de arritmia hereditária (por ex.: longa síndrome de QT, síndrome de Brugada etc.), enquanto as pessoas com mais de 35 anos são mais propensas a ter doença cardíaca coronária.[9]

Resumindo:

- Atletas < 35 anos de idade: na maioria dos casos, doença cardíaca estrutural está presente. Entre elas, as mais comuns incluem cardiomiopatia hipertrófica, origem anômala de artéria coronária, cardiomiopatia arritmogênica do ventrículo direito, miocardite e aterosclerose coronária.

- Atletas [3] 35 anos de idade: a doença arterial coronariana é a causa predominante de morte súbita durante o exercício.[8,9]

Pontos Principais do Manejo da PCR

O tratamento da PCS consiste em ressuscitação emergente seguida, em sobreviventes, de cuidados imediatos pós-parada, tentativa de prevenção a longo prazo de recorrência utilizando intervenções farmacológicas e não farmacológicas (como o CDI). Ao longo do tempo, a ressuscitação cardiopulmonar (RCP) realizada por espectadores leigos aumentou e o intervalo entre colapso e desfibrilação diminuiu.[10]

Em geral, existem duas terapias de primeira linha de RCP que demonstraram estar associadas a uma sobrevivência melhorada: compressões torácicas de alta qualidade e desfibrilação precoce. A ressuscitação deve se concentrar nesses dois elementos.

Outra terapia que mostrou desfecho neurológico favorável é o gerenciamento de temperatura direcionado.

Fibrilação Ventricular (FV)/Taquicardia Ventricular sem Pulso (TVSP)

O gerenciamento da FV e TVSP segue o algoritmo proposto pelo ACLS. A sobrevivência depende do início da RCP de maneira rápida através da compressão torácica de alta qualidade e primeira desfibrilação, para restabelecer a atividade elétrica organizada com um ritmo sinusal ou supraventricular estável. As compressões torácicas de alta qualidade devem ser mantidas ao longo do esforço de toda ressuscitação. As pausas só devem ocorrer em intervalos de dois minutos para análise de ritmo, desfibrilação e checagem de pulso (caso seja TV). Outros procedimentos, como o gerenciamento avançado das vias aéreas ou o acesso vascular, não devem ser realizados nos esforços iniciais de ressuscitação (ou seja, primeiros minutos), a menos que possam ser realizados sem interrupção das compressões e desfibrilação, ou devem ser tentados durante as pausas para verificar o ritmo e possível desfibrilação. As tentativas desses procedimentos devem ser breves e nunca devem criar atrasos prolongados (máximo de 10 segundos) na retomada do RCP.

A avaliação para o retorno da circulação espontânea não deve ocorrer durante os períodos de RCP de dois minutos e sim ao final de cada ciclo se ocorrer evolução para um ritmo elétrico organizado. A instituição do monitoramento rotineiro da concentração de CO_2 ao final da expiração (através da capnografia com forma de onda contínua) durante a ressuscitação deve ajudar a avaliar a qualidade das compressões (> 10 mmHg), bem como identificar o retorno da circulação espontânea (> 35 mmHg).[11]

Desfibrilação: a única abordagem efetiva para o tratamento de FV é a desfibrilação. Ela raramente, se alguma vez, termina de maneira espontânea ou após a infusão de um medicamento antiarrítmico.

Tempo: o sucesso da desfibrilação e da sobrevivência do paciente depende da duração da arritmia e da prontidão da desfibrilação.[11]

- Quando a FV esteve presente por segundos a alguns minutos e as ondas fibrilares são grosseiras, a taxa de sucesso para cessar a FV com desfibrilação é alta.
- À medida que FV continua por um maior período de tempo, as ondas fibrilares tornam-se mais finas.

- Quando a FV continua por mais de quatro minutos, especialmente se não for acompanhada de excelentes compressões, começa o dano irreversível ao sistema nervoso central e outros órgãos, o que pode reduzir a sobrevivência mesmo se a desfibrilação for bem-sucedida.

A Figura 34.1 ilustra esses fatos.

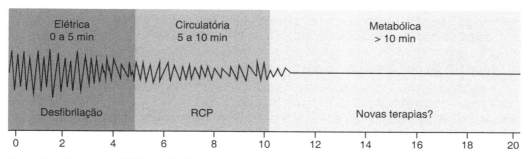

Figura 34.1. Fases da PCR em FV. Fonte: Arquivo de imagens do autor.

A descrição da sequência temporal da FV quanto às características fisiopatológicas é detalhada na Tabela 34.1.

TABELA 34.1 – **Sequência temporal da FV**[10]

Fase	Tipo	Características
Primeira	Elétrica	Representa os primeiros 5 minutos de PCR em FV. É a fase mais passível à desfibrilação e associa-se com melhor prognóstico ao paciente, quando a desfibrilação é realizada nessa etapa.
Segunda	Hemodinâmica	Estágio essencial para a perfusão cerebral e coronariana, quando as compressões torácicas são fundamentais para otimizar a pressão de perfusão coronariana e aumentar o sucesso da desfibrilação e do retorno à circulação espontânea. Abrange o ciclo correspondente entre 5 a 10 minutos após o início do quadro.
Terceira	Metabólica	Identificada pela ação de citocinas inflamatórias, radicais livres e lesão celular, promovendo acometimento miocárdico, muitas vezes irreversíveis (*stone heart*), e disfunção neurológica; habitualmente ocorre após 10 minutos do início da PCR.

Fonte: arquivo dos autores.

Há evidências fortes de que interrupções mais longas nas compressões torácicas reduzam a probabilidade de desfibrilação bem-sucedida e diminuem as chances de sobrevivência. Em uma coorte observacional prospectiva de 506 pacientes adultos com parada cardíaca extra-hospitalar, pacientes com as maiores frações de compressão torácica (FCT), definida como a proporção de tempo em parada cardíaca sem circulação espontânea durante o tempo em que as compressões de tórax estavam sendo realizadas, tiveram a maior chance de sobrevivência à alta hospitalar.

A meta ideal é uma FCT > 80%, e pode ser aceitável > 60. Exemplo prático: se 10 minutos totais de PCR, o ideal é realizar pelo menos 8 minutos de compressão torácica e aceitável maior que 6 minutos (nesse caso de 10 minutos decorridos).[11]

Para pacientes com FV testemunhada, um intervalo de resposta à desfibrilação mais curto foi significativamente correlacionado com menor mortalidade à alta hospitalar. Estudos mostram uma queda de 3 a 5% na sobrevivência para cada minuto de atraso à desfibrilação.

Há um debate sobre se as compressões devem ser realizadas antes da desfibrilação. Os resultados são melhores quando ocorre a realização das RCP antes da desfibrilação, em particular se o paciente estiver em PCR por um período de tempo mais longo. Isso foi ilustrado em um relatório retrospectivo que comparou resultados em pacientes com FV fora do hospital em dois períodos de tempo: quando um choque inicial foi administrado o mais rápido possível; e quando o choque inicial foi adiado até 90 segundos de compressões foram realizadas.[9-11]

A sobrevivência à alta hospitalar foi significativamente aumentada com RCP de rotina antes da desfibrilação (30 *versus* 24% sem RCP prévio); esse benefício foi visto principalmente em pacientes em quem o intervalo de resposta inicial era de quatro minutos ou mais.

Em um ensaio controlado randomizado em que 200 pacientes que apresentavam FV extra-hospitalar, foram designados para desfibrilação imediata ou RCP por três minutos antes da primeira tentativa de desfibrilação, não houve diferença no resultado entre os dois grupos para pacientes com tempo de abordagem inicial £ 5 minutos. Para aqueles com tempos de resposta > 5 minutos, os pacientes submetidos à RCP primeiro tiveram maior probabilidade de sobreviver à alta hospitalar (22 *versus* 4%). Estudos controlados randomizados subsequentes, no entanto, não confirmaram que a realização de RCP antes da desfibrilação melhora a sobrevivência para a alta hospitalar.[10,11]

Dessa maneira, em quase todas as PCR, os socorristas devem realizar excelentes compressões antes da chegada e implantação de um DEA ou enquanto um monitor/desfibrilador está sendo colocado e carregado. Assim, o RCP deve ser realizado antes da desfibrilação nessas situações.

Com base nos estudos citados, as diretrizes da AHA 2015 para ressuscitação cardiopulmonar e cuidados cardiovasculares de emergência sugerem o início da RCP enquanto aguarda a chegada de um desfibrilador.[12] Uma vez que o desfibrilador está ligado ao paciente, a RCP deve ser interrompido brevemente para permitir uma verificação do ritmo e choque, se indicado (a cessação das compressões não deve ocorrer até o desfibrilador estar completamente carregado), seguida da retomada imediata da RCP por dois minutos antes a qualquer verificação de ritmo adicional.

Vasopressores

Apesar dos dados limitados, as diretrizes AHA 2015 concluíram que é apropriado administrar adrenalina (1 mg por via intravenosa a cada 3-5 minutos) para pacientes com PCR.

Em um estudo prospectivo observacional de 417.188 adultos com parada cardíaca extra-hospitalar, os investigadores compararam RCE, sobrevivência e desfecho neurológico em pacientes que receberam epinefrina (15.030 pacientes, 3,6%) com aqueles que não receberam epinefrina (402.158 pacientes, 96,4%). Embora houvesse um ROSC significativamente maior no grupo de epinefrina (18,3 *versus* 10,5% usando análise de propensão), isso não se traduz em resultados melhorados. De fato, usando a análise de propensão, os pacientes que receberam epinefrina apresentaram taxas de sobrevida significativamente menores em um mês (5,1 *versus* 7,0%); sobrevivência com desempenho cerebral moderado ou bom (1,3 *versus* 3,1%).

Embora os estudos estejam limitados por sua natureza observacional, os resultados questionam o uso rotineiro da epinefrina no tratamento da parada cardíaca extra-hospitalar e devem servir como um impulso para ensaios clínicos randomizados adicionais sobre esse problema.[12]

A recomendação mais atual é:

1. FV/TV sem pulso administrar a epinefrina após a segunda desfibrilação, pois esses casos são refratários a terapia elétrica;
2. AESP/Assistolia assim que possível, logo no primeiro ciclo já deve ser infundida.

A vasopressina já não é mais usada, devido à falta de evidência clara de que essa abordagem é superior à epinefrina. Embora um único estudo controlado randomizado tenha encontrado taxas mais altas de ressuscitação bem-sucedida e sobrevivência em 24 horas com vasopressina comparado com epinefrina, os ensaios randomizados subsequentes e uma metanálise não mostraram melhora no RCE inicial ou sobrevida para alta hospitalar. Além disso, em um estudo multicêntrico de 1.442 pacientes, o manejo da PCR extra-hospitalar com combinação de epinefrina e vasopressina não foi superior em comparação ao tratamento com epinefrina isoladamente. Devido a essa falta de benefício da vasopressina em relação à epinefrina, as diretrizes AHA de 2015 removeram a vasopressina do protocolo de tratamento para pacientes com FV/TV sem pulso.

Medicamentos antiarrítmicos

As diretrizes AHA de 2015 indicam que a terapia antiarrítmica intravenosa pode ser usada no ciclo seguinte ao uso de epinefrina, no máximo de 2 doses, sendo a segunda dose realizada 3-5 minutos após a primeira e metade da dose, portanto sua administração ocorre após a terceira e quinta desfibrilação. Os fármacos antiarrítmicos que podem ser utilizados incluem amiodarona e lidocaína, com amiodarona como agente preferido.[13]

- Amiodarona: quando comparada ao uso de lidocaína em pacientes com FV/TVSP é evidenciado aumento da RCE e sobrevida hospitalar, embora seu efeito na sobrevida para a alta hospitalar e melhor desfecho neurológico não tenha sido demonstrado.
- Lidocaína: tem sido menos eficaz do que a amiodarona para o tratamento de PCR em FV/TV sem pulso.[13] As diretrizes AHA de 2015 indicam que a amiodarona é o agente antiarrítmico de primeira linha durante a parada cardíaca, com a lidocaína considerada como uma alternativa.

Comparação de amiodarona e lidocaína: em 2016, foi publicado o primeiro estudo randomizado (estudo ALPS) que comparou amiodarona, lidocaína e placebo em pacientes com FV/TV sem pulso refratário à desfibrilação e terapia vasopressora inicial. Esse estudo foi o primeiro a avaliar o efeito de uma nova preparação de amiodarona que emprega um solvente que não está associado a causar hipotensão. Foram incluídos 3.026 pacientes, não houve diferença significativa no desfecho primário (sobrevivência para alta hospitalar) entre os três grupos.

CARDIOESPORTE: CARDIOLOGIA DO EXERCÍCIO E DO ESPORTE

Da mesma maneira, não houve resultado significativo no desfecho secundário (função neurológica favorável na alta) entre aqueles que receberam amiodarona ou lidocaína. A análise de subgrupos identificou uma diminuição de mortalidade não significativa de 5% para qualquer terapia medicamentosa (amiodarona ou lidocaína) em pacientes com PCR testemunhada (onde a RCP e ativação de serviços de emergência ocorreram mais cedo do que em casos não testemunhados).

Esses dados estudados suportam as recomendações da AHA de 2015, na qual a amiodarona e a lidocaína "podem ser consideradas" para pacientes com FV ou TV sem pulso que são refratários aos tratamentos iniciais (desfibrilação e infusão de epinefrina). Portanto, os socorristas podem considerar a amiodarona ou lidocaína nesses casos, especialmente quando a PCR é testemunhada.[13]

Sulfato de magnésio: Os dados de ensaios randomizados NÃO suportam o uso rotineiro de sulfato de magnésio no tratamento da parada cardíaca. O principal benefício do magnésio é a prevenção de episódios recorrentes de FV, não no encerramento de tais. A desfibrilação é necessária para a rescisão. As diretrizes AHA de 2015 indicam que torsades de pointes é a única arritmia para a qual a administração de sulfato de magnésio deve ser considerada.

Atividade Elétrica sem Pulso (AESP)

Em contraste com a FV/TV sem pulso, não há papel para a desfibrilação no manejo da AESP/assistolia. A RCP de alta qualidade, a terapia com vasopressores e o tratamento rápido de causas reversíveis são os principais pilares do manejo desses ritmos.

Vasopressores: A eficácia da epinefrina (1 mg intravenoso a cada três a cinco minutos) para AESP/Assistolia continua incerta, mas continua a ser recomendação das diretrizes AHA 2015, a aplicação deve ser iniciada assim que possível, portanto, desde o primeiro ciclo de RCP.[12]

Atropina: Não é recomendada por causa de sua falta de benefícios terapêuticos;

Assistolia

A apresentação como ritmo inicial está associada a um prognóstico extremamente reservado (0 a 2% de sobrevivência à alta hospitalar). A assistolia, geralmente, é um evento secundário resultante de fibrilação ventricular prolongada ou atividade elétrica sem pulso com perda subsequente de toda a atividade elétrica. Os esforços de ressuscitação prolongados em assistolia são geralmente inúteis.

Sempre que for identificado linha reta no monitor, deve-se realizar o protocolo da linha reta através da checagem de: cabos, ganhos e derivações. Isso deve ser feito pois uma FV fina pode simular o ritmo de assistolia no monitor. As diretrizes da AHA de 2015 recomendam que o manejo é o mesmo da AESP, com compressões torácicas de qualidade, vasopressores e a consideração de possíveis causas reversíveis.[13]

Atropina não é mais recomendada. A RCP, com ênfase em excelentes compressões torácicas, deve ser fornecida durante todo esforço de ressuscitação, interrompendo apenas em intervalos de dois minutos, durante os quais é realizada uma breve análise do ritmo e desfibrilação se o paciente evoluiu para um ritmo chocável. Não há indicação para desfibrilação na assistolia.

Dessa maneira, segue um resumo das principais medidas que devem ser realizadas durante os quatro ritmos de parada cardíaca.

Compressões torácicas

Ênfase na RCP de alta qualidade: frequência das compressões entre 100-120/min, 5-6 cm de profundidade, com retorno completo do tórax e mínimas interrupções.

Desfibrilação

A medida mais importante é o posicionamento correto das pás, desse modo a maior corrente elétrica liberada percorre o miocárdio em todo seu eixo de orientação elétrica e massa muscular. Isso é preconizado colocando as pás nas regiões:

1. Esternal direita (infraclavicular e paraesternal);
2. Apical à esquerda (linha axilar média e quinto espaço intercostal, evitando-se o mamilo).[11]

Existem dois tipos de desfibrilador: monofásico e bifásico. Dessa maneira, a carga aplicada depende do tipo utilizado – monofásico 360J, bifásico 120-200J (energia recomendada pelo fabricante, se a dose não é conhecida, deve-se desfibrilar com carga máxima do aparelho). Os desfibriladores recomendados são os bifásicos, devido à sua maior eficácia em níveis de energia mais baixos, com menor lesão miocárdica.[10]

As Diretrizes recomendam a retomada da RCP imediatamente após a desfibrilação sem voltar a verificar pulso. A RCP não deve ser interrompida para avaliar o ritmo e as verificações de ritmo e choques adicionais devem ser realizados a cada 2 minutos.[10-12]

Fármacos

Na FV/TV sem pulso, a epinefrina (1 mg IV a cada 3-5 minutos) está indicada após a segunda desfibrilação, enquanto a RCP é realizada. O tratamento prematuro com epinefrina tem sido associado a uma diminuição da sobrevida. Na AESP/assistolia, a epinefrina está indicada assim que possível, desde o primeiro ciclo de RCP.[10]

Enquanto aguardamos dados mais conclusivos ou uma mudança formal nos protocolos de RCP, é sugerido administrar epinefrina de acordo com os consensos existentes.[11]

As evidências sugerem que os fármacos antiarrítmicos proporcionam pouco benefício de sobrevivência na FV/TVSP refratárias. No entanto, as atuais diretrizes indicam que elas podem ser usadas em determinadas situações:

- Amiodarona (primeira dose de 300 mg, segunda dose de 150mg IV) pode ser administrada na FV/TV sem pulso que não responde à desfibrilação, RCP e epinefrina;
- Lidocaína (1 a 1,5 mg/kg IV, depois 0,5 a 0,75 mg/kg a cada 5 a 10 minutos) pode ser usada como alternativa a amiodarona;
- Sulfato de magnésio (2 g IV, seguido de uma infusão de manutenção) pode ser usado para tratar taquicardia ventricular polimórfica consistente com torsades de pointes, mas não é recomendado para uso rotineiro em pacientes adultos em parada cardíaca súbita.

O fluxograma na Figura 34.2 resume o atendimento geral da parada cardíaca.

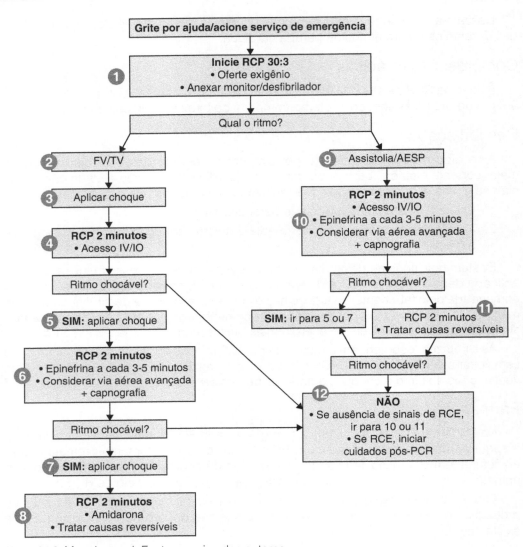

Figura 34.2. Manejo geral. Fonte: arquivo dos autores.

Cuidados Pós-Parada Cardíaca

Os cuidados organizados pós-parada cardíaca são de fundamental importância, visto que a maioria das mortes ocorre nas primeiras horas pós-RCE. Portanto, essas medidas melhoram significativamente o prognóstico do paciente.[13,14]

Devem ser iniciados o mais precocemente possível, caso seja viável, já no local de atendimento inicial da parada cardíaca, logo após a RCE, ainda que essa possa ter ocorrido fora do ambiente hospitalar.[15]

É composto pelo conjunto de ações e intervenções realizados de maneira sistemática, coordenada e iniciados imediatamente após o retorno da circulação espontânea (conforme mostra a tabela abaixo). Suas metas são:

- Identificação e tratamento das causas precipitantes da parada cardíaca para evitar recorrência;
- Estabilização hemodinâmica, respiratória e metabólica;
- Medidas que atenuem as consequências da lesão de isquemia-reperfusão em vários sistemas e órgãos (por exemplo: o controle de temperatura);
- Transporte do paciente para angiografia coronária (se necessário) e unidade de cuidados intensivos.[14,15]

Após a estabilização inicial, a avaliação deve incluir monitorização de PA, saturação de oxigênio e frequência cardíaca. Devem-se solicitar ECG, radiografia de tórax e exames laboratoriais gerais. Recomenda-se, 24 horas após a RCE, na ausência de fatores que possam interferir na avaliação neurológica (sedativos, hipotensão, hipotermia, bloqueadores neuromusculares, hipoxemia), a realização de EEG para auxiliar na predição de prognóstico neurológico e descartar estado epiléptico. A Tabela 34.2 descreve os principais itens que integram os cuidados pós-PCR.

TABELA 34.2 – Cuidados pós-parada cardíaca[15]

Avaliação primária
A. Avaliar se via aérea pérvia e patente Considerar via aérea avançada
B. Avaliar expansão torácica, $SatO_2$, FR, ausculta pulmonar Considerar via aérea avançada
C. Avaliar PA, FC, TEC, coloração cutânea, ausculta cardíaca Considerar ressuscitação volêmica e/ou vasopressor, inotrópico Meta: PAS > 90 mmHg ou PAM > 65
D. Avaliar nível de consciência, se não responsivo Controle de temperatura Dextro (Glicemia capilar):não tolerar hiperglicemia > 180
E. Avaliar presença de lesões cutâneas (p. exemplo: trauma, sinais de sangramento, petéquias) Exames: laboratorial geral, gasometria arterial, ECG, Raio X de tórax, EEG Encaminhar para UTI e Hemodinâmica, se necessário
Avaliação secundária
S - Sinais e sintomas
A - Alergias
M - Medicações
P - Passado médico
L - Líquidos, última refeição
E - Evento
Alvos do manejo hemodinâmico em RCE pós-PCR
PAM: > 65 mmHg
PVC: 8-12 mmHg
Lactato: Redução progressiva/normal
$SvcO_2$: > 70%
Diurese: > 1 mL/kg/h

Fonte: arquivo dos autores.

Controle Direcionado da Temperatura (CDT) Pós-RCE

Esse tópico foi reformulado na diretriz de 2015. Diversos trabalhos demonstraram que a manutenção da temperatura corporal em 36 °C foi tão benéfica quanto manter em 33 °C, dando uma maior margem de controle de temperatura.

Dessa maneira, atualmente, além dos cuidados habituais de terapia intensiva, todos pacientes adultos comatosos (sem resposta a comandos verbais) com RCE pós--parada cardíaca devem ser submetidos ao CDT, com meta de se manter entre 32-36 °C, mantida constantemente por pelo menos 24 horas após a PCR. Quando iniciada em até 6 horas após reversão da parada cardíaca, a hipotermia determina melhor prognóstico neurológico, bem como de mortalidade. Por outro lado, após suspensão do CDT, a hipertermia deve ser evitada.[15]

A maior e mais robusta evidência vem de um estudo de 2013, com mais de 900 pacientes. Não houve qualquer diferença nos desfechos clínicos quando a temperatura corporal foi mantida em 33 °C comparada 36 °C.[16]

Com nível de evidência bem menor, o controle de temperatura é sugerido para o paciente pós-RCE, que permanece não responsivo, cuja PCR foi em ritmo não chocável e ocorreu no ambiente extra-hospitalar.[17]

A temperatura alvo recomendada deve ser entre 32 e 36 °C. Todavia, é pouco provável que se justifique tantos esforços para manter o paciente em temperaturas baixas (p. ex.: 32 ou 33 °C), se o melhor estudo mostrou que temperatura de 36 °C é semelhante a 33 °C.[16]

Desse modo, a temperatura determinada deve ser mantida por pelo menos 24 horas. Após isso, é recomendado evitar ativamente que o paciente apresente febre.

A Tabela 34.3 resume os principais pontos desse assunto.

TABELA 34.3 – Controle direcionado de temperatura

Paciente em coma, com RCE extra-hospitalar por PCR em FV/TVSP: Classe I NE B
Paciente em coma, com RCE extra-hospitalar em AESP/assistolia, ou intra-hospitalar em qualquer ritmo de PCR: Classe II NE B
Não reaquecer comatosos que evoluem com hipotermia leve (> 32 °C) nas primeiras 48 horas pós-PCR: Classe III
Nenhuma técnica de indução da hipotermia tem maior eficácia
Preferência pela temperatura esofagiana ou vesical, pois não é confiável temperatura axilar, retal ou oral
Principais complicações: coagulopatias, arritmias, hiperglicemia
Melhores resultados quando o CDT é iniciado nas primeiras 24 horas, após RCE (preferencialmente 2 horas depois)

Fonte: arquivo dos autores.

Resultados de acordo com o Ritmo Inicial

- **Assistolia:** Quando o ritmo observado inicial é assistolia, a probabilidade de ressuscitação bem-sucedida é baixa. Apenas 10% dos pacientes com PCR extra--hospitalar em assistolia inicial sobrevivem até a admissão hospitalar e apenas 0 a 2% até a alta hospitalar. Esse resultado é devido a duração prolongada da PCR (geralmente mais de quatro minutos) associado a presença de dano grave e irreversível no miocárdio;

MORTE SÚBITA NO ESPORTE – CONDUTAS **423**

- Atividade elétrica sem pulso: Também apresenta desfecho ruim, em um estudo extra-hospitalar de 150 desses pacientes, 23% foram ressuscitados e sobreviveram à admissão hospitalar; apenas 11% sobreviveram até a alta hospitalar;[15]
- Taquiarritmia ventricular: O desfecho é muito melhor quando o ritmo inicial é uma taquiarritmia ventricular sustentada. A etiologia mais frequente é a fibrilação ventricular. Aproximadamente 25 a 40% dos pacientes com PCR causada por FV sobrevivem até a alta hospitalar.

Fatores que Afetam o Sucesso da RCP no Cenário Extra-Hospitalar

A RCP fora do hospital é bem-sucedida em apenas um terço dos casos e apenas 10% de todos os pacientes têm alta hospitalar, sendo que a maioria desses doentes apresentam algum grau de sequela neurológica.[14]

O aumento da duração da FV tem dois efeitos adversos principais: reduz a capacidade de reverter a arritmia; se prolongar por mais de quatro minutos, há o início de danos irreversíveis no sistema nervoso central e outros órgãos. Como resultado, quanto maior a duração da PCR, menor a probabilidade de sobrevida com ou sem comprometimento neurológico, mesmo que a RCP seja bem-sucedida. Sabe-se que a taxa de sobrevivência da PCR em ritmo de FV reduz em aproximadamente 10% para cada minuto de atraso da desfibrilação e se maior que 12 minutos sem RCP, a taxa é de apenas 2 a 5%.

Na RCP testemunhada, a administração de RCP por um espectador leigo é um fator importante na determinação do desfecho do paciente que sofre PCR extra-hospitalar. A sobrevivência é maior entre aqueles que receberam RCP pelo leigo quando comparados com aqueles que recebem RCP mais atrasados somente pelo pessoal do serviço de emergência. Além da melhor sobrevida, a restauração precoce da circulação está associada a melhor função neurológica entre os sobreviventes.[16]

Para adultos com PCR extra-hospitalar, a RCP (sem resgate da respiração) parece ter eficácia igual em comparação com o RCP convencional (compressão e respiração de resgate). As Diretrizes da AHA de 2010 recomendaram que os espectadores leigos realizem RCP apenas com compressões torácicas de alta qualidade até a chegada do serviço de emergência.

Em um estudo nacional de PCR extra-hospitalar no Japão, entre 2005 e 2012, os receptores de RCP pelo espectador leigo apresentaram um desfecho significativamente maior de função neurológica intacta (8,4% *versus* 4,1% sem RCP do espectador. A desfibrilação precoce por espectadores também foi associada a uma probabilidade significativamente maior de sobrevivência e função neurológica intacta.[16]

Desfibrilador Externo Automático (DEA)

Treinamento

São projetados para serem simples de operar e vários estudos demonstraram que leigos podem operá-los com segurança e eficácia.[17]

Operação

Utilizam dois eletrodos autoadesivos colocados diretamente sobre o tórax para detectar o ritmo cardíaco e aplicar choques quando indicado. Os padrões internacionais exigem que os DEAs tenham uma sensibilidade > 90% para detectar fibrilação ventricular (FV de pelo menos 0,2 mV de amplitude) e uma especificidade geral > 95%.[17]

A maioria dos DEAs fornece entre 120 e 360 Joules, com a carga de saída dependendo de vários fatores, incluindo o número de choques administrados anteriormente, a impedância da parede torácica e se uma forma de onda monofásica ou bifásica é usada. Alguns são ajustados automaticamente para fornecer menos energia elétrica (destinada a crianças) quando os eletrodos pediátricos estão acoplados.[17]

Os DEAs, geralmente, fornecem avisos de áudio que direcionam a equipe de resgate para ficar longe da vítima durante a análise do ritmo e pressionar um botão para liberar o choque. São programados para reanalisar o ritmo do eletrocardiograma a cada dois minutos. Durante o intervalo de tempo, o DEA solicita ao socorrista que verifique sinais de vida e, se necessário, realize RCP. Se o paciente for portador de um CDI que está administrando choques, o CDI deve poder completar seu ciclo de tratamento (normalmente 30 a 60 segundos) antes de o DEA ser anexado.[17,18]

Posicionamento do eletrodo

As diretrizes do ACLS fazem as seguintes recomendações em relação à colocação de eletrodos adesivos:[17,18]

- Os eletrodos adesivos devem ser colocados na posição esternoapical (anterolateral), com o eletrodo direito colocado no tórax superior direito anterior abaixo da clavícula, e o esquerdo no tórax inferolateral esquerdo;
- Alternativas aceitáveis são o posicionamento biaxilar, com almofadas colocadas nas paredes laterais direita e esquerda do tórax;
- Os eletrodos devem ser colocados a pelo menos 2,5 cm (1 polegada) de distância de qualquer dispositivo implantável;
- O pelo no peito pode interferir potencialmente com a aderência do eletrodo e pode precisar ser removido. Isso pode ser feito raspando rapidamente o local onde o eletrodo será colocado.

Importância da disseminação dos DEAs

São eficazes nos pacientes que apresentam FV ou TVSP; AESP e assistolia não são efetivamente tratados pela desfibrilação.[18]

As PCRs em ritmo FV/TVSP ainda são responsáveis por milhares de mortes todos os anos e a melhoria na ressuscitação proporcionada pelo DEA pode ter um impacto significativo na saúde pública.[18]

Os DEAs permitem que pessoas que não são treinadas em interpretação de ritmo forneçam terapia que salva vidas, o que aumenta enormemente o grupo de possíveis socorristas que podem fornecer desfibrilação precoce. No entanto, sua alocação e uso exigem suporte programático, treinamento e manutenção, os quais podem contribuir para o custo total.[17,18]

Estratégias para a alocação de DEAs incluem fornecê-las aos serviços médicos de emergência e aos profissionais de emergência não médicos (por exemplo, policiais e bombeiros), bem como colocá-los em locais públicos. Assim, uma consideração importante em relação a esses dispositivos é a distribuição eficiente de DEAs em todas as comunidades.[17,18]

Desfibrilador Externo Automático e a Legislação Brasileira

Um substitutivo da Câmara (SDC 23/2015) ao projeto de Lei do Senado 344/2003 foi aprovado em 2016 pela Comissão de Assuntos Sociais, o qual propõe que o DEA deve ser instalado em locais com circulação de pessoas igual ou superior a 4 mil por dia, como estações rodoviárias e ferroviárias, portos, aeroportos, centros comerciais, estádios, ginásios esportivos, academias de ginástica, hotéis, templos e outros locais assemelhados.

As sedes de eventos de qualquer natureza com concentração ou circulação igual ou superior a 4 mil pessoas por dia também precisam ser equipadas. Também é necessário em trens, metrôs, aeronaves e embarcações com capacidade a partir de 100 passageiros, além de ambulâncias e viaturas de resgate, policiais e de bombeiros.

O projeto também torna obrigatória a presença de uma pessoa, nesses locais, designada e treinada para o uso do DEA e para a realização de outros procedimentos práticos auxiliares envolvidos na técnica de ressuscitação cardiopulmonar.

Caso haja descumprimento da norma, o estabelecimento fica sujeito à interdição. Já o transporte ou evento podem ser suspensos de operar até que a situação esteja regularizada. Além disso, acarretará ao infrator a aplicação de multa no valor de R$ 3.000,00 (três mil reais) por autuação.

Referências Bibliográficas

1. Ackerman MJ, Zipes DP, Kovacs RJ, Maron BJ. Eligibility and Disqualification Recommendations for Competitive Athletes With Cardiovascular Abnormalities: Task Force 10: The Cardiac Channelopathies: A Scientific Statement From the American Heart Association and American College of Cardiology. J Am Coll Cardiol 2015; 66:2424.
2. Gersh BJ, Maron BJ, Bonow RO, et al. 2011 ACCF/AHA guideline for the diagnosis and treatment of hypertrophic cardiomyopathy: a report of the American College of Cardiology Foundation/American Heart Association Task Force on Practice Guidelines. Circulation 2011; 124:e783.
3. Task Force members, Elliott PM, Anastasakis A, et al. 2014 ESC Guidelines on diagnosis and management of hypertrophic cardiomyopathy: the Task Force for the Diagnosis and Management of Hypertrophic Cardiomyopathy of the European Society of Cardiology (ESC). Eur Heart J 2014; 35:2733.
4. Pelliccia A, Lemme E, Maestrini V, et al. Does Sport Participation Worsen the Clinical Course of Hypertrophic Cardiomyopathy? Clinical Outcome of Hypertrophic Cardiomyopathy in Athletes. Circulation 2018; 137:531.
5. Baggish AL, Battle RW, Beckerman JG, et al. Sports Cardiology: Core Curriculum for Providing Cardiovascular Care to Competitive Athletes and Highly Active People. J Am Coll Cardiol 2017; 70:1902.
6. Finocchiaro G, Papadakis M, Robertus JL, et al. Etiology of Sudden Death in Sports: Insights From a United Kingdom Regional Registry. J Am Coll Cardiol 2016; 67:2108.
7. Harmon KG, Asif IM, Klossner D, Drezner JA. Incidence of sudden cardiac death in National Collegiate Athletic Association athletes. Circulation 2011; 123:1594.
8. Landry CH, Allan KS, Connelly KA, et al. Sudden Cardiac Arrest during Participation in Competitive Sports. N Engl J Med 2017; 377:1943.
9. Thompson PD, Franklin BA, Balady GJ, et al. Exercise and acute cardiovascular events placing the risks into perspective: a scientific statement from the American Heart Association Council on Nutrition, Physical Activity, and Metabolism and the Council on Clinical Cardiology. Circulation 2007; 115:2358.

10. Harmon KG, Drezner JA, Wilson MG, Sharma S. Incidence of sudden cardiac death in athletes: a state--of-the-art review. Br J Sports Med 2014; 48:1185.
11. Callaway CW, Donnino MW, Fink EL, et al. Part 8: Post-Cardiac Arrest Care: 2015 American Heart Association Guidelines Update for Cardiopulmonary Resuscitation and Emergency Cardiovascular Care. Circulation 2015; 132:S465.
12. Callaway CW, Soar J, Aibiki M, et al. Part 4: Advanced Life Support: 2015 International Consensus on Cardiopulmonary Resuscitation and Emergency Cardiovascular Care Science With Treatment Recommendations. Circulation 2015; 132:S84.
13. Jabre P, Bougouin W, Dumas F, et al. Early Identification of Patients With Out-of-Hospital Cardiac Arrest With No Chance of Survival and Consideration for Organ Donation. Ann Intern Med 2016; 165:770.
14. Nolan JP, Soar J, Cariou A, et al. European Resuscitation Council and European Society of Intensive Care Medicine Guidelines for Post-resuscitation Care 2015: Section 5 of the European Resuscitation Council Guidelines for Resuscitation 2015. Resuscitation 2015; 95:202.
15. Writing Group Members, Mozaffarian D, Benjamin EJ, et al. Heart Disease and Stroke Statistics-2016 Update: A Report From the American Heart Association. Circulation 2016; 133:e38.
16. Nielsen N, Wetterslev J, Cronberg T, et al. Targeted temperature management at 33 °C versus 36 °C after cardiac arrest. N Engl J Med 2013; 369:2197.
17. Schenone AL, Cohen A, Patarroyo G, et al. Therapeutic hypothermia after cardiac arrest: A systematic review/meta-analysis exploring the impact of expanded criteria and targeted temperature. Resuscitation 2016; 108:102.
18. Bækgaard JS, Viereck S, Møller TP, et al. The Effects of Public Access Defibrillation on Survival After Out-of-Hospital Cardiac Arrest: A Systematic Review of Observational Studies. Circulation 2017; 136:954.
19. Ecker R, Rea TD, Meischke H, et al. Dispatcher assistance and automated external defibrillator performance among elders. Acad Emerg Med 2001; 8:968.

Capítulo 35

A Importância da Genética na Cardiologia do Esporte

• Ricardo Stein

Diferentes consensos e opiniões de especialistas são unânimes em afirmar que a avaliação genética não é indicada como um processo de rotina para os atletas. Se em pleno século XXI ainda estamos discutindo se o eletrocardiograma (ECG) de repouso de 12 derivações é indicado ou não como um teste de rotina na avaliação pré-participação, é lógico entender que a realização de um estudo genético deva ser sempre muito bem embasada no atleta.

No entanto, existem duas ocasiões nas quais a avaliação genética está especialmente bem indicada.[1] São elas:

- Frente uma história familiar positiva de doença cardíaca hereditária (miocardiopatia, canalopatias, doenças da aorta), ou suspeita da mesma (presença de episódios de síncope, arritmias, parada cardíaca/morte súbita (MS). Nesses casos, é importante destacar que o estudo genético deve ser feito primeiramente no indivíduo ou em um dos familiares afetados. Uma vez detectada a mutação causal da doença, aí sim os demais membros da família, incluindo o esportista, deverão ser estudados;

- Quando o atleta tem um fenótipo que indica fortemente a presença de uma doença hereditária (sinais, sintomas e/ou testes sugestivos ou compatíveis com uma doença específica).[2,3]

A avaliação clínica com o enfoque genético sempre deve ser o primeiro passo antes da realização de um estudo genético *per se*. Essa investigação deve incluir uma anamnese minuciosa dos antecedentes familiares, assim como um exame físico completo. A história familiar deve incluir aspectos como a idade de início dos sintomas, atividades desencadeantes dos mesmos, doença diagnosticada, grau de parentesco e número de familiares afetados. Nesse sentido, realizar uma árvore genealógica ou *pedigree* da família permitirá detalhar os antecedentes familiares, sempre devendo seguir a investigação pelo lado da família afetado. No caso da ausência de suspeitas nos familiares de primeiro grau, deve-se ampliar o estudo para mais uma geração, se houver grande suspeita de cardiopatia herdada.

Estudos mais recentes apontam para um papel do estudo genético na "autópsia molecular", ou seja, indivíduos sem alterações anatômicas que tenham sofrido MS.[4-6] Uma análise abrangente de genes relacionados à MS cardíaca em indivíduos que morreram subitamente durante o exercício permitiu a identificação de variantes potencialmente causadoras do evento. No entanto, muitas variantes genéticas permaneceram com significado indeterminado, sendo necessários mais estudos para a compreensão do significado clínico dessas variáveis. Todavia, a análise genética abrangente de indivíduos que morreram durante o exercício permite a detecção de variantes potencialmente causadoras e ajuda a identificar parentes em risco.[4]

Genótipo Positivo e Fenótipo Negativo

No contexto do esporte, podemos definir o indivíduo como genótipo positivo/fenótipo negativo quando:

- Carrega mutação com potencial patogênico;
- Não possui manifestações clínicas ou alterações estruturais/elétricas do coração manifestadas por exames complementares.

A grande dúvida que existe refere-se a aferir se esses sujeitos apresentam risco aumentado de MS, mesmo na ausência de sinais de cardiopatia estrutural. Isso torna-se de importância primordial, pois em casos selecionados, o estresse adrenérgico do exercício intenso e competitivo pode ser um gatilho para complicações e MS. Existe um grande desafio na revisão da história familiar das cardiopatias herdadas. Isso ocorre, principalmente, por expressividade variável, ou seja, a gravidade varia frequentemente, mesmo dentro da mesma família, e penetrância reduzida, ou seja, alguns pacientes podem nunca desenvolver a doença.[7] Muitas das doenças investigadas são autossômicas dominantes, mas algumas acontecem por mutações *de novo*. A idade do aparecimento também pode variar, com os pacientes podendo permanecer assintomáticos durante um longo período da doença, tornando difícil o diagnóstico clínico inicial.[3]

Sempre que nos depararmos com esse desafio diagnóstico, devemos estabelecer se o fenótipo realmente é negativo. Uma investigação cardiológica minuciosa com ECG, ecocardiograma, ressonância cardíaca, Holter e testes provocativos (exercício ou fármacos) deve ser realizada na suspeição diagnóstica.[8] As atuais recomendações europeias para a triagem cardíaca do atleta afirmam que, após um questionário detalhado (incluindo quaisquer sintomas ou histórico familiar) e exame clínico, deve-se dar prioridade ao ECG de 12 derivações. Aqueles com duas ou mais "descobertas de ECG limítrofes" ou qualquer "descoberta anormal de ECG" exigem uma investigação mais aprofundada.[3]

Com base na experiência italiana, a incidência de MS cardíaca ocorre três vezes mais em atletas (2,3 por 100.000 indivíduos) do que em não atletas (0,9 por 100.000 indivíduos).[3] Na miocardiopatia hipertrófica (MCH), especificamente, há um número limitado de MS em indivíduos sem hipertrofia e assintomáticos. Cinco casos de MS prematuras são relatados em sujeitos com corações (autópsia) sem MCH macroscópica e mutação do gene *TNNT2*.[9] Também foram encontrados dois pacientes com fibrilação ventricular e coração normal com posterior desenvolvimento de MCH e mutação no gene *MYH7*.[10] No caso da displasia arritmogênica do ventrículo direito (DAVD), é relatado o caso de um jovem de 13 anos, carreador de mutação no gene *DSP* (desmoplaquina), não afetado clinicamente, com quadro de MS 2 anos após o estudo genético.[11] Na experiência do modelo italiano, quando avaliados 12.500 atletas, houve somente um caso de MS por DAVD não detectado clinicamente.[12] No contexto das miocardiopatias dilatadas, também foi descrito o caso de uma mulher de 35 anos de idade com MS e mutação no gene *LMNA* (c908-909delCT), sem doença estrutural ou distúrbio da condução detectados.[13]

Na avaliação do indivíduo genótipo positivo/fenótipo negativo, também se deve ter em mente o papel da atividade esportiva intensa no desenvolvimento precoce de miocardiopatias, até mesmo piorando o prognóstico em indivíduos carreadores de mutação, como pode ocorrer na DAVD e na MCH.[14,15]

As recomendações atuais são controversas, baseadas em consensos de especialistas e poucos estudos longitudinais estão disponíveis. A Tabela 35.1 mostra, de maneira geral, as diferenças entre o que é recomendado nos Estados Unidos *versus* o que os europeus recomendam. Por exemplo, a American Heart Association, em conjunto com o American College of Cardiology, colocam que pacientes com genótipo positivo para MCH podem participar de esportes competitivos, desde que assintomáticos, sem evidência de hipertrofia do ventrículo esquerdo por ecocardiografia bidimensional e com ausência de um histórico familiar de MS relacionada à MCH (*Classe IIa; nível de evidência C*). *Já aqueles* atletas que apresentam expressão clínica confirmada e diagnóstico de MCH não devem participar da maioria dos esportes competitivos.[16] É nossa opinião que estudos futuros devam ser realizados para avaliar o potencial patogênico e os efeitos negativos do exercício intenso no indivíduo com genótipo positivo. Por fim, acreditamos que a desqualificação deva ser a última intervenção desejada e que a informação adequada e o compartilhamento de decisões (família, atleta, treinador, empresário, entre outros) devem ser almejados.

TABELA 35.1 – Recomendações das diferentes entidades

Cardiopatia	American Heart Association/American College of Cardiology	European Society of Cardiology
Miocardiopatias (MCH, MCD, DAVD)	Sem restrição (p. exemplo: assintomáticos e sem hipertrofia do ventrículo esquerdo)	Proibido esporte competitivo Permitidos apenas esportes não competitivos e de lazer
QT longo	Sem restrição (exceto QTL1 e natação)	Proibido esporte competitivo Permitidos apenas esportes não competitivos e de lazer
Taquicardia catecolaminérgica	Sem restrição	Proibido esporte competitivo
Síndrome de Brugada	Sem restrição	Sem restrição
Síndrome de Marfan	Somente leve a moderada (sem história familiar de dissecção aórtica ou morte súbita)	Proibido esporte competitivo

MCH: miocardiopatia hipertrófica; MCD: miocardiopatia dilatada; DAVD: displasia arritmogênica do ventrículo direito.
Fonte: autoria própria

Referências Bibliográficas

1. Campuzano O, Sanchez-Molero O, Fernandez A, Mademont-Soler I, Coll M, Perez-Serra A, et al. Sudden arrhythmic death during exercise: a post-mortem genetic analysis. Sports Med. 2017;47(10):2101-15.
2. Priori SG, Blomström-Lundqvist C, Mazzanti A, Blom N, Borggrefe M, Camm J, et al; ESC Scientific Document Group. 2015 ESC Guidelines for the management of patients with ventricular arrhythmias and the prevention of sudden cardiac death: The Task Force for the Management of Patients with Ventricular Arrhythmias and the Prevention of Sudden Cardiac Death of the European Society of Cardiology (ESC). Endorsed by: Association for European Paediatric and Congenital Cardiology (AEPC). Eur Heart J. 2015;36(41):2793-867.
3. Mont L, Pelliccia A, Sharma S, Biffi A, Borjesson M, BrugadaTerradellas J, et al. Pre-participation cardiovascular evaluation for athletic participants to prevent sudden death: position paper from the EHRA and the EACPR, branches of the ESC. Endorsed by APHRS, HRS, and SOLAECE. Eur J Prev Cardiol. 2017;24(1):41-69.
4. Stein R, Trujillo JP, Silveira AD, Lamounier Júnior A, Iglesias LM. Genetic evaluation, familial screening and exercise. Arq Bras Cardiol. 2017;108(3):263-70.
5. Marcondes L, Crawford J, Earle N, Smith W, Hayes I, Morrow P, et al; Cardiac Inherited Disease Group New Zealand. Long QT molecular autopsy in sudden unexplained death in the young (1-40 years old): Lessons learnt from an eight year experience in New Zealand. PLoS One. 2018;13(4):e0196078.
6. Rueda M, Wagner JL, Phillips TC, Topol SE, Muse ED, Lucas JR, et al. Molecular autopsy for sudden death in the young: is data aggregation the key? Front Cardiovasc Med. 2017;4:72.
7. Cooper DN, Krawczak M, Polychronakos C, Tyler-Smith C, Kehrer-Sawatzki H. Where genotype is not predictive of phenotype: towards an understanding of the molecular basis of reduced penetrance in human inherited disease. Hum Genet. 2013;132(10):1077-130.
8. Galderisi M, Cardim N, D'Andrea A, Bruder O, Cosyns B, Davin L, et al. The multi-modality cardiac imaging approach to the Athlete's heart: an expert consensus of the European Association of Cardiovascular Imaging. Eur Heart J Cardiovasc Imaging. 2015;16(4):353.
9. Varnava A, Baboonian C, Davison F, de Cruz L, Elliott PM, Davies MJ, et al. A new mutation of the cardiac troponin T gene causing familial hypertrophic cardiomyopathy without left ventricular hypertrophy. Heart. 1999;82(5):621-4.
10. Christiaans I, Lekanne deprez RH, van Langen IM, Wilde AA. Ventricular fibrillation in MYH7-related hypertrophic cardiomyopathy before onset of ventricular hypertrophy. Heart Rhythm. 2009;6(9):1366-9.
11. Tabib A, Loire R, Chalabreysse L, Meyronnet D, Miras A, Malicier D, et al. Circumstances of death and gross and microscopic observations in a series of 200 cases of sudden death associated with arrhythmogenic right ventricular cardiomyopathy and/or dysplasia. Circulation. 2003;108(24):3000-5.
12. Bauce B, Rampazzo A, Basso C, Mazzotti E, Rigato I, Steriotis A, et al. Clinical phenotype and diagnosis of arrhythmogenic right ventricular cardiomyopathy in pediatric patients carrying desmosomal gene mutations. Heart Rhythm. 2011;8(11):1686-95.
13. Ehlermann P, Lehrke S, Papavassiliu T, Meder B, Borggrefe M, Katus HA, et al. Sudden cardiac death in a patient with lamin A/C mutation in the absence of dilated cardiomyopathy or conduction disease. Clin Res Cardiol. 2011;100(6):547-51.
14. Corrado D, Wichter T, Link MS, Hauer R, Marchlinski F, Anastasakis A, et al. Treatment of arrhythmogenic right ventricular cardiomyopathy/dysplasia: an international task force consensus statement. Eur Heart J. 2015;36(46):3227-37.
15. Finocchiaro G, Papadakis M, Robertus JL, Dhutia H, Steriotis AK, Tome M, et al. Etiology of sudden death in sports: insights from a United Kingdom Regional Registry. J Am Coll Cardiol. 2016;67(18):2108-15.
16. Maron BJ, Udelson JE, Bonow RO, Nishimura RA, Ackerman MJ, Estes NA 3rd, et al. American Heart Association Electrocardiography and Arrhythmias Committee of Council on Clinical Cardiology, Council on Cardiovascular Disease in Young, Council on Cardiovascular and Stroke Nursing, Council on Functional Genomics and Translational Biology, and American College of Cardiology. Eligibility and disqualification recommendations for competitive athletes with cardiovascular abnormalities: Task Force 3: Hypertrophic cardiomyopathy, arrhythmogenic right ventricular cardiomyopathy and other cardiomyopathies, and myocarditis: a Scientific Statement from the American Heart Association and American College of Cardiology. Circulation. 2015;132(22):e273-80.

Capítulo 36

COVID-19

- Ricardo Contesini Francisco • Marcos Pinto Perillo Filho • Bruno Bassaneze
- Rodrigo Otávio Bougleux Alô • Mateus Freitas Teixeira
- Cléa Simone Sabino de Souza Colombo • Lorena Christine Araújo de Albuquerque
- Thiago Ghorayeb Garcia • Nabil Ghorayeb

Introdução

Ao final de 2019, uma série de pacientes apresentavam-se com pneumonia de etiologia desconhecida na cidade chinesa Wuhan, sendo identificado um novo coronavírus como seu patógeno, o SARS-CoV-2 (segundo coronavírus gerador de síndrome respiratória aguda grave). Buscando evitar sua disseminação, governos ao redor do mundo decretaram o isolamento "*lock-down*" de cidades inteiras, gerando impacto direto na prática de atividade física e competições esportivas.[1,2]

A nova doença, denominada COVID-19 (do inglês *COrona VIrus Disease* e "19" em referência ao ano de 2019, de seu surgimento), se mostrou capaz de desencadear importante reação inflamatória e efeitos pró-trombóticos, e seu espectro clínico varia desde o assintomático até quadros gravíssimos. Por se tratar de um vírus com tropismo pelo receptor da enzima conversora de angiotensina 2 (ECA2), presente em número significativo no tecido cardíaco, a preocupação com o acometimento cardiovascular se tornou tema central para a Cardiologia.[3-7]

Com o objetivo de esclarecer e orientar a prática de atividade física e esportiva após o surgimento dessa nova e impactante doença, trataremos neste capítulo sobre os diferentes aspectos da interface entre a COVID-19 e o coração, abordando avaliação pré-participação, exames complementares, protocolo para o retorno seguro à prática esportiva e medidas preventivas.

Inflamação do SARS-COV-2

A inflamação é uma resposta à infecção ou lesão tecidual, que ocorre para erradicar microrganismos ou agentes irritantes, permitindo potencializar a reparação tecidual. Na sua forma crônica, a inflamação pode causar o comprometimento de órgãos e sistemas, levando à descompensação, disfunção orgânica e possivelmente levar à morte. Atualmente, é reconhecido que a inflamação está implicada em diversas doenças, infecciosas, destacando-se doenças causadas por protozoários e bactérias, a osteoartrite, doenças do sistema cardiovascular, neuropatias, doenças pulmonares, esclerose múltipla e câncer, os quais geram, todos os anos, elevado custo aos sistemas de saúde do país.

O processo de inflamação vem sendo estudado durante a pandemia da COVID-19, mostrando que, além de uma transmissibilidade alta, o vírus SARS-COV-2 apresenta um processo inflamatório que pode ser letal. No entanto, embora muitos cientistas estejam procurando os polimorfismos genéticos que predispõem as vítimas de COVID-19 a um desfecho ruim, talvez haja uma explicação alternativa para essa chamada "suscetibilidade diferencial" que faz com que alguns indivíduos progridam para doenças respiratórias graves. O traço comum que permeia todas as comorbidades (incluindo obesidade e idade avançada) associadas à doença grave é a presença de um sistema imunológico hiperativo e ativo com inflamação crônica e níveis elevados de citocinas.

Sendo assim, estudos demonstraram, através da análise de 44.672 casos confirmados de COVID-19 em Wuhan, uma taxa de letalidade geral de 2,3%. Porém, a letalidade foi maior em doenças cardiovasculares (DCV) (10,5%), diabetes (7,3%) e hipertensão arterial (6%). Também foram descritas complicações cardiovasculares decorrentes da COVID-19, como lesão miocárdica (20% dos casos), arritmias (16%), miocardite (10%), além de insuficiência cardíaca (IC) e choque cardiogênico (até 5% dos casos).

Diabetes, hipertensão e doença renal são complicações que comumente acompanham a obesidade: todos esses problemas causam inflamação crônica e níveis elevados de citocinas. A dieta pró-inflamatória, com alto teor de gordura saturada, alto teor de sal, alto teor de açúcar refinado e inatividade física pronunciada podem predispor a quem vive em áreas de alta densidade populacional a um curso de doença mais grave após acometimento da COVID-19.

Libby[8] e colaboradores continuam a análise de inflamação endotelial, demonstrando que as citocinas pró-inflamatórias podem alterar características das células endoteliais, assim como uma mudança de suas funções homeostáticas para aquelas que podem contribuir para a trombose e lesão local do tecido.

Citocinas como interleucina-1a (IL-1a) e IL-1b, IL-6 e TNF-α, entre outros, contribuem criticamente para as defesas normais do hospedeiro, mas quando produzidas inadequadamente ou em excesso podem perturbar todas as funções protetoras cuidadosamente orquestradas do normal endotélio e potencializar processos patológicos. A produção desenfreada de citocinas pró-inflamatórias contribui para uma condição denominada tempestade de citocinas. Os mecanismos fisiopatológicos de uma tempestade de citocinas dependem de fenômenos descritos na década de 1980 que se centram na autoindução da citocina pró-inflamatória primordial IL-1. Essa pode induzir não apenas sua própria expressão gênica, mas também a de outras citocinas pró--inflamatórias, incluindo TNF-α. Além disso, a IL-1, produzida por células endoteliais e leucócitos invasores, pode induzir a produção de moléculas quimioatraentes, incluindo as quimiocinas que modulam a penetração de células inflamatórias nos tecidos e também estimula potentemente a produção de outra citocina pró-inflamatória, a IL-6. Essa indução da produção de IL-6 pela IL-1 fornece outra alça de amplificação que contribui para a cascata de superprodução de citocinas que caracteriza uma tempestade de citocinas. Além dos efeitos locais, a IL-6 fornece um estímulo proximal para a resposta de fase aguda. Esse programa de síntese de proteínas ocorre no hepatócito e aumenta a síntese de fibrinogênio, o precursor dos coágulos, do inibidor do ativador de plasminogênio 1 (PAI-1), o principal inibidor de nossos mediadores fibrinolíticos endógenos, e da proteína C reativa, um biomarcador de inflamação que aumenta consistentemente em COVID-19. A destruição causada pela tempestade de citocinas, portanto, não só afeta a função endotelial local, mas também pode provocar um desequilíbrio protrombótico e antifibrinolítico em sangue, que favorece a produção e acúmulo de trombos.

A caracterização inicial de COVID-19 como uma pneumonite incorpora a noção de função endotelial desordenada. Enquanto a infecção inicial de pneumócitos tipo I e II e macrófagos alveolares, sem dúvida, participa do início da infecção, a função endotelial desordenada certamente contribui para a devastação contínua do pulmão pelo SARS-CoV-2, como em qualquer outro lugar. A função de barreira endotelial prejudicada pode contribuir para o acúmulo de proteínas no espaço alveolar, acúmulo de líquido e oxigenação do sangue prejudicada. A estimulação com IL-1 reduz a VE-caderina, guardiã da integridade do endotélio. Esse achado liga uma tempestade de citocinas diretamente ao vazamento capilar e o quadro de agravamento da síndrome respiratória do adulto (SDRA) que a COVID-19 avançada apresenta. O equilíbrio desordenado nas propriedades pró-trombóticas/antitrombóticas do endotélio pode, certamente, contribuir para a trombose *in situ* nos vasos pulmonares, como ocorre na COVID-19.

Além disso, agora é reconhecido que as ações destrutivas do SARS-CoV-2 variam muito além do parênquima pulmonar. Alterações no equilíbrio trombótico/fibrinolítico endotelial podem predispor à trombose, não só na circulação pulmonar, mas também nas veias periféricas e artérias da circulação cerebral, causando acidentes vasculares cerebrais e alterações microvasculares. Algumas alterações neuroendócrinas induzidas por citocinas inflamatórias ativam funções pró-coagulantes de células endoteliais e contribuem para a coagulação e a formação de trombos tipicamente organizados em COVID-19. Assim, a homeostase endotelial desordenada provocada por citocinas fornece uma linha comum em inúmeras complicações de COVID-19.

Com isso, os artigos referentes ao processo inflamatório cardíaco pela COVID-19 descrevem que, no sistema cardiovascular, além do aumento de troponina, é acompanhada de elevação de outros marcadores inflamatórios, como dímero-D, ferritina, interleucina-6 (IL-6), desidrogenase láctica (DHL), proteína C reativa, procalcitonina e contagem de leucócitos. Zhou e colaboradores demonstraram que os pacientes que evoluíram a óbito apresentaram níveis mais altos de dímero-D, IL-6, ferritina e DHL, além de linfopenia, sugerindo que esses marcadores inflamatórios possam ter implicações prognósticas. Dímero-D na admissão, maior que 1 µg/mL, foi preditor independente de mortalidade nessa população. Além da elevação dos marcadores inflamatórios, nos pacientes com COVID-19 também se observa aumento nos níveis de BNP ou NT-proBNP, marcadores de disfunção miocárdica e, consequentemente, mais suscetíveis a acometimento cardíaco.

A lesão ao sistema cardiovascular secundária ao vírus pode estar associada à enzima de conversão da angiotensina 2 (ECA2), que está relacionada ao sistema imune e presente em alta concentração no pulmão e no coração.

A ECA2 regula negativamente o sistema renina angiotensina pela inativação da angiotensina-2 e, provavelmente, tem um papel protetor contra o desenvolvimento de insuficiência respiratória e sua progressão. O SARS-CoV-2 contém quatro proteínas estruturais principais: a proteína spike (S), a proteína nucleocapsídeo (N), a proteína membrana (M) e o envelope proteico (E). O vírus liga-se por meio da proteína spike ao receptor da ECA2 e, entrando na célula hospedeira, onde ocorre a sua inativação, o que favorece a lesão pulmonar. Como a ECA2 apresenta concentrações elevadas no coração, lesões potencialmente graves ao sistema cardiovascular podem ocorrer.

Outro ponto a ser considerado é que, apesar de a ECA2 e a ECA serem enzimas com estruturas homólogas, os sítios de ativação são distintos e, dessa forma, a inibição da ECA não teria efeito direto sobre a atividade da ECA2; essa enzima tem papel bem reconhecido na recuperação da função ventricular em pacientes com lesão miocárdica, por sua inibição da atividade da angiotensina II. Por outro lado, sugere-se que a angiotensina II seja responsável pelo dano cardíaco do coronavírus.

Os sintomas de acometimento cardíaco podem ser comuns a qualquer infecção grave, como febre, taquicardia, estímulo adrenérgico e resposta inflamatória exacerbada, mas também por ação direta do vírus no tecido cardíaco, como visto em outras infecções virais causadoras de miocardite (enterovírus, coxsackie B, parvovírus B19 e herpes vírus 6).

Logo, as evidências indicam uma tempestade de citocinas com disfunção endotelial que pode representar uma doença sistêmica com manifestações cardíacas, pulmonares, cutâneas, renais, além de outras, ainda em processo de estudo. Porém, indivíduos com processo inflamatórios acentuados correm mais riscos.

A principal preocupação após o acometimento cardiovascular seria a indução de arritmias secundárias à miocardite. Essas se apresentam de diversas maneiras, assintomáticas, ou com sintomas leves, como febre, tosse e astenia, ou sintomáticas graves, com pneumonia, síndrome do desconforto respiratório agudo, sepse, eventos trombóticos, miocardite e morte.[10] Desse modo, a apresentação do atleta contaminado durante sua avaliação para retorno ao treino ou competição pode ser enganosa e não levantar suspeita quanto ao acometimento cardiovascular. Há grande preocupação quanto à ocorrência de miocardite nos atletas expostos, pois sem adequada avaliação cardiológica especializada, podem ser submetidos durante a fase subaguda ou crônica da doença a volume e intensidade de exercício, capaz de desencadear arritmias malignas durante, ou mesmo após, o esforço. Estima-se que 7 a 20% das mortes súbitas em atletas jovens seja devido miocardite[16] e estudos recentes reportam maior taxa de eventos cardíacos em atletas com maior área de realce tardio epicárdico à ressonância magnética, mesmo apresentando avaliação ecocardiográfica normal.[17,18] Dados de uma análise de 150 pacientes, de Wuhan na China, indicam uma provável incidência de 7% de miocardite em pacientes com COVID-19.[19] Considerando que a incidência de miocardite por outros vírus varia de 10-22/100.000 indivíduos,[20] e que a incidência da COVID-19 varia entre 20.6-915.3/100.000 indivíduos, conforme dados oficiais americanos,[21] pode-se estimar uma incidência de miocardite por SARS-CoV-2 de até 64.07/100.000.

A miocardite também se apresenta de forma heterogênea, mas geralmente é suspeita pelo achado de disfunção ventricular surgida após infecção viral. O diagnóstico envolve avaliação clínica, eletrocardiográfica, ecocardiográfica, de imagem por ressonância magnética cardíaca e, em casos graves ou inconclusivos, biópsia miocárdica. Sabe-se que após a fase aguda (4° dia) da miocardite, causada por agressão direta do vírus ou indiretamente pela resposta imune envolvendo citocinas, ocorre o *clearance* viral na fase subaguda (até 14° dia), sendo nesta 2ª fase quando ocorre o maior dano celular miocárdico. Além dessa fase, já na fase crônica (15° ao 90° dia), nota-se infiltração linfocitária, perpetuando lesão aos miócitos, e disfunção desses pela resposta imune humoral. Nesse processo, o interstício recebe intensa deposição de colágeno e sofre fibrose e o coração pode evoluir para dilatação.

Conforme protocolos anunciados, é justamente na fase subaguda ou crônica que o atleta recuperado da COVID-19, apresentando sorologia IgG positiva, poderá ser liberado, mas tradicionalmente, recomenda-se que acometidos pela miocardite não pratiquem atividade física intensa por, no mínimo, 3 a 6 meses. Além disso, mesmo após a recuperação, sequelas pró-arrítmicas podem ameaçar o atleta e a avaliação sistematizada é fundamental para adequada estratificação de risco, evitando além de desfechos adversos, período desnecessário de afastamento e consequente queda de rendimento e habilidade.

Avaliação Pré-Participação

A avaliação do atleta ou indivíduo que deseja (re)iniciar a prática de atividade física tem por objetivo identificar, prevenir e tratar condições cardiovasculares que possam desabilitar ou, até mesmo, levar à Morte Súbita (MS). A avaliação médica deve incluir detalhado exame físico, anamnese completa com especial atenção a fatores de risco cardiovascular, modalidade e histórico esportivo, comorbidades e antecedente familiar, além do eletrocardiograma de 12 derivações em repouso.[13]

Diante dessa nova doença, a avaliação pré-participação de atletas que foram acometidos pela COVID-19, nos moldes habituais, pode não identificar sinais de eventual acometimento cardíaco e sua manifestação ocorrer somente ao esforço, através de estímulo adrenérgico, similar à sua rotina.[14] É notório que atletas infectados pelo SARS-CoV-2 podem ser assintomáticos e não levantar suspeita em sua avaliação pós-COVID-19. Seus níveis basais de troponina podem ser elevados devido ao exercício intenso e, em casos de miocardite, podem apresentar realce tardio à ressonância magnética cardíaca (RMC), mesmo sem elevação da troponina ou alteração eletrocardiográfica.[15,16]

A avaliação pós-COVID-19 deve incluir o teste de esforço, em busca de alterações durante situação que simule o estresse adrenérgico e hemodinâmico gerado nos treinos e competições. O examinador deve buscar sintomas cardiovasculares (dispneia, dor torácica, palpitação etc.), e sinais de cardiopatia como alteração do segmento ST, arritmias, distúrbios de condução, comportamento hemodinâmico ou cronotrópico anormal e queda da capacidade funcional.[14,17]

Academias, Corridas de Rua e Outros Esportes

A despeito do incentivo à manutenção da prática de exercício físico, tanto por instituições de saúde governamentais como pelas sociedades médicas, o sedentarismo aumentou de forma alarmante nesse momento de pandemia e, por conseguinte, posteriormente o ônus será alto. Apesar de pouco conhecimento sobre a história natural da COVID-19, evidências científicas comprovaram que o exercício físico também seria capaz de modular a inflamação, auxiliar na resposta imune, além de melhorar resposta à vacinação.[21,24]

Dentre as orientações para a manutenção de um estilo de vida ativo e saudável, nesse cenário de pandemia sugerimos: realização de exercícios físicos de leve a moderada intensidade na própria residência usando peso do próprio corpo, uso de mídias interativas (aplicativos de exercício, por exemplo) se factível, vídeo games com movimentos simulando esportes, dança, aulas supervisionadas por vídeo e prática de atividades ao ar livre seguindo as regras de distanciamento social impostas pelo país.[22]

Quanto aos portadores de doenças crônicas, tal como os cardiopatas, deveriam seguir as recomendações médicas e se possível aqueles com indicação de supervisão médica o fariam por telemedicina e estaria indicado o uso dispositivos de monitoramento vestíveis (como *smartwatch*) para compartilhamento digital de dados com os profissionais de saúde, para melhor seguimento.

Na medida em que se iniciar a melhora dos parâmetros de contagio e, como resultado, a redução no número de mortes em nosso país, com consequente relaxamento das medidas restritivas, se fez necessário a elaboração de protocolos de segurança para retorno à prática de atividade física e esporte em academias, clubes etc., porém aqueles indivíduos com maior risco de complicações graves pela COVID 19 (idosos, portadores de doenças crônicas ou imunocomprometidos), foram encorajados a permanecer se exercitando em sua residência ou em sua vizinhança, evitando ambientes com aglomeração de pessoas, como academias de ginástica, parques, praças e clubes.

Dentre as medidas vigentes sugeridas pra atividade física em academias de ginástica, podemos citar:[23]

- Checagem ativa da temperatura;
- Limitar o acesso de alunos por horário;
- Disponibilizar *kit* de limpeza/desinfecção em pontos estratégicos;
- Higiene das mãos com frequência sempre evitando contato das mãos com boca, olhos e nariz;
- Uso de máscara facial durante o exercício;
- Incentivo a lavagem de mãos;
- Uso de garrafa própria;
- Espaçar os equipamentos em uso;
- Manter distanciamento de 2 metros;
- Evitar contato físico com outras pessoas;
- Limpar os aparelhos antes e após o uso com material de limpeza desinfetante ou álcool.

Com relação ao exercício físico realizado ao ar livre e pouca experiência científica sobre medidas especificas para a prevenção da COVID-19, sugerimos aqui algumas orientações:

- Usar máscara adequada à prática de exercício, respeitando o intervalo para a troca da máscara de acordo com as recomendações do fabricante;

- Evitar contato das mãos com rosto, nariz e boca;
- Exercitar-se sozinho preferencialmente, evitando atividades em grupo a não ser que o parceiro faça parte do mesmo domicílio.

No que diz respeito à distância de segurança entre exercitantes, uma pesquisa ainda não publicada, realizada por um Centro de Tecnologia Belga em túnel de vento, avaliou a dispersão de gotículas respiratórias durante execução de movimento de caminhada e corrida, concluindo que a distância de 1,5 metros entre passantes seria insuficiente para evitar propagação do vírus, sugerindo o distanciamento social de 5 metros para indivíduos caminhando a 4 km/h e 10 metros para indivíduos correndo a 14,4 km/h, entretanto para o ciclismo a distância sugerida seria de 20 metros se a velocidade for maior.[23,25,26]

Aspectos do Teste Ergométrico e do Teste Cardiopulmonar de Exercício na Época de COVID-19

Diante das consequências advindas da pandemia pelo Covid-19 e com intuito de reduzir a disseminação e salvaguardar a saúde tanto de pacientes como dos profissionais executantes dos exames em cardiologia, o Departamento de Ergometria, Exercício, Cardiologia Nuclear e Reabilitação Cardiovascular (DERC), alinhado com a Associação Médica Brasileira (AMB) e demais Sociedades Médicas, idealizaram recomendações, cujas orientações visam reduzir a chance de contaminação, uma vez que a infecção nos pacientes idosos ou portadores de comorbidades prévias (hipertensão, diabetes, doenças pulmonares) pode evoluir com alta letalidade.

Para a indicação do teste ergométrico e teste cardiopulmonar de exercício, o médico deve seguir as orientações das Diretrizes Brasileiras de Cardiologia, sendo até coerente, naqueles sem risco ou prejuízo clínico, adiar tais exames. Caso não seja exequível o adiamento, orientá-los sobre o eventual maior risco de contrair infecção durante a realização do TE/TCPE em relação a um exame fora da pandemia.[23]

No documento, disponibilizado pelo DERC, é sugerido que os laboratórios de ergometria devem ser amplos e ventilados, com ventilação natural (evitar os sistemas de climatização de ambiente como ventilador e ar-condicionado) devido ao risco de dispersão de contaminantes no local.[28]

As normas de higienização em relação aos procedimentos médicos vão desde o cuidado na limpeza dos aparelhos envolvidos na realização do TE/TCPE (com álcool a 70%, hipoclorito de sódio, amônia quaternária ou peróxido de hidrogênio acelerado no cabo do aparelho de ECG, barra de apoio do ergômetro, tapete da esteira, selim do cicloergômetro, manguito do esfigmomanômetro, estetoscópio e demais superfícies de contato), passando pelos uso obrigatório de equipamento de proteção individual tanto do profissional de saúde (máscara com filtração mínima equivalente à PFF2/N95, óculos de proteção e luvas de procedimentos) quanto do paciente (máscara com filtração mínima equivalente à PFF1, como as máscaras cirúrgicas e higienização prévia das mãos com água e sabão e/ou álcool em gel 70%) até a restrição de contato (mantendo, dentro do possível, um distanciamento físico do paciente superior a 2 metros), com agendamentos desses exames, idealmente, de um paciente por hora para cada ergômetro.[29,30]

No caso da realização do TCPE, deve-se confirmar também a esterilização de todo o sistema de condução e análise dos gases expirados.

Desde a marcação do exame, assim como sua confirmação e previamente a realização do exame deverão ser abordadas a presença de sintomas respiratórios, quadros infecciosos agudos ou até mesmo a suspeita ou confirmação diagnóstica de Covid-19, no intuito de evitar deslocamentos desnecessários desses. Para aqueles que realizarão o exame, orienta-se também mensuração da temperatura e oximetria de pulso. Recomenda-se que os pacientes agendados não venham com acompanhantes, se esses não forem menores de 18 anos ou incapazes[29,31] e para os recuperados de Covid-19, mesmo que assintomáticos e em excelente estado geral, deverão reagendar seus exames para 30 dias após o quadro infeccioso.

O profissional médico que executará os exames deverá estar atualizado com os protocolos de reanimação cardiorrespiratória, seus respectivos materiais de emergência para os atendimentos das possíveis intercorrências ou complicações e transferência de pacientes em tempos de pandemia.[32,33]

Protocolo de Retorno à Prática Esportiva Pós-COVID-19

Após infecção confirmada pelo SARS-CoV-2, o indivíduo que busca retornar à prática de atividade física deve ser avaliado quanto à possibilidade de sequelas em todos os sistemas, principalmente cardiovascular, onde dados apontam para potencial sequela pós-infecciosa.[18-20]

Diferentes níveis de estresse hemodinâmico são gerados conforme o tipo e volume do exercício praticado, havendo também variabilidade quanto aos efeitos gerados em cada indivíduo, a depender de suas características. Considerando isso, deve-se individualizar o nível de exame clínico e complementar, sendo mais específico conforme a intensidade e profissionalismo envolvido.[13]

Com o objetivo de padronizar essa avaliação em atletas, indica-se nova avaliação pré-participação (APP) a todos os atletas acometidos pela COVID-19, mesmo que assintomáticos (Figura 36.1). Prévio ao retorno das atividades, o atleta deve ser submetido minimamente a novo exame clínico e físico detalhados, eletrocardiograma de 12 derivações comparativo ao realizado na última APP e teste de esforço.[14]

O perfil sintomático da infecção deve ser diferenciado em assintomático, sintomático leve, moderado ou grave, para guiar a necessidade de complementação dos exames (Tabela 36.1). Classifica-se como caso sintomático leve aquele tratado em domicílio e que não desenvolveu sintomas debilitantes, dispneia, dor torácica ou pneumonia. Como sintomático moderados, indivíduos que apresentaram pneumonia ou outros sintomas debilitantes, contudo também tratados em domicílio. Casos em que houve internação hospitalar, considerados sintomáticos grave. Os perfis moderado e grave demandam avaliação em busca de sinais de miocardite, assim como nos casos com histórico ou persistência de sintomas cardiovasculares.[5]

Para ser submetido a esta reavaliação, o atleta deve estar a pelo menos sete dias sem sintomas e há 10 dias em isolamento, desde o 1° dia de sintoma ou detecção laboratorial da doença assintomática, e a elegibilidade ao retorno está condicionada a ausência de alterações. Um período de treinamento de intensidade inicialmente leve a moderada, gradualmente intensificado ao longo de 14 dias, também é recomendado.[1]

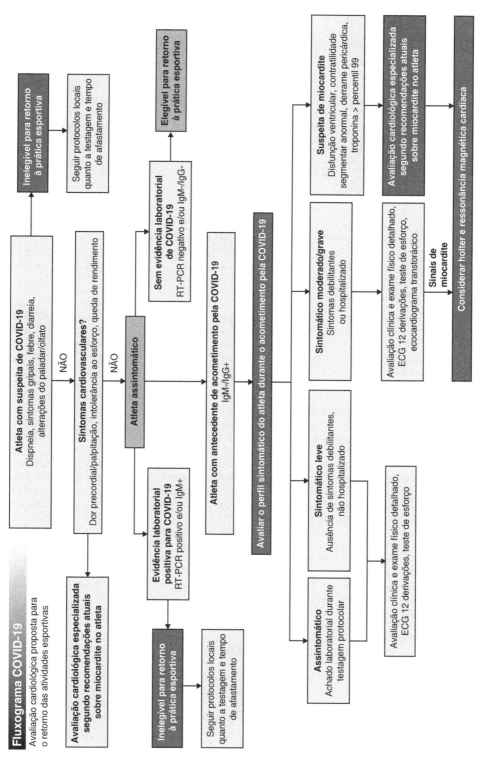

Figura 36.1. Protocolo proposto na avaliação no retorno pós-COVID 19. Fonte: Esporte em Tempos de Covid-19: Alerta ao Coração.[14]

440 CARDIOESPORTE: CARDIOLOGIA DO EXERCÍCIO E DO ESPORTE

TABELA 36.1 – Perfil sintomático do atleta acometido pela COVID-19

Assintomático	Sintomático leve	Sintomático moderado/grave	Suspeita de miocardite
Achado laboratorial durante testagem protocolar	Atleta não hospitalizado, sem sintomas debilitantes	Atleta hospitalizado ou com sintomas debilitantes	Sintomas cardiovasculares ou alterações sugestivas em exames complementares
Avaliação clínica e exame físico detalhados em busca de sinais e sintomas cardiovasculares Avaliação eletrocardiográficas comparativa a exame anterior à infecção teste de esforço em busca de alterações sugestivas de acometimento cardíaco		Completa avaliação clínico-laboratorial por especialista, incluindo ECG, teste de esforço, ecocardiograma transtorácico e considerar imagem por ressonância magnética cardíaca e Holter 24 horas, na suspeita de miocardite	Avaliação cardiológica especializada, conforme recomendações atuais sobre miocardite no atleta

Fonte: Esporte em Tempos de Covid-19: Alerta ao Coração.[14]

Identificando-se alteração nos exames, o atleta está inelegível até que a investigação diagnóstica seja efetivada e condições que possam gerar risco à saúde em recuperação do atleta e morte súbita, como a miocardite, sejam descartadas.[5]

Referências Bibliográficas

1. Agência Nacional de Vigilância Sanitária (Brasil). Nota Técnica GVIMS/GGTES/ANVISA Nº 07/2020, de 08 de agosto de 2000. Orientações para prevenção e vigilância epidemiológica das infecções por SARS-CoV-2 (COVID-19) dentro dos serviços de saúde. Disponível em: https://www20.anvisa.gov.br/segurancadopaciente/index.php/alertas/item/nota-tecnica-gvims-ggtes-anvisa-n-07-2021?category_id=244. Acesso em 01/2/2021.
2. World Health Organization. Director-General's remarks at the media briefing on 2019-nCov on 11 February 2020. Disponóvel em: http://www.who.int/dg/speeches/detail/who-director-general-s-remarks-at-the-media-briefing-on-2019-ncov-on-11-february-2020. Acesso em 12/02/2020.
3. Chen L, Li X, Chen M, Feng Y, Xiong C. The ACE2 expression in human heart indicates new potential mechanism of heart injury among patients infected with SARS-CoV-2. Cardiovasc Res. 01 de 2020;116(6):1097-100.
4. Guzik TJ, Mohiddin SA, Dimarco A, Patel V, Savvatis K, Marelli-Berg FM, Madhur MS, Tomaszewski M, Maffia P, D'Acquisto F, Nicklin SA, Marian AJ, Nosalski R, Murray EC, Guzik B, Berry C, Touyz RM, Kreutz R, Wang DW, Bhella D, Sagliocco O, Crea F, Thomson EC, McInnes IB. COVID-19 and the cardiovascular system: implications for risk assessment, diagnosis, and treatment options. Cardiovasc Res. 2020 Aug 1;116(10):1666-1687. doi: 10.1093/cvr/cvaa106. PMID: 32352535; PMCID: PMC7197627.
5. Varga Z, Flammer AJ, Steiger P, Haberecker M, Andermatt R, Zinkernagel AS, et al. Endothelial cell infection and endotheliitis in COVID-19. Lancet. 02 de 2020;395(10234):1417-8.
6. Hendren NS, Drazner MH, Bozkurt B, Cooper LT. Description and Proposed Management of the Acute COVID-19 Cardiovascular Syndrome. AHA Journals, Circulation. V. 141, n. 23.
7. Grasselli G, Zangrillo A, Zanella A, et al. Baseline Characteristics and Outcomes of 1591 Patients Infected With SARS-CoV-2 Admitted to ICUs of the Lombardy Region, Italy. JAMA. 2020.
8. Libby P, Lüscher T. COVID-19 is, in the end, an endothelial disease. European Heart Journal (2020) 41, 3038-44.
9. Huang Q, Wu X, Zheng X, Luo S, Xu S, Weng J. Targeting inflammation and cytokine storm in COVID-19. Pharmacol Res. 2020 Sep;159:105051. doi: 10.1016/j.phrs.2020.105051. Epub 2020 Jun 27. PMID: 32603772; PMCID: PMC7320704.
10. Sinha P, Matthay MA, Calfee CS. Is a "Cytokine Storm" Relevant to COVID-19? JAMA Intern Med. 2020;180(9):1152–1154. doi:10.1001/jamainternmed.2020.3313.
11. Costa IBSS, et al. O Coração e a COVID-19: O que o Cardiologista Precisa Saber. Arq. Bras. Cardiol. [online]. 2020, vol. 114, n.5 [cited 2021-02-01], pp.805-816. http://www.scielo.br/scielo.

php?script=sci_arttext&pid=S0066-782X2020000600805&lng=en&nrm=iso>. Epub May 11, 2020. ISSN 1678-4170. Acesso em 01/2/2021.

12. Coronavirus Covid-19 "The Cytokine Storm" Inflammation Mystery Unlocked: Common (Hormone) Sense! Are the Experts missing the Obvious? (English Edition)

13. Ghorayeb N, Stein R, Daher DJ, Silveira AD, Ritt LEF, Santos DFP et al. Atualização da Diretriz em Cardiologia do Esporte e do Exercício da Sociedade Brasileira de Cardiologia e da Sociedade Brasileira de Medicina do Esporte - 2019. Arq Bras Cardiol. 2019; 112(3):326-368.

14. Perillo Filho M, Francisco RC, Garcia TG, Teixeira MF, Bassaneze B, Albuquerque LCA, Alô ROB, et al. Esporte em Tempos de Covid-19: Alerta ao Coração. Arq. Bras. Cardiol. 2020;115(3):303-7.

15. Berg J, Kottwitz J, Baltensperger N, Kissel CK, Lovrinovic M, Mehra T, et al. Cardiac Magnetic Resonance Imaging in Myocarditis Reveals Persistent Disease Activity Despite Normalization of Cardiac Enzymes and Inflammatory Parameters at 3-Month Follow-Up. Circ Heart Fail. Novembro de 2017;10(11).

16. Gräni C, Eichhorn C, Bière L, Murthy VL, Agarwal V, Kaneko K, et al. Prognostic Value of Cardiac Magnetic Resonance Tissue Characterization in Risk Stratifying Patients With Suspected Myocarditis. J Am Coll Cardiol. 17 de outubro de 2017;70(16):1964-76.

17. Eichhorn C, Bière L, Schnell F, Schmied C, Wilhelm M, Kwong RY, et al. Myocarditis in Athletes Is a Challenge: Diagnosis, Risk Stratification, and Uncertainties. JACC Cardiovasc Imaging. fevereiro de 2020;13(2 Pt 1):494–507.

18. Elliott N, Martin R, Heron N, et al Infographic. Graduated return play guidance following COVID-19 infection British Journal of Sports Medicine Published Online First: 22 June 2020. doi:10.1136/bjsports-2020-102637

19. Bhatia RT, Marwaha S, Malhotra A, et al. Exercise in the Severe Acute Respiratory Syndrome Coronavirus-2 (SARS-CoV-2) era: A Question and Answer session with the experts Endorsed by the section of Sports Cardiology & Exercise of the European Association of Preventive Cardiology (EAPC). European Journal of Preventive Cardiology. 2020;27(12):1242-1251. doi:10.1177/2047487320930596

20. Puntmann VO, Carerj ML, Wieters I, et al. Outcomes of Cardiovascular Magnetic Resonance Imaging in Patients Recently Recovered From Coronavirus Disease 2019 (COVID-19). JAMA Cardiol. Published online July 27, 2020. doi:10.1001/jamacardio.2020.3557

21. James F. Sallis, Ph.D., FACSM and Michael Pratt, M.D. M.P.H. FACSM Why Keep this COVID-19 Remedy a Secret? August 04, 2020 https://www.exerciseismedicine.org/support_page.php/stories/?b=912

22. American College of Sports Medicine. Staying Physically Active During COVID-19 pandemic. 2020 Mar 16. Disponível em: https://www.acsm.org/read-research/newsroom/news-releases/newsdetail/2020/03/16/staying-physically-active-during-covid-19-pandemic. Acesso em: 22/05/2020.

23. Grossman, et al. Posicionamento do Departamento de Ergometria, Exercício, Cardiologia Nuclear e Reabilitação Cardiovascular (DERC/SBC) sobre a Atuação Médica em suas Áreas Durante a Pandemia por COVID-19 Arq Bras Cardiol. 2020; 115(2):284-291 http://dx.doi.org/10.36660/abc.2020079

24. Bentlage E, Ammar A, How D, Ahmed M, Trabelsi K, Chtourou H, Brach M. Practical Recommendations for Maintaining Active Lifestyle during the COVID-19 Pandemic: A Systematic Literature Review. Int J Environ Res Public Health. 2020 Aug 28;17(17):6265. doi: 10.3390/ijerph17176265. PMID: 32872154; PMCID: PMC7503956.

25. Niiler E. Are Running or Cycling Actually Risks for Spreading Covid-19? Science. 2020; 84:14.

26. B. Blocken, F. Malizia, T. van Druenen, T. Marchal Towards aerodynamically equivalent COVID-19 1.5 m social distancing for walking and running http://www.urbanphysics.net/COVID19_Aero_Paper.pdf

27. Colégio Brasileiro de Radiologia e Diagnóstico por Imagem. (CRB) Recomendações gerais de prevenção de infecção pelo COVID-19 para clínicas e serviços hospitalares de diagnóstico por imagem. [Acesso em 14 março 2020. Disponível em: https://cbr.org.br/wp-content/ uploads/2020/03/CBR_Recomenda%C3%A7%C3%B5es-gerais-depreven%C3%A7%C3%A3o-de-infec%C3%A7%C3%A3o-pelo-COVID19-para-cl%C3%ADnicas-e-servi%C3%A7os-hospitalares-de-diagn%C3%B3stico-por-imagem.pdf

28. Sociedade Brasileira de Cardiologia. (SBC) Recomendações ao Cardiologista para minimizar os riscos de exposição durante a pandemia de COVID-19.2020, 23 março. Disponível em: https://www.portal.cardiol.br/post/comunicado-da-diretoria-de-qa-da-sbc-minimizando-aexposi%C3%A7%C3%A3o-do--cardiologista-%C3%A0-covid-19. Acesso em: 24/03/2020.

29. Conselho Federal de Medicina. Posição sobre a pandemia de COVID-19: contexto, análise de medidas e recomendações. 17 de março de 2020. Disponível em: http://portal.cfm.org.br/images/ PDF/covid--19cfm.pdf. Acesso em: 18/03/2020.
30. Associação Médica Brasileira (AMB) Diretrizes AMB: COVID-19. 09 de abril de 2020. Disponível em: https://amb.org.br/ wp-content/uploads/2020/04/DIRETRIZES-AMB-COVID-19-atualizadoem-09.04.2020. pdf. Acesso em: 09/04/2020.
31. Associação Brasileira de Medicina de Emergência (ABRAMEDE) Recomendações para Intubação Orotraqueal em pacientes portadores de COVID-19. Associação Brasileira de Medicina de Emergência (ABRAMEDE), Associação de Medicina Intensiva Brasileira (AMIB), Sociedade Brasileira de Cardiologia (SBC), Conselho Latino Americano de Emergências Cardiovasculares e Ressuscitação (CLARE). Disponível em: https://abramede.com.br/recomendacoes-para-iot-empacientes-portadores--de-covid-19/. Acesso em: 15/04/2020.
32. Edelson DP, Sasson C, Chan PS, Atkins DL, Aziz K, Becker LB, et al. Interim Guidance for Basic and Advanced Life Support in Adults, Children, and Neonates With Suspected or Confirmed COVID-19: From the Emergency Cardiovascular Care Committee and Get With the Guidelines - Resuscitation Adult and Pediatric Task Forces of the American Heart Association in Collaboration with the American Academy of Pediatrics, American Association for Respiratory Care, American College of Emergency Physicians, The Society of Critical Care Anesthesiologists, and American Society of Anesthesiologists: Supporting Organizations: American Association of Critical Care Nurses and National EMS Physicians. Circulation. 2020 Apr 09. Disponível em: CIRCULATIONAHA.120.047463. [Acesso em: 10/04/2020].

Índice Remissivo

Obs.: números em *itálico* indicam figuras e números em **negrito** indicam tabelas e quadros.

A

Ablação
de fibrilação atrial, 200, *200*
de *flutter* atrial, 201
cateteres posicionados para, *201*
de taquicardia ventricular
supraventriculares, 202
ventricular, mapa endocavitário
para, *203*
por cateter, 198, 317

Abortamento espontâneo, 110

Ação de imperícia, 2

Acidente vascular encefálico, 21

Ácido úrico, 8

Adaptação(ões)
cardiovascular (es)
influências da maturação
biológica, 87
na criança e no adolescente, 83
no esforço, 31
débito cardíaco, 31
diferença arteriovenosa de
oxigênio, 32

difusão dos gases, 34
frequência cardíaca, 32
limiar anaeróbico, 35
pressão arterial, 33
redistribuição do fluxo
sanguíneo e oxigênio, 33
ventilação alveolar, 34
ventilação pulmonar, 34
volume de ejeção sistólico, 32

Alterações simpáticas e
parassimpáticas, **391**

Amiodarona, 315, 417

Anemia(s)
algoritmo de investigação inicial de,
63
definição, 54
ferropriva, anemia de doença crônica
e associação de ambas, distinção
entre, **61**
fisiologia e fisiopatopatogenia da, 55
microcíticas, 62
testes laboratoriais para ajudar a
diferenciar, 80
no atleta, 57
normocítica, 60

Aneurisma, 319
de aorta, 319
abdominal, 320
esportes de competição e, 323
torácica, 321

Angiotensina, 170

Angiotomografia do atleta, 231

Anomalia(s)
congênita(s)
da circulação coronária, variantes das, 339
das artérias coronárias, 356
de Ebstein, 360
trajetos da circulação coronária nas, 339

Antiarrítmicos, 314

Anticoagulação, 316

Aorta, 320

Apixabana, 316

Aptidão cardiorrespiratória, 127

Arritmia, 110
sinusal, definição, 136
supraventricular(es)
atletas e, 47
avaliação de atletas com, 186
ventricular
atleta com, 301
avaliação de, 190

Aspectos nutricionais relacionados com o atleta, 372
água, 372
carboidratos, 372
gorduras, 372
micronutrientes, 372
proteínas, 372

Assistolia, 418

Ataque
"Burst", 411
de queda, 174

Aterogênese, processo de, 69

Aterosclerose, 69

Atestado médico, 1

exigência em academias, 3
modelo de receituário, *4*
para atividades físicas de lazer e esporte, 1

Atitude ética, 2

Atividade(s)
elétrica sem pulso, 418
esportivas nos portaadores de DCEIs, 206
extenuante, duração total em horas por semana e diferentes desfechos prognósticos, *399*
física
após implante de *stent*, atleta master querendo retomar a, *226*
benefícios das, 322
classificação, 327
classificação e exemplos de níveis de intensidade de, 25
de alta intensidade, alterações cardíacas adversas da, 43
biomarcadores, 46
disfunção do ventrículo direito, 45
e esportivas de recreação, 322
e risco cardiovascular, relação curvilínea entre, *398*
moderada intensidade, 25
na presença de complicações microvasculares, 373
no *diabetes mellitus*, cuidados e recomendações gerais sobre, 373
regular, adaptações metabólicas resultantes de, 369
saúde mental e, níveis de evidência na relação entre, 129
tipos, 326
vigorosa intensidade, 25

Atleta(s)
acometido pela COVID-19, perfil sintomático do, 440
anemias nos, 53, 57
angiotomografia do, 231
arritmias cardíacas em, 287
bloqueio atrioventricular, 290

bradicardia sinusal, 289
fibrilação atrial, 298
flutter atrial, 301
síndrome de Wolff-Parkinson-
-White, 295
taquiarritmias
supraventriculares, 293
aspectos nutricionais relacionados
ao, 372
assintomático, uso de métodos de
imagem em, 245
cardiomiopatias no, 249
com arritmias supraventriculares,
avaliação, 186
com bradiarritmias, avaliação, 185
com cardiopatias que causam
morte súbita em atletas jovens,
recomendações sobre a
participação esportiva de, 207
com *diabetes mellitus,* avaliação
pré-participação esportiva, 364
com doença arterial coronária,
reabiliatação cardíaca em, 397
com história de síncope, abordagem
diagnóstica num, 181
com história de síncope, avaliação
diagnóstica de, 174
com problemas cardíacos que
causam morte súbita em atletas
jovens, recomendações atuais
sobre a participação atlética de,
207-208
com taquicardia ventricular não
sustentada, conduta no, 308
definição, 6
do sexo feminino de 23 anos, com
queixas de muito mal-estar e tontura
durante a prática de natação,
diagnóstico eletrocardiográfico, *270*
ECG do, 133
ecocardiograma do, 153
fisiologia do sistema hematopoético
no, 53
função do ventrículo esquerdo, 155
Holter em, 182
métodos de imagem cardíaca no,
indicações para, 224

padrão normal do atraso de
condução do ramo direito
observado em, *137-138*
particularidades que devem fazer
parte da história pessoal e familiar
de, 7
quando a medicina nuclear está
indicada no, 223
ressonância magnética do, 231
síndromes elétricas primárias em, 269
repolarização ventricular precoce,
281
síndrome de Brugada, 272
síndrome do intervalo QT curto, 277
síndrome do intervalo QT longo, 272
taquicardia ventricular polimórfica
vatecolaminérgica, 269
taquicardia ventricular polimórfica
catecolaminérgica em, 269
conduta, 271
diagnóstico eletrocardiográfico, 270
teste ergoespirométrico nos, 149
teste ergométrico nos, 145
valvopatia no, 325
veterano
prevenção cardiovascular e suas
adaptações no, 123
adaptações cardiovasculares
associadas ao
envelhecimento, 124
aptidão cardiorrespiratória, 127
aumento da força muscular, 129
barreiras e contraindicações ao
exercício, 131
dislipidemia, 130
doença cerebrovascular e
saúde cerebral, 129
hipertensão arterial, 130
risco de doença
cardiovascular, 128

Atletismo, gestação e, 103

Atraso de condução do ramo direito,
padrão normal observado em atletas, *137*

Átrio esquerdo, 155

Avaliação
funcional, 85

neuropsiquiátrica, 181
pré-participação
    de atletas que foram acometidos
      pela Covid-19, 435
    em esportes e lazer, 5
      cardiologia, 5
      ortopedia, 13

B

Bilirrubinas, 8

Biomarcador, 46
    de lesão miocárdica, 46

Biossensor, interferência dos esportes
    nos, 214

Bloqueadores
    de canais de cálcio, 315
    de canais de sódio, 315

Bloqueio
    atrioventricular
      conduta no atleta com, 292
      de primeiro grau, 136, 290
      de segundo grau tipo Mobitz,
        definição, 136
      de segundo grau Mobitz tipos I e
        II, 291
      de segundo grau tipo I em um
        adulto jovem detectado ao Holter
        de 24 horas, 292
      em atletas, 289
    do ramo esquerdo, 141
    incompleto do ramo direito, 137

Bomba de insulina, 371

Bradicardia sinusal
    conduta no atleta com, 290
    definição, 136
    em atletas, 289

C

Calcificação arterial coronária, 95

Camisa de proteção para CDIs, 216

Capacidade
    funcional

      por todas as causas e por
        doenças cardiovasculares, *128*
    útil, determinação da, *402*
pulmonar total, 34
vital, 34

Carboidrato, ingestão de, 371

Cardiologia
    avaliação pré-participação em
      esportes e lazer, 5
      anamnese e exame clínico, 6
      esportista e atleta, definição, 6
      exames cardiovasculares, 8
      exames não cardiovasculares, 8

Cardiomiopatia
    chagásica no atleta, 262
    dilatada no atleta, 260
    hipertrófica, eixo curto em paciente
      portador de, *157*
    hipertrófica × coração de atleta,
      156, 250
      destreinamento, 255
      diferença entre, 159
      ecocardiograma transtorácico, 251
      eletrocardiograma, 251
      ressonância magnética
        cardíaca, 254
    história clínica e exame físico, 250
    hipertrófica × coração de atleta,
      156, 250
    investigação de, *242*
    no atleta, 249
      cardiomiopatia chagásica, 262
      cardiomiopatia dilatada, 260
      miocardiopatia
        não compactada, 262
      miocardite, 256

Cardiopatia(s)
    arritmogênica de ventrículo direito
      em atletas, 161
      jovem de 13 anos com diagnóstico
        de, 310
    com obstrução à esquerda valva
      aórtica bivalvar e coarctação da
      aorta, *354*
    congênitas, 343, 345
      cianogênicas, 357

de base frente à atividade esportiva, risco da, 207

Cardioversão, 315
eletiva, 316
elétrica, 315
química, 316

Cardioversores desfibriladores com esportes, interação dos, 213

CHADSVASC, escore, 317

Cintilografia
de perfusão miocárdica
associada ao teste cardiopulmonar, 228
mostram captação homogênea do radiofármaco, *227*
do miocárdio associada ao teste cardiopulmonar, *229*

Citocina, 69

Coarctação da aorta, 352, *252*
após cirurgia ou tratamento percutâneo, 354
não tratada, 353

Código de Ética Médica, 2

Complicação microvascular, atividade física na presença de, 373

Compressões torácicas, 419

Comunicação
interatrial, 346
após cirurgia ou fechamento percutâneo, 346
não tratadas, 346
interventricular, 347
após cirurgia ou fechamento percutâneo, 348
não tratadas, 348

Condicionamento aeróbico, 84

Controle direcionado de temperatura, 422
pós-RCE, 422

Coração, sistema imune e, 68

Coração de atleta, 41, 73, 133
adaptações cardíacas do exercício físico, 73

alterações adaptativas ou patológicas, 78
e cardiomiopatia hipertrófica, diferença entre, 157
hipertrofia fisiológica do músculo cardíaco, 75
versus cardiomiopatia, 76

Coronária, origem anômala e suas variantes, 160

Coronariopatias não ateroscleróticas, 335
epidemiologia, 336
etiologias específicas, 336
tratamento, 339

Covid-19, 431
aspectos do teste ergométrico e do teste cardiopulmonar de exercício na época de, 437
avaliação pré-participação de atletas que foram acometidos pela, 435
perfil sintomático do atleta acometido pela, 440
protocolo de retorno à prática esportiva pós-, 438, *439*

Criança, parâmetros hemodinâmicos em, 84

Criança e adolescente
adapatações cardiovasculares na, 83
termorregulação ao exercício físico, 88

Critério(s)
de Lake Louise, 258
de Schwartz, 274
de Sokolow-Lyon, 138

Cuidados pós-parada cardíaca, 420, 421

Curva em U da relação entre nível de atividade física e eventos CV, *40*

D

Dabigatrana, 316

Dados hematiméticos em adultos, valores de normalidade para os, 54

DCEI (dispositivos cardíacos eletrônicos implantáveis), 206

Deficiência
de ferro, 60
de flexibilidade, 16

Desempenho esportivo
bases fisiológicas para o, 29
adaptações cardiovasculares no
esforço, 31
metabolismo energético, 29

Desfibrilação, 414, 419

Desfibrilador, *206*
cardíaco implantado de forma
convencional, *212*
externo automático, 423, 425
importância da disseminação
dos, 424
operação, 424
posicionamento do eletrodo, 424
treinamento, 423
noções básicas de, 211

Desvio postural, 14

Diabetes
cuidados associados ao exercício
físico em indivíduos com, 370
mellitus, 363
avaliação pré-participação
esportiva em atletas com, 364
cuidados e recomendações gerais
sobre atividade física no, 373

Diltiazem, 315

Disfunção(ões)
da microcirculação coronária, 337
diastólica, 158
endotelial, 69

Disfunção global e/ou segmentar com
alterações estruturais, 161

Dislipidemias, exerecício físico e, 375

Dispositivo(s)
cardíacos eletrônicos
implantáveis, 206
atividade esportiva nos portadores
de, 206
prática esportiva 2, 205
portadores de, orientações gerais
para a prática de esportes nos, 217

risco durante
atividades esportivas, 217
os esportes, 214
tipos, *206*

Dissecção
aórtica, 321
espontânea de artéria coronária, 338

Distúrbio de condução do ramo
direito, 137
definição, 136

Doença(s)
arterial coronariana, 366
arterial obstrutiva periférica, 366
cardiovascular(es), 21
diabetes e, 366
mortalidade pelas, 21
de Chagas, 262
em ventrículo direito, indicadores
de, 46
valvar(es)
aórtica, 327
cardíacas, 325
classificação, 326
segundo a AHA, *326*
pós-operatório de, 330

E

ECG (Ecocardiograma), 12
com pré-excitação ventricular, *202*
da mulher atleta, 143
do atleta, 133, 153
achados anormais do, 139-140
achados normais do, 136
alterações limítrofes do, 142
alterações normais, 136
classsificação das alterações
do, 135
interpretação do, 134
na avaliação pré-participação em
esportes e lazer, 12

Ectopias ventriculares
de risco para eventos cardiovasculares,
aspectos eletrocardiográficos que
definem, 302
idiopática, *303*

morfologia das, 303
originada na região próxima ao fascículo ântero-superior esquerdo, *304*
originadas no anel mitral, *305*

Edoxabana, 316

Efeitos
cardiovasculares dos exercícios físicos de alta intensidade, 39
pró-arrítmicos, 47

Eletrocardiografia dinâmica, 193

Eletrocardiograma, 8
alterações no ECG do atleta, 367
consideradas *borderline,* 368
consideradas fisiológicas, 367
não consideradas fisiológicas, 368
de alta resolução, 178
em atletas, padrão para interpretação, *9*
na avaliação pré-participação em esportes e lazer, 8
alterações consideradas fisiológicas, 10
alterações consideradas não fisiológicas, 10
método, 10
indivíduo de 30 anos com história de respiração agônica noturna, palpitações esíncope, *280-281*

Eletrodos
risco de dano aos, 216
risco de dano físico dos, 216
ventricular, 211

Embolia coronária, 337

Envelhecimento
adaptações cardiovasculares associadas ao, 124
alterações cardiovasculares associadas ao, 126

Eritrócito, 55

Eritropoese, 56

Escala de Borg, *403*
prescrição com base na, 403

Escore CHADSVASC, 317

Esforço, adaptações cardiovasculares no, 31

Esporte
classificação, 219
baseada no tipo e na intensidade dos exercícios, **345**
dos diferentes tipos de acordo com a intensidade do exercício, **289**
competitivo × recreacional, 410
hipertensão arterial e, 383
tipos e sua repercussão sobre o sistema cardiovascular, 287

Esporte e lazer, avaliação pré-participação em, 5

Esportista, definição, 6

Estenose
aórtica, 350
após cirurgia ou tratamento percutâneo, 351
não tratadas, 351
subvalvar, *352*
supravalvar, *352*
valvar, *352*
mitral, 328
pulmonar, 349
valvares tratadas e não tratadas, **350**

Estimulação cardíaca artificial moderna, 205

Estresse
biomecânico, 252
da atividade física esportiva, 145

Estudo eletrofisiológico, 13, 179, 197

Exame(s)
cardiovasculares
ecocardiograma, 12
eletrocardiograma, 8
estudo eletrofisiológico, 13
Holter, 13
looper, 13
MAPA, 13
ressonância cardíaca e cinecoronariografia, 13
teste de exercício, 11

tomografia das artérias
coronárias, 13
de imagem habitualmente realizados
após o encontro de alterações nos
exames de triagem, *244*

Exercício(s)
aeróbico, 369
HDL-C e, relação entre, 378
impacto sobre o HDL-C, 378
nas concentrações plasmáticas
de HDL colesterol,
LDL colesterol e triglicerídeos,
estudos sobre os efeitos
do, 130
prescrição de, 85
de força, 74
estático, respostas cardiovasculares
ao, 86
físico
benefício cardiovascular, 23
de alta intensidade, exposição
crônica ao, 43
dislipidemias e, 375
efeito do sistema imune no, 67
de alta intensidade, 2
possíveis mecanismos para
surgimento de doenças com
a prática de, *43*
na prevenção cardiovascular,
recomendações das diretrizes
acerca da prática de, *24*
impacto sobre o LDL-C, 378
impacto sobre os triglicerídeos, 379
imunologia do, 65
resistido, 369

Extrassístole(s)
atriais, 293
ventriculares, 203
conduta no atleta com, 307
em atletas, orientações quanto a
abordagem das, *308*
risco no, classificação e
estratificação de, 307

F

Falência autonômica, 172

Fenômeno
da curva em U, 78
de Wenckebach, 136

Ferro
compartimentos de, 56
metabolismo do, 56

Fibrilação
atrial
atletas com, 183, 187
conduta para o atleta com, 300
desencadeada num jovem de 24
anos enquanto jogava futebol de
salão, *297*
em/no atleta, 298, 300, 313
mecanismos, 298, *299*
medidas não
farmacológicas, 314
origem da, 313
tratamentos, 314
ventricular
gerenciamento da, 414
tratada com aplicação automática
de choque não sincronizado de
17J, *213*

Fibrose miocárdica, 44
apresentação dos principais padrões
de, *44*

Flexibilidade, 15, 370
deficiências de, 16

Flutter atrial
conduta para o atleta com, 301
em atletas, 183, 301

Fluxo sanguíneo, redistribuição do, 33

Foot strike, 60

Força muscular, 16

Fratura por estresse, 13

Frequência
cardíaca, 32
ventricular, sequência temporal
da, 415

Função

sistólica, mecanismos adaptativos para preservar a, 125

ventricular esquerda, avaliação pelas técnicas de medicina nuclear, 225

G

Gama-GT, 8

Gases, difusão dos, 34

Gatilho, 48

Genética na cardiologia do esporte, importância da, 427

Genótipo positivo e fenótipo negativo, indivíduo com, 428

Gerador, risco de dano ao, 216

Gestação

atividade física habitual e esportiva na, 101

atividade física orientada na gestação, 101

atividade física, diabetes, obesidade e, 116

atletismo e, 103

exercício na/durante

benefícios e riscos dos, 108

benefícios potenciais, 108

contraindicações relativas e absolutas, 104-105

de força ou resistidos ou treinamento de força, cuidados especiais, 113

riscos

fetais, 110

neonatais, 110

interrupção da, sinais e sintomas indicativos, 111

modificações hemodinâmicas fisiológicas normais durante o período de, 106

normal

modificações hemodinâmicas na, 105

respostas cardiovasculares e modificações fisiológicas na, 105

prática de atividades físicas durante a, contraindicações, 104

prescrição dos exercícios e orientações práticas, 111

protocolos empregados durante a, 113

reavaliação médica, necessidade, 111

Gestante imersão, em repouso, modificações fisiológicas durante, 115

Glicemia

automonitorização, 365

de jejum, 8

níveis recomendados, 365

pós-prandial, níveis recomendados, 365

Gravidez

desfechos "importantes" e "críticos" analisados nas revisões sistemáticas relacionadas a exercício e, 103

exercícios durante

aquáticos, 114

recomendações para a prática, 102

hidroginástica na, 114

mergulho e, 116

H

Hemoglobina

glicada, níveis recomendados, 365

reticulada, 62

Hemoglobinopatia, 60

Hemograma, 59

completo, 8

Hemólise intravascular, 60

Hepatograma, 8

Hidroginástica na gravidez, 114

Hiperglicemia, 370

Hiper-reatores pressóricos, 11

Hipertensão arterial

esportes e, 383

treinamento resistido dinâmico, 386

treinamento resistido estático, 386

Hipertrofia
com predomínio de aumento de espessura de parede septal, ecocardiograma, *243*
concêntrica, 252
fisiológica secundária à realização do exercício de endurance, 75
isolada de músculo papilar, 158
ventricular esquerda, critério de voltagem compatível com, 138

Hipoglicemia, 110, 370
estratégias para prevenir, 371
noturna, 371

Hipotensão
ortostática, 172
clássica, 172
progressiva, 172
supina, 110

Hipotermia, 110

Hipótese
da fadiga central, 392
da glutamina, 392
das citocinas, 392
do glicogênio, 391

Hipovolemia, 173

Holter, 13
em atletas, 182
alterações do ritmo cardíaco, 182
avaliação de arritmias ventriculares, 190
avaliação de atletas com arritmias supraventriculares, 186
avaliação de atletas com bradiarritmias, 185
avaliação de sintomas e correlação clínico-eletrocardiográfica, 184
indicações, 182

I

Idoso, benefícios do exercício físico, 126

Imunologia do exercício, 65

Índice
de anisocitose, 60

tornozelo/braquial, 366

Infarto agudo do miocárdio, 21

Inflamação do SARS-COV-2, 431

Insuficiência
aórtica, 328
cardíaca congestiva, 110
mitral, 329

Insulina
bombas de, 371
múltiplas doses de, 371

Interação
dos cardioversores desfibriladores com esportes, 213
inapropriada com taquicardia sinusal fisiológica, 213

Interleucina 8, 68

Intervalo QT
modelo de aferição do, *274*
prolongado, 141

Intervenção no atleta, 197

Intolerância ortostática inicial, 172

L

LDL-colesterol, 375

Lei de difusão de Fick, 34

Lesão(ões)
musculoesqueléticas, 17
ortopédicas, 13
osteomuscular, risco aumentado para lesões, 110

Lidocaína, 417
amiodarona e, comparação de, 417

Limiar anaeróbico, 35
ventilatório, identificação do, *404*

Lipidograma completo, 8

Looper, 13

M

MAC (*mitral annulus calcification*), 328
mitral, 328

Macrófagos, 70

Malformações fetais, 110

Manobra de Valsalva, 33

MAPA, 13

Maratonista com história de síncope sem pródromos, *179*

Marca-passo, *206*, 208
  primeiro implantado, paciente Arne Larsson e o, *205*
  reversão assincrônica nos, importância da, 210
  ventricular
      ECG na derivação D2, paciente portador de fibrilação atrial e, *210*
      efeito do esforço físico sobre o funcionamento de um, *209*

Marcha, 15

Maturação biológica, influências nas adaptações cardiovasculares e treinabilidade, 87

Mecanismo de Frank-Starling, 125

Medicamentos antiarrítmicos, 417

Medicina nuclear, quando está indicada no atleta, 223

Metabolismo
  energético, 29
      sistemas de obtenção de energia, 29
      substratos energéticos, 30
  lipídico, 376

Microtraumatismo de repetição, 13

MINOCA (*myocardial infarction in the absence of obstructive coronary artery disease*), 336, 337

Miocárdio não compactado, 262

Miocardiopatia
  atividade física, recomendações das diferentes entidades, 429
  hipertrófica, causa de síncope na, 188
  não compactada, 262

Miocardite em/no atleta, 161, 256
  afastamento de atividade física, 259
  ecocardiograma transtorácico, 258
  eletrocardiograma, 258

laboratório, 257
quadro clínico, 257
ressonância magnética, 258

Miopotenciais, detecção de, 213

Miosina
  de cadeia leve, 76
  de cadeia pesada, 75

Modelo de receituário, atestado médico, *4*

Moduladores, 48

Monitoração glicêmica, 371

Mortalidade
  global, evolução da, *22*
  pelas doenças cardiovasculares, 21
  por todas as causas e por doenças cardiovasculares, *128*

Morte
  cardíaca súbita, 249, 409
  súbita
      em jovens atletas, causas, *156*
      no esporte, 409

Mulher atleta
  adaptação cardiovascular após exercícios intensos ao longo da vida, 95
  desempenho no exercício e a resposta cardiovascular ao treinamento, 92
  mecanismos de adaptação cardíaca na, 97
  morte súbita cardíaca no esporte, 97

Músculo cardíaco hipertrofia fisiológica do, 75

N

Não atleta, função do ventrículo esquerdo, 155

Necrose miocárdica, causas específicas de, *338*

Nefropatia diabética, 365

Neuropatia
  autonômica, 366
  diabética, 366

O

Obstrução
à ejeção ventricular esquerda, 350, *352*
na via de saída do ventrículo
esquerdo, 158

Onda(s)
Q patológicas, 141
T, inversão da, 140

Ortopedia
avaliação pré-participação em
esportes e lazer, 13
desvios posturais, 14
flexibilidade, 15
força muscular, 16
marcha, 15

Overreaching, 389

Overuse, 18

Oxigênio, diferença arteriovenosa de, 32

P

Padrão(ões)
de repolarização ventricular
consideradas "variantes" normais,
alterações do, 138
de resposta mais frequentes
observados após a realização do
teste da mesa inclinada, *180*
eletrocardiográfico observado
em atletas afrodescendentes,
considerado "variante" normal, *139*

Palpitações, 330

Parâmetros hemodinâmicos e
respiratórios
em crianças, 84

Parto prematuro, 110

Patência do canal arterial, 348

PCR em fibrilação ventricular, fases, *415*

Perfusão miocárdica, avaliação pelas
técnicas de medicina nuclear, 225

Período
gestacional atividade física durante

atividades físicas a serem
recomendadas e evitadas, 112
níveis de intensidade de exercícios
propostos para a prescrição
da, 112
pós-parto, modificações
hemodinâmicas, 105

Persistência
do canal arterial, 348
não tratados, 349
tratado, após cirurgia ou fechamento
percutâneo, 349

Pill in the pocket, 316

Polineuropatia periférica, 366

População geriátrica
benefícios da atividade física na, 127
orientações para atividade física,
130 -131

POTS, 172

Prática esportiva, dispositivos eletrônicos
implantáveis e a, 205

Prematuridade, 110

Prescrição de exercícios aeróbicos, 85

Pressão arterial, 33

Procedimento de Fontan, 359, *360*

Propafenona, 315

Propriocepção, 370

Proteinúria, classificação, 365

Protocolo
atleta alto, 149
atleta baixo, 148
atleta médio, 148-149
de Ellestad (original) ou Memorial
Hospital, 146
de retorno à prática esportiva
pós-COVID 19, 438
do Memorial Hospital, 146
do teste ergométrico em atletas, 146
proposto na avaliação no retorno
pós-COVID 19, *439*
rampa atleta amador 5/15 – Hospital
do Coração, 147

rampa futebol – Hospital do Coração, 147

PURE (*Prospective Urban Rural Epidemiology*)
achados, 23

Q

QRS fragmentado, 141

QT longo, atividade física, recomendações das diferentes entidades, 429

R

Rampa
atleta amador, 148
futebol, 148

Reabilitação
cardíaca em atletas com doença
arterial coronária, 397
capacidade funcional útil, 402
estratificação de risco, 400
prescrição com base na escala de Borg, 403
prescrição do exercício, 402
teste cardiopulmonar de exercício, 403
cardiovascular
do atleta com dença de artéria coronária, 399
sessão de, 406

Receptor tipo *toll*, 66

Recreação, atividades físicas e esportivas de, 322

Refluxo
gastresofágico, 299
mitral, 158

Relação entre nível de atividade física e eventos CV, curva em U da, 40

Remodelamento cardíaco, 43

Repolarização
precoce, 138
definição, 136

ventricular precoce
características eletrocardiográficas da, 282
conduta no, 282
em atleta, 281
ventricular variante em afro, alteração da definição, 136

RER (*respiratory exchange ratio*), 150

Resposta
cardiovascular
ao exercício aeróbico, 84
comportamento das variáveis DC, VS, FC, PA, 85
VO_2 max, 84
ao exercício estático, 86
hemodinâmicas ao exercício físico, 87

Ressincronizador, *206,* 208

Ressincronizador-desfibrilador, *206*

Ressonância magnética
ciclista de 41 anos com dor precordial e história familiar de infarto, *241*
do atleta, 231
maratonista de 42 anos com arritmia ventricular e aumento do ventrículo direito ao ecocardiografia, *238*
uso racional em atletas, 234

Ressuscitação cardiopulmonar, 414
no cenário extra-hospitalar, fatores que afetam o sucesso da, 423

Retardo de crescimento intrauterino, 109, 110

Retinopatia diabética, 365
cuidados relacionados com o exercício físico na presença de, 373

Retorno da circulação espontânea (RCE), 410

Risco, estratificação de, 400

peculiaridades no atleta, 401

Ritmo
cardíaco, alterações do, 182
ectópico atrial, definição, 136
juncional, definição, 136

sinusal, achados eletrocardiográficos em, *311*

Rivaroxabana, 316

S

SARS-COV-2, inflamação do, 431

Segmento ST, depressão, 141

Sincope
algoritmo para o diagnóstico da causa etiológica da, *181*
cardíaca, 174
causada pelo ortostatismo, 172
classificação, 169
do seio carotídeo, 171
em atletas, 167
exames complementares mais empregados para esclarecimento da causa, 176
indivíduo de 46 anos com história de, *278*
neuralmente mediada, mecanismo da, 169
neurocardiogênica, 169
neuromediada no atleta, 173
ortostática, 172
reflexa, 168
situacional, 171
vasovagal, 169

Sindactilia óssea, *192*

Síndrome(s)
aortocava, 110
da taquicardia, 172
de Brugada
atividade física, recomendações das diferentes entidades, 429
conduta no atleta com, 281
em atleta, 279
padrões eletrocardiográficos da, *279*
de Marfan, 355, 356
atividade física, recomendações das diferentes entidades, 429
de Wolff-Parkinson-White
atletas com, 188

condições as quais estão associadas ao menor risco de taquiarritmias rápidas, como a fibrilação atrial, em indivíduos com, *296*
conduta no atleta com, 297
do coração de atleta, achados ecocardiográficos, 154
do excesso de treinamento, 389
diagnóstico, 393
fisiopatologia, 391
incidência, 390
prevenção, 393
terminologia dos estágios da, 391
do intervalo QT curto
conduta no atleta com, 279
diagnóstico, 278
em atleta, 277
do intervalo QT longo, *192*
características das principais, 273
conduta no atleta com, 275
critérios de Schwartz para o diagnóstico da, 275
em atleta, 272
padrões eletrocardiográficos da, *273*
elétricas primárias em atletas, 269

Sistema(s)
aeróbico, 30
anaeróbico láctico, 30
ATP-CP, 30
cardiovascular
no repouso e ao exercício, 83
tipos de esportes e sua repercussão sobre o, 287
de obtenção de energia, 29
aeróbico, 30
anaeróbico láctico, 30
ATP-CP, 30
imune
adaptativo, 66
adquirido, 66
coração e, 68
descrição, 66
efeito no exercício físico, 67

Sobrecarga ventricular, definição, 136

Sofrimento fetal, 110

Sorologia
   para doença de Chagas, 8
   para DST, 8
   para hepatite, 8
Sotalol, 315
Strain rate, 154
Substratos, 48
   energéticos, 30
Sulfato de magnésio, 418

T

Talassemia, 61
   beta *minor*, 62
Taquiarritmias
   supraventriculares, 29
   extrassístoles atriais, 293
   taquicardia atrial paroxística, 294
   taquicardia paroxística
      supraventricular envolvendo via
      acessória, 295
Taquicardia
   atrial
      conduta para o atleta com, 294
      paroxística, 294
   catecolaminérgica
      atividade física, recomendações
      das diferentes entidades, 429
   paroxística
      supraventricular envolvendo via
      acessória, 295,
      supraventricular por reentrada
      nodal, 294
   supraventricular, atletas com, 186
   ventricular, 203
      do tipo fascicular, registro
      eletrocardiográfico, *309*
      no atleta, 307
      polimórfica catecolaminérgica em
      atleta, 269
      sem pulso, gerenciamento da, 414
      sustentada, 308
      tratada com cardioversão
      automática por CDI com choque
      de 3J, *213*

TCPE (Teste cardiopulmonar de
exercício máximo), 149
Tecido adiposo, diminuição de, 110
Técnica
   de *speckle tracking,* 156
   de *strain,* 154
Telerradiografia de tórax, 8
Termorregulação na criança e
adolescente ao exercício físico, 88
Teste
   cardiopulmonar
      aspectos na época de
      Covid-19, 437
      cintilografia de perfusão do
      miocárdio associada ao, 228
      cintilografia do miocárdio
      associada ao, *229*
      de exercício, 149, 403
   da mesa inclinada, 180
      padrões de resposta mais
      frequentes observados após a
      realização do, *180*
   de exercício, 11
   de hemoglobina glicada, 365
   ergoespirométrico, 84
      nos atletas, 149
   ergométrico, 369
      aspectos na época de
      Covid-19, 437
      cardiopulmonar e Holter
      24 horas, 261
      convencional e o TCPE, diferenças
      entre, 150
      em um adolescente de 13 anos
      com história de síncopes, 178
      nos atletas, 145
         protocolos do, 146
Tetralogia de Fallot, pós-operatório de, 358
Tilt-test em atletas, 167
Tireoidopatias, 315
Toll-like receptors, 66
Tomografia
   atleta de 23 anos, jogador de
   handeball, com dor precordial, *236*
   computadorizada, 233

uso racional em atletas, 234
das artérias coronárias, 13
de atleta de 37 anos, com dor
precordial, *236*

Tonturas, 185

Torsades de pointes, 275
taquicardia ventricular polimórfica do
tipo, *276*

Traçado
de gravação de Holter de 24 horas
mostrando o surgimento de curtos
episódios de fibrilação atrial
secundária a taquicardia atrial
rápida, *188*
de Holter
de um indivíduo de 38 anos com
síndrome de pré-excitação
ventricular, 189
de um jovem atleta de 15 anos, *183*
de um paciente de 35 anos
portador de síndrome de Wolff-
-Parkinson-White, *189*
obtidos em três momentos distintos
de uma atleta de 23 anos que
praticava natação, *191-192*
de Holter de 24 horas
de uma criança de 1 ano de idade
com síndrome de Timothy, *192*
de um maratonista amador de 60
anos, *177*
intracavitário, *198*

Traço falcêmico, 61

Transposição completa das grandes
artérias
pós-operatório de, 358

Traumatismo musculoesquelético, 17

Treinabilidade, influências da maturação
biológica, 87

Treinamento
esportivo, características da mulher e
suas adaptações cardiovasculares
ao, *99*

físico, 75
sucesso do, 389

Trifosfato de adenosina, 29

Trombose coronária, 337

Troponina, 257
cardíaca, 46

V

Valva aórtica bivalvular, 354, **355**

Valvopatia
com sobrecargas pressóricas,
indicações de atividade física
nas, *331*
com sobrecargas volumétricas,
indicações de atividade física
nas, *332*
no atleta, 325

Varfarina, 316

Variáveis DC, VS, FC, PA,
comportamento das, 85

Vasopressina, 170

Vasopressores, 416

Vasospasmo de coronária
epicárdica, 337

Ventilação
alveolar, 34
pulmonar, 34

Ventrículo
direito
disfunção de, 45
doença em, indicadores, **46**
esquerdo em atletas e não atletas,
características, **155**

VO_2 max, 84

Volume
de ejeção sistólico, 32
de reserva expiratório, 34
de reserva inspiratória, 34